·国家执业药师职业资格考试精讲·

药学专业知识（一）

（第九版·2023）

国家执业药师考试精讲编写组　编

中国健康传媒集团
中国医药科技出版社

内容提要

本书依照全国新版执业药师职业资格考试大纲精心编写而成，主要介绍药品与药品质量标准，常用的药物结构与作用，口服制剂、注射剂、皮肤和黏膜给药途径制剂与临床应用，生物药剂学与药代动力学，药物对机体的作用等内容，涵盖了新版大纲要求的重点考试内容，每章配以习题二维码，扫码即可做题。本书采用双色印刷，重点突出，内容精炼，简明易读，既可作为考生复习执业药师考试的辅导材料，也可作为执业药师及药学相关专业人员日常工作中的参考用书。

图书在版编目（CIP）数据

药学专业知识（一）/ 国家执业药师考试精讲编写组编 . —9 版 . — 北京 : 中国医药科技出版社，2023.1

（国家执业药师职业资格考试精讲）

ISBN 978-7-5214-3713-3

Ⅰ. ①药…　Ⅱ. ①国…　Ⅲ. ①药物学—资格考试—自学参考资料　Ⅳ. ① R9

中国版本图书馆 CIP 数据核字（2022）第 252351 号

美术编辑　陈君杞

责任编辑　郭新宇

出版　**中国健康传媒集团** | 中国医药科技出版社

地址　北京市海淀区文慧园北路甲 22 号

邮编　100082

电话　发行：010－62227427　邮购：010－62236938

网址　www.cmstp.com

规格　787 × 1092mm $^1/_{16}$

印张　18 $^1/_4$

字数　501 千字

初版　2015 年 3 月第 1 版

版次　2023 年 1 月第 9 版

印次　2023 年 3 月第 2 次印刷

印刷　三河市万龙印装有限公司

经销　全国各地新华书店

书号　ISBN 978-7-5214-3713-3

定价　48.00 元

获取新书信息、投稿、为图书纠错，请扫码联系我们。

编 委 会

主编　陈爱民

编者　（按姓氏笔画排序）

马茵茵　朱华杏　刘金梦

李　妍　杨惠萍　陆华兰

陈爱民

选择大于努力
我们一路陪伴你取证

Choice Is Greater Than Effort

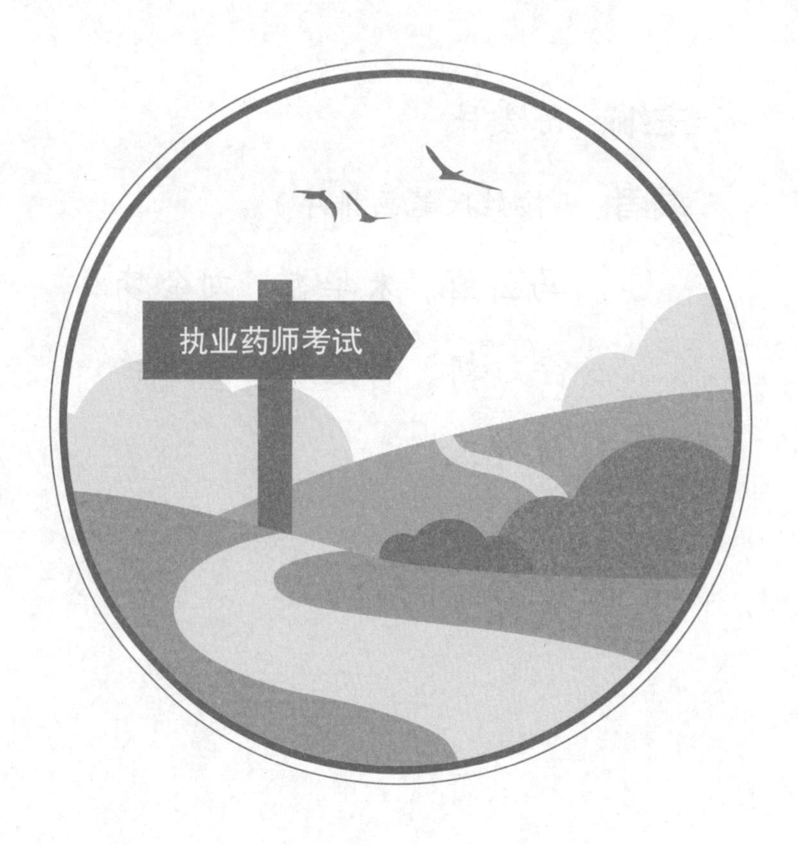

前 言

品质为先，行稳致远

千课集团业务主体成立于2013年，由有志于推动职业教育事业的行业专家投资设立，是国内率先采用行业头部教师、全职教研团队和技术团队，自主研发在线考培产品和服务闭环的专业机构。千课旗下拥有鸭题库、雪狐狸、派森编程、职得教育等品牌，业务领域覆盖医药学、护理学、建造、消防、会计、教师资格等多个领域，是国内领先的平台型在线教育企业。

公司教研负责人及团队均为专业科班出身，在股东好未来（“学而思”母公司）强大的教研和技术体系支持下，千课独创“布盯”教学法，依托考点、知识图谱和历年真题库，结合当年最新考试大纲，对考点进行数据流切割，以自适应学习平台为核心，形成“图书教材—智能题库—在线课程—全程督学”产品体系，直切“考点”“难点”和“疑点”！我们因材施教，运用智能AI大数据分析实现千人千面的教学效果，同时结合历年考试规律，抓住每章节核心考点，紧盯学员学习进度，并从考点“母题”衍生新题，举一反三，验证掌握程度，帮助学员迅速提升得分能力。这套行之有效的培训辅导体系经过近十年、近百万学员验证，广受好评，为千课赢得了广泛的声誉和口碑!

作为一家创新型互联网教育公司和国家级高新技术企业，公司拥有完备的商标及软件著作权，资质齐全，深受行业和社会的认可。近年，千课教育成为了暨南大学管理学院EDP实训基地，更荣获了腾讯教育“回响中国”年度影响力在线教育品牌奖项。

培训如渡人，我们深知肩负使命之重大，将竭尽所能完成客户“就业最后一公里”的培训和服务，并立志用一流的产品和服务，赢得百万考生的信赖!

千课集团创始人　温露明

药师怎么考

执业药师是保障药品安全不可或缺的重要岗位，肩负着药品质量安全和公众健康的重任。本团队携手本专业权威人士及中国医药科技出版社共同打造以“紧扣大纲，轻松应试”为宗旨的国家执业药师职业资格考试精讲版辅导用书。

本书不能替您考试，实现药师梦想必须靠自己努力。

本书不能代替老师，但它是学习路上不可或缺的指路灯。

它可助您在繁杂考点中理清知识体系，找到考试规律和方法。

干货归纳

看了很多书，做了很多题，考试依旧许多题不会做，依旧有许多知识点不知怎么用。怎么办？

本书为您汇集了大量课本常考重点知识，我们称之为干货。可以说，本书是药师干货云集！

高效提分

日常工作繁重，业余复习时间紧迫，急需提分的压力让您喘不过气来。如何才能在有限的时间内掌握最有价值的考试知识呢？

我们帮您全面梳理高分考点，让您的考前复习清晰条理化、系统化、高效化。本书采用表格索引知识体系，行文简明直观，针对性及可读性强，让您在铺天盖地的复习提纲和辅导书中游刃有余，有的放矢，快速提分！

复习神器

团队为药师考生研发电脑、手机、iPad 等多平台考试辅导软件（每个平台练习数据同步），可随时随地进行复习和交流，有效利用碎片时间。

系统功能 本系统拥有试题收藏、错题、笔记、难度管理、对知识采用艾宾浩斯记忆管理、模拟真考等功能。

图表数据 章节知识体系、每天学习进度及全网考生答题情况都通过图表加以反映，方便您查错补缺，从而优化学习知识体系。

交流互动 拥有众多的考生用户的练习笔记、试题掌握情况等数据。通过数据解剖分析考试知识点的命题趋势，帮助您走出迷茫，步入自信，跟大家一起享受学习、互动和交流的乐趣。

目录

CONTENTS

第一章

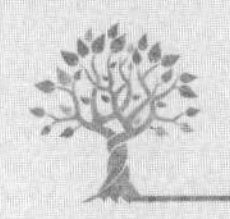

药品与药品质量标准

微信扫扫，本章做题

知识导图

药品与药品质量标准
- 药物与药物制剂
- 药品质量标准
- 药品质量保证

第一节 药物与药物制剂

一、药物与药物命名

（一）药物的来源与分类

药品是指可供药用的产品。根据《中华人民共和国药品管理法》第二条定义“药品是指用于预防、治疗、诊断人的疾病，有目的地调节人的生理机能并规定有适应证或者功能主治、用法和用量的物质，包括化学药、中药和生物制品等”。

表 1-1　药物的来源与分类

要　点	内　容
化学药	系指通过化学合成方法得到的小分子有机或无机化合物 还包括从天然产物中提取得到的有效单体化合物，或通过发酵的方式得到的抗生素以及通过半合成的方式得到的天然产物和半合成抗生素
中　药	是指在中医理论指导下，用于预防、治疗、诊断疾病并具有康复与保健作用的物质 中药主要来源于天然药及其加工品，包括植物药、动物药、矿物药及部分化学、生物制品类药物
生物制品	是指应用普通的或以基因工程、细胞工程、蛋白质工程、发酵工程等生物技术获得的微生物、细胞及各种动物和人源的组织和液体等生物材料制备的，用于人类疾病预防、治疗和诊断的药品 它是通过刺激机体免疫系统，产生免疫物质（如抗体）才发挥其功效，在人体内出现体液免疫、细胞免疫或细胞介导免疫

从药品的定义和分类可以看出，药品具有以下几种特性：

（1）结构的复杂性：药品包括化学结构明确的小分子化合物和结构不确定的大分子化合物。其中，化学合成药物和来自天然产物活性成分的药物通常为小分子化合物，天然药物（中药）和生物技术药物则大多是结构不确定的混合物。

（2）医用专属性：药品不是一种独立的商品，它与医学紧密结合，相辅相成。患者只有通过医生的检查诊断，并在医生与执业药师的指导下合理用药，才能达到防治疾病、保护健康的目的。

（3）质量的严格性：药品直接关系到人们的身体健康甚至生命存亡，因此，其质量不得有半点马虎。我们必须确保药品的安全、有效、均一、稳定。此外，药品质量没有等级之分，只有符合规定与不符合规定之分，而不符合规定的药品会给人的生命健康带来危害，甚至危及生命，是不允许进入市场销售的。

（二）药品名称

每一种药物都有一个特定名称，通常有三种名称用来表达，分别为：药品通用名、化学名和商品名。

表 1-2　药品名称

要　点	内　容
药品的通用名	是世界卫生组织（WHO）推荐使用的名称，也称为国际非专利药品名称（INN）。INN 通常不是指最终的药品，而是指有活性的药物物质，因此是药学研究人员和医务人员使用的共同名称，因此一个药物只有一个药品通用名。药品的通用名也是药典中使用的名称。药物制剂的通用名一般由国家药典委员会核准，其命名原则可参见最新版《中国药典》的相关内容。表 1-3 中举例了部分药品的通用名词干和通用名称
药品的化学名	指根据其化学结构式来进行命名的，以一个母体为基本结构，将其他取代基的位置和名称标出。化学命名的基本原则是从化学结构选取一特定的部分作为母体，规定母体的位次编排法，将母体以外的其他部分都视为其取代基，对于手性化合物规定其几何构型或立体构型。表 1-4 列出了一些药物的命名和结构
药品的商品名	又称为品牌名（brand name），是由新药开发者在申报药品上市时选定的。含同样活性成分的同一药品，每个企业应有自己的商品名，不得顶替、冒用别人的药品商品名称。药品的商品名是由制药企业自己进行选择的，它和商标一样可以进行注册和申请专利保护

药物的三种类型名称是新药开发者在向政府主管部门提出新药申报时就要提供的。通用名和化学名主要针对原料药，也是上市药品主要成分的名称，商品名是指批准上市后的药品名称，常用于医生的处方中，临床医生和药师都很熟悉。

表 1-3　部分药品的通用名词干和通用名称

药品通用名词干	药品通用名称
-格列酮（-glitazone）	吡格列酮（Pioglitazone），罗格列酮（Rosiglitazone），恩格列酮（Englitazone）
-沙星（-oxacin）	环丙沙星（Ciprofloxacin），洛美沙星（Lomefloxacin），诺氟沙星（Norfloxacin）
-培南（-penem）	比阿培南（Biapenem），亚胺培南（Imipenem），法罗培南（Faropenem）
-普利（-pril）	卡托普利（Captopril），依那普利（Enalapril），雷米普利（Ramipril）

（续表 1-3）

药品通用名词干	药品通用名称
－洛芬（-profen）	布洛芬（Ibuprofen），氟比洛芬（Flurbiprofen），酮洛芬（Ketoprofen）
头孢－（cef-）	头孢克洛（Cefaclor），头孢氨苄（Cefalexin），头孢呋辛（Cefuroxime）

表 1-4 药物的结构和命名举例

通用名	化学名	化学结构	母核结构	主要用途
氨苄西林（Ampicillin）	6-[*D*-(−)2-氨基-苯乙酰氨基]青霉烷酸三水合物	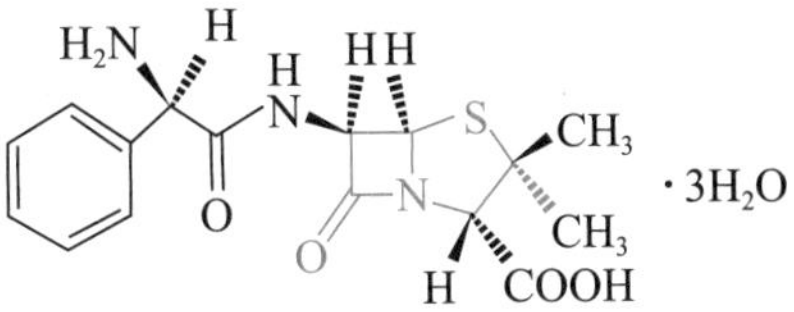 H_2N, H, H, N, HH, S, CH_3, O, N, CH_3, O, H, COOH, $\cdot 3H_2O$	β－内酰胺环	抗生素 抗菌药
盐酸环丙沙星（Ciprofloxacin Hydrochloride）	1-环丙基-6-氟-1,4-二氢-4-氧代-7-（1-哌嗪基）-3-喹啉羧酸盐酸盐一水合物	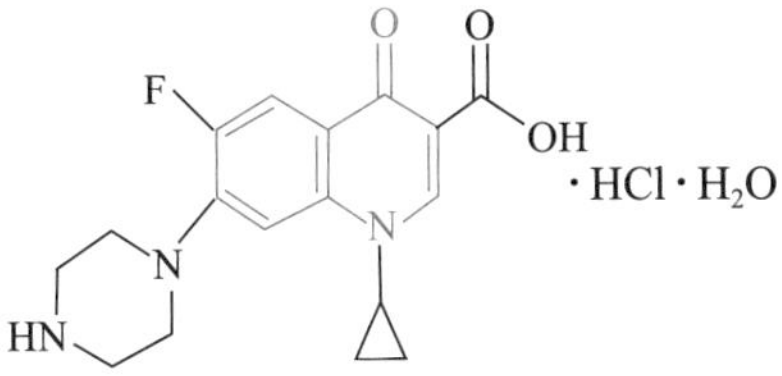 O, O, F, OH, $\cdot HCl \cdot H_2O$, N, N, HN	喹啉酮环	合成抗菌药
地西泮（Diazepam）	1-甲基-5-苯基-7-氯-1,3-二氢-2*H*-1,4-苯并二氮杂䓬-2-酮	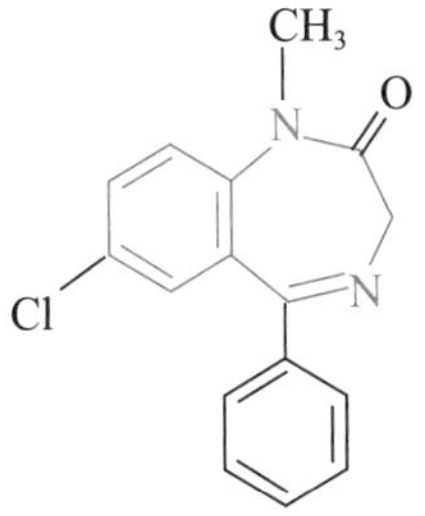 CH_3, N, O, N, Cl	苯并二氮䓬环	中枢镇静药
尼群地平（Nitrendipine）	2,6-二甲基-4-（3-硝基苯基）-1,4-二氢-3,5-吡啶二甲酸甲乙酯	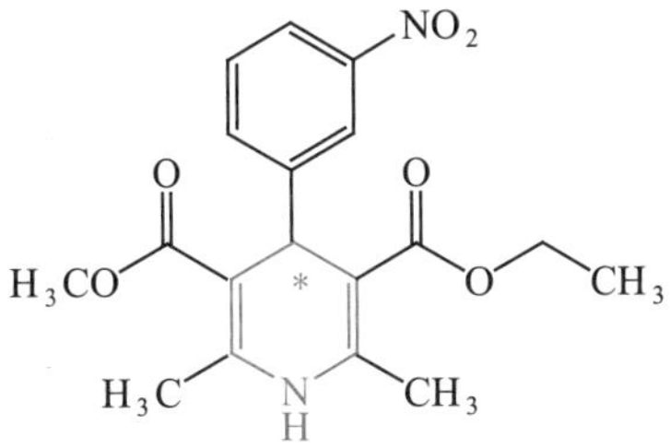 NO_2, O, O, H_3CO, *, O, CH_3, H_3C, N, H, CH_3	1，4-二氢吡啶环	降压药
萘普生（Naproxen）	（+）-α-甲基-6-甲氧基-2-萘乙酸	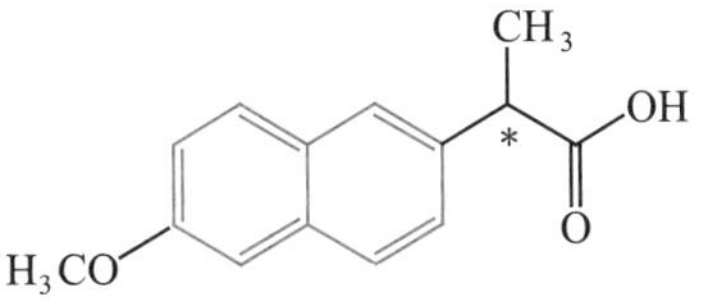 CH_3, OH, *, O, H_3CO	萘环	非甾体抗炎药
醋酸氢化可的松（Hydrocortis-one Acetate）	11β,17α,21-三羟基孕甾-4-烯-3,20-二酮-21-醋酸酯	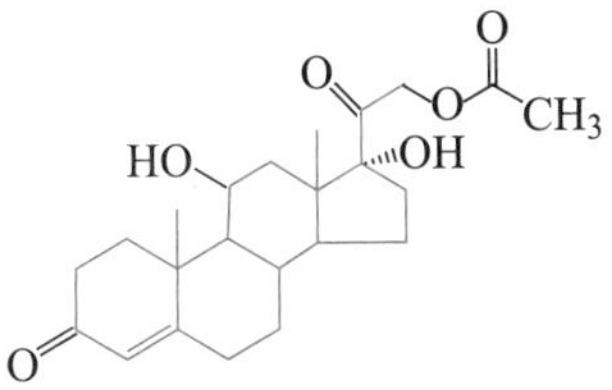 O, O, O, CH_3, HO, OH, O	孕甾烷	肾上腺皮质激素类抗炎药

（续表 1-4）

通用名	化学名	化学结构	母核结构	主要用途
格列本脲（Glibenclamide）	*N*-〔2-〔4-〔〔〔（环己氨基）羰基〕氨基〕磺酰基〕苯基〕乙基〕-2-甲氧基-5-氯苯甲酰胺	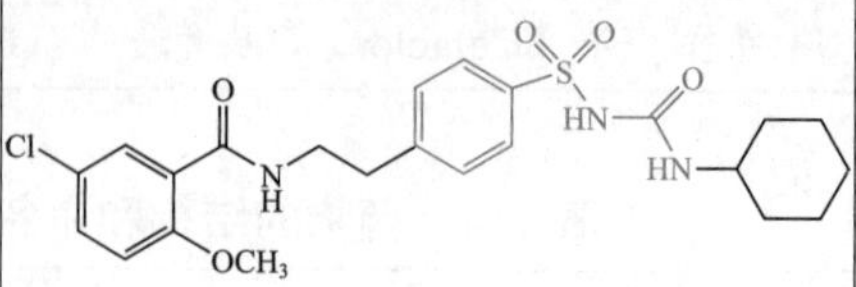	苯磺酰脲	降糖药
阿托伐他汀（Atorvastatin）	7-[2-（4-氟苯基）-3-苯基-4-（苯氨基羰基）-5-（2-异丙基）-1-吡咯基]-3, 5-二羟基-庚酸	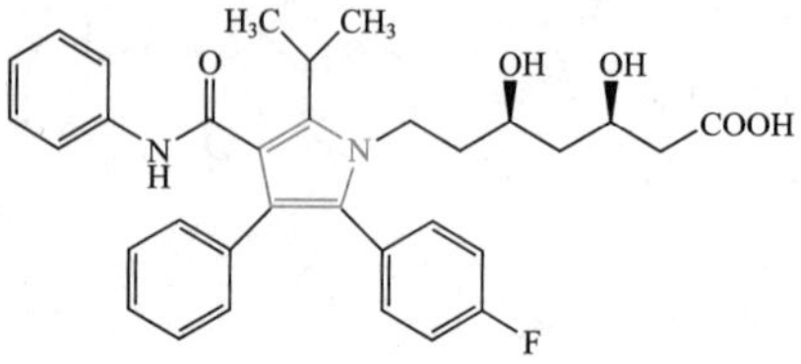	吡咯环	降血脂药
阿昔洛韦（Acyclovir）	9-（2-羟乙氧甲基）鸟嘌呤	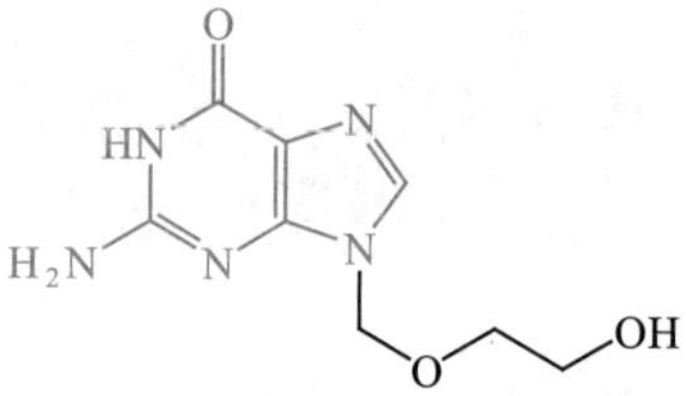	鸟嘌呤环	抗病毒药
盐酸氯丙嗪（Chlorpromazine Hydrochloride）	*N*，*N*-二甲基-2-氯-10*H*-吩噻嗪-10-丙胺盐酸盐	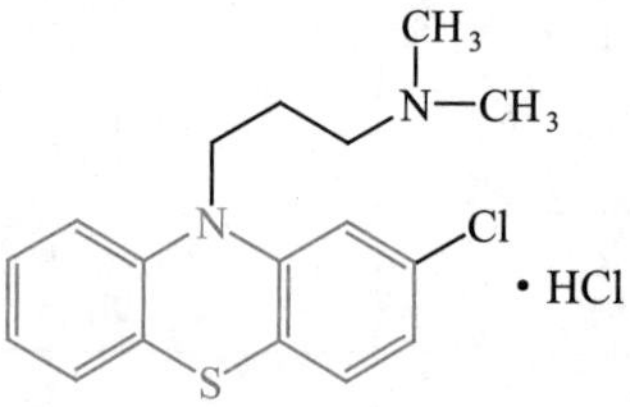	吩噻嗪环	抗精神病药

二、药物剂型与制剂

（一）剂型和制剂的概念

表 1-5　剂型和制剂的概念

要　点	内　容
剂型的概念	系指适合于疾病的预防、诊断或治疗的需要而制备的不同给药形式，简称剂型，如片剂、注射剂、胶囊剂等
制剂的概念	系指将原料药物按某种剂型制成具有一定质量标准并有一定规格的具体品种，简称制剂。根据制剂命名原则，制剂名 = 药物通用名 + 剂型名，如维生素 C 片、阿莫西林胶囊、鱼肝油胶丸等

（二）剂型的分类

具体内容见表 1-6。

表 1-6　剂型的分类

<table>
<tr><th>要　点</th><th colspan="4">内　容</th></tr>
<tr><td>按形态学分类</td><td colspan="4">根据物质形态分类，可分为：
①固体剂型（如散剂、丸剂、颗粒剂、胶囊剂、片剂、栓剂等）
②半固体剂型（如糊剂、软膏剂等）
③液体剂型（如注射剂、芳香水剂、溶液剂等）
④气体剂型（如部分吸入制剂、气雾剂等）</td></tr>
<tr><td rowspan="10">按给药途径分类</td><td>经胃肠道给药剂型</td><td colspan="3">此类剂型是指给药后药物通过胃肠道吸收而发挥疗效。如糖浆剂、口服溶液剂、胶囊剂、颗粒剂、片剂、丸剂、散剂等</td></tr>
<tr><td rowspan="9">非经胃肠道给药剂型</td><td>概念</td><td colspan="2">此类剂型是指除胃肠道给药途径以外的其他所有剂型</td></tr>
<tr><td rowspan="8">类型</td><td>注射给药</td><td>如注射剂</td></tr>
<tr><td>皮肤给药</td><td>如洗剂、外用溶液剂、贴剂、凝胶剂、软膏剂等</td></tr>
<tr><td>口腔给药</td><td>如含片、漱口剂、舌下片剂、膜剂等</td></tr>
<tr><td>鼻腔给药</td><td>如喷雾剂、滴鼻剂、粉雾剂等</td></tr>
<tr><td>肺部给药</td><td>如吸入制剂、气雾剂、粉雾剂等</td></tr>
<tr><td>眼部给药</td><td>如眼用凝胶、眼膏剂、滴眼剂、植入剂等</td></tr>
<tr><td>直肠、阴道和尿道给药</td><td>如栓剂、灌肠剂等</td></tr>
<tr><td colspan="2"></td></tr>
<tr><td rowspan="7">按分散体系分类</td><td>真溶液类</td><td colspan="3">如溶液型注射剂、溶液剂等</td></tr>
<tr><td>胶体溶液类</td><td colspan="3">如胶浆剂、溶胶剂</td></tr>
<tr><td>乳剂类</td><td colspan="3">如静脉乳剂、口服乳剂、乳膏剂等</td></tr>
<tr><td>混悬液类</td><td colspan="3">如口服混悬剂、混悬型洗剂、部分软膏剂等</td></tr>
<tr><td>气体分散类</td><td colspan="3">如喷雾剂、气雾剂等</td></tr>
<tr><td>固体分散类</td><td colspan="3">如丸剂、散剂、片剂、胶囊剂等普通剂型</td></tr>
<tr><td>微粒类</td><td colspan="3">药物通常以不同大小的微粒呈固体或液体状态分散，主要特点是粒径一般为纳米级（如纳米囊、纳米粒、纳米脂质体等）或微米级（如微球、微囊、脂质体等）</td></tr>
<tr><td>按制法分类</td><td colspan="4">根据制备方法进行分类，与制剂生产技术相关。但这种分类方法不常用，因其不能包含全部剂型</td></tr>
<tr><td>按作用时间分类</td><td colspan="4">根据剂型作用的快慢，可分为速释、普通和缓控释制剂等</td></tr>
</table>

（三）药物剂型的重要性

具体内容见表 1-7。

表 1-7　药物剂型的重要性

要　点	内　容	
药物剂型与给药途径	药物剂型须与给药途径相适应	
药物剂型的重要性	可改变药物的作用性质	如硫酸镁口服剂型用作泻下药，但 5% 注射液静脉滴注，能抑制大脑中枢神经，具有解痉、镇静作用
	可调节药物的作用速度	①吸入气雾剂、注射剂等，发挥药效很快，常用于急救 ②缓控释制剂、丸剂、植入剂等属长效制剂
	可降低（或消除）药物的不良反应	如氨茶碱治疗哮喘病效果很好，可是有引起心跳加快的毒副作用，如果改成栓剂则可消除此不良反应
	可产生靶向作用	如具有微粒结构剂型的静脉注射用脂质体，在体内能被网状内皮系统的巨噬细胞所吞噬，使药物在脾、肝等器官浓集性分布
	可提高药物的稳定性	可考虑将易发生降解的主药制成固体制剂
	可影响疗效	①固体剂型的制备工艺不同会对药效产生明显的影响 ②药物粒子大小、药物晶型的不同，可直接影响药物的释放，从而影响药物的治疗效果

（四）药用辅料

药用辅料是指在设计制剂处方时，为解决制剂成型性、有效性、安全性及稳定性而加入处方中的除主药以外的一切药用物料的统称。

表 1-8　药用辅料

要　点	内　容	
药用辅料的作用与应用原则	药用辅料的作用	①赋形：可通过辅料将药物制成符合临床用药需要的制剂形态，如黏合剂、稀释剂等 ②使制备过程顺利进行：如润滑剂 ③提高药物稳定性：如抗氧剂 ④提高药物疗效：如将胰酶制成肠溶衣片 ⑤降低药物不良反应：如以虫蜡和硬脂酸钠为基质制成的芸香草油肠溶滴丸，既可避免对胃的刺激，也可掩盖药物的不良臭味 ⑥调节药物作用：如选用不同的辅料，可使制剂具有速释性、缓释性、靶向性、生物降解性等 ⑦提高病人用药的顺应性：如矫味剂
	药用辅料的应用原则	①满足制剂成型、稳定、安全、有效、方便要求的最低用量原则 ②无不良影响原则
药用辅料的分类	按来源分类	可分为半合成物质、全合成物质和天然物质
	按功能与用途分类	①传统辅料：普通口服制剂生产调配所使用的溶剂、助溶剂、增溶剂、矫味剂、防腐剂、助悬剂、着色剂、润滑剂、乳化剂、填充剂、稀释剂、

（续表 1-8）

要　点	内　容	
药用辅料的分类	按功能与用途分类	黏合剂、崩解剂、助流剂、包衣材料、增塑剂、pH 调节剂、抗氧剂、螯合剂、渗透促进剂、增稠剂、保湿剂等 ②新型功能性辅料：缓、控释制剂和速释制剂中所用的释放调节剂，如骨架材料、包衣材料、阻滞剂等；开发微囊微球等新剂型、新系统、新制剂采用的优良新辅料
	按给药途径分类	药用辅料可分为注射用、口服用、黏膜用、经皮或局部给药用、经鼻或口腔吸入给药用和眼部给药用等
药用辅料的一般质量要求	①药用辅料须符合药用要求，供注射剂用的应符合注射用质量要求 ②药用辅料应在使用途径和使用量下通过安全性评估，对人体无毒害作用，化学性质稳定，不易受温度、pH、光线、保存时间等的影响；不与主药以及其他辅料发生作用，不影响制剂的质量检验 ③药用辅料的安全性以及影响制剂生产、质量、有效性和安全性的性质须符合要求 ④根据不同的生产工艺及用途，药用辅料的残留溶剂、无菌或微生物限度应符合要求；注射用药用辅料的细菌内毒素、无菌或热原等应符合要求	

（五）药品的包装材料

1. 药品包装的含义

药品的包装系指选用适当的材料或容器、利用包装技术对药物制剂的半成品或成品进行分（灌）、封、装、贴签等操作，为药品提供质量保护、签定商标与说明的一种加工过程的总称。药品包装按其在流通领域中的作用可分为内包装和外包装两大类：

（1）内包装　系指直接与药品接触的包装（如注射剂瓶、安瓿、铝箔等）。

（2）外包装　系指内包装以外的包装，按由里向外分为中包装和大包装。

2. 药品包装的作用

表 1-9　药品包装的作用

要　点	内　容	
保护功能	阻隔作用	包装能保证容器内药物不穿透、不泄漏，也能阻隔外界的光、水分、空气、热、微生物与异物等与药品接触
	缓冲作用	保护药品在贮存、运输过程中，免受各种外力的冲击、挤压和震动
方便应用	方便患者及临床使用，能帮助患者、医务工作者安全、科学用药	
	标签	是向公众科学而准确地介绍具体药品的基本内容和商品特性
	说明书	说明书应包含有关药品的安全性、有效性等基本科学信息
	包装标志	是为了帮助患者识别药品而设的特殊标志。非处方药药品标签、使用说明书、内、外包装上必须印有非处方药专有标识
	便于取用和分剂量	如剂量化包装，方便患者使用，亦适合于药房发售药品
商品宣传	药品属于特殊商品。包装的科学化、现代化程度，能给人以信任感、安全感，有助于营销宣传	

3. 药品的包装材料的分类

表 1-10　药品的包装材料的分类

要　点	内　容		
药品的包装材料的分类	按使用方式分类	Ⅰ类药包材	指直接使用且直接接触药品的药品包装用材料、容器（如塑料输液袋或瓶、液体或固体药用塑料瓶等）
		Ⅱ类药包材	指直接接触药品，但便于清洗，在实际使用过程中，经清洗后需要并可以消毒灭菌的药品包装用材料、容器（如输液瓶胶塞、玻璃口服液瓶、玻璃输液瓶等）
		Ⅲ类药包材	指Ⅰ、Ⅱ类以外其他可能直接影响药品质量的药品包装用材料、容器（如铝塑组合盖、输液瓶铝盖等）
	按形状分类	容器	如塑料滴眼剂瓶
		片材	如药用聚氯乙烯硬片
		袋	如药用复合膜袋
		塞	如丁基橡胶输液瓶塞等
		盖	如口服液瓶撕拉铝盖
	按材料组成分类	玻璃、金属、塑料（热塑性、热固性高分子化合物）、橡胶（热固性高分子化合物）及上述成分的组合（如药品包装用复合膜、铝塑组合盖）等	

4. 药品的包装材料的质量要求

表 1-11　药品的包装材料的质量要求

要　点	内　容
材料的确认（鉴别）	主要确认材料的特性、防止掺杂、确认材料来源的一致性
材料的化学性能检查	①检查材料在各种溶剂（如水、正己烷和乙醇）中浸出物（主要检查低分子量物质、有害物质、添加剂、未反应物、制作时带入物质等）、重金属、还原性物质、pH、紫外吸收度、蒸发残渣等 ②检查材料中特定的物质，如聚丙烯输液瓶中催化剂、聚氯乙烯硬片中氯乙烯单体、复合材料中溶剂残留 ③检查材料加工时的添加物，如聚氯乙烯膜中增塑剂（邻苯二甲酸二辛酯）、橡胶中硫化物、聚丙烯输液瓶中抗氧剂等
材料、容器的使用性能检查	①容器需检查水蒸气透过量、密封性、抗跌落性、滴出量（适用于有定量功能的容器）等 ②片材需检查水蒸气透过量、延伸率、抗拉强度
材料、容器的生物安全检查	微生物限度，安全性

5. 常用药品包装材料

表 1-12　常用药品包装材料

分类	特点	种类及性质	应用和注意事项
玻璃药包材	优点：①化学稳定性高，耐蚀性，与药物相容性较好，吸附小；②保护性能优良，易于密封，不透气，不透湿，有一定强度，能起到保护药品的作用；③表面光滑易于清洗，无毒无异味，安全卫生；④具有良好的耐热性和高熔点，便于消毒；⑤易于造型，品种规格多样；⑥透明性好，美观；⑦对产品商品化的适应性强；⑧价廉易得，可回收再生	种类：高硼硅玻璃、中硼硅玻璃、低硼硅玻璃和钠钙玻璃	应用：玻璃容器按制造方法可分为模制瓶和管制瓶。模制瓶主要可用作大容量注射液包装用的输液瓶、小容量注射剂包装用的模制注射剂瓶（或称西林瓶）和口服制剂包装用的药瓶；管制瓶则主要用作小容量注射剂包装用的安瓿、管制注射剂瓶（或称西林瓶）、预灌封注射器玻璃针管、笔式注射器玻璃套筒（或称卡氏瓶），口服制剂包装用的管制口服液体瓶、药瓶等
	缺点：易破碎；有一定耐热性，但不耐温度急剧变化；使用前需清洗、干燥，劳动强度大，不利于药厂 GMP 的实施；与水、碱性物质长期接触或刷洗、加热灭菌，会使其内壁表面发毛或透明度降低，并且能使玻璃水解，释放出的物质直接影响药物的稳定性、pH 和透明度；相对密度大、质重，不便携带；熔制玻璃时能耗大	化学稳定性： ①水对玻璃的侵蚀：硼硅玻璃对水的稳定性明显高于钠钙玻璃 ②酸对玻璃的侵蚀：硅酸盐玻璃对一般酸性介质（氢氟酸和磷酸除外）具有较好的抗侵蚀能力。浓酸对玻璃的侵蚀能力低于稀酸 ③碱对玻璃的侵蚀：硅酸盐玻璃的耐碱性能远不如其耐酸性能和耐水性能。碱溶液有能力将玻璃完全溶解	注意事项：药用玻璃容器应清洁透明，以利于检查药液的可见异物、杂质以及变质情况，一般药物应选用无色玻璃，当药物有避光要求时，可选择棕色透明玻璃，不宜选择其他颜色的玻璃；应具有较好的热稳定性；应有足够的机械强度；应具有良好的临床使用性，如安瓿折断力应符合标准规定；应有一定的化学稳定性。对生物制品、偏酸偏碱及对 pH 敏感的注射剂，应选择 121℃颗粒法耐水性为 1 级及内表面耐水性为 HCl 级的药用玻璃或其他适宜的包装材料
塑料药包材	优点：①机械性能好；②化学稳定性好，对一般的酸、碱、盐及包装外部环境中的水、氧气、二氧化碳等各种化学介质均有良好的抗耐能	①聚乙烯（PE）：分为高密度聚乙烯（HDPE）、中密度聚乙烯（MDPE）、低密度聚乙烯（LDPE）以及线性低密度聚乙烯（LLDPE）等	应用：药用塑料瓶是一种优良的药用包装容器，广泛用于口服固体药品（如片剂、胶囊剂、颗粒剂等）和口服液体药品（如糖浆剂等）的包装

（续表 1-12）

分类	特点	种类及性质	应用和注意事项
塑料药包材	力；③具有一定的阻隔性，选择合适的塑料材料，可以阻隔气体、水分等；④质轻；⑤具有良好的加工性能，便于成型、热封和复合；⑥光学性能优良，可透明也可不透明，印刷和装饰性能良好；⑦价格便宜，运输成本也较低	②聚丙烯（PP）：是目前塑料中最轻的一种。其有很高的耐化学性；力学性能要优于 PE；耐热性好，可作为需高温消毒灭菌的包装材料 ③聚氯乙烯（PVC）：目前大量的 PVC 片材被用作片剂、胶囊剂的铝塑泡罩包装的泡罩材料。其透明性好，强度高，印刷性优良。其缺点是：虽然 PVC 无毒，但氯乙烯单体有致肝癌作用 ④聚偏二氯乙烯（PVDC）：最突出的特点是具备极低的透水和透氧性能，是性能极佳的高阻隔性材料 ⑤聚酯（PET）：具有优良的力学性能，其韧性在常用的热塑性塑料中是最大的；不耐浓酸和浓碱	
	缺点：耐热性和耐寒性和玻璃相比较差；强度和硬度不如金属材料高；大部分塑料包材较玻璃药包材容易透气、透湿；易老化；有些塑料其内部低分子物有可能渗入内装物；可吸收或吸附处方中的成分，如一些防腐剂；缺少适当的灭菌方法；通常所用的塑料助剂有十几类，如增塑剂、热稳定剂、光稳定剂、抗氧剂、润滑剂、着色剂、抗静电剂等，要注意助剂是否有毒性和刺激性；不易再生，容易造成环境污染		注意事项：固体药用塑料瓶生产时一般加入钛白粉或白色母粒，使瓶为白色不透明，对液体药用或需要透明的场合一般加入茶色或其他颜色母粒，使带上一定颜色以阻挡阳光。由于塑料瓶的密封性和水蒸气渗透性，对油脂性、挥发性药品使用塑料瓶包装可能会出现一些问题，如挥发性药品的逸出，塑料中的组分可能被所接触的药品溶出等
金属药包材	优点：①具有优良的力学性能，其机械强度优于其他包装材料，其容器可薄壁化，不易破损，适合危险品的包装，便于携带、运输和装卸；②综合保护性能好，阻气性、防潮性、遮光性（特别是阻隔紫外光）优于其他包装材料，耐高温、耐温度与湿度变化、耐虫害，货架期长；③加工成型性能好，且制造工艺成熟，能连续自动化生产；④外表美观；⑤金属易再生利用，污染小	①镀锡薄钢板（马口铁）：具有良好的塑性和延展性，有优良的综合保护性能；但耐蚀性差，易生锈。涂酚醛树脂可装酸性制品，涂环氧树脂可装碱性制品	应用：金属作为药包材使用主要有铝箔、金属软管、喷雾罐等三种形式。其中金属软管是一种优良的包装容器，它开启方便，可分批取用内容物，易于控制给药剂量，具有良好的重复密闭性能，并对药品有充分的保护作用，未被挤出的内装物被污染机会比其他包装方式少得多

（续表 1-12）

分类	特点	种类及性质	应用和注意事项
金属药包材	缺点：化学稳定性差，耐腐蚀性能差；金属材料中含有的铅、锌等重金属离子可影响药品质量并危害人体健康；容器较重，能量消耗大；成本较高等	②铝箔：经处理的铝箔有很好的延展性；表面镀锡或涂漆可增加其防腐性；其为高阻隔性材料，装潢适应性好；导热性好，易于杀菌消毒；铝箔无毒，任何细菌或微生物都不能在其表面生长。其缺点是：易被强酸强碱腐蚀；不可热封，除非经涂层或层合	注意事项：金属软管比塑料软管的阻隔性好，但取出部分内容物后金属软管变瘪，外观不如后者；同时金属软管还需加入树脂内壁涂层来增加化学稳定性
复合包装材料药包材	优点：①综合性能好，具有构成复合薄膜的所有单膜的性能，并具有某些特殊性能；②改进包装材料的耐水性、耐油性、耐药品性；③增强对气体、气味、水分、光的阻隔性；④增强对虫、尘、微生物的防护性能；⑤复合薄膜的强度均高于所有基膜强度，故其机械适应性更强，增强刚性和耐冲击性；⑥改善加工适用性，易成型、易热封、尺寸稳定并规格多样；⑦改善耐热、耐寒性能；⑧具有良好的印刷及装饰效果，且卫生可靠；⑨适于单剂量包装，方便开启并具有触动标识作用；⑩可通过选择不同复合材料及复合形式，来节省材料，降低能耗和成本	内层要求安全无毒，无味、化学惰性不与包装物发生作用，具有良好的热封性或黏合性，常用材料有 PE、CPP、EVA 等。外层要求光学性能好、有优良的印刷装潢性，较强的耐热性、耐摩擦、具有较好的强度和刚性，常用的材料有 BOPET、BOPP、纸、PT、BOPA 等	应用： ①药品泡罩包装技术：又称水泡眼包装，简称 PTP，是药品单剂量包装的主要形式之一，适用于片剂、胶囊、栓剂、丸剂等固体制剂药品的机械化包装 ②条形包装：也称窄条包装，是单剂量包装的另一种形式。其与泡罩包装相似，是由再生纤维素、纸、塑料、铝箔或任何它们的复合物制成的一层或两层膜片制成，药品插入与加热平板或滚筒上的凹槽相对应的泡眼，两个内层可通过加热或压力封合，药品之间存在齿痕，形成的一种单位包装形式
	缺点：为多种材料制成，回收利用时分离困难，回收再利用性差		注意事项：泡罩和窄条包装的产品水平放置时所需起的保护作用很小。因为顶部的重量完全由产品承受。而竖直放置不仅可使包装材料的强度最大，还可消除对产品的直接挤压

三、药物稳定性及有效期

药物稳定性是指原料药及制剂保持其化学、物理、微生物学和生物学性质的能力。药物制剂稳定性变化一般包括化学、物理和生物学三个方面。具体内容见1-13。

表1-13　药物制剂稳定性变化

要　点	内　容
化学不稳定性	是指药物由于氧化、水解、光解、还原、异构化、脱羧、聚合，以及药物相互作用产生的化学反应，使药物色泽、含量（或效价）产生变化
物理不稳定性	是指制剂的物理性能发生变化，如混悬剂中药物颗粒结块、结晶生长，乳剂的破裂、分层，片剂崩解度、溶出速度的改变，胶体制剂的老化等
生物不稳定性	是指由于微生物污染滋长，导致药物酶败分解变质

（一）药物的化学降解途径

药物降解的两个主要途径是水解和氧化。在某些药物中也有发生如聚合、异构化、脱羧等其他反应。

表1-14　药物的化学降解途径

要　点		内　容
水　解	概述	属于这类降解的药物主要有酰胺类（包括内酰胺）、酯类（包括内酯）等
	酯类药物的水解	①含有酯键的药物在水溶液中或吸收水分后，容易发生水解反应，在OH^-或H^+或广义酸碱的催化下，反应还可加速 ②水解时，盐酸普鲁卡因在酯键处断开，分解成二乙氨基乙醇与对氨基苯甲酸，此分解产物无明显的麻醉作用；对氨基苯甲酸还可继续发生氧化，生成有色物质，同时在一定条件下又能发生脱羧反应，生成有毒的苯胺，苯胺又可继续被氧化，这是导致盐酸普鲁卡因注射液变黄的主要原因。普鲁卡因的水解与溶液的pH有关，其最稳定的pH为3.5左右 ③属于这类水解的药物还有盐酸可卡因、盐酸丁卡因、溴丙胺太林、氢溴酸后马托品、硫酸阿托品等 ④内酯在碱性条件下易水解开环。华法林钠、硝酸毛果芸香碱均有内酯结构，可以产生水解
	酰胺药物的水解	属于这类的药物有头孢菌素类、青霉素类、氯霉素、巴比妥类等。此外，如对乙酰氨基酚（扑热息痛）、利多卡因等也属于此类药物 ①头孢菌素和青霉素类：这类药物的分子中存在着不稳定的β-内酰胺环，在OH^-或H^+影响下，易裂环失效 ②氯霉素：氯霉素比青霉素类抗生素稳定，但其水溶液仍易分解，在pH7以下，主要是酰胺水解，生成二氯乙酸与氨基物。120℃加热氯霉素水溶液，氨基物可进一步发生分解生成对硝基苯甲醇。水溶液对光敏感，在pH5.4暴露于日光下时，会变成黄色沉淀

（续表 1-14）

要 点	内 容	
水 解	酰胺药物的水解	③巴比妥类：也是酰胺类药物，在碱性溶液中易水解。有些酰胺类药物，如利多卡因，邻近酰胺基有较大的基团，由于空间效应，故不易水解
	其他药物的水解	当阿糖胞苷处于酸性溶液中时，脱氨水解为阿糖尿苷。当在碱性溶液中时，嘧啶环破裂，水解速度加快 主要是由于水解作用导致药物降解的有维生素 B 族、地西泮、碘苷等
氧 化	药物的氧化过程与化学结构有关，如烯醇类、酚类、吡唑酮类、芳胺类、噻嗪类药物较易氧化。药物氧化后，不仅可能产生颜色或沉淀，而且效价损失。有些药物即使被氧化极少量，亦会产生不良气味或色泽变深，严重影响药品的质量 ①烯醇类药物：这类的代表药物为维生素 C ②酚类药物：如水杨酸钠、左旋多巴、吗啡、肾上腺素等 ③其他类药物：吡唑酮类如氨基比林、安乃近，芳胺类如磺胺嘧啶钠，噻嗪类如盐酸氯丙嗪、盐酸异丙嗪等。含有碳碳双键的药物，如维生素 A 或维生素 D。易氧化药物要特别注意金属离子、光、氧对其的影响，以保证产品质量	
其他反应	异构化	在制备和贮存中应注意防止药物的异构化使生理活性降低甚至没有活性 光学异构化可分为差向异构作用和外消旋化作用。如毛果芸香碱在碱性 pH 时，α- 碳原子差向异构化后生成异毛果芸香碱。左旋肾上腺素具有生理活性，外消旋以后只有 50% 的活性
		有些药物其顺式与反式几何异构体的生理活性有差别，例如维生素 A 除了易氧化外，还有可能会发生几何异构化，其活性形式是全反式，若转化为 2，6 位顺式异构体，其生理活性就会降低
	聚合	是由两个或多个分子结合在一起形成复杂分子的过程。例如氨苄西林钠的水溶液在贮存过程中会发生聚合反应，一个分子的 β- 内酰胺环裂开与另一个分子反应形成二聚物，此过程可继续下去形成高聚物
	脱羧	对氨基水杨酸钠在热、光、水分存在的条件下很容易脱羧，生成间氨基酚，间氨基酚还可进一步氧化变色

（二）影响药物制剂稳定性的因素

表 1-15 影响药物制剂稳定性的因素

要 点	内 容	
处方因素对药物制剂稳定性的影响	pH 的影响	许多酰胺类、酯类药物常受 OH^- 或 H^+ 催化水解，这种催化作用也叫特殊酸碱催化或专属酸碱催化 溶液型制剂的处方设计中首先要解决的问题是确定最稳定的 pH（以 pH_m 表示）。pH_m 一般通过实验求得
	广义酸碱催化的影响	有些药物也可被广义的酸碱催化水解，这种催化作用叫一般酸碱催化或广义的酸碱催化。许多药物处方中，通常需要加入缓冲剂。常用的缓冲剂如硼酸盐、枸橼酸盐、醋酸盐等，均为广义的酸碱

（续表 1-15）

要点		内容
处方因素对药物制剂稳定性的影响	溶剂的影响	溶剂对药物的水解影响较大。溶剂的介电常数对带电荷的药物与离子间反应的影响可用以下公式表示： $\lg K=\lg K_{\infty}-\frac{K'Z_AZ_B}{\varepsilon}$ 式中，K 为速度常数；ε 为介电常数；K_{∞} 为溶剂 ε 趋向 ∞ 时的速度常数；Z_A、Z_B 为物质 A 和物质 B 所带的电荷 在处方中采用介电常数低的溶剂将降低药物分解的速度，故苯巴比妥钠注射液用介电常数低的溶剂，例如丙二醇（60%）可提高注射液稳定性
	离子强度的影响	制剂处方中往往需要加入一些无机盐，如电解质调节等渗，抗氧剂防止药物的氧化，缓冲剂调节溶液 pH 等。溶液的离子强度对降解速度的影响可用下式说明： $\lg K=\lg K_0+1.02Z_AZ_B\sqrt{\mu}$ 式中，K 为降解速度常数；K_0 为溶液无限稀释（$\mu=0$）时的速度常数；μ 为离子强度；Z_AZ_B 为溶液中药物所带的电荷。若药物与离子带相同电荷时，斜率为正值，则降解速度随离子强度增加而增加；若药物与离子带相反电荷，斜率为负值，离子强度增加，则降解速度降低；若药物为中性分子，斜率为 0，此时离子强度与降解速度无关
	表面活性剂的影响	表面活性剂在溶液中形成胶束，苯佐卡因增溶于胶束中，在胶束周围形成一层“屏障”，阻碍 OH^- 进入胶束，从而减少其对酯键的攻击，因而增加苯佐卡因的稳定性。但需注意，加入表面活性剂的浓度必须在临界胶束浓度以上。表面活性剂有时反而会加快某些药物分解速度，如聚山梨酯 80 会导致维生素 D 稳定性下降
	处方中基质或赋形剂的影响	有些片剂的润滑剂对乙酰水杨酸的稳定性有一定的影响，所以阿司匹林片只能使用影响较小的硬脂酸或滑石粉
外界因素对药物制剂稳定性的影响	温度的影响	根据 van't Hoff 规则，随着温度每升高 10℃，反应速度增加 2～4 倍
	光线的影响	光线提供的能量可激发氧化反应，加速药物的降解。常见的对光敏感的药物有：硝普钠、氯丙嗪、异丙嗪、维生素 B_2、氢化可的松、泼尼松、叶酸、维生素 A、维生素 B_1、辅酶 Q10、硝苯地平等。其中硝普钠对光极不稳定
	空气（氧）的影响	引起药物氧化变质的重要因素是大气中的氧。氧进入制剂主要有两条途径：①由水带入；②制剂容器空间内留存的空气中的氧。对于易氧化的品种，防氧化的根本措施是除氧
	金属离子的影响	有促进氧化作用的离子有铁、铜、镍、钴、铅、锌等。原辅料、溶剂、操作过程中使用的工具以及容器等是制剂中微量金属离子的主要来源

（续表 1-15）

要　点		内　容
外界因素对药物制剂稳定性的影响	湿度和水分的影响	化学反应的媒介是水，固体药物吸附了水分以后，会在表面形成一层液膜，分解反应就在液膜中进行。其临界相对湿度（CRH）的大小决定了药物是否容易吸湿。原料药物的水分含量须特别注意，水分含量越高分解越快，一般水分含量在 1% 左右比较稳定
	包装材料的影响	金属、塑料、玻璃和橡胶均是药剂上常用的包装材料。包装设计既要考虑包装材料与制剂成分的相互作用对制剂稳定性的影响，也要考虑外界环境因素，否则最稳定的剂型、处方也得不到安全有效的产品

（三）药物制剂稳定化方法

表 1-16　药物制剂稳定化方法

要　点	内　容
控制温度	①对热不稳定的药物灭菌时，一般应选择短时间高温灭菌，灭菌后迅速冷却 ②对热特别敏感的药物，如某些抗生素、生物制品，则采用无菌操作及冷冻干燥。在药品贮存过程中，也要根据温度对药物稳定性的影响来选择贮存条件
调节 pH	对于液体药物，根据实验可得药物的 pH_m，通过适当的缓冲剂、酸或碱调节溶液 pH 至 pH_m 范围。如果有广义酸碱催化的情况，在调节 pH 的同时，还应选择适宜的缓冲剂
改变溶剂	可采用甘油、乙醇、丙二醇等极性溶剂，或在水溶液中加入适量的非水溶剂来延缓在水中很不稳定的药物的水解，减少药物的降解速度
控制水分及湿度	可通过采用流化喷雾制粒、干法制粒代替湿法制粒来提高易水解药物片剂的稳定性
遮　光	采用在包装容器内衬垫黑纸或棕色玻璃瓶包装等
驱逐氧气	可通过将蒸馏水煮沸 5 分钟来完全去除溶解的氧，但应立即使用，或贮存于密闭的容器中。也可在容器空间和溶液中通入惰性气体，如氮气或二氧化碳 对于固体制剂，可采用真空包装或充氮气，来避免空气中氧的影响
加入抗氧剂或金属离子络合剂	常用的水溶性抗氧剂有亚硫酸氢钠、亚硫酸钠、硫代硫酸钠、焦亚硫酸钠、硫脲、半胱氨酸、维生素 C 等 常用的油溶性抗氧剂有 2，6- 二叔丁基对甲酚（BHT）、维生素 E、叔丁基对羟基茴香醚（BHA）等 亚硫酸钠常用于偏碱性药物溶液；亚硫酸氢钠和焦亚硫酸钠适用于弱酸性溶液；硫代硫酸钠只能用于碱性药物溶液；油溶性抗氧剂适用于油溶性药物如维生素 A、维生素 D 制剂的抗氧化 易氧化药物在制剂过程中应考虑金属离子对所用的原辅料及器具的影响，应选用较高纯度的原辅料，操作过程避免使用金属器皿，必要时还要加入金属离子络合剂（常用的金属离子络合剂有酒石酸、枸橼酸、依地酸二钠等）

（续表 1-16）

要　点	内　容
稳定化的其他方法	（1）改进剂型或生产工艺：①制成固体制剂；②制成包合物或微囊；③采用包衣工艺或直接压片 （2）制备稳定的衍生物：可通过将不稳定的成分制成酯类、盐类、酰胺类或高熔点衍生物来提高制剂的稳定性 （3）改善包装及加入干燥剂

（四）药物稳定性试验方法

表 1-17　药物稳定性试验方法

要　点	内　容
影响因素试验	影响因素试验也称为强化试验，是在高湿、高温、强光的剧烈条件下考察影响药物可能的降解途径与降解产物及稳定性的因素，为筛选制剂工艺、选择包装材料、确定贮存条件等提供依据。同时为加速试验和长期试验应采用的温度和湿度等条件提供依据。影响因素试验采用一批样品进行，将原料药供试品置适宜的开口容器中（如称量瓶或培养皿），摊成≤ 5mm 厚薄层，疏松原料药摊成≤ 10mm 厚薄层，在规定时间内取样，检测其含量，并与 0 天比较
加速试验	采用加速试验法能在较短时间内预测产品在常温条件下的质量稳定情况。加速试验法即在超常试验条件下进行试验，以预测药品在常温条件下的稳定性
长期试验	也称留样观察法，将样品贮藏在接近实际贮存条件下，每隔一定时间取样，按规定的考察项目，观察测试样品的内在质量和外观质量，根据考察结果，确定样品的有效期

（五）药品有效期

对于药物降解，常用降解 10% 所需的时间，称为十分之一衰期，记作 $t_{0.9}$，通常定义为有效期。恒温时，$t_{0.9}=0.1054/k$。k 为降解速度常数，单位 h^{-1}。

药品标签中的有效期应当按照年、月、日的顺序标注，年份用四位数字表示，月、日用两位数表示。其具体标注格式为“有效期至 ×××× 年 ×× 月 ×× 日”或者“有效期至 ×××× 年 ×× 月”；也可以用数字和其他符号表示为“有效期至 ××××.××.”或者“有效期至 ××××/××/××”等。

有效期若标注到日，应当为起算日期对应年月日的前一天，若标注到月，应当为起算月份对应年月的前一月。

第二节　药品质量标准

一、药品标准体系

药品标准俗称药品质量标准，系根据药品自身的理化与生物学特性，按照批准的处方来源、生产工艺、贮藏运输条件等所制定的、用以检测药品质量是否达到用药要求并衡量其质量是否稳定均一的技术规定。

（一）我国药品标准体系的组成

表 1-18　我国药品标准体系的组成

要　点	内　容
《中国药典》	英文缩写 ChP。现行版《中国药典》（2020 年版）是我国第十一版药典，系由一部、二部、三部、四部及其增补本组成。一部分三类收载中药，包括：药材和饮片；植物油脂和提取物；成方制剂和单味制剂。二部分两部分收载化学药品：第一部分收载化学药品、抗生素、生化药品及各类药物制剂（列于原料药之后）；第二部分收载放射性药物制剂。三部收载生物制品，包括：预防类、治疗类、体内诊断类和体外诊断类品种，同时还收载有生物制品通则、总论和通则。四部收载通则和药用辅料。《中国药典》由国家药典委员会负责制定和修订
药品注册标准	指由国务院药品监督管理部门（国家药品监督管理局，NMPA）核准给申请人特定药品的质量标准（也称为“核准标准”），生产该药品的药品生产企业应当执行该注册标准。药品注册标准不得低于国家药品标准的相关规定
企业药品标准	药品生产企业除应当按照国家药品标准或药品注册标准的规格与要求生产药品外，同时还应当制定有该药品的出厂放行规程。出厂放行规程亦称为“企业药品标准”或“企业内控标准”，仅在本企业的药品生产质量管理中发挥作用，属于非法定标准。企业药品标准中的检验项目与检验方法常同于该药品的国家标准或注册标准，但指标限度的要求应当等于或高于国家药品标准或药品注册标准

（二）《中国药典》的主要结构与内容

《中国药典》由凡例与正文及其引用的通则共同组成。具体内容见表 1-19。

表 1-19　《中国药典》的主要结构与内容

要　点	内　容
凡　例	对《中国药典》正文、通则与药品质量检定有关的共性问题的统一规定，在《中国药典》各部中列于正文之前。内容包括：①总则；②正文；③通则；④名称与编排；⑤项目与要求；⑥检验方法和限度；⑦标准品与对照品；⑧计量；⑨精确度；⑩试药、试液、指示剂；⑪ 动物试验；⑫ 说明书、包装和标签
正　文	是《中国药典》标准的主体，以《中国药典》二部收载品种的标准为例，其内容包括：①品名；②有机药物的结构式；③分子式；④分子量；⑤来源或有机药物的化学名称；⑥含量或效价限度；⑦处方；⑧制法；⑨性状；⑩鉴别；⑪ 检查；⑫ 含量测定；⑬ 类别；⑭ 规格；⑮ 贮藏；⑯ 杂质信息
通　则	是对药品质量指标的检测方法或原则的统一规定，列于《中国药典》四部 主要收载有制剂通则与其他通则、通用分析与检测方法和指导原则三类

（三）国际药品标准

在国际上，国际间协作组织“人用药品注册技术要求国际协调理事会”（简称 ICH）发起国 / 国家联盟的药品标准以及 ICH 对药品标准的要求在国际上具有示范作用。我国的药品标准及相关技术要求要与ICH接轨。所以，作为ICH发起国/国家联盟的药典《美国药典》《欧洲药典》和《日本药典》均值得我们借鉴。

表1-20 国际药品标准

要点	内容
《美国药典》	《美国药典》缩写为USP，由美国药典委员会编辑出版；现与《美国国家处方集》（NF）合并出版，缩写为USP-NF。目前，USP-NF每年发行1版，最新版本为2019年5月1日生效的USP42-NF37，通常以USP42表示 USP-NF的基本内容包括：凡例、通则和标准正文 USP收载有原料药和制剂的标准；NF则收载药用辅料和食品补充剂的标准 药品标准包括三部分内容：①法定名称、结构式、分子式、分子量、化学名、CA登记号等基本信息与含量要求；②包装与贮藏、标签、USP标准物质等附加要求；③鉴别、检查和含量测定方法与限度要求
《欧洲药典》	《欧洲药典》缩写为Ph.Eur.或EP。出版周期为3年、每年发行3个增补本（包括本版）。最新版为2020年1月1日生效的第10版（缩写为EP10.0）。EP10.0收载EP9（9.0～9.8）的全部品种，分为3卷 第1卷收载凡例与通则（包括制剂通则、通用检测方法、指导原则等）。EP不收载（化学药物）制剂，但收载有（化学药物）制剂通则，包括定义（definition）、生产（production）和检查（test），分别记载有与制剂剂型特点相关的一般要求。第2～3卷收载标准正文。EP标准正文收载品种包括化学原料药（API）、辅料、生物制品、放射性药物制剂、草药及其制剂、顺势疗法制剂、人用缝线等
《日本药典》	日本药典的名称是《日本药局方》，缩写为JP。最新版是2016出版的第17版，记为JP17，收载内容包括：凡例、原料药通则、制剂通则、通用试验法及其操作与设备、标准正文、红外光谱集、紫外-可见光谱集、一般信息（指导原则）、附录（原子量表）

二、药品标准质量要求

（一）《中国药典》标准体系

1. 凡例：凡例是为正确使用《中国药典》进行药品质量检定的基本原则，是《中国药典》的重要组成部分。凡例对药典收载的正文与通则的有关规定具有法定的约束力。

2. 通则：通则是对药品的质量指标的检测，包括性状、鉴别、检查与含量测定等涉及的技术方法或指导原则的统一规定，其内容包括：①制剂通则与其他通则；②通用分析与检测方法；③指导原则。

3. 正文：正文为各品种项下收载的标准内容，为药品标准的主体，系根据药物自身的理化与生物学特性，按照批准的处方来源、生产工艺、贮藏运输条件等所制定的、用以检测药品质量是否达到用药要求并衡量其质量是否稳定均一的技术规定。

（二）《中国药典》基本要求

1. 性状

表 1-21　性　状

要　点	内　容
外观性状	在性状项下，首先对药品的色泽和外表感观［包括聚集形态和特殊臭（味）］作一般性的描述。例如，《中国药典》关于阿司匹林的性状描述为“本品为白色结晶或结晶性粉末；无臭或微带醋酸臭”
溶解度	标准中药品的近似溶解度可用“极易溶解”“易溶”“溶解”“略溶”“微溶”“极微溶解”“几乎不溶或不溶”等名词术语表示。《中国药典》凡例对以上术语有明确的规定。如“易溶”系指溶质 1g（ml）能在溶剂 1 ～不到 10ml 中溶解；“溶解”系指溶质 1g（ml）能在溶剂 10 ～不到 30ml 中溶解；“微溶”系指溶质 1g（ml）能在溶剂 100 ～不到 1000ml 中溶解；“几乎不溶”或“不溶”均系指溶质 1g（ml）在溶剂 10000ml 中不能完全溶解
物理常数	①熔点：供试品在初熔至终熔时的温度，即供试品在毛细管内开始局部液化出现明显液滴时的温度至供试品全部液化时的温度。熔距可反映供试品的化学纯度与晶型纯度。不同药品的熔点通常是不同的，所以测定药品的熔点可以辅助鉴别该药品的真伪。如果该药品的纯度下降，会导致熔点下降、熔距增长，因此熔点也可以反映出药品的纯度。例如，《中国药典》规定马来酸氯苯那敏的熔点为 131.5℃～ 135℃ ②旋光度：当平面偏振光通过含有某些光学活性物质（如具有不对称碳原子的化合物）的溶液或液体时，能引起偏振光的振动平面向左或向右旋转。偏振光旋转的度数称为旋光度（α）。旋光度有右旋、左旋之分，偏振光向右旋转（顺时针方向）称为“右旋”，用符号“+”表示；偏振光向左旋转（逆时针方向）称为“左旋”，用符号“-”表示 比旋度：偏振光透过长 1dm，且每 1ml 中含有旋光性物质 1g 的溶液，在一定波长与温度下，测得的旋光度称为比旋度，以 $[\alpha]$ 表示 《中国药典》旋光度测定法规定：除另有规定外，测定温度为 20℃，测定管长度为 1dm（如使用其他管长，应进行换算），使用钠光谱的 D 线（589.3nm）作光源，在此条件下测定的比旋度用 $[\alpha]_D^{20}$ 表示

2. 鉴别

鉴别试验包括一般鉴别试验和特殊鉴别试验。其中，一般鉴别试验为通用方法收载于《中国药典》通则 0301；特殊鉴别试验则为各品种特有的鉴别试验，收载正文品种项下。

特殊鉴别试验常用的方法包括：化学法、物理化学法和生物学方法等。其中，物理化学法主要有光谱鉴别法和色谱鉴别法。

表 1-22　鉴　别

要　点	内　容
化学鉴别法	根据药物的结构特征或特有官能团可与化学试剂发生颜色变化或产生荧光、产生沉淀、生成气体等具有可检视的显著特征产物的化学反应对药品进行鉴别

（续表 1-22）

要 点	内 容
化学鉴别法	例如：盐酸麻黄碱在碱性条件下与硫酸铜形成蓝色配位化合物；吗啡与甲醛－硫酸试液反应显紫堇色；维生素 B_1 在碱性条件下与铁氰化钾反应生成具有蓝色荧光的硫色素；肾上腺素与三氯化铁试液反应则显翠绿色；葡萄糖溶液遇碱性酒石酸铜试液，即生成红色氧化亚铜（Cu_2O）沉淀；尼可刹米与氢氧化钠试液加热，即发生二乙胺臭气，能使湿润的红色石蕊试纸变蓝色
光谱鉴别法	光谱法可分为发射光谱法、吸收光谱法、散射光谱法等 《中国药典》收载的光谱法有：紫外－可见分光光度法、红外分光光度法、荧光分光光度法、原子吸收分光光度法、火焰光度法、电感耦合等离子体原子发射光谱、电感耦合等离子体质谱法、拉曼光谱法、质谱法、核磁共振波谱法和 X 射线衍射法 （1）紫外－可见分光光度法 鉴别药物可以：①通过特定波长范围内供试品的光谱与对照品的光谱（或对照光谱）比较；②通过确定最大吸收波长（λ_{max}），或同时确定最大与最小吸收波长（λ_{min}）；③通过测量特定浓度供试品溶液在特定波长处的吸光度（A）；④通过测量特定波长处的吸收系数（$E_{1cm}^{1\%}$）；⑤通过测量两个特定波长处的吸光度比值 例如，盐酸氯丙嗪用盐酸溶液（9 → 1000）制成每 1ml 含 5μg 的溶液，在 254nm 与 306nm 的波长处有最大吸收，在 254nm 的波长处吸光度约为 0.46；再如，布洛芬的 0.4% 氢氧化钠溶液，在 265nm 与 273nm 的波长处有最大吸收，在 245nm 与 271nm 的波长处有最小吸收，在 259nm 的波长处有一肩峰 （2）红外分光光度法（IR）：是测定物质的红外光吸收光谱进行分析的方法。化合物的红外吸收光谱具有人指纹一样的特征专属性，几乎没有两个化合物具有相同的红外光谱。由于红外光谱的特征性强，《中国药典》及世界各国药典广泛使用红外光谱法，采用对照品法或标准图谱法进行比较鉴别
色谱鉴别法	色谱法是一种物理或物理化学分离分析方法，系将混合物中各组分分离后在线或离线分析的方法。色谱法具有高灵敏度、高选择性、高效能、应用范围广等优点，是分析混合物的最有效手段 用于鉴别的色谱法主要是高效液相色谱法（HPLC），以含量测定项下记录的色谱图中待测成分色谱峰的保留时间（t_R）作为鉴别依据
生物学方法	利用微生物或实验动物进行鉴别，主要用于抗生素和生化药品的鉴别

3. 检查

《中国药典》通则收载的化学药品的一般检查项目及其检查法主要有三类：①限量检查法：以评价药品的纯度；②特性检查法：主要用于评价药品的有效性与均一性；③生物学检查法：以评价药品的安全性。

（1）限量检查法：系检查药品中的杂质是否超过限量规定。通常采用对照法，即以限量杂质为对照，与供试品同法操作，通过直接比较二者的响应强度，判定供试品中该杂质是否超限。限量检查是药品纯度检查的重要组成部分。纯度检查也称为杂质检查，包括：

①一般杂质检查法：一般杂质是指在自然界中分布广泛、在多种药品的生产过程中容易引入的杂质，如氯化物、重金属、砷盐、干燥失重或水分、炽灼残渣、残留溶剂等。在《中国药

典》通则0800系列收载有18种（类）一般杂质的限量检查法。其中，氯化物以与硝酸银反应出现浑浊为指标；重金属系指能在实验条件下与硫代乙酰胺或硫化钠作用显色的金属杂质，以铅（Pb）为代表，其限量通常为百万分之十（10ppm）；砷盐（As）的检查法有古蔡氏法和二乙基二硫代氨基甲酸银（Ag-DDC）法，限量通常为百万分之一（1ppm）；

②特殊杂质检查法：特殊杂质是指特定药品在其生产和贮藏过程中引入的杂质，通常包括药物的合成起始物料及其杂质、中间体、副产物、降解产物等，收载于药品各品种的检查项下。特殊杂质：例如阿司匹林中的"游离水杨酸"、对乙酰氨基酚中的"对氯苯乙酰胺"、盐酸普鲁卡因中的"对氨基苯甲酸"、异烟肼中的"游离肼"、硫酸阿托品中的"莨菪碱"等。

（2）特性检查法

表1-23 特性检查法

要 点	内 容
崩解时限检查法	除另有规定外，凡规定检查溶出度、释放度或分散均匀性的制剂，不再进行崩解时限检查。以片剂为例，检查法如下： （1）除另有规定外，取供试品6片，分别置吊篮的玻璃管中，启动崩解仪进行检查，各片均应在15分钟内全部崩解。如有1片不能完全崩解，应另取6片复试，均应符合规定 （2）典型片剂亚剂型的结果判定如下：①薄膜衣片：应在30分钟内全部崩解；②糖衣片：应在1小时内全部崩解；③肠溶片：在盐酸溶液（9→1000）中2小时不得有裂缝、崩解或软化现象；在磷酸盐缓冲液（pH 6.8）中1小时内应全部崩解。④含片：不应在10分钟内全部崩解或溶化；⑤舌下片：应在5分钟内全部崩解并溶化。⑥可溶片：水温为20℃ ±5℃，应在3分钟内全部崩解并溶化。⑦口崩片：应在60秒钟内全部崩解并通过筛网（筛孔内径710μm）
溶出度与释放度测定法	《中国药典》收载有篮法、桨法（篮法的转篮换成搅拌桨）、小杯法（溶出杯250ml）、桨碟法（桨法的溶出杯中放入用于放置贴片的不锈钢网碟）、转筒法（桨法的搅拌桨用不锈钢转筒装置替代）、流池法（通过泵和流通池输送溶出介质）和往复筒法（篮法的转篮换成往复筒），共七种方法
含量均匀度检查法	除另有规定外，片剂、硬胶囊剂、颗粒剂或散剂等，每一个单剂标示量小于25mg或主药含量小于每一个单剂重量25%者；药物间或药物与辅料间采用混粉工艺制成的注射用无菌粉末；内充非均相溶液的软胶囊；单剂量包装的含量均匀度应符合要求的制剂，均应检查含量均匀度 凡检查含量均匀度的制剂，一般不再检查重（装）量差异；当全部主成分均进行含量均匀度检查时，复方制剂一般亦不再检查重（装）量差异
结晶性检查法	固态物质分为结晶质和非晶质两大类。可用偏光显微镜法或X射线粉末衍射法检查物质的结晶性

（3）生物检查法：是主要针对灭菌制剂的安全性的检查，《中国药典》通则收载有无菌检查法（通则1101）、异常毒性检查法（通则1141）、热源检查法（通则1142）、细菌内毒素检查法（通则1143）、过敏反应检查法（通则1147）等，共计16项检查法。

4. 含量或效价测定

表 1-24　含量或效价测定

<table>
<tr><th>要　点</th><th colspan="2">内　容</th></tr>
<tr><td>含量或效价限度的规定</td><td colspan="2">①原料药：用“含量测定”的药品，其含量限度均用有效物质所占的百分数（%）表示，此百分数，除另有注明者外，均系指重量百分数。为了能正确反映药品的含量，一般应通过检查项下的“干燥失重”或“水分”，将药品的含量换算成干燥品或无水物的含量。例如，阿司匹林含量限度规定为：按干燥品计算，含 $C_9H_8O_4$ 不得少于 99.5%
②采用“效价测定”的抗生素或生化药品，其含量限度用效价单位表示。例如，硫酸庆大霉素效价限度规定为：按无水物计算，每 1mg 的效价不得少于 590 庆大霉素单位；若含量限度规定上限为 100% 以上时，系指用规定的方法测定时可能达到的数值，它为《中国药典》规定的限度或允许偏差，并非真实含有量。另外，当含量限度未规定上限时，系指不超过 101.0%
③对于制剂，含量（效价）的限度一般用含量占标示量的百分率来表示。例如，阿司匹林片的含量限度为：本品含阿司匹林（$C_9H_8O_4$）应为标示量的 95.0% ～ 105.0%</td></tr>
<tr><td rowspan="3">含量测定方法</td><td>化学分析法</td><td>包括重量分析法和容量分析法，常用的主要是容量分析法，亦称为滴定分析法。《中国药典》通则 0700 其他测定法收载有电位滴定法与永停滴定法（通则 0701）、非水溶液滴定法（通则 0702）、氧瓶燃烧法（通则 0703）、氮测定法（通则 0704）等 10 种分析法</td></tr>
<tr><td>仪器分析法</td><td>为现代分析方法，用于含量测定的仪器分析法包括通则 0400 系列的 12 种光谱法和通则 0500 系列的 11 种色谱法，主要有紫外 - 可见分光光度法（通则 0401）、荧光分光光度法（通则 0405）、原子吸收分光光度法（通则 0406）、高效液相色谱法（通则 0512）和气相色谱法（通则 0521）等</td></tr>
<tr><td>生物活性测定法</td><td>是根据药品对微生物（如枯草芽孢杆菌、金黄色葡萄球菌等细菌）或生物（如鼠、兔等实验动物或猪、牛等动物组织或血清）作用的强度来测定效价的方法</td></tr>
</table>

注：标准物质（reference substances）系指供药品检验（鉴别、检查、含量或效价测定）中使用的，具有确定特性量值，用于校准设备、评价测量方法、给供试药品赋值或者鉴别用的物质。

对照品系指采用理化方法进行鉴别、检查或含量测定时所用的标准物质，其特性量值一般按纯度（%）计。

标准品系指用于生物检定或效价测定的标准物质，其特性量值按效价单位（U）或重量单位（μg）计，以国际标准物质进行标定，供试品的效价以标准品的效价单位赋值。

5. 附加事项

（1）规格　制剂的规格，系指每一支、片或其他每一个单位制剂中含有主药的重量（或效价）或含量（%）或装量。例如，阿司匹林片“规格 0.1g”指每片中含阿司匹林 0.1g，硫酸庆大霉素片“规格 20mg（2 万单位）”系指每片中含庆大霉素 20mg 或 2 万单位。

（2）贮藏　贮藏项下规定的贮藏条件，是根据药品的稳定性，对药品贮存与保管的基本要求，以避免药品的污染或减缓药品在正常贮藏期内的降解。有关药品贮藏的相关要求以下列名词术语表示：

表 1-25　名词术语

要　点	内　容
避　光	系指避免日光直射
遮　光	系指用不透光的容器包装，例如棕色容器或黑纸包裹的无色透明、半透明容器。二氢吡啶类药物及其制剂、维生素 A 及其制剂的贮藏均要求遮光、密封保存
密　闭	系指用可防止尘土及异物进入的容器包装
密　封	指用可防止风化、吸潮、挥发或异物进入的容器包装。如乙琥胺、阿司匹林等
熔封或严封	系指用可防止空气、水分的侵入与微生物污染的容器或适宜的材料包装。该包装要求主要应用于注射剂、冲洗剂等无菌制剂的包装
阴凉处	指贮藏处温度不超过 20℃。如锭剂、丙酸倍氯米松乳膏、抗生素类药品等
凉暗处	指贮藏处避光并温度不超过 20℃。如丙酸倍氯米松吸入气雾剂、阿法骨化醇软胶囊等
冷　处	指贮藏处温度为 2℃～10℃。如阿法骨化醇、生化药品门冬酰胺酶（埃希）、生长抑素、重组人胰岛素等
常　温	指温度为 10℃～30℃。除另有规定外，贮藏项下未规定贮藏温度的一般系指于常温保存

（3）制剂　原料药正文标准中记载的制剂系指该品种在本版药典中收载的剂型类别。例如，阿司匹林的【制剂】项下收载有：阿司匹林片、阿司匹林肠溶片、阿司匹林肠溶胶囊、阿司匹林泡腾片和阿司匹林栓共 5 种剂型。

（4）杂质信息　原料药正文标准中记载的杂质信息系指该品种按规定工艺路线生产时，其成品中可能残留、并要求加以控制的有关杂质，包括合成起始原料及其杂质，合成中间体、副产物，或其他可能残留的杂质，或在复方制剂中可能出现的新杂质。本项内容为 2015 年版《中国药典》新增内容，仅有少数原料药品记载有该项信息。例如，《中国药典》列出了马来酸依那普利的杂质Ⅰ（依那普利拉）和杂质Ⅱ（依那普利双酮）的信息。

第三节　药品质量保证

一、药品质量研究

（一）创新药质量研究

药品的全面质量研究是制定药品标准的基础，在药品标准列出的 16 项内容中，涉及质量研究的工作主要分三部分：结构确证、分析方法建立与验证、稳定性考察。

表 1-26　创新药质量研究

要　点		内　容
结构确证	一般项目	采用有机光谱分析法，常用的分析测试项目包括元素分析（可采用高分辨质谱，如 TOF-MS）、紫外 - 可见分光光度法（UV-Vis）、红外分光光度法（IR）、核磁共振波谱法（NMR）、质谱法（MS）、粉末 X 射线衍射法（PXRD）和 / 或单晶 X 射线衍射法（SXRD）、热分析法（TA、DSC、TG）等。对于金属盐类或金属配合物，还应采用原子吸收分光光度法（AAS）或电感耦合等离子质谱法（ICP-MS）验证金属元素的种类、存在形式及含量
	手性药物	还应采用其他有效方法进一步研究单一对映体的绝对构型，常用的方法有旋光度法、手性柱色谱法（Chiral HPLC 或 Chiral GC）、单晶 X 射线衍射法，以及旋光色散（ORD）或圆二色谱法（CD）
	药物晶型	药物常常存在多晶型现象，并可能因晶型不同而具有不同的溶解度、稳定性、生物利用度和（或）生物活性，特别是水溶性差的口服固体药物。药物研发过程，应对其在不同结晶条件下（溶剂、温度、结晶速度等）的晶型进行深入研究，确认是否存在多晶型现象。对于存在不同晶型的药物，应明确有效晶型
	结晶溶剂	可通过热分析法研究，结合干燥失重、水分或单晶 X 射线衍射法等方法的测定结果，可以评价是否存在结晶水 / 溶剂

《中国药典》通用技术要求 9000 系列收载了药品注册相关技术要求若干指导原则。

表 1-27　药品注册相关技术要求若干指导原则

要　点		内　容
药品特性检查指导原则	药品晶型研究及晶型质量控制指导原则	应以溶解度或溶出度、溶解速率或溶出速率作为指标，评价晶型药物的溶解性或溶出度；并应对药品固体制剂、半固体制剂、混悬剂等中的药用晶型物质状态进行定性或定量控制。例如，可采用单晶 X 射线衍射法（SXRD）鉴别固体晶型物质状态；或采用粉末 X 射线衍射法（PXRD）、红外光谱法（IR）、拉曼光谱法（RM）、差示扫描量热法（DSC）、光学显微镜法（LM）或偏光显微镜法（PM）相对法鉴别；用 SXRD、PXRD、DSC、IR 进行定量
	药物引湿性试验指导原则	引湿性特征描述与引湿性增重的界定如下：①潮解：吸收足量水分形成液体；②极具引湿性：引湿增重不小于 15%；③有引湿性：引湿增重小于 15% 但不小于 2%；④略有引湿性：引湿增重小于 2% 但不小于 0.2%；⑤无或几乎无引湿性：引湿增重小于 0.2%
药品杂质分析指导原则	杂质的分类	（1）按杂质化学类别和特性分类：可分为有机杂质、无机杂质、有机挥发性杂质 （2）按来源分类：可分为一般杂质和特殊杂质 （3）按毒性分类：可分为毒性杂质和信号杂质 有机杂质的项目名称可参考下列原则选用：

（续表 1-27）

要　点	内　容	
药品杂质分析指导原则	杂质的分类	①检查对象明确为某一物质：以该杂质的化学名作为项目名称，如磷酸可待因中的“吗啡”，氯贝丁酯中的“对氯酚” ②检查对象不能明确为某单一物质而又仅知为某一类物质：其项目名称可采用“其他甾体”“其他生物碱” ③未知杂质：仅根据检测方法选用项目名称，如“杂质吸光度”“易氧化物”“易炭化物”等
	质量标准中杂质检查项目的确定	新原料药和新制剂中的杂质，应按国家有关新药申报要求进行研究，也可参考 ICH 的文件 Q3A（新原料药中的杂质）和 Q3B（新制剂中的杂质）进行研究，并对杂质和降解产物进行安全性评价。新药研制部门对在合成、纯化和贮存中实际存在的杂质和潜在的杂质，应采用有效的分离分析方法进行检测
注射剂安全性检查法应用指导原则	注射剂安全性检查项目的设定	①静脉用注射剂：均应设细菌内毒素（或热原）检查项。其中，化学药品注射剂一般首选细菌内毒素检查项；中药注射剂一般首选热原检查项，若该药本身对家兔的药理作用或毒性反应影响热原检测结果，可选择细菌内毒素检查项 ②肌内注射用注射剂：所用原料系动植物来源或微生物发酵液提取物时，组分结构不清晰或有可能污染毒性杂质且又缺乏有效的理化分析方法的肌内注射用注射剂，应考虑设立异常毒性检查项。临床用药剂量较大，生产工艺易污染细菌内毒素的肌内注射用注射剂，应考虑设细菌内毒素检查项 ③特殊途径的注射剂：椎管内、腹腔、眼内等特殊途径的注射剂，其安全性检查项目一般应符合静脉用注射剂的要求，必要时应增加其他安全性检查项目，如刺激性检查、细胞毒性检查 ④注射剂用辅料：设立必要安全性检查项目 ⑤其他：原料和生产工艺特殊的注射剂必要时应增加特殊的安全性检查项目，如病毒检查、细胞毒性检查等
	安全性检查方法	异常毒性检查、细菌内毒素或热原检查、降压物质检查、组胺类物质检查、过敏反应检查、溶血与凝聚检查
药品稳定性试验指导原则	影响因素试验	药物制剂进行此项试验的目的是考察制剂处方的合理性与生产工艺及包装条件。影响因素试验包括：高温试验（温度高于加速试验 10℃以上，如 60℃ ±2℃）、高湿试验（相对湿度 90%±5%）与强光照射试验（照度为 4500Lx±500Lx，可选用相似于 D65/ID65 发射标准的光源或同时暴露于冷白荧光灯和近紫外光灯下）。影响因素试验法也可用于考察药物与药物、药物与辅料、药物与其直接接触的包装容器间的相容性试验
	加速试验	此项试验是在加速条件下进行，其目的是通过加速药物制剂的化学或物理变化，为处方设计、工艺改进、质量研究、包装改进、运输、贮存提供必要的资料。实验条件：温度 40℃ ±2℃、相对湿度 75%±5% 的条件下放置 6 个月。检测包括初始和末次的 3 个时间点（如 0、3、6 个月）

（续表 1-27）

要 点	内 容	
药品稳定性试验指导原则	长期试验	此项试验是在接近药品的实际贮存条件下进行，其目的是为制订药品的有效期提供依据。市售包装，在温度 25℃ ±2℃、相对湿度 60%±10% 的条件（北方气候）下放置 12 个月，或在温度 30℃ ±2℃、相对湿度 65%±5% 的条件（南方气候）下放置 12 个月。每 3 个月取样一次，按稳定性重点考察项目检测。12 个月以后，仍需继续考察，分别于 18 个月、24 个月、36 个月取样检测。将结果与 0 个月比较以确定药品的有效期

（二）仿制药质量一致性评价

仿制药质量一致性评价包括安全性与有效性评价，其中安全性的评价指标主要为药物的杂质谱，有效性的评价指标是人体生物等效性，即生物利用度的一致性评价。实现药物制剂人体生物利用度一致性的关键是药物在人体内的吸收过程，而药物在人体内的吸收过程取决于药物从制剂中的溶出或释放，以及在生理条件下的溶解与渗透，这主要受到制剂处方工艺与药物的结晶性及晶型等特性的影响。

1. 药品晶型与杂质模式研究。
2. 药物溶出度评价。
3. 仿制药人体生物等效性试验。

二、药品质量检验

表 1-28　药品质量检验

要 点	内 容
药品质量检验分类	根据监管目的一般可分为监督抽检和评价抽检 ①监督抽检是指药品监督管理部门根据监管需要对质量可疑药品进行的抽查检验 ②评价抽检是指药品监督管理部门为评价某类或一定区域药品质量状况而开展的抽查检验
检验工作基本程序	（1）抽样　抽样系指从一批产品中按一定规则抽取样品的过程。在药品质量抽查检验工作中，抽样是检验工作的开始 （2）检验　系药品检验机构根据药品标准对抽取的样品进行质量分析的过程 （3）报告　检验后出具的检验报告书应记载的内容有：①品名、规格、批号、数量、包装、有效期、生产单位、检验依据；②取样 / 收检日期、报告日期；③检验项目、标准规定、检验结果；④检验结论。检验报告上必须有检验者、复核者（或技术部门审核）和部门负责人（或管理部门）的签章及检验机构公章，签章应写全名，否则该检验报告无效

三、体内药物检测

表 1-29 体内药物检测

要 点	内 容
生物样品种类	生物样品包括人或实验动物的各种体液和脏器组织，但最为常用的生物样本是血液，即血样，因为它能较为准确地反映药物在体内的状况；尿液因为含有丰富的药物代谢物及较高的药物浓度，也常用于药物代谢物研究或难以使用血样测定的药动学研究；而实验动物的脏器组织则多用于临床前的药物组织分布与药物代谢机制研究 ①血样。包括全血（whole blood）、血浆（plasma）和血清（serum），它们是最为常用的体内样品。血浆药物浓度可作为体内药物浓度的可靠指标。血浆比血清分离快、制取量多，因而较血清更为常用。其中全血和血浆含有抗凝剂，血清不含抗凝剂 ②尿液。主要用于药物尿液累积排泄量、尿清除率或生物利用度的研究，以及药物代谢物及其代谢途径、类型和速率等的研究
生物样品测定法	①免疫分析法 ②色谱分析法
药动学参数测定与生物等效性评价	①研究方案 ②样品测试 ③数据处理 ④药代动力学参数与生物等效性评价

第二章

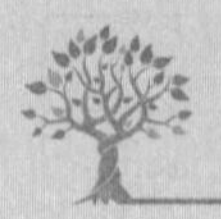

药物的结构与作用

知识导图

药物的结构与作用
- 药物结构与作用方式对药物活性的影响
- 药物结构与性质对药物活性的影响
- 药物结构与药物代谢
- 药物结构与毒副作用

第一节 药物结构与作用方式对药物活性的影响

一、药物的化学结构

药物的骨架结构主要由一些含有碳氢原子的脂肪烃环、芳烃环，或含有氮、氧、硫等杂原子的杂环构成。药物结构中常见的化学骨架及名称见表 2-1。

表 2-1 药物结构中常见的化学骨架及名称

药物的化学骨架名称	药物的化学骨架	药物类别
苯并二氮䓬		镇静催眠药
环丙二酰脲（巴比妥）		抗癫痫药
吩噻嗪		抗精神病药
芳基丙酸		非甾体抗炎药

（续表 2-1）

药物的化学骨架名称	药物的化学骨架	药物类别
苯乙醇胺	OH * H N R X	肾上腺素受体调控药
芳氧丙醇胺	OH * H O N R X	β 受体拮抗药
1,4- 二氢吡啶	R_4 O O 4 R_3O 5 3 OR_2 6 2 H_3C N H 1 R_1	钙通道阻滞药
孕甾烷	21 20 18 12 17 11 19 C 13 D 16 1 9 2 10 B 8 14 15 A 3 5 7 4 6	肾上腺糖皮质激素类药物、 孕激素类药物
雄甾烷	18 12 17 11 19 C 13 D 16 1 9 2 10 B 8 14 15 A 3 5 7 4 6	雄性激素类药物、 蛋白同化激素类药物
雌甾烷	18 12 17 11 C 13 D 16 1 9 2 10 B 8 14 15 A 3 5 7 4 6	雌激素类药物
磺酰脲	O O O S N H N H R' R	降血糖药

（续表 2-1）

药物的化学骨架名称	药物的化学骨架	药物类别
对氨基苯磺酰胺	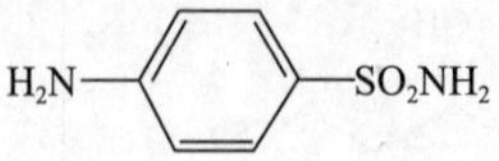 H_2N—⟨苯环⟩—SO_2NH_2	磺胺类抗菌药
喹啉酮环	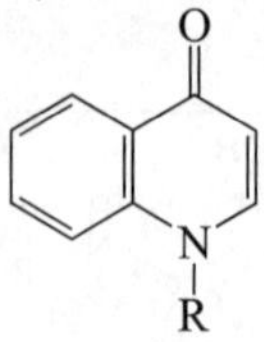 O, N, R	抗菌药

羟甲戊二酰辅酶 A 还原酶抑制剂类降血脂药物，洛伐他汀和辛伐他汀的母核均是六氢萘、氟伐他汀的母核是吲哚环、阿托伐他汀的母核是吡咯环、瑞舒伐他汀的母核是嘧啶环。

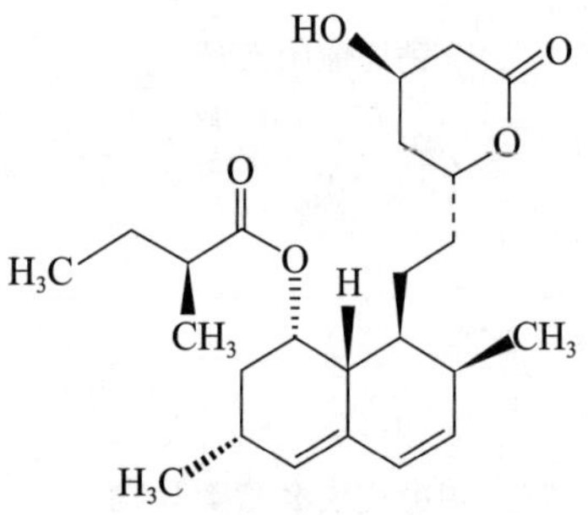

洛伐他汀 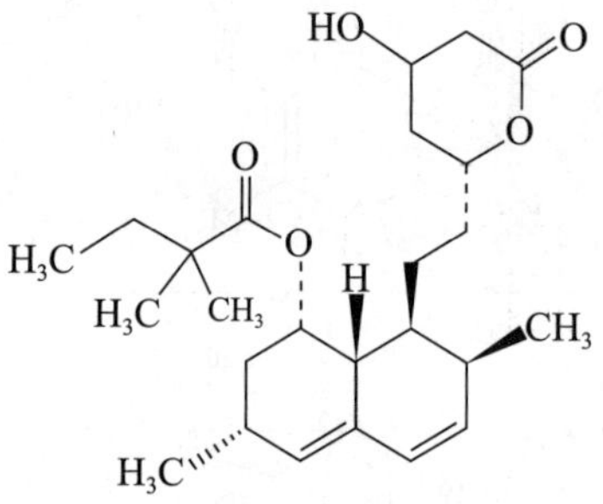　　辛伐他汀 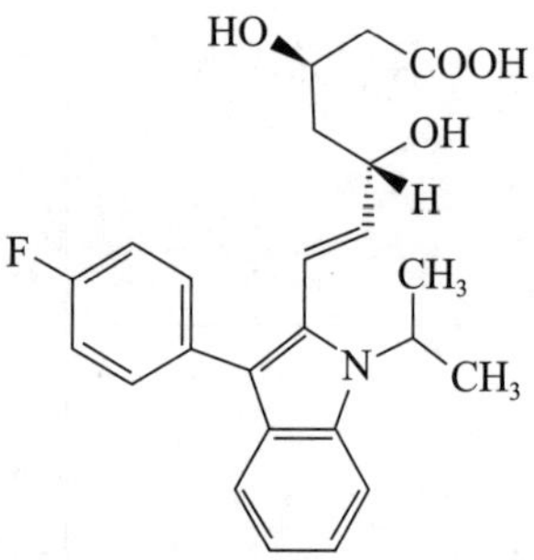　　氟伐他汀

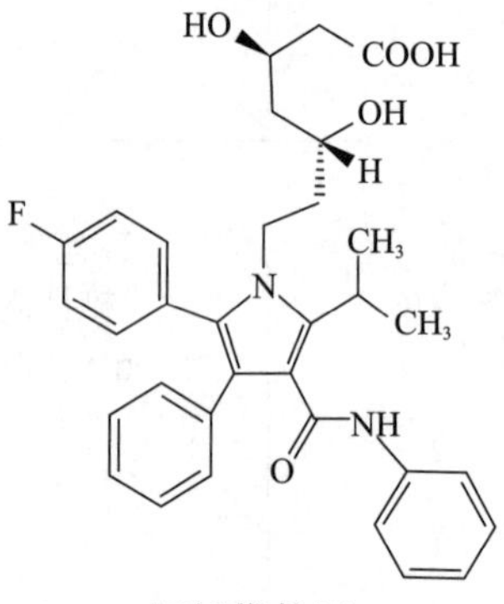

阿托伐他汀 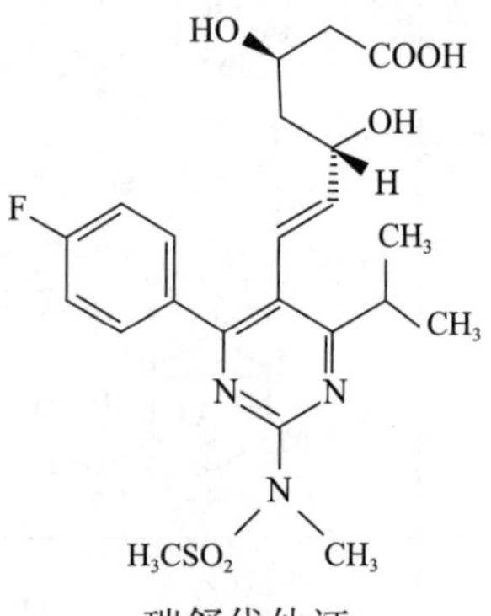　　瑞舒伐他汀

二、药物与靶标相互作用对活性的影响

（一）化学药物及其作用方式

根据药物在体内的作用方式，药物可分为结构特异性药物和结构非特异性药物。

表 2-2　化学药物及其作用方式

要　点	内　容
结构特异性药物	需要与药物靶标相互作用后才能产生活性，其活性除与药物分子的理化性质相关外，主要依赖于药物分子特异的化学结构，与药物分子和靶标的相互作用及相互匹配有关，化学结构稍加变化，会直接影响其药效学性质

（续表 2-2）

要　点	内　容
结构特异性药物	构效关系：结构特异性药物需要通过药物分子特定的化学结构与靶标的相互作用后才能产生活性，药物的化学结构发生变化，就会直接影响该药物的药效学性质。这种药物的化学结构与生物活性（药理活性）之间关系，称为构效关系
结构非特异性药物	活性主要取决于药物分子的理化性质，与化学结构关系不大，当结构有所改变时，活性并无大的变化。如全身麻醉药，尽管这些药物的化学结构类型有多种，但其麻醉作用与药物的脂水分配系数有关

（二）药物与作用靶标结合的化学本质

药物在与作用靶标相互作用时，一般是通过键合的形式进行结合，这种键合形式有共价键和非共价键两大类。共价键的结合形式是药物与作用靶标形成不可逆的共价键结合，这种情况比较少见。但在大多数情况下，药物与作用靶标的结合是可逆的，主要的结合方式有：离子键、氢键、离子偶极、偶极 - 偶极、范德华力、电荷转移复合物和疏水作用等。

表 2-3　药物与作用靶标结合的化学本质

要　点	内　容
共价键键合类型	共价键键合属于一种不可逆的结合形式 药物与靶标产生共价键键合的药物主要有烷化剂类抗肿瘤药物、β- 内酰胺类抗生素药物、拉唑类抗溃疡药物等 共价键键合类型一般发生在化学治疗药物的作用机制上，例如烷化剂类抗肿瘤药物，当与 DNA 中鸟嘌呤碱基形成共价结合键时，会产生细胞毒活性
非共价键的键合类型	①离子键：又称为盐键，通常是药物的带正电荷的正离子与受体带负电荷的负离子之间，通过静电吸引力而产生的电性作用，形成离子键。离子键是所有键合键中键能最强的一种 有不少含有叔胺结构的强碱性基团的药物，在生理状态形成带有正电荷的铵盐，与受体的阴离子部分形成离子键键合。例如，去甲肾上腺素与 β_2 肾上腺素受体形成离子键作用。还有含有季铵结构的药物，例如拟胆碱药物氯贝胆碱 ②氢键：其生成是由于药物（或作用靶点）分子中具有孤对电子的 O、N、S、F、Cl 等原子与作用靶标（或药物）中和 C、N、O、S 等共价结合的 H 形成的弱化学键。氢键的键能比较弱 磺酰胺类利尿药通过氢键和碳酸酐酶结合，其结构位点与碳酸和碳酸酐酶的结合位点相同 另外药物自身还可以形成分子间氢键和分子内氢键，一方面会影响药物的生物活性，如水杨酸甲酯，由于形成分子内氢键，用于肌肉疼痛的治疗。另一方面也可以对药物的理化性质产生影响，如影响溶解度、极性、酸碱性等 ③离子 - 偶极和偶极 - 偶极相互作用：通常见于羰基类化合物，如酰胺、酯、酰卤、酮等。如镇痛药美沙酮（Methadone） ④电荷转移复合物：可通过形成电荷转移复合物来降低药物与生物大分子相互作用的能量，例如抗疟药氯喹（Chloroquinine）可插入到疟原虫的 DNA 碱基对之间形成电荷转移复合物

（续表 2-3）

要　点	内　容
非共价键的键合类型	⑤疏水性相互作用：多数药物分子中的烷基、苯基等非极性基团均易与作用靶点形成疏水键 ⑥范德华力 ⑦金属离子络合物：金属螯合物目前在抗肿瘤药物中非常重要，常见的有铂金属络合物 金属络合物还可用作金属中毒时的解毒剂，如二巯基丙醇可作为锑、砷、汞的螯合解毒剂

第二节　药物结构与性质对药物活性的影响

一、药物结构、理化性质与药物活性

在药学研究中，评价药物亲脂性或亲水性大小的标准是药物的脂水分配系数，用 P 来表示，其定义为：药物在生物非水相中物质的量浓度与在水相中物质的量浓度之比。

$$P=\frac{C_o}{C_W} \qquad \log P=\log\frac{C_o}{C_W}$$

由于难以测定生物非水相中药物的浓度，一般使用正辛醇中药物的浓度来代替。C_o 表示药物在正辛醇或生物非水相中的浓度；C_W 表示药物在水中的浓度。P 值越大，药物的脂溶性越高，常用其对数 $\log P$ 来表示，客观反映了脂水分配系数的影响。通常情况下，当药物的脂溶性较低时，随着脂溶性增大，药物的吸收性提高，当达到最大脂溶性后，再加大脂溶性，药物的吸收性则降低，脂溶性和吸收性呈近似于抛物线的规律变化

影响药物水溶性的因素较多，当分子中官能团的离子化程度和官能团形成氢键的能力较大时，药物的水溶性会增大。相反，若药物结构中含有较大的卤素原子、烃基、脂环等非极性结构，药物的脂溶性增大。

药物的水溶性可通过简单官能团进行判断。在含有多官能团的有机化合物中，羟基可以增加 3 ～ 4 个碳的溶解能力，胺、羧酸、酯基可以增加 3 个碳的溶解能力，酰胺可以增加 2 ～ 3 个碳的溶解能力，醚、醛、酮、尿素等官能团可以增加 3 ～ 4 个碳的溶解能力，当分子中每增加一个电荷（正或负）可以增加 20 ～ 30 个碳的溶解能力。

药物的吸收、分布、排泄过程是在脂相和水相间经多次分配实现的。生物药剂学分类系统根据药物溶解性和过膜性的不同组合将药物分为四类（表 2-4）。

表 2-4　生物药剂学分类

类　别	药物分子特点	代表药物
第Ⅰ类	高溶解度、高渗透性的两亲性分子药物，其体内吸收取决于溶出度	普萘洛尔、马来酸依那普利、盐酸地尔硫䓬等
第Ⅱ类	低溶解度、高渗透性的亲脂性分子药物，其体内吸收量取决于溶解度	双氯芬酸、卡马西平、吡罗昔康等

（续表 2-4）

类　别	药物分子特点	代表药物
第Ⅲ类	高溶解度、低渗透性的水溶性分子药物，其体内吸收速率取决于药物渗透率	雷尼替丁、纳多洛尔、阿替洛尔等
第Ⅳ类	低溶解度、低渗透性的疏水性分子药物，其体内吸收比较困难	特非那定、酮洛芬、呋塞米等

作用于中枢神经系统的药物，需通过血－脑屏障，应具有较大的脂溶性。吸入性的全身麻醉药属于结构非特异性药物，其麻醉活性只与药物的脂水分配系数有关，最适 $\log P$ 在 2 左右。

二、药物的酸碱性、解离度和 pK_a 对药效的影响

药物通常以非解离的形式被吸收，通过生物膜，进入细胞后，在膜内的水介质中解离成解离形式而起作用。

由于体内不同部位 pH 不同，使解离形式和非解离形式药物的比例发生变化，这种比例的变化与药物的体液介质的 pH 和解离常数（pK_a）有关，可通过下式进行计算：

酸性药物：$pK_a=pH+\log[HA]/[A^-]$

碱性药物：$pK_a=pH+\log[HB^+]/[B]$

式中，[HA] 和 [B] 分别表示未解离型酸性药物和碱性药物的浓度，$[A^-]$ 和 $[HB^+]$ 分别表示解离型酸性药物和碱性药物的浓度。由上式可知，酸性药物的 pK_a 值大于消化道体液 pH 时（$pK_a > pH$），分子型药物所占比例高；当 $pK_a= pH$ 时，未解离型和解离型药物各占一半；当 pH 变动一个单位时，（未解离型药物 / 离子型药物）的比例也随即变动近 10 倍。一般酸性药物在 pH 低的胃中、碱性药物在 pH 高的小肠中的未解离型药物量增加，吸收也增加，反之都减少。

三、药物结构中的取代基对生物活性影响

表 2-5　药物结构中的取代基对生物活性影响

要　点	内　容
烃　基	分子中引入烃基，可提高化合物的脂溶性、增加脂水分配系数（$\log P$）；降低分子的解离度；体积较大的烷基还会增加立体位阻，从而增加稳定性 如环己巴比妥属于中效巴比妥类药物，而当巴比妥结构的氮原子上引入甲基后成为海索比妥使其不易解离
卤　素	卤素有较强的电负性，卤素的引入可增加分子的脂溶性，还会改变分子的电子分布，从而增强与受体的电性结合，使生物活性发生变化 如氟奋乃静的安定作用比奋乃静强 4 ～ 5 倍
羟基和巯基	可通过引入羟基来增强与受体的结合力，增加水溶性，改变生物的活性 引入巯基时，脂溶性比相应的醇高，更易于吸收。巯基还可用作解毒药
醚和硫醚	硫醚易被氧化成亚砜或砜，砜为对称结构，分子极性减小而脂溶性增大；亚砜为较稳定的棱锥形结构，硫氧键使其极性增大，水溶性亦增大。它们的极性强于硫醚，

（续表 2-5）

要点	内容
醚和硫醚	同受体结合的能力以及作用强度因此有很大的不同。例如，广谱驱虫药阿苯达唑服用后在体内迅速代谢成亚砜和砜类化合物，抑制寄生虫对葡萄糖的摄取，导致虫体糖原耗竭，同时抑制延胡索酸还原酶系统，阻碍三磷酸腺苷产生，导致寄生虫无法生存和繁殖
磺酸、羧酸和酯	①磺酸基的引入使化合物的解离度和水溶性增加，不易通过生物膜，导致生物活性减弱，降低了毒性 ②羧酸解离度及水溶性均比磺酸小，羧酸成盐可增加其水溶性 ③羧酸成酯可以增大脂溶性，容易被吸收
含氮原子类	含氮原子的碱性基团有胺类、脒类、胍类和几乎所有含氮原子的杂环类。含氮药物的氮原子上含有未共用电子对，一方面显示碱性；另一方面能与多种受体结合，表现出多样的生物活性 季铵易电离成稳定的铵离子，作用较强，但水溶性大，不易通过生物膜和血－脑屏障，以致口服吸收不好，也无中枢作用

四、药物分子的电荷分布对药效的影响

如果药物分子中的电子云密度分布正好和受体或酶的特定受体相适应时，由于电荷产生的静电引力，有利于药物分子与受体或酶结合，形成比较稳定的药物－受体或药物－酶的复合物而增加活性。

举例：（1）如喹诺酮类抗菌药的作用靶点是 DNA 螺旋酶，其中 4 位的酮基是重要的作用部位，当羰基的氧电荷密度增加时，有利于和 DNA 螺旋酶的电性相互结合。喹诺酮类药物司帕沙星，其对金黄色葡萄球菌的抑制活性比类似物环丙沙星强 16 倍。分析原因是由于 5 位氨基是给电子基团，通过共轭效应增加了 4 位羰基氧上的电荷密度，使司帕沙星与 DNA 螺旋酶的结合作用增强而增加了对酶的抑制作用。

（2）当苯甲酸酯中苯环的对位引入供电子基团氨基时，如普鲁卡因，该对位氨基上的电子云通过共轭诱导效应，增加了酯羰基的极性，使药物与受体结合更牢，作用时间延长。若是在苯甲酸酯的苯环对位引入吸电子基团硝基时，如对硝基苯甲酸乙酯，由于硝基的吸电子效应，使得硝基苯甲酸酯与受体的结合能力比母体化合物弱、麻醉作用降低。

五、药物的立体结构对药物作用的影响

药物立体结构对药效的影响主要有药物的手性（光学异构）、几何异构和构象异构。

表 2-6　药物的立体结构对药物作用的影响

分类	内容	
药物的手性结构对药物活性的影响	①对映体异构体之间具有等同的药理强度和活性	如对普罗帕酮抗心律失常的作用而言，其两个对映体的作用是一致的。氟卡尼（Flecainide）的两个对映体，对降低 0 相动作最大电位和缩短动作电位时程方面是相似的

（续表 2-6）

<table>
<tr><th>分　类</th><th colspan="2">内　容</th></tr>
<tr><td rowspan="5">药物的手性结构对药物活性的影响</td><td>②对映体异构体之间产生相同的药理活性，但强弱不同</td><td>例如抗菌药物氧氟沙星其 S-（-）-对映异构体对细菌旋转酶抑制活性是 R-（+）-对映异构体的 9.3 倍，是消旋体的 1.3 倍。组胺类抗过敏药氯苯那敏，其右旋体的活性高于左旋体。一些非甾体抗炎药如萘普生，S-（+）- 对映体的抗炎和解热镇痛活性比 R-（-）- 对映体强</td></tr>
<tr><td>③对映体异构体中一个有活性，一个没有活性</td><td>例如氨己烯酸只有 S- 对映体是 GABA 转氨酶抑制剂。抗高血压药物 L- 甲基多巴，仅 L- 构型的化合物有效。索他洛尔的一对对映体的 β 受体阻断作用也有很大差异，R- 异构体的活性远胜于 S- 异构体。阿替洛尔是 S- 异构体的活性大于 R- 异构体</td></tr>
<tr><td>④对映异构体之间产生相反的活性</td><td>（+）- 哌西那多具有阿片样作用，而（-）- 对映体呈阻断作用，即（+）- 对映体是阿片受体激动剂，而（-）- 对映体为阿片受体拮抗药，但由于其（+）- 对映体具有更强的作用，其外消旋体表现为部分激动药作用。抗精神病药扎考必利通过作用于 5-HT$_3$ 受体而起效，其中 R- 对映体为 5-HT$_3$ 受体拮抗剂，S- 对映体为 5-HT$_3$ 受体激动剂。例如利尿药依托唑啉的左旋体具有利尿作用，但其右旋体则有抗利尿作用。表 2-7 列举了几种作用相反的对映体药物</td></tr>
<tr><td>⑤对映异构体之间产生不同类型的药理活性</td><td>左丙氧酚为镇咳药，而右丙氧酚则是镇痛药，这两种对映体在临床上用于不同的目的。麻黄碱可用作血管收缩药和平喘药，而它的光学异构体伪麻黄碱只能作支气管扩张药。光学对映体奎宁（Quinine）为抗疟药，奎尼丁则为抗心律失常药</td></tr>
<tr><td>⑥一种对映体具有药理活性，另一对映体具有毒性作用</td><td>氯胺酮为中枢性麻醉药物，只有 R-（+）- 对映体才有麻醉作用，而 S-（-）- 对映体则是产生中枢兴奋作用。抗结核病药乙胺丁醇，D- 对映体活性比 L- 对映体强 200 多倍，毒性也较 L- 对映体小得多。丙胺卡因为局麻药，两种对映体的作用相近，但 R-（-）- 对映体在体内迅速水解，可生成导致高铁血红蛋白血症的邻甲苯胺，具有血液毒性。表 2-8 列出了两对映体分别起不同的治疗作用和毒副作用的手性药物</td></tr>
<tr><td>药物的几何异构对药物活性的影响</td><td colspan="2">几何异构是由双键或环的刚性或半刚性系统导致分子内旋转受到限制而产生的
①氯普噻吨，其顺式异构体的抗精神病作用比反式异构体强 5 ～ 10 倍，原因在于顺式异构体的构象与多巴胺受体的底物多巴胺的优势构象相近，而反式异构体的构象则相差太远
②己烯雌酚，其反式异构体与雌二醇骨架不同，但两个酚羟基排列的空间距离和雌二醇的两个羟基的距离近似，表现出与雌二醇相同的生理活性</td></tr>
<tr><td>药物的构象异构体对药物活性的影响</td><td colspan="2">构象是由分子中单键的旋转而造成的分子内各原子不同的空间排列状态，这种构象异构体的产生并没有破坏化学键，而仅产生分子形状的变化
①相同的一种结构，因具有不同构象，可作用于不同受体，产生不同性质的活性。如组胺，可同时作用于组胺 H$_1$ 和 H$_2$ 受体，但产生两种不同的药理作用</td></tr>
</table>

（续表 2-6）

分　类	内　容
药物的构象异构体对药物活性的影响	②只有特异性的优势构象才产生最大活性。如多巴胺，其反式构象是优势构象，而和多巴胺受体结合时也恰好是以该构象作用，故药效构象与优势构象为同一构象，而扭曲式构象没有活性

表 2-7　几种作用相反的对映体药物

药　物	对映体 / 药理作用	对映体 / 相反的作用
派西那多	（+）/ 阿片受体激动药，镇痛作用	（-）/ 阿片受体阻断作用
扎考比利	（*R*）/5-HT_3 受体拮抗药，抗精神病	（*S*）/5-HT_3 受体激动药
依托唑啉	（-）/ 利尿	（+）/ 抗利尿
异丙肾上腺素	（*R*）/β 受体激动作用	（*S*）/β 受体阻断作用

表 2-8　手性药物两对映体分别起不同的治疗作用和毒副作用

药　物	产生治疗作用的对映体	产生毒副作用的对映体
氯胺酮	*R*- 对映体，安眠镇痛	*S*- 对映体，中枢兴奋
青霉胺	*S*-（-）- 对映体，免疫抑制，抗风湿	*R*-（+）- 对映体，致癌
四咪唑	*S*- 对映体，广谱驱虫药	*R*- 对映体，呕吐
米安色林	*S*- 对映体，抗忧郁	*R*- 对映体，细胞毒作用
左旋多巴	*S*- 对映体，抗震颤麻痹	*R*- 对映体，竞争性拮抗

第三节　药物结构与药物代谢

药物的生物转化一般分为二相：第Ⅰ相生物转化（Phase Ⅰ），亦称药物的官能团化反应，是体内的酶对药物分子进行的氧化、还原、羟基化、水解等反应。第Ⅱ相生物结合（Phase Ⅱ），是将第Ⅰ相中药物产生的极性基团与体内的内源性成分，如硫酸、葡萄糖醛酸、甘氨酸或谷胱甘肽，经共价键结合，生成极性大、易溶于水和易排出体外的结合物。

当药物口服从胃肠道吸收进入血液后，首先要通过肝脏，才能分布到全身。这在胃肠道和肝脏进行的药物代谢，被称为首关效应。首关效应及随后发生的药物代谢改变了药物的化学结构和药物分子的数量。

一、药物结构与第Ⅰ相生物转化的规律

（一）参与Ⅰ相代谢的酶类

具体内容见表 2-9。

表 2-9　参与Ⅰ相代谢的酶类

要　点	内　容
氧化－还原酶类	是体内一类最主要的代谢酶，能催化两分子间发生氧化还原作用，通常在辅酶的参与下进行 ①细胞色素 P450 酶系：细胞色素 P450（CYP450）酶是一个多功能酶系，可以催化数十种代谢反应。大多数药物都可经 CYP450 催化而氧化，CYP450 存在于肝脏及肝脏外组织的内质网中，是一组酶的总称，由许多同工酶和亚型酶组成。目前已鉴别了 17 种以上的 CYP 亚型酶，其中 CYP3A4 是最主要的代谢酶，大约有 150 种药物是该酶的底物，约占全部被 P450 代谢药物的 50% 细胞色素 P450 催化的反应包括烯烃和芳烃化合物的氧化反应；烯烃、多环烃、卤代苯的环氧化反应；仲胺、叔胺和醚的脱烷基反应；伯胺的脱氨基反应；胺类化合物的 N- 氧化物，羟胺和亚硝基衍生物的转化：卤代烃的脱卤素反应；以及把偶氮化合物和硝基化合物还原为芳香伯胺 ②黄素单加氧酶（FMO）：FMO 主要催化氧化杂原子 N 和 S，如将叔胺和肼类化合物氧化成 *N*- 氧化物，仲胺氧化成羟胺，羟胺氧化成硝基化合物，将硫醇氧化成二硫醚，二硫醚氧化生成 *S*- 氧化物，硫醚氧化成亚砜和砜。但 FMO 不能催化杂原子脱烷基反应，不能催化环氧化反应或在非活化的外源性生物素的碳原子上羟基化 ③过氧化酶：过氧化酶属于血红素蛋白，是和 CYP450 单加氧酶最为类似的一种酶，这类酶以过氧化物作为氧的来源，在酶的作用下进行电子转移，通常是对杂原子进行氧化（如 *N*- 脱烃基化反应）和 1,4- 二氢吡啶的芳构化 ④多巴胺 β- 单加氧酶：该酶是哺乳动物体内含有的一种含铜酶，能催化碳羟基化、环氧化和 *S*- 氧化及 *N*- 脱烷基反应 ⑤单胺氧化酶（MAO）：MAO 在调节神经组织中的儿茶酚胺和 5- 羟色胺的代谢中具有非常重要的作用，存在 MAO-A 和 MAO-B 两种类型
还原酶	还原酶是指催化底物进行加氢反应的酶。大多数氧化－还原酶都有还原酶的作用。含有羰基、硝基、偶氮基、叠氮及亚砜等结构的药物，可经氧化－还原酶催化发生还原反应，生成相应的羟基、氨基等易进行结合代谢的基团，进一步经过Ⅱ相结合反应而排出体外
水解酶	水解酶主要参与酯类和酰胺类药物的代谢，水解酶大多存在于血浆、肝、肾和肠中，因此大部分酯类和酰胺类药物在这些部位发生水解。酯水解酶包括酯酶、胆碱酯酶及许多丝氨酸内肽酯酶等

（二）药物结构的Ⅰ相生物转化

表 2-10　药物结构的Ⅰ相生物转化

要　点	内　容
含芳环的药物	含芳环的药物主要发生氧化代谢，是在体内肝脏 CYP450 酶系催化下，先将芳香化合物氧化成环氧化合物，再在质子的催化下发生重排生成酚，或被环氧化物水解酶水解生成二羟基化合物 当药物分子中含有两个芳环时，通常只有一个芳环发生氧化代谢。如苯妥英在体内代谢后生成羟基苯妥英而失去生物活性 普萘洛尔主要在芳环的对位发生羟基化反应

（续表 2-10）

要　点	内　容
含芳环的药物	丙磺舒无苯环氧化代谢产物 氯丙嗪分子中没有氯取代的苯环上电子云密度较大，容易发生氧化 保泰松在体内氧化代谢后，在其中一个芳环的对位发生羟基化反应生成羟布宗 *S*-（-）-华法林的主要代谢产物是 7- 羟基化物，但华法林的 R-（+）-对映异构体的代谢产物则为侧链酮基的还原产物
烯烃类药物	烯烃类药物经代谢生成环氧化合物后，和体内生物大分子如核酸、蛋白质等进行烷基化反应，产生毒性，导致致癌作用和组织坏死，或是被转化为二羟基化合物。例如抗惊厥药物卡马西平，在体内代谢生成 10,11- 环氧化物，这一环氧化物是卡马西平产生抗惊厥作用的活性成分，是代谢活化产物。该环氧化合物经过进一步代谢，被环氧化物水解酶立体选择性地水解产生 10*S*,11*S*- 二羟基化合物，经由尿排出体外 己烯雌酚的主要代谢产物也是双键的环氧化产物
炔烃类药物	如果炔键的碳原子是端基碳原子，则会形成烯酮中间体，该烯酮可能和蛋白质进行亲核性烷基化反应 如果炔键的碳原子是非端基碳原子，则炔烃化合物和酶中卟啉上的吡咯氮原子发生 *N*- 烷基化反应，这种反应会导致酶不可逆的去活化。如甾体化合物炔雌醇则会发生这类酶去活化作用
含饱和碳原子的药物	长碳链的烷烃常在碳链末端甲基上氧化生成羟基，羟基化合物可被脱氢酶进一步氧化生成羧基称为 ω- 氧化 烷基碳原子当和 sp^2 碳原子相邻时，如羰基的 α- 碳原子、芳环的苄位碳原子及双键的 α- 碳原子，因为受到 sp^2 碳原子的作用，其活化反应性增强，在 CYP450 酶系的催化下，容易发生氧化生成羟基化合物。处于羰基 α 位的碳原子容易被氧化，如镇静催眠药地西泮在发生 *N*- 脱甲基和 α- 碳原子羟基化代谢生成奥沙西泮或羰基的 α- 碳原子经过代谢羟基化后生成替马西泮，两者都为活性代谢产物 处于芳环和芳杂环的苄位，以及烯丙位的碳原子容易被氧化生成烯丙醇或苄醇。对于伯醇会进一步脱氢氧化生成羧酸，仲醇会进一步氧化生成酮。例如，降血糖药甲苯磺丁脲的代谢，先生成苄醇，最后形成羧酸，失去降血糖活性
脂环的氧化反应	饱和脂环容易发生氧化反应，引入羟基。如四氢萘的氧化主要发生在脂肪环上，而芳香环上不发生。脂环化合物引入羟基后的产物通常具有立体性。例如口服降糖药醋磺己脲的主要代谢产物是反式 4- 羟基醋磺己脲
含卤素的药物	在体内一部分卤代烃和谷胱甘肽形成硫醚氨酸结合物代谢排出体外，其余的在体内经还原脱卤素反应和氧化脱卤素反应进行代谢。在代谢过程中，卤代烃生成一些活性的中间体，会和一些组织蛋白质分子进行反应，产生毒性 许多卤代烃的常见代谢途径是氧化脱卤素反应。CYP450 酶系催化氧化卤代烃生成过渡态的偕卤醇，然后再消除卤氢酸得到羰基化合物（酮、醛、羰酰卤化物和酰卤）。抗生素氯霉素产生毒性的主要根源是其二氯乙酰基侧链代谢氧化后生成酰氯，与 CYP450 酶等中的脱辅基蛋白发生酰化

（续表 2-10）

要点		内容
胺类药物		胺类药物的氧化代谢主要发生在两个部位，一是发生 *N*- 氧化反应；另一是在和氮原子相连接的碳原子上，发生 *N*- 脱烷基化和脱氨反应 普萘洛尔：氧化脱胺代谢、*N*- 脱烷基氧化代谢 氯胺酮：甲基仲胺代谢生成脱甲基产物 丙米嗪：*N*- 脱甲基代谢生成地昔帕明 苯丙胺：氧化脱氨 利多卡因是含有二乙基的叔胺结构，在脱烷基代谢中，脱第一个乙基比脱第二个乙基容易。利多卡因在进入血 - 脑屏障后产生的脱乙基化代谢产物会引起中枢神经系统的副作用
含氧的药物	醚类药物	醚类药物在肝脏微粒体混合功能酶的催化下，进行氧化 *O*- 脱烷基化反应，生成酚或醇，以及羰基化合物 如镇咳药可待因在体内大约有 10% 的药物经 *O*- 脱甲基后生成吗啡，大量和长期服用可待因会产生成瘾性的不良后果。非甾体抗炎药吲哚美辛在体内大约有 50% 经 *O*- 脱甲基代谢，生成无活性的化合物
	醇类药物	在体内含醇羟基的药物在醇脱氢酶的催化下，脱氢氧化生成相应的羰基化合物。大部分伯醇在体内极易被氧化生成醛，但醛不稳定，在体内醛脱氢酶等酶的催化下可氧化生成羧酸；仲醇中的一部分可被氧化生成酮，也有不少仲醇不经氧化而和叔醇一样经结合反应后直接排出体外
	醛类药物	催化伯醇氧化生成醛的醇脱氢酶是双功能酶，既能催化伯醇氧化生成醛，也会催化醛还原生成醇。该反应的平衡和 pH 有关，在较高 pH（约 pH10）条件下有利于醇的氧化；在较低 pH（约 pH7）条件下有利于醛的还原。在生理 pH 的条件应有利于醛的还原。在体内醛几乎全部氧化生成羧酸，仅有很少一部分醛被还原生成醇
	羧酸类药物	处于苄位的甲基可经氧化生成醛、醇、羧酸代谢物。如非甾体抗炎药甲芬那酸，经代谢后生成相应的羧酸代谢物
	酮类药物	酮类药物在酶的催化下经过代谢生成相应的仲醇。由于药物结构的酮绝大多数是不对称酮，还原后得到的醇的结构中常常会引入新的手性碳原子，而产生光学异构体，但体内酶的催化反应往往具有立体选择性。如镇痛药 *S*-（+）- 美沙酮经代谢后生成 3*S*，6*S*-α-（-）- 美沙醇
含硫的药物	概述	含硫原子的药物主要有含硫羰基化合物、硫醚、亚砜和砜类。其中硫醚类药物主要经历 S- 氧化和 S- 脱烷基；含硫的羰基化合物发生氧化脱硫代谢；亚砜类药物则可能经过还原成硫醚或氧化成砜
	硫醚的 *S*- 脱烷基代谢	芳香或脂肪族的硫醚通常在酶的作用下，经氧化 *S*- 脱烷基生成硫醚和羰基化合物。如抗肿瘤活性的药物 6- 甲基巯嘌呤经氧化代谢，脱 *S*- 甲基得 6- 巯基嘌呤
	硫醚的 *S*- 氧化代谢	如驱虫药阿苯哒唑经 *S*- 氧化代谢生成亚砜化合物，产生驱虫作用
	硫羰基药物的氧化脱硫代谢	含碳 - 硫双键（C═S）和磷 - 硫双键（P═S）的药物，经氧化代谢后生成碳 - 氧双键（C═O）和磷 - 氧双键（P═O） 如硫喷妥经氧化脱硫生成戊巴比妥

（续表 2-10）

<table>
<tr><th>要点</th><th colspan="2">内容</th></tr>
<tr><td>含硫的药物</td><td>亚砜类药物的代谢</td><td>亚砜类药物可能还原成硫醚或氧化成砜。例如非甾体抗炎药舒林酸，属于前体药物，体外则无效，进入体内后经过还原代谢，生成硫醚类活性代谢物发挥作用，减少了刺激胃肠道的副作用。氧化生成砜类无活性的代谢物是舒林酸的另一条代谢途径</td></tr>
<tr><td>含硝基的药物</td><td colspan="2">芳香族硝基在代谢还原过程中可被 CYP450 酶系消化道细菌硝基还原酶等酶的催化下，还原生成芳香胺基
氯霉素中的对硝基苯基经生物转化还原生成对氨基苯化合物</td></tr>
<tr><td>酯和酰胺类药物</td><td colspan="2">酯和酰胺类药物，如羧酸酯、硝酸酯、磺酸酯、酰胺等药物在体内代谢生成酸、醇或胺
$R-OOCR=R-OH+R-COOH$　　$R-ONO_2=ROH+HNO_3$
$R-OSO_2R=ROH+RSO_3H$
$R-NH-COR=R-NH_2+R-COOH$
体内酰胺酶和酯酶的水解也有立体专一性。如局部麻醉药丙胺卡因，在体内只有 *R*-（-）-异构体被水解，生成邻甲苯胺，但邻甲苯胺在体内则会转变成 *N*-氧化物，引起高铁血红蛋白症的毒副作用，这是所有含苯胺类药物共有的毒副作用</td></tr>
</table>

二、药物结构与第Ⅱ相生物转化的规律

药物结合反应分两步进行，首先是内源性的小分子物质被活化，变成活性形式，然后经转移酶的催化与药物或药物在第Ⅰ相的代谢产物结合，形成代谢结合物。

表 2-11　药物结构与第Ⅱ相生物转化的规律

要点	内容
与葡萄糖醛酸的结合反应	与葡萄糖醛酸的结合反应是药物代谢中最普遍的结合反应，生成的结合产物含有可离解的羧基和多个羟基，无生物活性、易溶于水和排出体外。葡萄糖醛酸的结合反应有：*O*、*N*、*S* 和 *C* 的葡萄糖醛苷化和 *O*、*N*、*S* 的葡萄糖醛酸酯化、酰胺化 如吗啡有 3- 酚羟基和 6- 仲醇羟基，分别和葡萄糖醛酸反应生成 3-*O*- 葡萄糖醛苷物是弱的阿片受体拮抗药，生成 6-*O*- 葡萄糖醛苷物是较强的阿片受体激动药 如新生儿在使用氯霉素时，由于不能使氯霉素和葡萄糖醛酸形成结合物而排出体外，导致药物在体内聚集，引起“灰婴综合征”
与硫酸的结合反应	在磺基转移酶的催化下，由体内活化型的硫酸化剂 3′- 磷酸腺苷 -5′- 磷酰硫酸（PAPS）提供活性硫酸基，使底物形成硫酸酯，此过程是形成硫酸酯的结合反应过程。参与硫酸酯化结合过程的基团主要有氨基、羟基、羟胺基 在形成硫酸酯的结合反应中，只有酚羟基化合物和胺类化合物能生成稳定的硫酸化结合产物。如支气管扩张药沙丁胺醇，其结构中有三个羟基，但只有其中的酚羟基可形成硫酸酯化结合物，而脂肪醇羟基硫酸酯化结合反应较低，并且形成的硫酸酯容易水解成为起始物
与氨基酸的结合反应	参与结合反应的羧酸有芳乙酸、芳香羧酸、杂环羧酸；参加反应的氨基酸，主要是从食物中可以得到的氨基酸或是生物体内内源性的氨基酸，其中以甘氨酸的结合反应最为常见。如苯甲酸和水杨酸在体内参与结合反应后生成马尿酸和水杨酰甘氨酸

（续表 2-11）

要　点	内　容
与谷胱甘肽的结合反应	谷胱甘肽（GSH）是由谷氨酸 - 半胱氨酸 - 甘氨酸组成的含有巯基的三肽化合物，其中巯基（—SH）具有较好亲核作用，在体内起到清除由于代谢产生的有害的亲电性物质，此外谷胱甘肽还有氧化还原性质，对药物及代谢物的转变起到重要的作用。 谷胱甘肽的结合反应一般有芳香环亲核取代反应、亲核取代反应（S_{N2}）、Michael 加成反应、酰化反应及还原反应 例如抗肿瘤药物白消安与谷胱甘肽的结合，由于甲磺酸酯是比较好的离去基团，先和巯基生成硫醚的结合物，生成的硫醚再和分子中的另一个甲磺酸酯基团作用环合生成氢化噻吩 当多卤代烃如三氯甲烷在体内代谢生成光气或酰卤时，会对体内生物大分子进行酰化产生毒性。通过谷胱甘肽和酰卤代谢物反应后生成酰化谷胱甘肽，可解除此类代谢物对人体的毒害
乙酰化结合反应	乙酰化反应是含伯胺基（包括芳香胺和脂肪胺）、磺酰胺、氨基酸、肼和酰肼等基团药物或代谢物的一条重要的代谢途径。乙酰化反应是将体内亲水性的氨基结合形成水溶性小的酰胺。乙酰化反应通常是体内外来物的去活化反应。乙酰化反应是在酰基转移酶的催化下进行的，以乙酰辅酶 A 作为辅酶，进行乙酰基的转移 例如抗结核药对氨基水杨酸经乙酰化反应后得到对乙酰氨基水杨酸
甲基化结合反应	甲基化反应对一些内源性物质如褪黑激素、肾上腺素等的代谢非常重要，对调节活化蛋白质、核酸等生物大分子的活性以及分解某些生物活性胺也起到非常重要的作用 和乙酰化反应一样，甲基化反应也是降低被结合物的极性和亲水性，只有叔胺化合物甲基化后生成季铵盐，有利于提高水溶性而排泄。甲基化反应一般是降低这些物质的生物活性，而不是用于体内外来物的结合排泄。参与甲基化反应的基团有胺基、酚羟基、巯基等。酚羟基的甲基化反应主要对象是具儿茶酚胺结构的活性物质，如去甲肾上腺素、肾上腺素、多巴胺等。并且甲基化反应具有区域选择性，仅发生在 3 位的酚羟基上。例如肾上腺素经甲基化后生成 3-*O*- 甲基肾上腺素。非儿茶酚胺结构的药物，一般不发生酚羟基的甲基化，如支气管扩张药特布他林含有两个间位酚羟基，不发生甲基化反应

第四节　药物结构与毒副作用

药物的不良反应和安全性问题源于两个方面，一是由于药物与非靶标结合引发的副作用；二是由于药物在体内发生代谢作用，生成有反应活性的物质，引发毒性作用。

一、药物与非靶标结合引发的毒副作用

表 2-12　药物与非靶标结合引发的毒副作用

要　点	内　容
含有毒性基团的药物作用	含有毒性基团的药物主要是一些抗肿瘤的化学治疗药物，特别是抗肿瘤的烷化剂，如氮芥类药物、磺酸酯类药物、含有氮丙啶结构的药物、含有醌类结构的药物等，这些药物结构中都还有亲电性的毒性基团，在体内会直接与核酸、蛋白质或其他重要成分中的亲核基团发生反应（烷基化反应或氧化反应），产生不可逆的损伤，表现为毒性、致癌性或致突变性

（续表 2-12）

要点	内容	
药物作用在非结合靶标产生非治疗作用	药物与非治疗部位靶标结合产生的副作用	最典型的例子是经典的抗精神病药物产生的锥体外系副作用，如氯丙嗪、氯普噻吨、氟哌啶醇、奋乃静、洛沙平等，这些药物属于多巴胺受体拮抗药 选择性 COX-2 抑制剂的非甾体抗炎药物罗非昔布、伐地昔布等所产生心血管不良反应。选择性的 COX-2 抑制剂罗非昔布、伐地昔布等药物强力抑制 COX-2 而不抑制 COX-1，导致与 COX-2 有关的前列腺素 PGI_2 产生受阻而与 COX-1 有关的血栓素 TXA_2 合成不受影响，破坏了 TXA_2 和 PGI_2 的平衡，从而增强了血小板聚集和血管收缩，引发血管栓塞事件。导致罗非昔布、伐地昔布等药物撤出市场
	药物与非治疗靶标结合产生的副作用	药物与非治疗靶标结合是指药物在体内一药多靶的现象 “一药多靶”药物与非治疗靶标结合，产生治疗作用以外的生物活性，即毒副作用。例如，血管紧张素转换酶抑制药类药物卡托普利、依那普利、赖诺普利、培哚普利、喹那普利、雷米普利、福辛普利等，通过抑制血管紧张素转换酶，阻断血管紧张素Ⅰ向血管紧张素Ⅱ转化，用于治疗高血压、充血性心力衰竭（CHF）等心血管疾病。但 ACEI 也同时阻断了缓激肽的分解，增加呼吸道平滑肌分泌前列腺素、慢反应物质以及神经激肽 A 等，导致血压过低、血钾过多、咳嗽、皮疹、味觉障碍等不良反应，特别是干咳是其发生率较高的不良反应。大环内酯类抗生素红霉素类药物，如红霉素、罗红霉素、克拉霉素等 14 元环的内酯化合物在产生抗菌作用的同时也刺激了胃动素的活性，增加了胃肠道蠕动，并引起恶心、呕吐等胃肠道副作用
	对心脏快速延迟整流钾离子通道（hERG）的影响	hERG 基因所编码的快速延迟整流钾电流 IKr 的 α 亚基，产生快速延迟整流钾电流在心肌动作电位复极化过程中发挥着重要作用 目前研究发现，许多化学结构多样、药理作用各异的药物对 hERG K^+ 通道具有抑制作用，可进一步引起 QT 间期延长，诱发尖端扭转型室性心动过速，导致心脏产生不良反应。最常见的主要为心脏疾病用药物，如抗心绞痛药、抗心律失常药和强心药，另外，非心脏疾病用药物中也有许多可抑制 hERG K^+ 通道，如一些抗精神失常药、抗高血压药、抗过敏药、抗抑郁药、抗菌药、局部麻醉药、麻醉性镇痛药、抗肿瘤药、抗震颤麻痹药、胃肠动力药和止吐药等 抗过敏药物特非那定、阿司咪唑因干扰心肌细胞 K^+ 通道，引发致死性尖端扭转型室性心动过速，导致药源性心律失常，被美国 FDA 从市场撤回，并建议修改这类药物的说明书，引起关注

二、药物与体内代谢过程引发的毒副作用

具体内容见表 2-13。

表 2-13　药物与体内代谢过程引发的毒副作用

要　点	内　容
对细胞色素 P450 的作用引发的毒副作用	细胞色素 P450（CYP450）是一组功能和结构相关的超家族基因编码的同工酶。主要分布于肝脏，在小肠、肺、肾、脑中也依次有少量分布。90% 以上的药物代谢都要通过肝微粒体酶的细胞色素 P450。任何对 CYPP450 具有诱导作用或抑制作用的物质都会影响药物的代谢，增加其他药物的浓度达到产生毒副作用的水平，从而产生药物 - 药物的相互作用 ①对细胞色素 P450 的抑制作用：CYP 抑制剂的三种类型：可逆性抑制药、不可逆性抑制药和类不可逆性抑制药 含氮杂环，如咪唑、吡啶等对 CYP 具有可逆抑制作用。胺类化合物，与血红素的铁离子螯合产生抑制作用，如地尔硫䓬、丙米嗪、尼卡地平等 药物对 CYP450 的抑制作用会导致体内 CYP450 的活性降低，对其他同时使用的药物的代谢降低和减少，放大同服药物的生物活性，产生严重的药物相互作用 ②对细胞色素 P450 的诱导作用：当 CYP450 活性诱导增加后，产生的亲电性的活性代谢物增加，引起的毒性就会增加
药物代谢产物产生毒副作用	①含有苯胺、苯酚等结构药物的代谢：药物结构中常含有苯胺（包括 *N*- 苯基哌啶和 *N*- 苯基哌嗪）、苯酚（包括苯氧烷基）、对氨基酚和对氨基苯甲基等片段，可代谢生成醌、亚胺 - 醌和次甲基 - 醌的结构，具有产生毒性或引发特质性反应的潜在风险 代表药物：双氯芬酸、奈法唑酮、普拉洛尔、曲格列酮 ②含杂环结构的药物代谢：舒多昔康的噻唑环被 CYP450 开环，生成乙二醛和强亲电性酰基硫脲，后者可与蛋白质的亲核基团发生共价结合而产生毒性。美洛昔康的代谢产物中仅有少量酰基硫脲，主要代谢产物为噻唑环上甲基的氧化，因而未呈现特质性毒性 ③含有芳烷酸药物的代谢：非甾体抗炎药佐美酸的代谢产物为芳乙酸酰化的葡糖醛酸苷酯，该结合物在生理条件下具有亲电性，可与肝脏的蛋白分子共价结合从而引发肝脏毒性，故佐美酸已被终止使用。代表药物还有抗炎药苯噁洛芬、芬氯酸和异丁芬酸 ④其他可代谢成活泼基团的药物：钠通道阻滞药非尔氨酯曾因可引起肝脏毒性和再生障碍性贫血而被限制使用。该药物首先在体内被酯酶水解并被醛脱氢酶催化下生成醛基氨甲酸酯，在发生分子内环合生成环唑啉酮，环唑啉酮脱氢生成强亲电性的 2- 苯基丙烯醛，易与蛋白的亲核基团发生迈克尔加成，产生特质性毒性

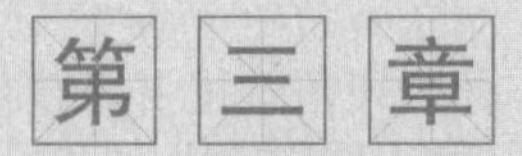

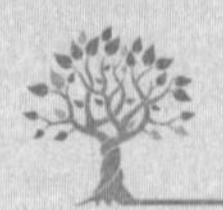

第三章 常用的药物结构与作用

微信扫扫，本章做题

知识导图

常用的药物结构与作用
- 中枢神经系统疾病用药、外周神经系统疾病用药
- 解热镇痛及非甾体抗炎药、消化系统疾病用药
- 循环系统疾病用药、内分泌系统疾病用药
- 抗感染药、抗肿瘤药

第一节 中枢神经系统疾病用药

一、镇静催眠药

镇静催眠药是一类对中枢神经系统（CNS）有普遍抑制作用，能引起安静和近似生理性睡眠状态的药物。

该类药物中除三唑仑被列为第一类精神药品外，其他均被列为第二类精神药品。

按照化学结构分类，镇静催眠药可分为苯二氮䓬类及非苯二氮䓬类。这两类药物的都属于 $GABA_A$ 受体调节剂，作用于 $GABA_A$ 受体。

（一）苯二氮䓬类药物

1. 基本结构和构效关系、稳定性、体内代谢

表 3-1　基本结构和构效关系、稳定性、体内代谢

要点	内容	
基本结构和构效关系	基本结构	化学结构含有 A、B 和 C 环，根据 B 环上是否并合杂环，又分为西泮类药物和唑仑类药物 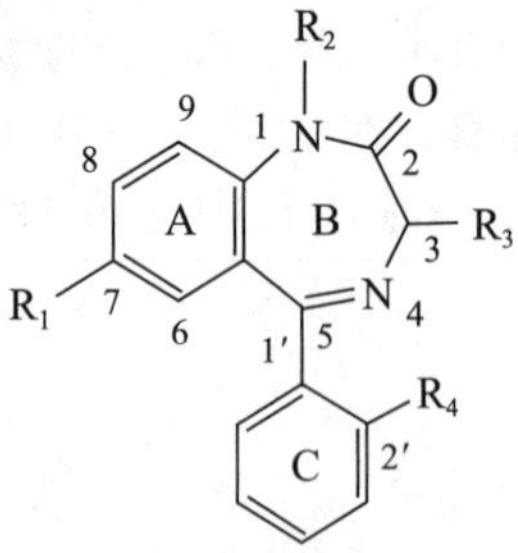 西泮类药物结构 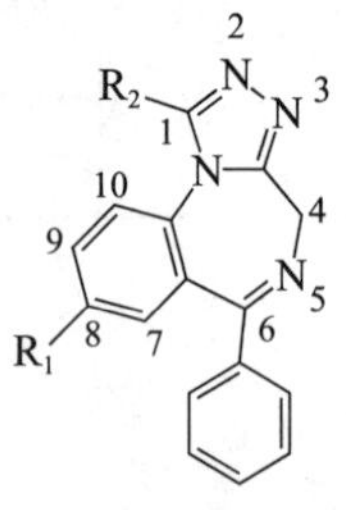 唑仑类药物结构
	构效关系	① A 环可以被其他杂环置换，仍可保留较好的活性 ② B 环的七元亚胺内酰胺环是活性必需基团

（续表 3-1）

要　点		内　容
基本结构和构效关系	构效关系	③ C 环的苯环 2′ 位引入体积小的吸电子基团可使活性增强 ④在 1,2 位并上 1,2,4- 三氮唑环（即唑仑类药物），可使稳定性和脂溶性增加，活性显著增加 ⑤ 1,2 位的酰胺键在酸性条件下易发生水解开环反应，引起药物失活 ⑥ 3 位引入羟基后活性降低，但副作用也降低 ⑦ 4,5 位双键还原后活性降低。该双键在酸性条件下易水解开环失去活性，但在碱性条件下又重新环合恢复药效 ⑧ 7 位有吸电子基团活性增加，引入大体积取代基及供电基均使活性下降
稳定性		地西泮等苯二氮䓬类药物的 1,2 位酰胺键和 4,5 位亚胺键在酸性条件下及受热时易发生开环，地西泮的最终开环产物为 2- 甲氨基 -5- 氯 - 二苯甲酮及甘氨酸。4,5 位的开环反应是可逆性反应，在酸性条件下，水解开环；在碱性条件下，重新环合。故该类药物拥有生物利用度高，作用时间长等特点
体内代谢		①该类药代谢主要在肝脏进行，代谢途径相似，主要有 1 位 *N*- 去甲基、3 位羟基化、苯环羟基化、1,2 位开环等 ②地西泮的代谢：1 位 *N*- 去甲基代谢产物，即去甲西泮；3 位羟基化的代谢产物即替马西泮；二者的进一步代谢产物为奥沙西泮。奥沙西泮和替马西泮结构上 3 位羟基可与葡萄糖醛酸结合后从尿排出体外，具有半衰期短、副作用小、催眠作用较弱等特点，适用于老年人和肝肾功能不良的使用者 ③临床应用时需注意药物的体内蓄积。如半衰期长的地西泮、氟西泮，在长期多次用药时，常有母体药物及其代谢产物在体内蓄积，药效消失很慢。半衰期中等或短的氯硝西泮、劳拉西泮、奥沙西泮、替马西泮、三唑仑、阿普唑仑一般无活性代谢物，连续用药时，药物的蓄积程度较轻。

2. 常用药物

表 3-2　常用的 1,4- 苯二氮䓬类药物

分类	药物名称	药物结构	性质和代谢
西泮类	地西泮	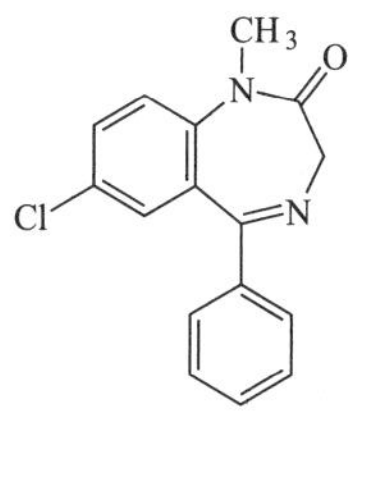	①本品亲脂性强，口服吸收快而完全，容易透过血 - 脑屏障，可通过胎盘和分泌入乳汁 ②地西泮在肝脏代谢产物均有不同程度的药理活性，其 $t_{1/2}$ 可延长至 2 ～ 5 天，长期用药有蓄积作用 ③地西泮主要以代谢物的游离或结合形式经肾排泄
	奥沙西泮	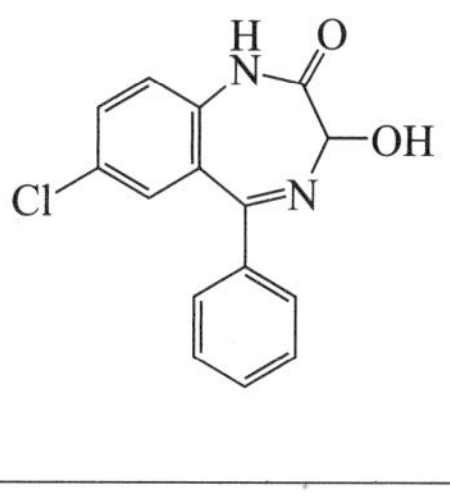	①地西泮的代谢产物，有毒性低、副作用小等特点，对焦虑、紧张及失眠均有效 ②奥沙西泮的 C3 位有手性，*S*- 右旋体的活性比左旋体强，但左旋体毒性小，目前在临床使用的是外消旋体 ③口服吸收较好，3- 羟基可与葡萄糖醛酸结合失活，均经肾排泄，体内蓄积量极小

（续表 3-2）

分类	药物名称	药物结构	性质和代谢
西泮类	劳拉西泮	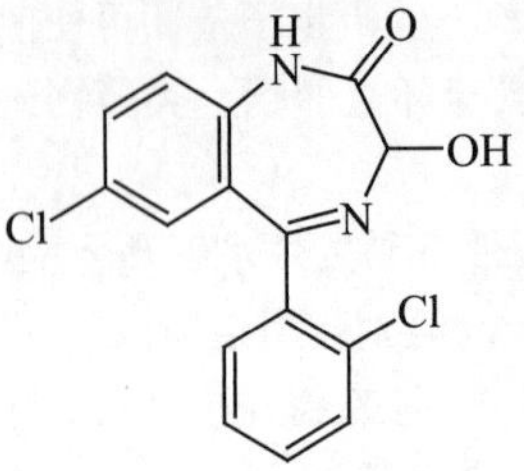	① A 环和 C 环上均有吸电子基团 Cl，对中枢神经的抑制作用比较强 ②属于短效和清除较快的镇静催眠药，3- 羟基与葡萄糖醛酸结合代谢失活，经肾脏排泄
	氯硝西泮	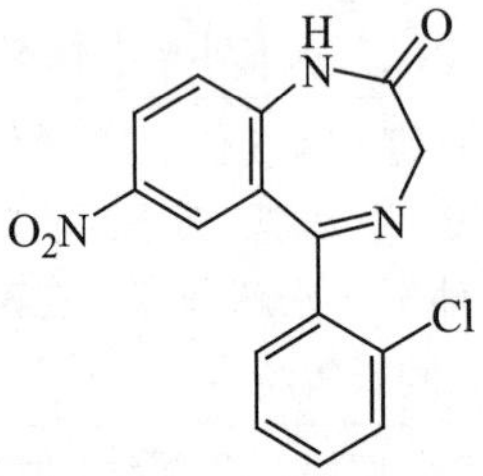	① A 环上强吸电子基团 NO_2 和 C 环上吸电子基团 Cl，对中枢神经的抑制作用比较强，适用于各种癫痫的治疗 ②脂溶性高，易通过血 - 脑屏障。 ③主要在肝脏内代谢，代谢产物为原药分子中的硝基还原成氨基及氨基的乙酰化、C3 位的羟基化
	氟西泮	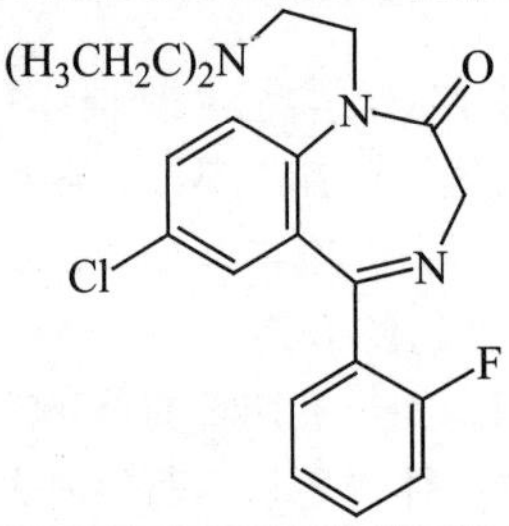	①含有二乙氨基侧链，碱性较强，pK_a 为 8.71，临床用其盐酸盐，属于速效、长效药物 ②经肝脏代谢较快，代谢产物羟乙基氟西泮和 *N*- 去烃基氟西泮均具有活性，特别是 *N*- 去烃基氟西泮在体内排泄较慢，作用时间延长
唑仑类	三唑仑	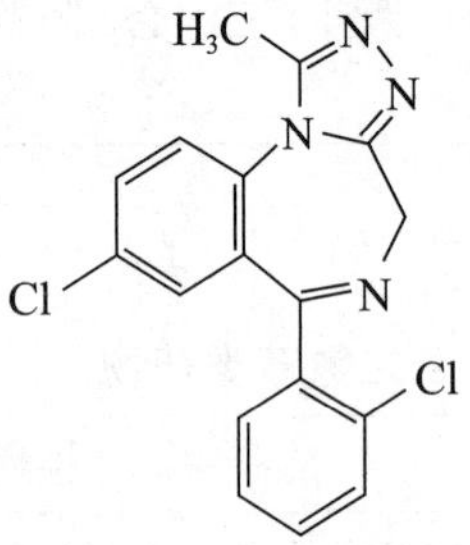	①三氮唑分子中的甲基提高了脂溶性，使其起效快，但该甲基易被代谢成羟甲基失去活性，而成为短效镇静催眠药 ②大部分经肝脏代谢，主要代谢产物是羟甲基化合物和 4- 羟基化合物，多次服用很少发生体内蓄积
	阿普唑仑	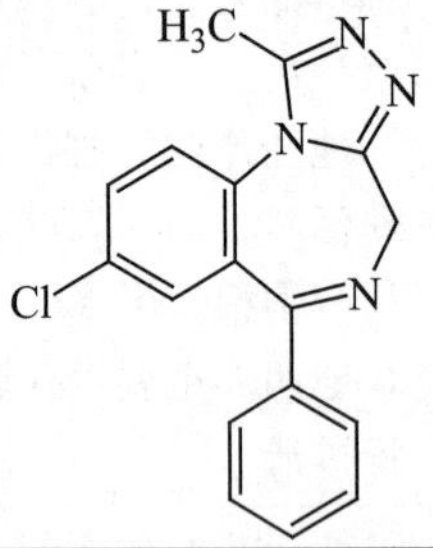	①与三唑仑的区别仅是 6 位为苯基，三唑仑的 6 位为 2′- 氯苯基 ②大部分经肝脏代谢，代谢产物 4- 羟基阿普唑仑，也有一定药理活性；体内蓄积量极少，停药后清除快 ③可用于焦虑，也用于催眠或焦虑的辅助用药及抗惊厥药
	艾司唑仑	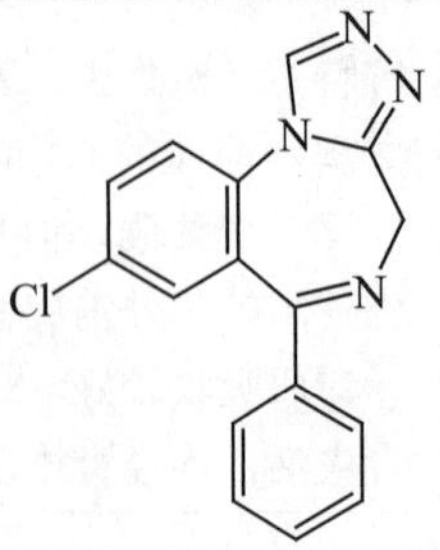	①苯二氮䓬环的 1,2 位并合三氮唑环的产物，该基团引入使苯二氮䓬环的 1,2 位不易水解，因而增加了化学稳定性和代谢稳定性，也增强了药物与受体的亲和力 ②主要用于抗焦虑、失眠；也用于紧张、恐惧及抗癫痫和抗惊厥

（续表 3-2）

分类	药物名称	药物结构	性质和代谢
唑仑类	咪达唑仑	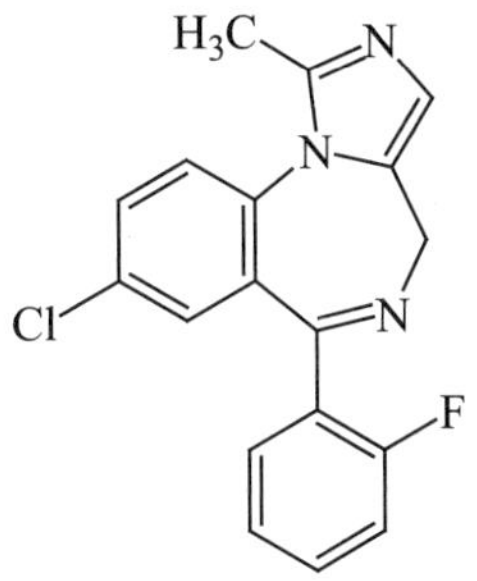	①将三唑仑分子中的三氮唑用咪唑替代，同样具有高脂溶性；临床常用马来酸盐，pH3.3。在生理性 pH 条件下，释放出其亲脂性碱基，迅速透过血－脑屏障，作用迅速 ②首关效应明显，易透过血－脑屏障，主要在肝脏代谢，主要活性代谢产物为 α- 羟基咪达唑仑；代谢产物与葡萄糖醛酸结合后失活，经肾脏排出
	依替唑仑	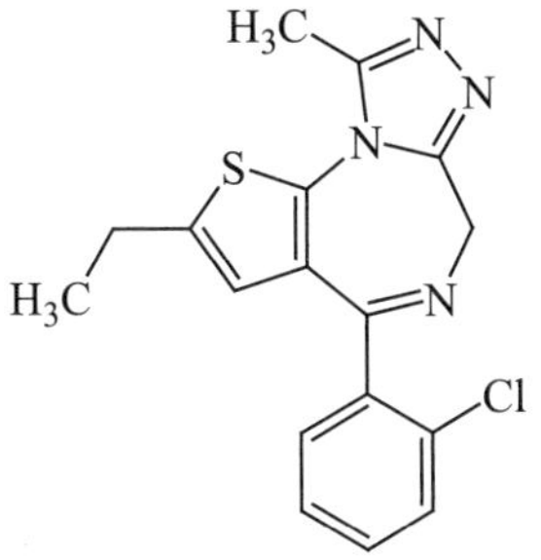	①将阿普唑仑分子中的苯核用 5- 乙基噻吩取代，作用时间低于阿普唑仑 ②主要代谢产物为 α- 羟基依替唑仑，其保留与母体相当的药理活性，消除半衰期更长

（二）非苯二氮䓬类药物

长期使用苯二氮䓬类药物，会使 γ－氨基丁酸（GABA）的 $GABA_A$ 受体活性下降，可能产生耐受性和较强的依赖性，且伴有较严重的停药反应和反跳现象。因此，非苯二氮䓬类药物正在成为镇静催眠药的主流。

表 3-3　常用的非苯二氮䓬类药物

药物名称	药物结构	性质和代谢
酒石酸唑吡坦	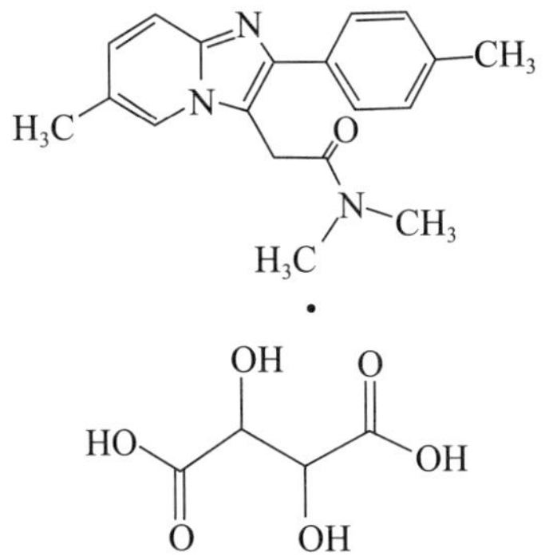	①属于咪唑吡啶类催眠药：选择性地作用于苯二氮䓬受体的 ω-1 受体亚型，增加 GABA 的传递 ②代谢产物主要是芳核上甲基氧化成羟甲基和羧基的产物，代谢物无药理活性，在体内无蓄积，故残余效应较小
艾司佐匹克隆	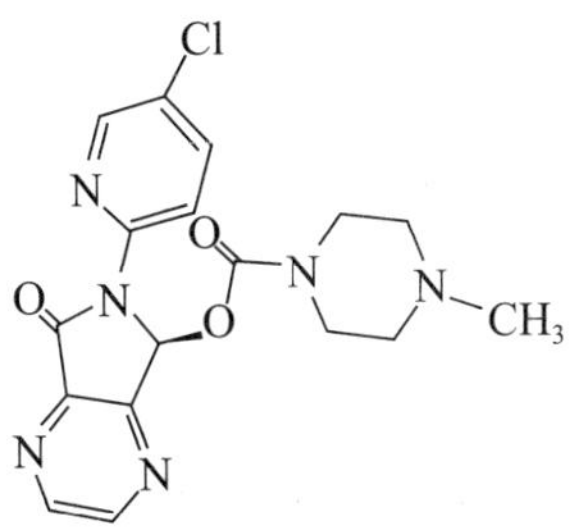	①作用在 $GABA_A$ 受体－氯离子通道复合物的特殊位点上，与苯二氮䓬的结合位点完全不同 ②是佐匹克隆的 *S*-（+）－异构体，具有很好的短效催眠作用。而左旋佐匹克隆对映体无活性，而且是引起毒副作用的主要原因 ③代谢产物为活性较低的 *N*- 氧化物和无活性的 *N*- 脱甲基物，连续多次给药无蓄积作用

（续表 3-3）

药物名称	药物结构	性质和代谢
艾司佐匹克隆		④用于入睡困难、夜间维持睡眠困难、早醒等不同类型的睡眠障碍
扎来普隆	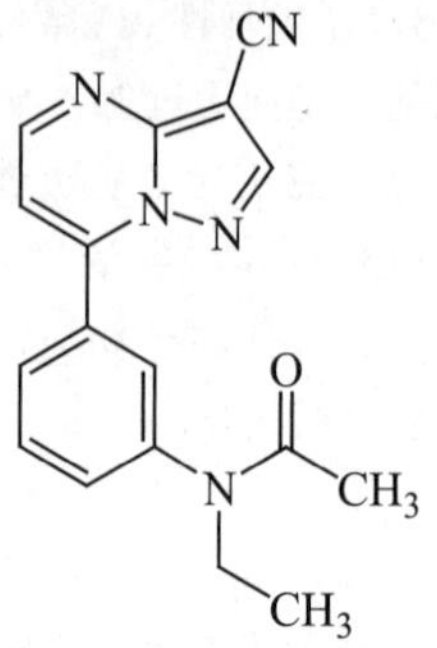	①属于吡唑并嘧啶的衍生物；故副作用低，没有精神依赖性，使用常规剂量时，次日清晨不产生后遗效应，停药后失眠的复发率很低，不具有苯二氮䓬类药物的一些不良反应 ②主要代谢物为脱乙酰基扎来普隆 ③适用于入睡困难的失眠症的短期治疗

二、抗精神病药

精神分裂症可能与患者脑内多巴胺（DA）系统功能亢进有关。抗精神病药为多巴胺受体拮抗药，能阻断中脑－皮质系统和中脑－边缘系统的多巴胺受体，发挥抗精神病作用。

抗精神病药按结构类型可以分为三环类和非三环类。

（一）三环类抗精神病药

三环类抗精神病药主要有：吩噻嗪类、硫杂蒽类和二苯并氮䓬类药物等。

1. 吩噻嗪类

表 3-4　吩噻嗪类

要　点	内　容
基本结构和构效关系	（1）基本结构（如图 3-1） （2）构效关系 ① 1,3 和 4 位有取代基活性消失 ②硫原子可由—C—或—C—C—、—C ＝ C—取代，仍具有抗精神病活性 ③ 10 位多为三个碳原子侧链并与具有叔胺的碱性基团相连。其中含哌嗪基的侧链作用最强，侧链改变会影响油水分配系数，缩短或延长，或出现分支，导致药效减弱或消失 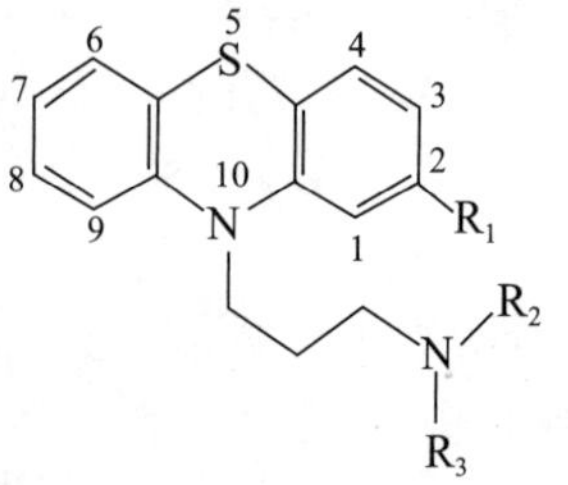 图 3-1　吩噻嗪类的基本结构 ④氮原子可用—C—替代并通过双键与碱性侧链相连仍保持药效 ⑤有吸电子基团取代时，药物的活性增加，如 CF_3 ＞ Cl ＞ $COCH_3$ ＞ H ＞ OH，用—$SO_2N(CH_3)_2$，或含 S 取代基镇静作用增强，副作用减轻 ⑥ 2 位取代基为活性必需基团
常用药物	①光毒性变态反应，吩噻嗪类特有的毒副反应，服用药物后避免日光照射（共性） ②可口服吸收，肌内注射生物利用度较口服增加 4 ～ 10 倍 ③以氯丙嗪为例，氯丙嗪 5 位 S 经氧化后生成亚砜及其进一步氧化成砜，两者均为无代谢活性的产物。苯环的氧化以 7- 羟氯丙嗪活性代谢物为主，羟基氧化物可进一

（续表 3-4）

要　点	内　容
常用药物	步在体内烷基化，生成相应的甲氧基氯丙嗪。侧链去 *N*- 甲基可生成单脱甲基氯丙嗪及双脱甲基氯丙嗪，这两种均为活性代谢物 常用的吩噻嗪类抗精神病药见表 3-5

表 3-5　常用的吩噻嗪类抗精神病药

药物名称	药物结构	性质和代谢
盐酸氯丙嗪	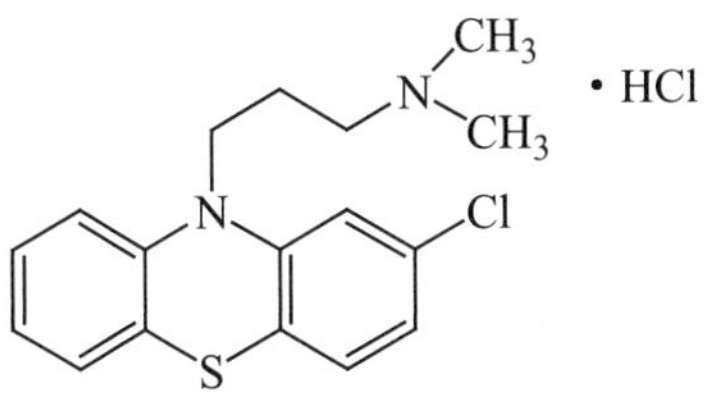 ·HCl	作用机制主要与其阻断中脑边缘系统及中脑皮层通路的多巴胺受体 DA_2 有关；对多巴胺 DA_1 受体、5- 羟色胺受体、M 胆碱受体、α 肾上腺素受体均有阻断作用，因此作用广泛；小剂量时可抑制延脑催吐化学感受区的多巴胺受体，大剂量时直接抑制呕吐中枢，产生强大的镇吐作用；可以抑制体温调节中枢，降低基础代谢体温；其阻断外周 α 肾上腺素受体作用，可使血管扩张，引起血压下降
三氟丙嗪	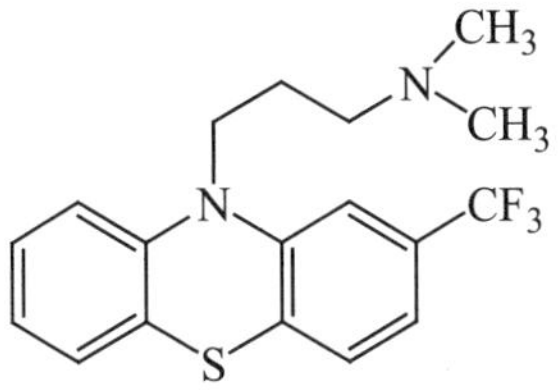	①以吸电子能力强的三氟甲基替代氯丙嗪中的氯原子，作用强；亦可用于镇吐；有锥体外系反应 ②在肝脏中产生多种氧化活性代谢物 ③用于治疗精神分裂症、镇吐
三氟拉嗪	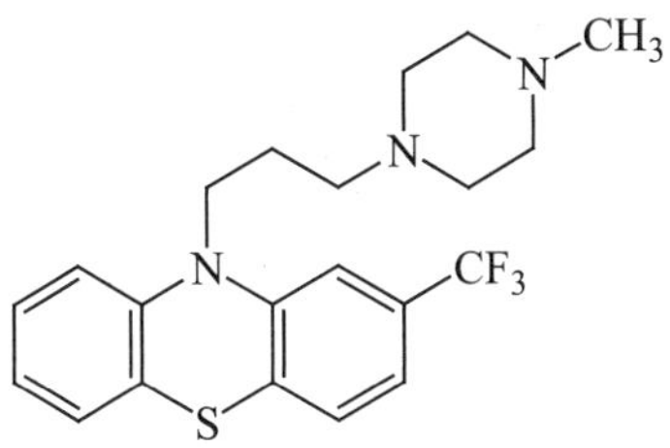	①将三氟丙嗪分子的二甲氨基用 *N*- 甲基哌嗪替代，作用与氯丙嗪相同，但抗精神病和镇吐作用比氯丙嗪强，脂溶性高，在中枢神经系统内的浓度超过其在血浆中的浓度 ②在肝脏中通过氧化作用产生多种活性代谢产物 ③主要用于精神分裂症和镇吐。
奋乃静	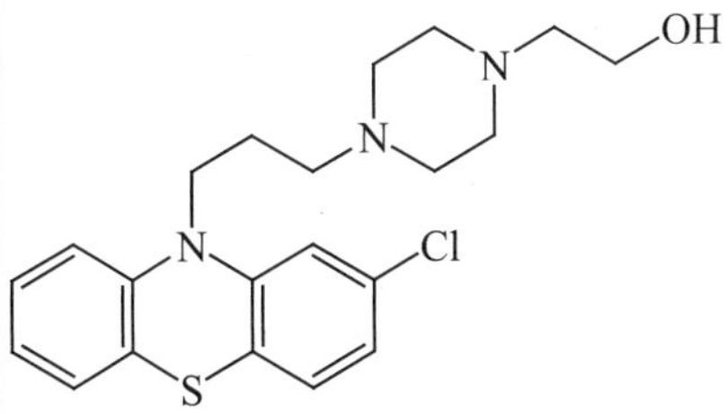	①氯丙嗪分子中的二甲氨基被羟乙基哌嗪取代，活性强于氯丙嗪，但可产生较重的锥体外系反应 ②肌内注射本品治疗急性精神病时 10 分钟起效；在肝脏中有明显的首关效应并存在肠肝循环 ③用于治疗偏执性精神病、反应性精神病、症状性精神疾病、单纯型及慢性精神分裂症
氟奋乃静	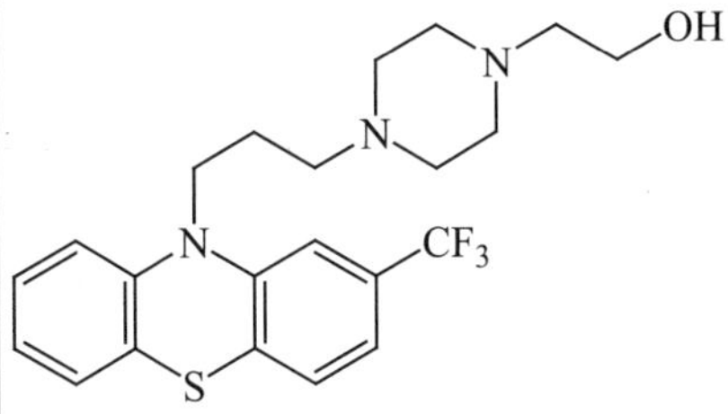	①奋乃静分子中 2 位氯原子被三氟甲基取代得到本品，为多巴胺 D_1、D_2 受体拮抗药，与 5-HT 受体有高度亲和力。作用比奋乃静强，持久，镇静、镇吐作用微弱，但锥体外系反应更多见 ②可分布于脑脊液中；可通过胎盘屏障进入胎儿血液循环

（续表 3-5）

药物名称	药物结构	性质和代谢
氟奋乃静庚酸酯	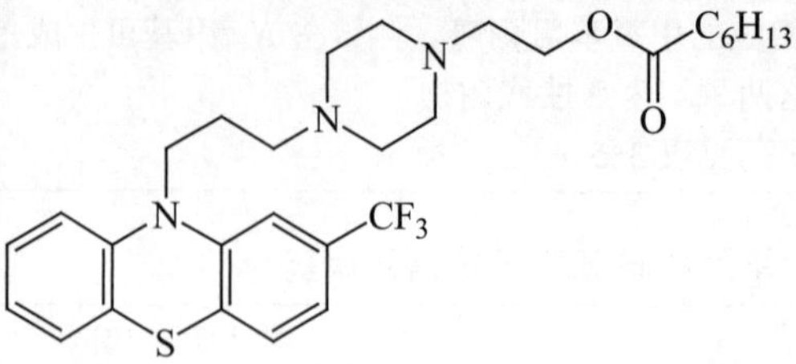	①利用氟奋乃静分子中羟基与庚酸成酯制成前药，为长效药物。皮下或肌内注射吸收缓慢，体内逐渐释放奋乃静，适宜一次性高剂量注射 ②作用同氟奋乃静
氟奋乃静癸酸酯	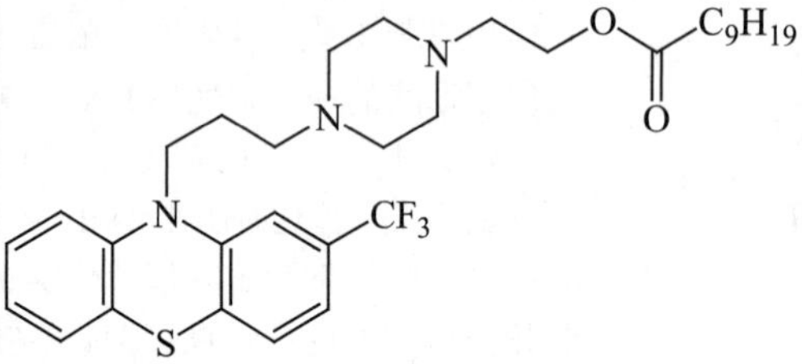	①氟奋乃静分子中羟基与癸酸成酯制成前药，作用较氟奋乃静长 9 ～ 20 倍 ②作用同氟奋乃静

2. 硫杂蒽类

硫杂蒽类抗精神病药物又称为噻吨类抗精神病药物。该类药物的特点是分子结构中存在双键，有顺式（*Z*）和反式（*E*）两种异构体。顺式的作用比反式强 7 倍，可能是顺式异构体与多巴胺分子有较好的重叠所致。

常用的硫杂蒽类抗精神病药物见表 3-6。

表 3-6　常用的硫杂蒽类抗精神病药

药物名称	药物结构	性质和代谢
氯普噻吨	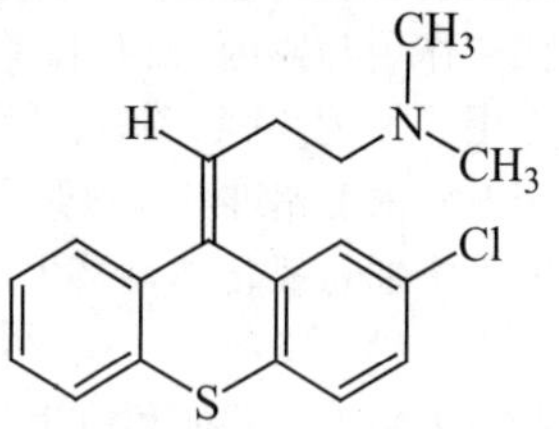	①顺式异构体为有效异构体 ②口服后吸收快；肌内注射后作用时间可达 12 小时以上；主要在肝内代谢，$t_{1/2}$ 为 30 小时
珠氯噻醇	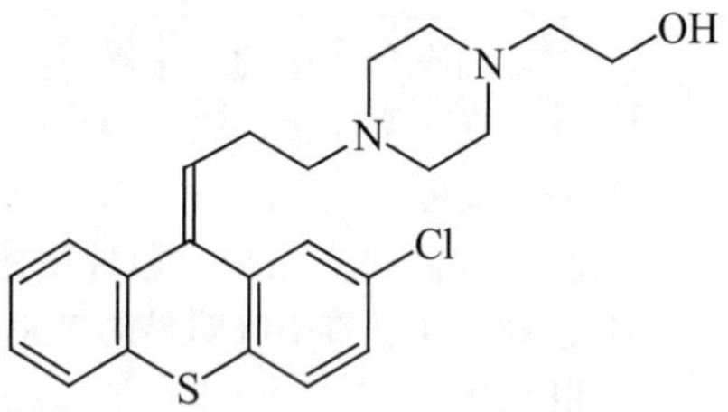	①氯普噻吨分子中的二甲氨基被羟乙基哌嗪取代的顺式产物 ②肌内注射长效针剂后第一周即出现疗效，最高血药浓度维持 7 天左右；经肝脏代谢，代谢产物无药理活性
氟哌噻吨	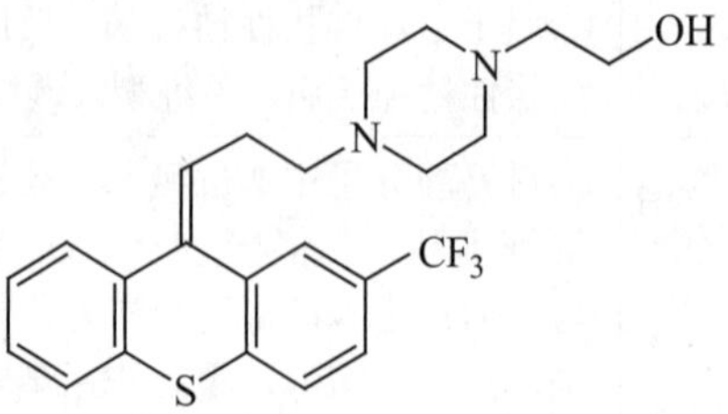	①为珠氯噻醇的氯原子被三氟甲基替代的顺式体；作用比氯普噻吨强 4 ～ 8 倍；镇静作用较弱；是具有抗焦虑、抗抑郁作用的长效药物 ②口服后吸收相当缓慢且不完全：血浆蛋白结合率大于 95%；$t_{1/2}$ 为 19 ～ 39 小时

（续表 3-6）

药物名称	药物结构	性质和代谢
替沃噻吨	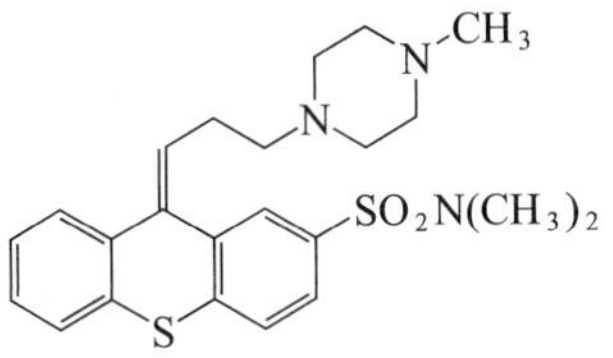	①为氯普噻吨分子中的二甲氨基被 *N*- 甲基哌嗪替代，氯原子用二甲基氨磺酰基替代的顺式体 ②口服吸收良好，接受单剂量后 24 小时仍有较高的血药浓度；用药 8 周后血药浓度下降较快，但仍保持良好的量 - 效关系，每天 1 次给药即可

3. 二苯并氮䓬类及其他药物

表 3-7　二苯并氮䓬类及其他药物

药物名称	结构特点与作用
氯氮平	①结构特点：二苯并二氮䓬类，11 位甲基哌嗪 ②作用特点：对脑内 5-HT_{2A} 受体和多巴胺 DA_1 受体的阻断作用较强。锥体外系反应及迟发性运动障碍较轻，一般不引起血中泌乳素增高 ③用途：具有强大镇静催眠作用，用于治疗多种类型的精神分裂症 ④代谢特点：主要代谢产物有 *N*- 去甲基氯氮平、氯氮平的 *N*- 氧化物等 ⑤构效关系：5 位—NH—替换为—*S*—形成二苯并硫氮䓬，例如喹硫平；将氯氮平 5 位的—NH—以生物电子等排体—*O*—取代时，可得到其生物电子等排体二苯并氮氧杂䓬类药物，可保留抗精神病作用。第一个使用的是洛沙平 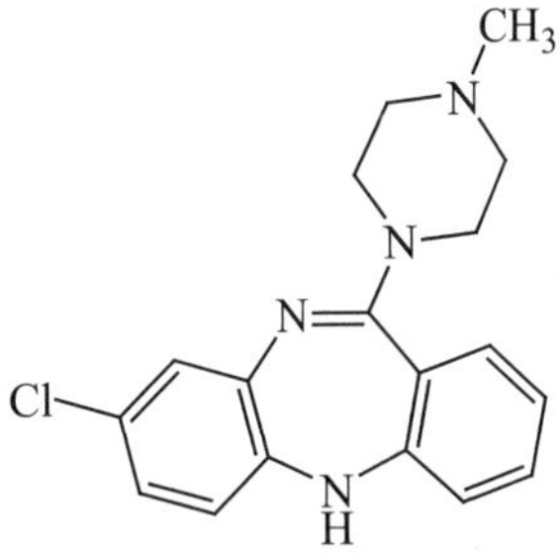 氯氮平
奥氮平	①结构特点：氯氮平分子中的苯核被甲基噻吩取代得到，其结构属于噻吩并苯二氮䓬类似物 ②作用特点：对中枢神经系统的多种受体都具有作用，如 5-HT_{2A}、5-HT_3、5-HT_6、多巴胺受体 D_1 ~ D_5、毒蕈碱受体 M_1 ~ M_5 等。几乎没有锥体外系副作用 ③代谢特点：口服后吸收良好，主要代谢产物 *N*- 去甲基和 2- 羟甲基代谢物 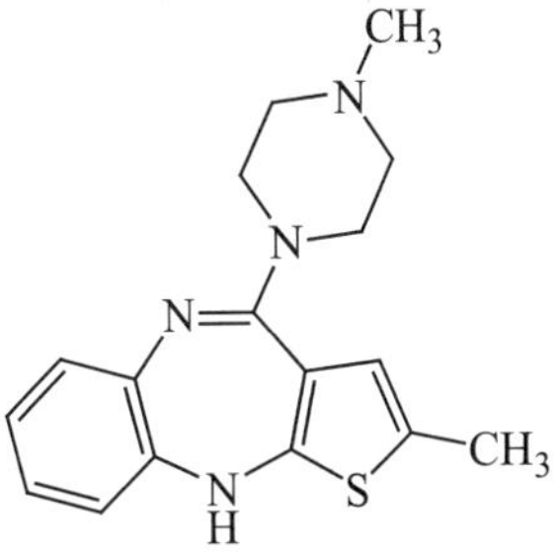 奥氮平

（二）非三环类抗精神病药

非三环抗精神病药主要有丁酰苯类药物和苯甲酰胺类药物。

1. 丁酰苯类药物

（1）丁酰苯类药物的构效关系（如图 3-2）

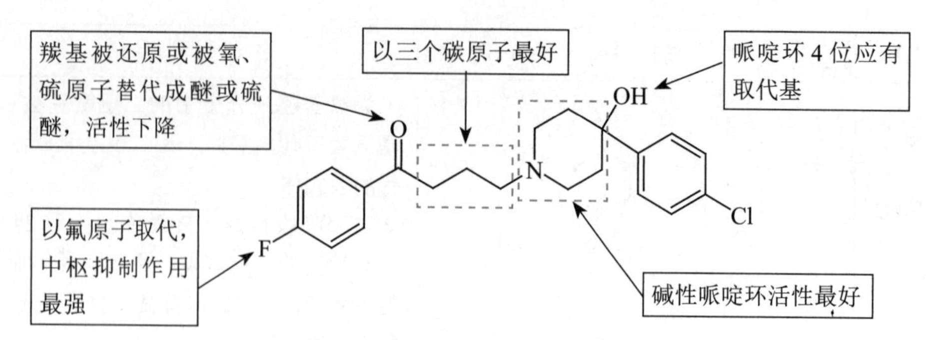

图 3-2　丁酰苯类药物的构效关系

（2）常用药物

代表药物：氟哌啶醇

①稳定性：在室温避光条件下稳定，受光照射颜色加深。在 105℃干燥时，会发生部分降解，降解产物可能是脱水产物。氟哌啶醇可与乳糖中的杂质 5- 羟甲基 -2- 糠醛发生加成反应，从而影响其片剂的稳定性。

②代谢：血浆蛋白结合率约 92%，有首关效应。主要代谢途径由 CYP3A4 催化发生羰基还原反应、氧化性 N- 脱烷基反应、脱水反应、羟基与葡萄糖醛酸结合反应等，活性代谢物为羰基还原反应所产生的代谢物。

③作用持续时间相对较短，为延长作用持续时间，制成氟哌啶醇的癸酸酯前药。

2. 苯甲酰胺类药物

该类药物可选择性地阻断多巴胺受体，具有作用强而副作用小的优点，可用于精神分裂症和顽固性呕吐的对症治疗。

表 3-8　常用的苯甲酰胺类抗精神病药

药物名称	药物结构	性质和代谢
舒必利		①对中枢多巴胺（D_2、D_3、D_4）受体有选择性阻断作用 ②口服缓慢从胃肠道吸收，迅速分布于各组织中；随尿排出的主要是原药
硫必利		①结构与舒必利相似，可以看成四氢吡咯开环产物；其特点为对感觉运动方面神经系统疾病及精神运动行为障碍具有良效 ②口服吸收迅速；T_{max} 为 1 小时；口服 $t_{1/2}$ 为 4 小时，肌内注射 $t_{1/2}$ 为 3 小时
瑞莫必利		①其侧链选用 *S*- 构型的药物：对多巴胺受体 DA_2 有高度的选择性；可阻断多巴胺与 DA_2 受体的结合，但对非多巴胺的神经介质如 5- 羟色胺、去甲肾上腺素、乙酰胆碱、组胺、GABA 受体的亲和性很低，因而减少了许多副作用 ②吸收后迅速透过血 - 脑屏障，脑脊液中药物浓度相当于血浆内游离药物浓度

3. 其他类药物

（1）齐拉西酮

①运用拼合原理设计的非经典抗精神病药，可视为抗精神病药替螺酮与氧代吲哚拼合的产物。

②作用特点：对 DA_2 受体和 5-HT_{1A} 受体均有很强的拮抗活性。

齐拉西酮

③用途：可治疗精神分裂症的阳性症状，并使认知损害、肥胖和高催乳素血症等不良反应相对减少。

④代谢特点：受 CYP3A4 催化，发生去烃基和 S- 氧化。另外还可发生 S—N 的断裂，进而硫甲基化。

（2）利培酮

①作用特点：属于非经典的新一代抗精神病药，它对多巴胺 D2 受体的阻断作用极强。适用于各种精神分裂症，对焦虑和抑郁症都有效。

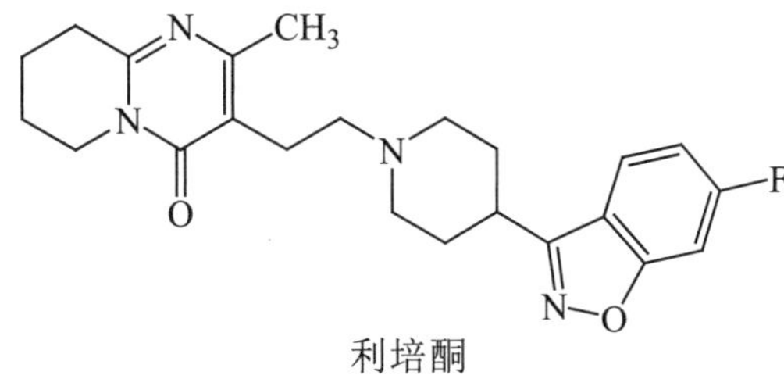

利培酮

②代谢：在肝脏受 P450 酶催化氧化，生成 9- 羟基化合物帕利哌酮也具有抗精神病活性。

（3）帕利哌酮

是利培酮经氧化生成羟基的活性代谢物，虽然生成新的手性中心，药用为外消旋体。半衰期 24 小时。

帕利哌酮

三、抗抑郁药

根据药物的作用机制，抗抑郁药可分为去甲肾上腺素再摄取抑制药、选择性 5- 羟色胺再摄取抑制药、单胺氧化酶抑制药、5- 羟色胺与去甲肾上腺素再摄取抑制药等多种类型。

（一）去甲肾上腺素再摄取抑制药

去甲肾上腺素再摄取抑制药又称三环类抗抑郁药。药物分子结构特点是：具有一个二苯并氮䓬母环和一个具有叔胺或仲胺的碱性侧链。

1. 去甲肾上腺素再摄取抑制药的构效关系（图 3-3）

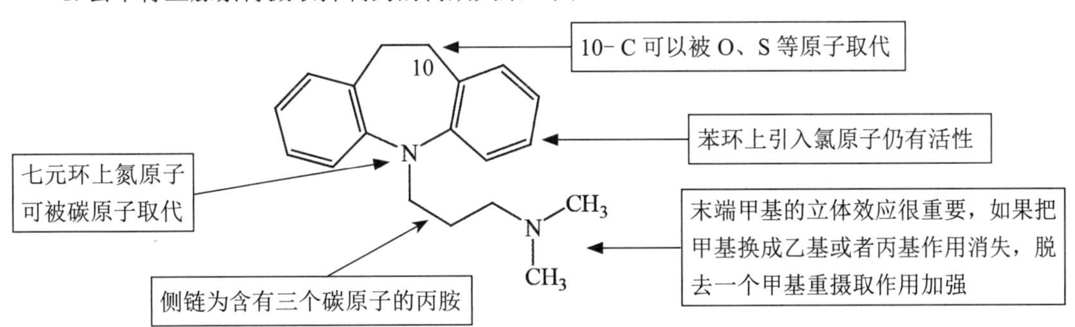

图 3-3　去甲肾上腺素再摄取抑制药的构效关系

2. 常用药物

丙米嗪是利用生物电子等排原理，将吩噻嗪类分子中的硫原子以生物电子等排体亚乙烯基—CH═CH—或亚乙基—CH_2—CH_2—取代后，得到的二苯并氮杂䓬类抗抑郁药。其主要代谢是通过 CYP2D6 代谢成 2- 或 10- 羟化代谢产物和通过 CYP2C19 和 CYP1A2 代谢成 *N*- 去甲基化的地昔帕明。失活主要通过变成 2- 羟基代谢物后与葡萄糖醛酸结合。

其他常用的去甲肾上腺素再摄取抑制药见表 3-9。

表 3-9　常用的去甲肾上腺素再摄取抑制药

药物名称	药物结构	性质和代谢
氯米帕明	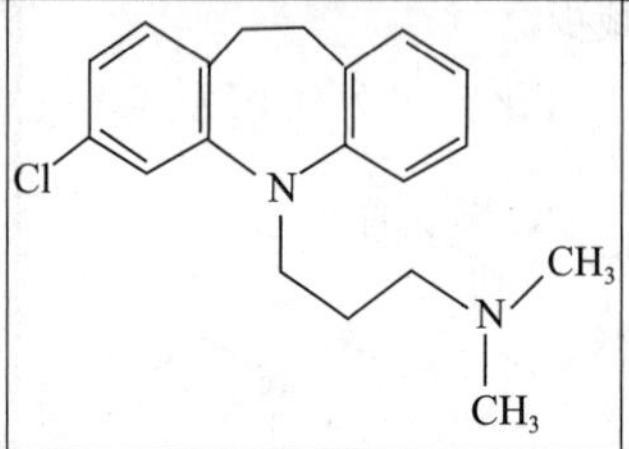	在丙米嗪 2 位引入氯原子的抗抑郁药，具有起效快的特点，同时还能抗焦虑；在肝脏代谢生成活性的代谢产物去甲氯米帕明，其血药浓度是原药的 2 倍，亦具有抑制去甲肾上腺素再摄取的作用
地昔帕明	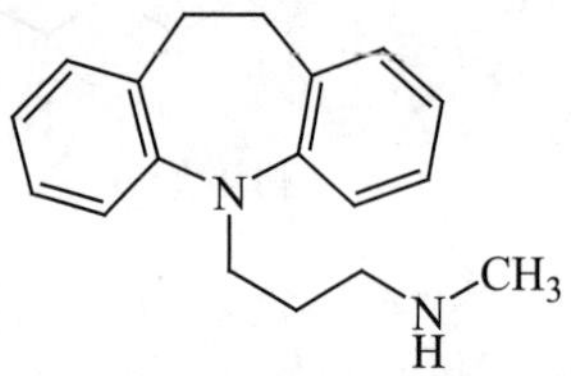	①丙米嗪的活性代谢物，作用与丙米嗪相似 ②经肝脏代谢，主要发生羟化或结合反应
阿米替林	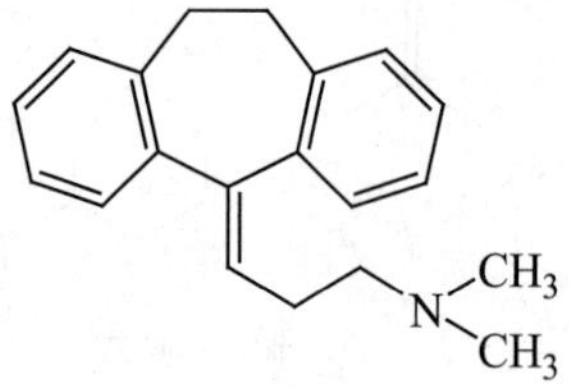	①采用生物电子等排体原理，将丙米嗪的氮原子以碳原子取代，并通过双键与侧链相连，便形成二苯并环庚二烯类抗抑郁药 ②主要在肝脏代谢，活性代谢产物为去甲替林
多塞平	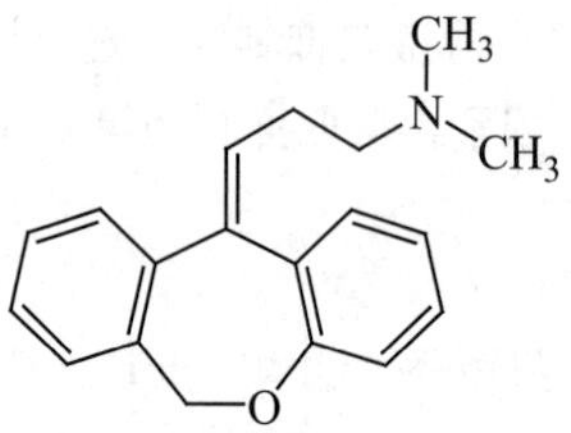	①在二苯并环庚二烯环中的碳原子用氧原子取代得到二苯并噁嗪结构，氧原子的引入使三环系统不对称，从而导致了 *E* 型和 *Z* 型两个几何异构体的形成；多塞平是以 85∶15 的 *E* 型和 *Z* 型异构体的混合物来给药的；其中 *Z* 型异构体抑制 5- 羟色胺再摄取的活性较强，*E* 型异构体抑制去甲肾上腺素再摄取的活性较优 ②在肝脏代谢，活性代谢物为去甲基化物

（二）选择性 5- 羟色胺再摄取抑制药

本类药物不仅对 5- 羟色胺再摄取的抑制作用选择性强，对去甲肾上腺素、多巴胺、组胺及胆碱能神经影响较小，而且具有口服吸收良好、生物利用度高、耐受性好、疗效与三环类抗抑郁药相当、不良反应较三环类抗抑郁药少等优点。

常用的选择性 5- 羟色胺再摄取抑制药见表 3-10。

表 3-10　常用的选择性 5- 羟色胺再摄取抑制药

药物名称	药物结构	性质和代谢
西酞普兰	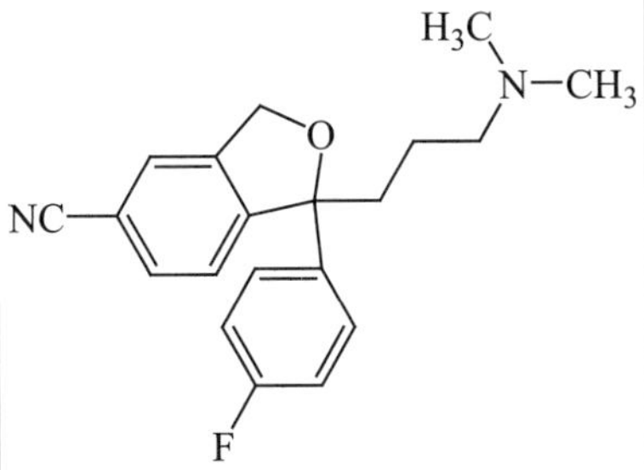	①分子含有异苯并呋喃结构的选择性 5- 羟色胺再摄取抑制药，在肝脏中代谢生成 *N*- 去甲基西酞普兰；活性约为西酞普兰的 50%；分子中含有一个手性碳原子，药用有外消旋体和光学异构体两种；艾司西酞普兰是西酞普兰的 *S*- 对映体，在 5-HT 再摄取抑制方面，艾司西酞普兰的活性比 *R*- 对映体至少强 100 倍；艾司西酞普兰的抗抑郁活性为西酞普兰的 2 倍，是 *R*- 对映体活性的至少 27 倍 ②在肝脏内主要代谢为去甲基化合物和去二甲基化合物，两者都有药理活性，还有 *N*- 氧化代谢产物
氟伏沙明	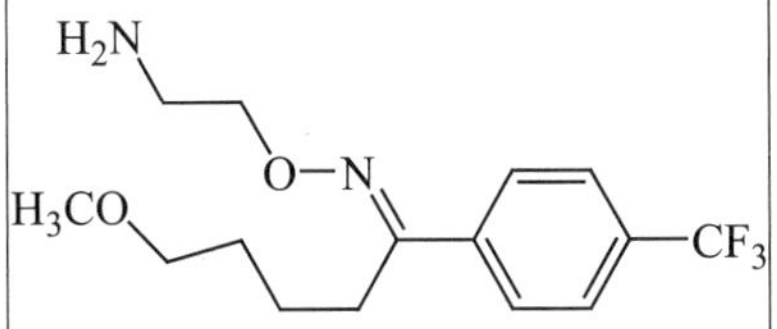	①非三环类的抗抑郁药；与传统三环类相比，有强抑制 5- 羟色胺的再摄取作用，而对中枢多巴胺的摄取无影响；其优点是没有兴奋和镇静作用，也不影响单胺氧化酶的活性及 NA 的再摄取；分子中的 4- 三氟甲基具电负性，对选择性 5-HT 再摄取的亲和力和选择性起关键作用；分子中含 C═N 双键，只有 *E*- 异构体有活性，但紫外线光照可致异构化产生药理学无效的 *Z*- 异构体，故氟伏沙明溶液必须避光保存，防止疗效的损失 ②口服后吸收迅速；2 ～ 8 小时可达血药峰值；主要通过氧化途径代谢，尿中可分离出 11 种无明显药理活性的代谢产物
氟西汀	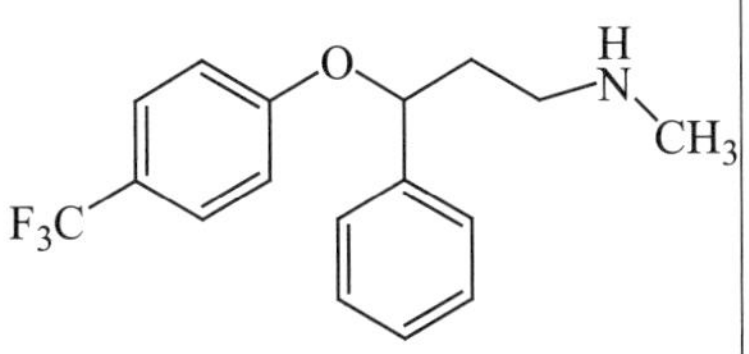	①氟西汀分子中含手性碳原子，两个对映体对 5-HT 重吸收转运蛋白的亲和力相同；*S*- 对映体作用时间长，是 *R*- 对映体作用时间的 3 倍，*R*- 对映体起效快；*S*- 对映体抑制 5-HT 再吸收作用强于 *R*- 对映体，*S*- 氟西汀比 *R*- 氟西汀作用强 1.5 倍，S 型还可用于预防偏头疼 ②主要的代谢产物均为 *N*- 去甲氟西汀，也是 *R*- 和 *S*- 对映体；具有与氟西汀相同的药理活性，均是 5-HT 再吸收的强效抑制药；*S*- 去甲氟西汀比 *R*- 去甲氟西汀作用强 20 倍；过去临床上使用氟西汀的消旋体，现已分离单独使用 *S*- 氟西汀，降低了毒性和副作用，安全性更高 ③具有非线性的药动学特征；首先通过肝脏首关效应；属于长效的口服抗抑郁药
去甲氟西汀	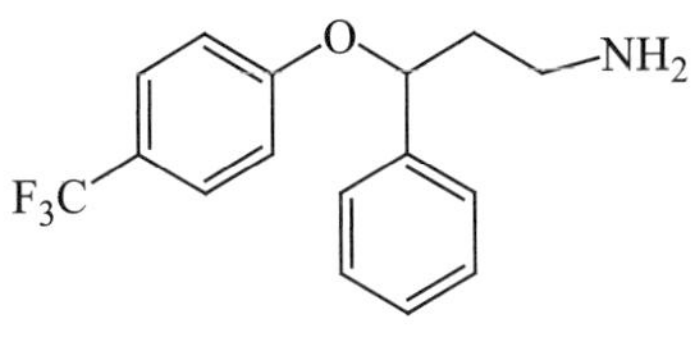	

（续表 3-10）

药物名称	药物结构	性质和代谢
舍曲林	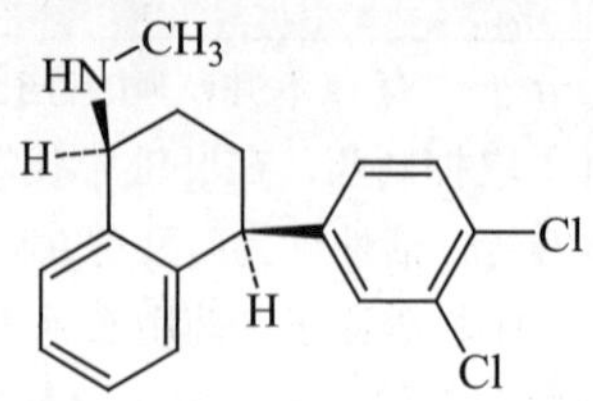	①含两个手性中心的选择性 5- 羟色胺再摄取抑制药；目前使用的是 *S*, *S*-（+）-异构体，其他对映体对 5- 羟色胺再摄取的抑制作用较弱 ②通过肝脏代谢，血浆中的主要代谢产物是 *N*- 去甲基舍曲林
盐酸帕罗西汀	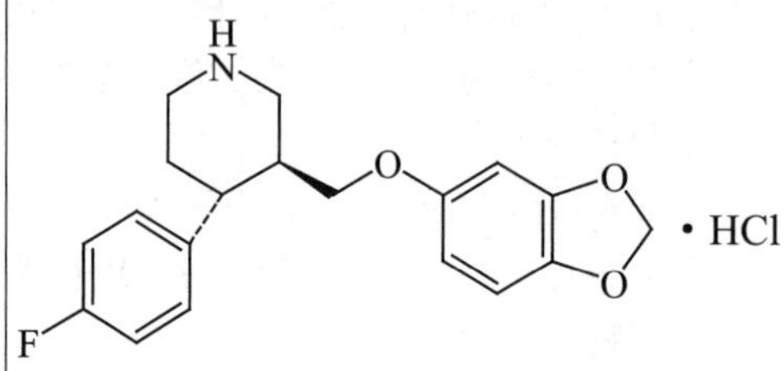 · HCl	①含两个手性中心，市售帕罗西汀的构型是（3*S*，4*R*）-（-）-异构体；能竞争性地干扰神经递质进入神经元膜的主动转运过程，从而选择性地抑制突触对 5-HT 的重吸收，对去甲肾上腺素和多巴胺的再摄取仅有微弱抑制 ②口服后易吸收，不受抗酸药物和食物的影响

（三）单胺氧化酶抑制药

单胺氧化酶（MAO）是一种催化体内单胺类递质代谢失活的酶，单胺氧化酶抑制药可以通过抑制 NE、肾上腺素、5-HT 等的代谢失活，减少脑内 5-HT 和 NE 的氧化脱胺代谢，使脑内受体部位神经递质 5-HT 或 NE 的浓度增加，利于突触的神经传递而达到抗抑郁的效果。脑内 MAO 有 MAO-A 和 MAO-B 两种亚型。MAO-A 与 NE 和 5-HT 的代谢脱胺有关，为抗抑郁药的主要靶酶。吗氯贝胺和托洛沙酮为选择型 MAO-A 抑制药的代表药物（表 3-11）。

表 3-11　单胺氧化酶抑制药的代表药物

药物名称	药物结构	性质和代谢
吗氯贝胺	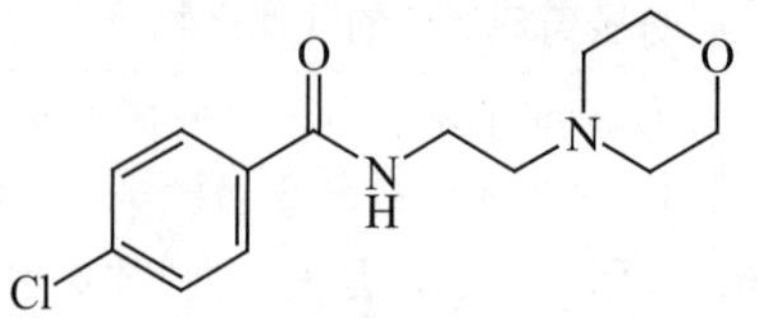	本品与苯甲酰胺舒必利和甲氧氯普胺结构相似，对 MAO-A 有可逆性抑制作用，从而提高脑内去甲肾上腺素、多巴胺和 5- 羟色胺的水平，产生抗抑郁作用
托洛沙酮	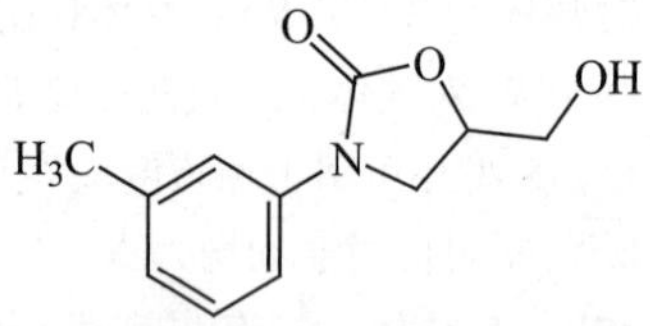	为分子内的氨基甲酸酯结构，可以选择性地抑制 MAO-A 活性，阻断 5-HT 和 NA 的代谢

（四）5- 羟色胺与去甲肾上腺素再摄取抑制药

5- 羟色胺与去甲肾上腺素再摄取抑制药对 NA 和 5-HT 的再摄取具有双重抑制作用，对胆碱能、组胺或肾上腺素能受体几乎无亲和力。不良反应较少，安全性和耐受性好，可用于治疗抑郁症、广泛性焦虑症、强迫症和惊恐发作等。主要通过同时阻断 NA 和 5-HT 的再摄取，升高 NA 和 5-HT 的浓度而发挥双重抗抑郁作用。

常用的 5- 羟色胺与去甲肾上腺素再摄取抑制药见表 3-12。

表 3-12　常用的 5- 羟色胺与去甲肾上腺素再摄取抑制药

药物名称	药物结构	性质和代谢
度洛西汀	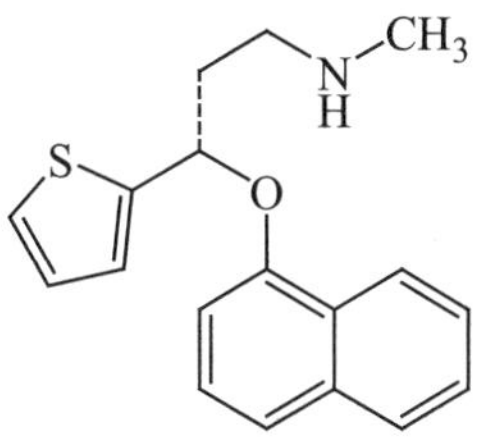	①为一种强效的选择性 5-HT 和 NE 再摄取抑制药；对两者都有高度亲和力，对多巴胺受体、肾上腺素受体、胆碱受体、组胺受体、阿片受体、谷氨酸受体、GABA 受体无明显亲和力；分子中含有手性碳原子，药用右旋体 ②代谢产物为去甲基度洛西汀、羟化代谢产物
文拉法辛	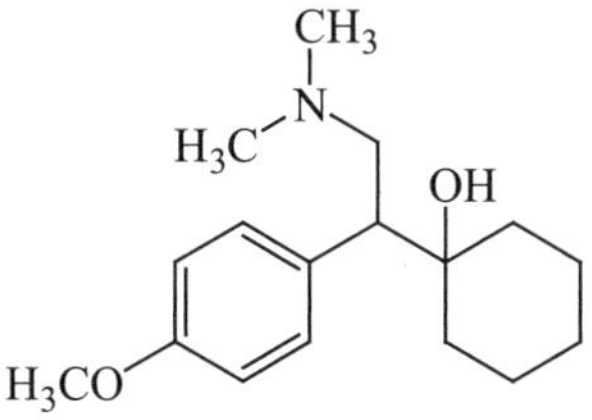	①文拉法辛小剂量时主要抑制 5-HT 的再摄取，大剂量时对 5-HT 和 NE 的再摄取均有抑制作用；文拉法辛和它的活性代谢物 *O*- 去甲文拉法辛，都有双重的作用机制 ②文拉法辛主要在肝脏内代谢，*O*- 去甲文拉法辛是其主要的活性代谢产物，另外还有 *N*- 去甲基文拉法辛、*N*,*O*- 去二甲基文拉法辛以及其他少量代谢产物
去甲 文拉法辛	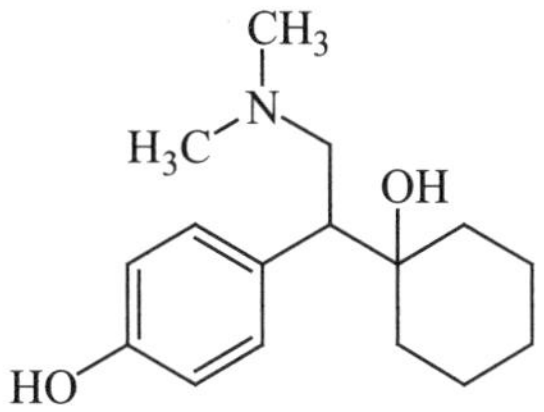	
米氮平	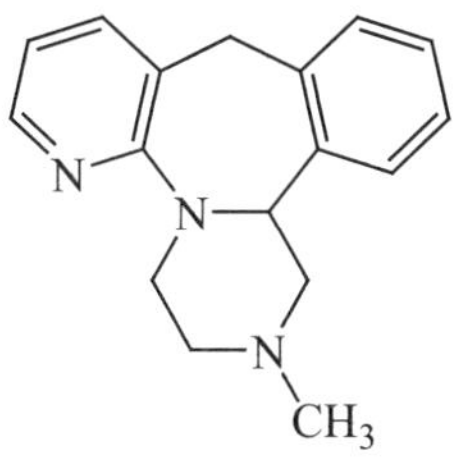	①本品有两种光学异构体，均有抗抑郁活性，但活性有差异，*S*-（-）- 异构体比 *R*-（+）- 异构体对突触后膜 α_2 受体的结合力至少强 10 倍；而 *R*- 米氮平比 *S*- 米氮平对 5-HT_3 受体的抑制强 140 倍，并有抗 H_1 受体作用，具有镇静作用 ②主要的代谢方式为 *N*- 脱甲基及氧化反应，脱甲基后的代谢产物与原化合物一样仍具有药理活性

四、镇痛药

镇痛药的作用靶点为阿片受体，阿片受体现分为 μ、κ、δ 和 σ 四种。

镇痛药按来源分为天然来源和合成的镇痛药。

（一）天然生物碱及类似物

1. 吗啡的化学结构式

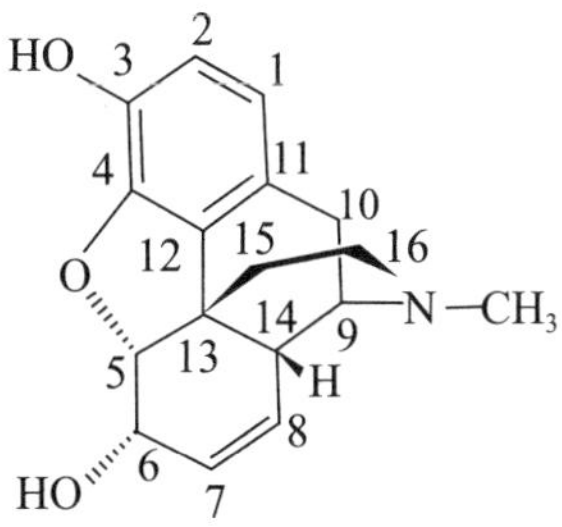

吗啡 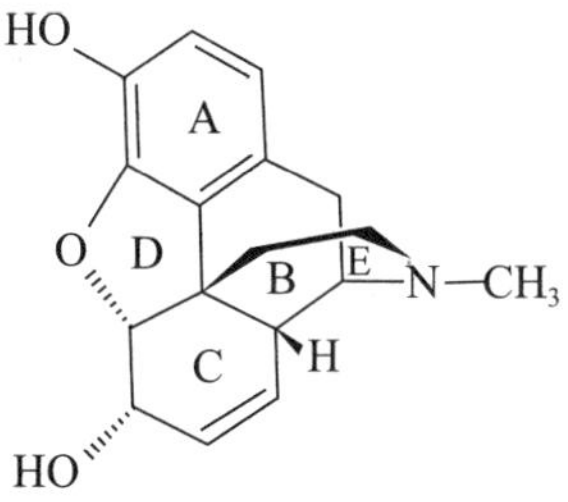　　吗啡环的编号 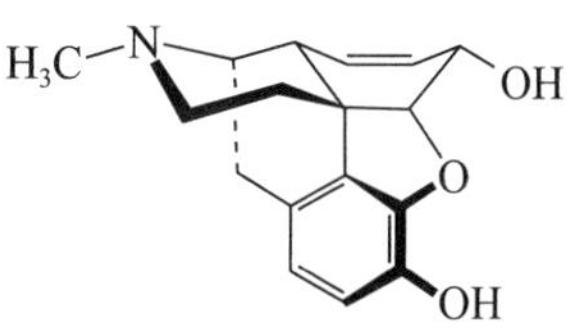　　吗啡的“T”- 型立体构象

2. 结构特点：吗啡是具有菲环结构的生物碱，是由 5 个环稠合而成的复杂立体结构。有效的吗啡构型是左旋吗啡，其水溶液的 [α]-98°。而右旋吗啡则完全没有镇痛及其他生理活性。

3. 性质：吗啡结构的 3 位是具有弱酸性的酚羟基，17 位是碱性的 *N*- 甲基叔胺，因此，吗啡具有酸碱两性。

吗啡及其盐类的化学性质不稳定，在光照下即能被空气氧化变质，这与吗啡具有苯酚结构有关。氧化可生成伪吗啡和 *N*- 氧化吗啡。伪吗啡亦称双吗啡，是吗啡的二聚物，毒性增大。故本品应避光，密封保存。吗啡在酸性溶液中加热，可脱水并进行分子重排，生成阿扑吗啡。阿扑吗啡为多巴胺激动剂，可兴奋中枢的呕吐中心，临床上用作催吐剂。

4. 代谢：肝首关效应大，生物利用度低，故一般制成注射剂或缓释片。吗啡结构中含有两个羟基，在体内羟基发生第Ⅱ相生物结合反应为其主要代谢途径。主要生成 3- 葡萄糖苷酸代谢物和 6- 葡萄糖苷酸代谢物，少数发生 *N*- 去甲基化生成去甲吗啡。

将吗啡 3 位羟基甲基化得到可待因（Codeine）。可待因镇痛活性仅是吗啡的 1/10，可待因具有较强的镇咳作用。

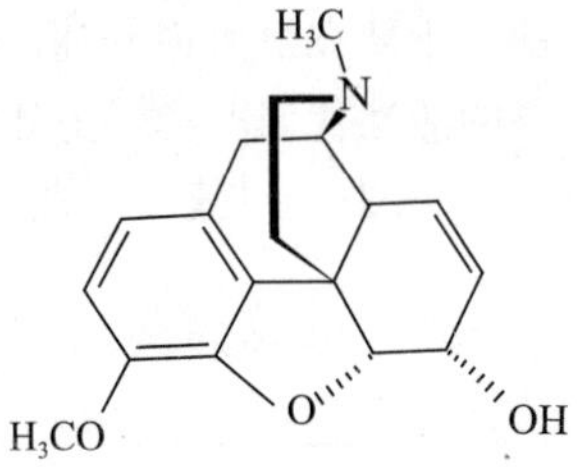

可待因 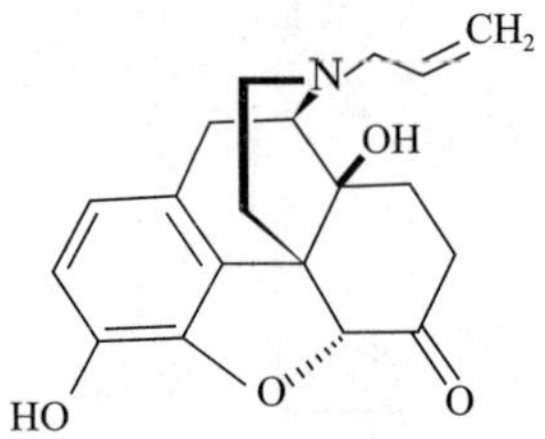　　纳洛酮

吗啡 3 位、6 位羟基同时酯化，得到二乙酰吗啡即海洛因（Heroin），将吗啡的 *N*- 甲基被烯丙基、环丙基甲基或环丁基甲基等取代后，得到烯丙吗啡（Nalorphine）和纳洛酮（Naloxone）和纳曲酮（Naltrexone）等，为吗啡受体的拮抗剂。它们均无镇痛作用，在临床上可用于服用吗啡或海洛因中毒的成瘾者的解救。

吗啡的镇痛活性与 T 型骨架构象严格相关，引入多余的稠合环有助于限制阿片类镇痛药的 T 型骨架构象。通过蒂巴因合成得到疏水性更大的埃托啡（Etorphine），它的镇痛活性是吗啡的 10000 倍，透过血 - 脑屏障的速度是吗啡的 300 倍，与受体结合位点的结合力是吗啡的 200 倍，但其治疗指数低。将埃托啡的双键还原得到二氢埃托啡（Dihydroetorphine），它的镇痛活性高于埃托啡，戒断症状及精神依赖性明显轻于吗啡，但易于导致成瘾性，滥用倾向加大。适用于各种急性重度疼痛的镇痛，如重度创伤性疼痛和使用吗啡、哌替啶无效的急性剧烈疼痛的镇痛。

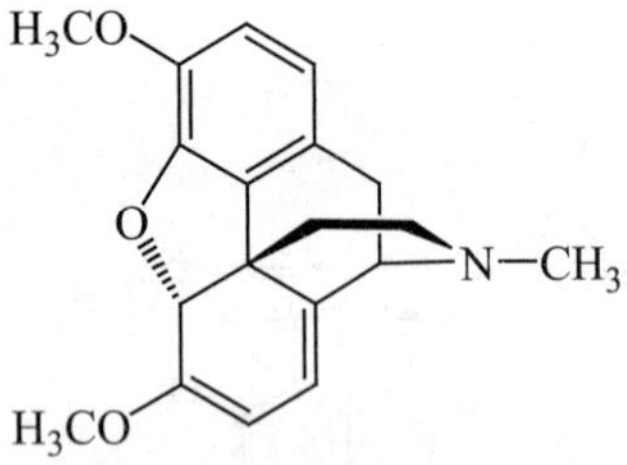

蒂巴因 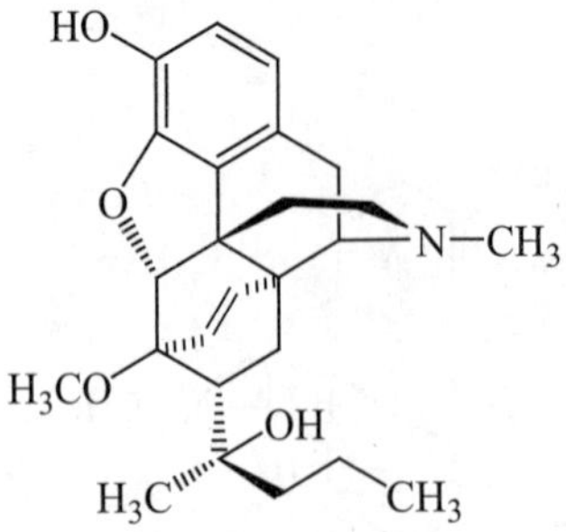　　埃托啡 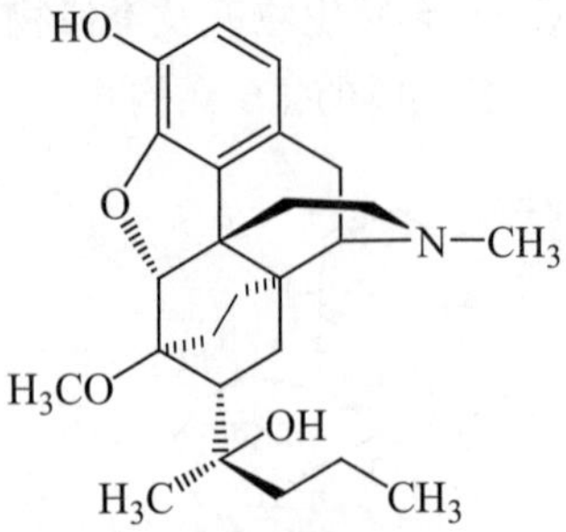　　二氢埃托啡

（二）合成镇痛药

表 3-13　合成镇痛药

药物名称	化学结构	结构特点与作用
哌替啶	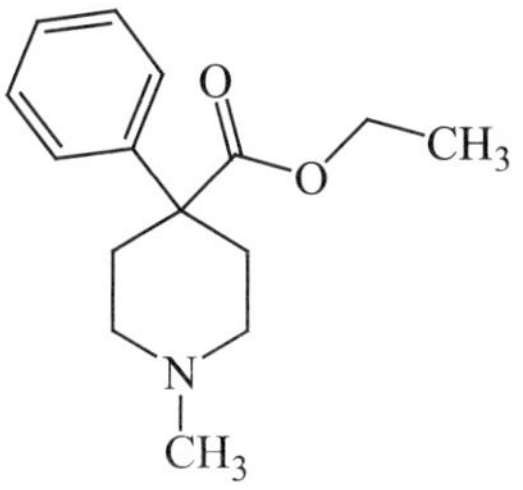	①结构特点：属于 4- 苯基哌啶类结构的镇痛药，其结构可以看作仅保留吗啡 A 环和 E 环的类似物 ②性质特点：其分子中的酯键与一般酯键药物不同，哌替啶结构中酯羰基的邻位有苯基存在，空间位阻大，水溶液短时间煮沸不至于被水解
枸橼酸芬太尼	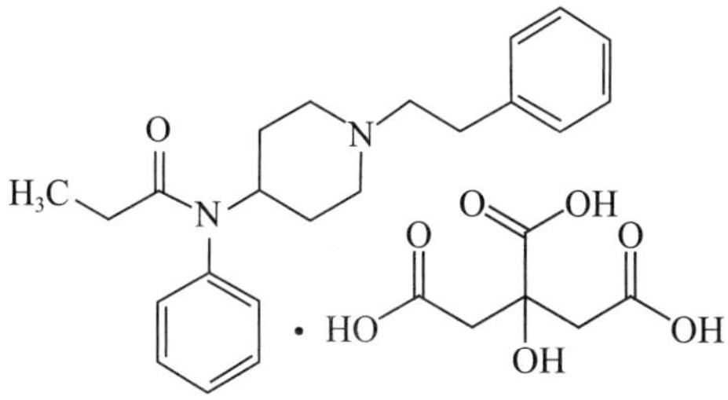	①结构特点：在 4- 苯基哌啶类结构中，哌啶环的 4 位引入苯氨基，并在苯氨基的氮原子上丙酰化得到 4- 苯氨基哌啶类结构的强效镇痛药 ②性质特点：易于通过血 - 脑屏障，起效快，作用强，镇痛作用为哌替啶的 500 倍，吗啡的 80 ～ 100 倍
瑞芬太尼	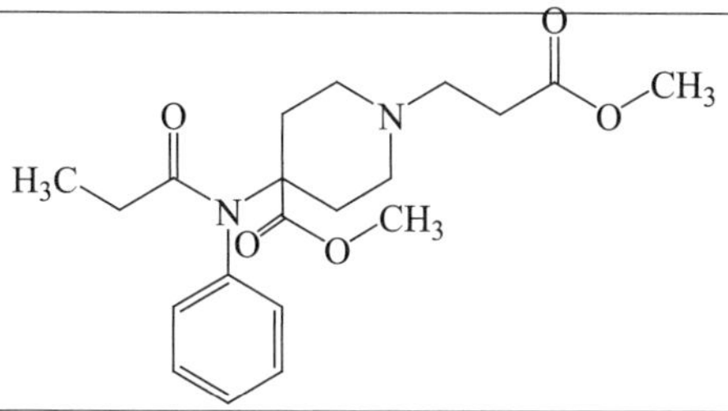	将芬太尼哌啶环上苯乙基的苯基以羧酸酯替代得到瑞芬太尼，起效快，在体内迅速被非特异性酯酶生成无活性的羧酸衍生物，维持时间短，无累积性阿片样效应。临床用于诱导和维持全身麻醉期间止痛、插管和手术切口止痛
盐酸美沙酮	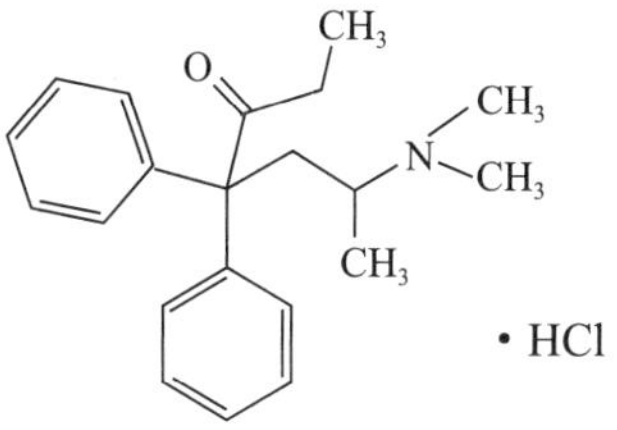	结构特点：美沙酮结构中含有一个手性碳原子，其 *R*- 对映异构体的镇痛活性是 *S*- 对映异构体的两倍，临床常用美沙酮的外消旋体 用途：镇痛作用比吗啡、哌替啶稍强，成瘾性等副作用也相对较小，适用于各种原因引起的剧痛。临床上美沙酮被用于治疗海洛因依赖脱毒和替代维持治疗的药效作用。常作为依赖阿片病人的维持治疗药

（三）其他合成镇痛药

盐酸布桂嗪又名强痛定，是阿片受体的激动 - 拮抗剂。本品镇痛作用约为吗啡的 1/3，显效速度快，一般注射后 10 分钟起效。临床上用于各种疼痛，如神经痛、手术后疼痛、腰痛、灼烧后疼痛、排尿痛及肿瘤痛。偶有恶心或头晕、困倦等，停药后即消失，连续使用本品可致耐受和成瘾，故不可滥用。

盐酸曲马多是微弱的 μ 阿片受体激动剂，分子中有两个手性中心，临床用其外消旋体。曲马多的镇痛作用显著。用于中重度、急慢性疼痛的止痛，短时间应用曲马多较少出现呼吸抑制或便秘，几乎无成瘾性。

第二节　外周神经系统疾病用药

一、组胺 H_1 受体拮抗剂抗过敏药

H_1 受体拮抗剂抗过敏药按化学结构可分为乙二胺类、氨基醚类、丙胺类、三环类、哌嗪类和哌啶类。

（一）H_1 受体拮抗药的基本结构和构效关系（图 3-4）

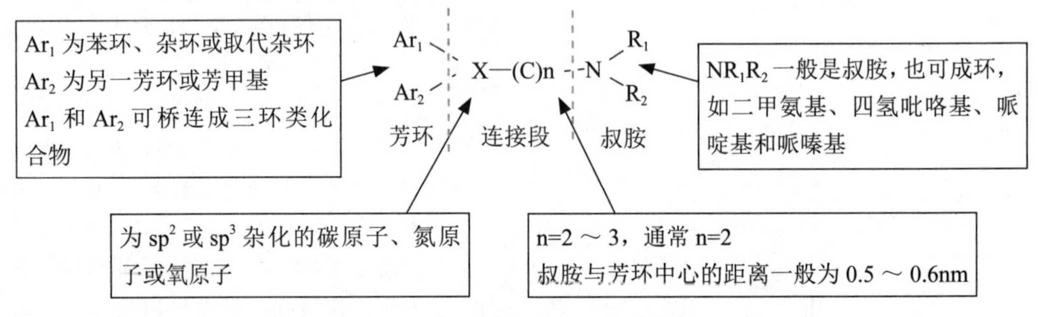

图 3-4　H_1 受体拮抗药的构效关系

（二）常用药物

1. 氨基醚类

表 3-14　常用的氨基醚类 H_1 受体拮抗药

药物名称	化学结构	性质和代谢
盐酸苯海拉明	$(C_6H_5)_2CHOCH_2CH_2N(CH_3)_2 \cdot HCl$	①氨烷基醚类的代表药，能竞争性阻断组胺 H_1 受体而产生抗组胺作用 ②苯海拉明具有肝药酶诱导作用，加速自身代谢；24 小时内几乎全部排出
茶苯海明	$(C_6H_5)_2CHOCH_2CH_2\overset{+}{N}H(CH_3)_2$ · 8-氯茶碱阴离子（含 CH_3、N、O、Cl）	①为克服苯海拉明的嗜睡和中枢抑制副作用，与具有中枢兴奋作用的 8- 氯茶碱结合成的盐 ②用于防治晕动症：如晕车、晕船、晕机所致的恶心、呕吐；对肿瘤化疗引起的恶心、呕吐无效
氯马斯汀	Cl、H_3C、O、N、CH_3（结构式）	①氯马斯汀分子中含有二个手性中心，对受体有着立体选择性；氯马斯汀 *R*, *R*- 构型和 *R*, *S*- 构型活性较大 ②临床上用其富马酸盐治疗荨麻疹、过敏性鼻炎、湿疹及其他过敏性皮肤病，也可用于治疗支气管哮喘

（续表 3-14）

药物名称	化学结构	性质和代谢
司他斯汀	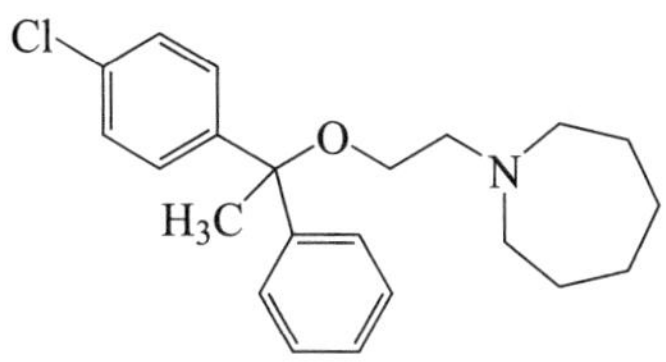 Cl, O, N, H_3C	①氯马斯汀分子中的 N-甲基四氢吡咯被环己亚胺替代得到 ②口服吸收快，30 分钟内起效；两次服用无蓄积倾向 ③用于治疗由组胺引起的各种过敏性疾病

2. 丙胺类

运用生物电子等排原理，将乙二胺和氨烷基醚类结构中 N 和 O 用—CH—替代，获得一系列芳香基取代的丙胺类衍生物。代表药物：马来酸氯苯那敏，又称为扑尔敏。

表 3-15　马来酸氯苯那敏

化学结构	代谢特点	作用特点
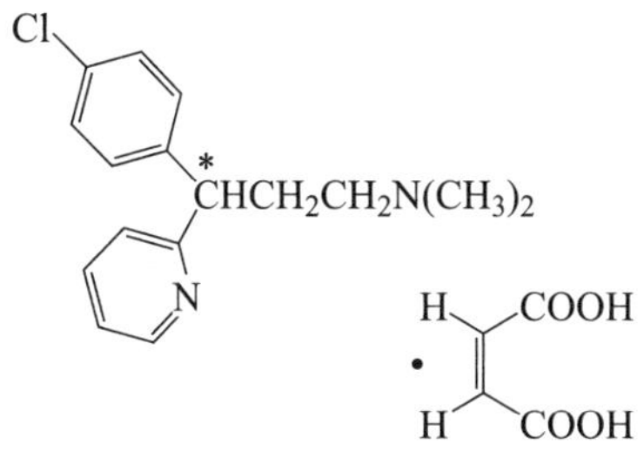 Cl, $\overset{*}{C}HCH_2CH_2N(CH_3)_2$, N, H COOH, H COOH 含有一个手性碳原子，H_1 受体优映体均为 S-(+)-体。临床使用氯苯那敏外消旋体的马来酸盐	该药在体内大部分由肝脏代谢，代谢物主要有 N-去甲基氯苯那敏和氯苯那敏 N-氧化物	马来酸氯苯那敏对组胺 H_1 受体的竞争性阻断作用甚强，且作用持久。对中枢抑制作用较弱，嗜睡副作用较小，抗胆碱作用也较弱，适用于日间服用，治疗荨麻疹、过敏性鼻炎、结膜炎等。也用在多种复方制剂和化妆品中

3. 三环类

表 3-16　常用的三环类 H_1 受体拮抗药

药物名称	化学结构	性质和代谢
异丙嗪	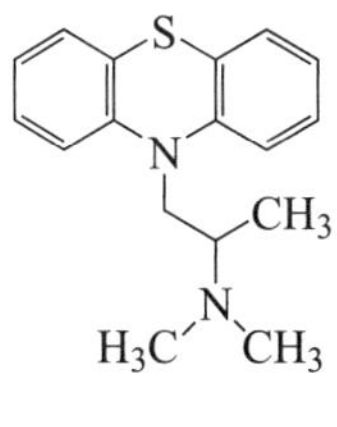 S, N, CH_3, N, H_3C, CH_3	①最早发现的吩噻嗪结构的三环类抗组胺药，能竞争性阻断组胺 H_1 受体而产生抗组胺作用 ②注射给药后吸收快而完全；血浆蛋白结合率较高；肌内注射给药后起效时间为 20 分钟；静脉注射后为 3 ～ 5 分钟，抗组胺作用一般持续时间为 6 ～ 12 小时，镇静作用可持续 2 ～ 8 小时；主要在肝内代谢，无活性代谢产物经尿排出，经粪便排出量少
赛庚啶	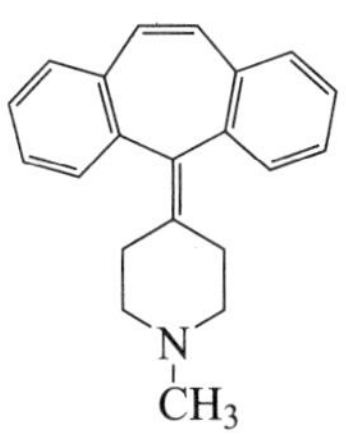 N, CH_3	①将吩噻嗪环上的硫原子被其电子等排体—CH=CH—置换，氮原子被 sp^2 杂化的碳原子置换，异丙胺侧链换为甲基哌啶物，有较强的拮抗 H_1 受体作用，可抑制肥大细胞释放过敏介质，并具有轻、中度的抗 5-HT 及抗胆碱作用 ②口服后经胃肠黏膜吸收，30 ～ 60 分钟内起效；赛庚啶分布广泛，可通过血－脑脊液屏障。尿中代谢物为葡萄糖醛酸结合的季铵盐型赛庚啶

（续表 3-16）

药物名称	化学结构	性质和代谢
酮替芬	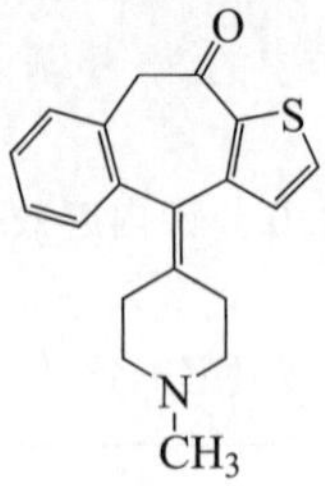	①将赛庚啶结构中的—CH═CH—替换为—CH_2CO—，并用噻吩环替代靠近羰基的苯环得到酮替芬，强效的 H_1 受体拮抗药，还可抑制过敏介质释放 ②主要代谢产物是非活性酮替芬 -*N*- 葡萄糖醛酸、去甲酮替芬和 10-α- 羟基衍生物

（1）将赛庚啶结构中的—CH═CH—替换为—CH_2CH_2—，并用吡啶环替代一个苯环，得到阿扎他定。对阿扎他定的结构进行改造得到了一系列非镇静性 H_1 受体拮抗药，目前在临床应用较广的是氯雷他定、地氯雷他定。地氯雷他定是氯雷他定的活性代谢物，为第三代 H_1 受体拮抗药。

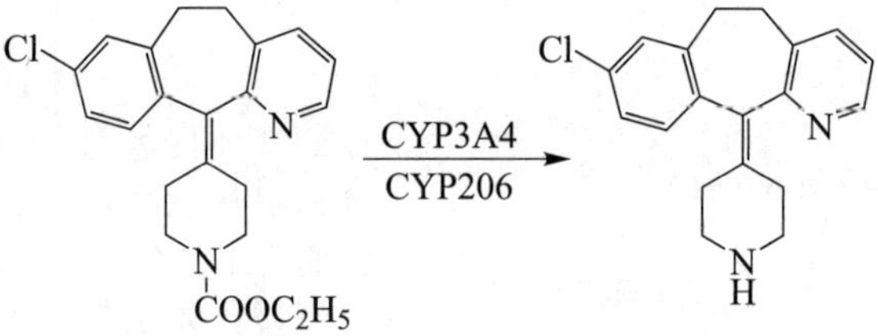

CYP3A4 / CYP206

氯雷他定　　　地氯雷他定

（2）氯雷他定

表 3-17　氯雷他定

要　点	内　容
结构特点	可看成是在阿扎他啶的苯环上引入氯原子，并将碱性氮甲基部分换以中性的氨甲酸乙酯得到
代谢特点	本品为强效、长效、选择性对抗外周 H_1 受体的非镇静类 H_1 受体拮抗药，为第二代抗组胺药。无抗肾上腺素能和抗胆碱能活性及中枢神经抑制作用。同时还具抗过敏介质血小板活化因子 PAF 的作用。临床上用于治疗过敏性鼻炎、慢性荨麻疹及其他过敏性皮肤病
作用特点	本品不能通过血 - 脑屏障。抑制肝药物代谢酶活性的药物能使本品的代谢减慢。氯雷他定在体内的主要代谢产物为去乙氧羰基氯雷他定，对 H_1 受体选择性更高，药效更强，现已开发成新的抗组胺药地氯雷他定，是新型第三代抗组胺药，无心脏毒性，且有起效快、效力强、药物相互作用少等优点

4. 哌嗪类药物

（1）这类药物具有很好的抗组胺活性，作用时间较长，代表药物为氯环利嗪。分子中引入亲水性基团羧甲氧烷基，得到西替利嗪。

（2）西替利嗪

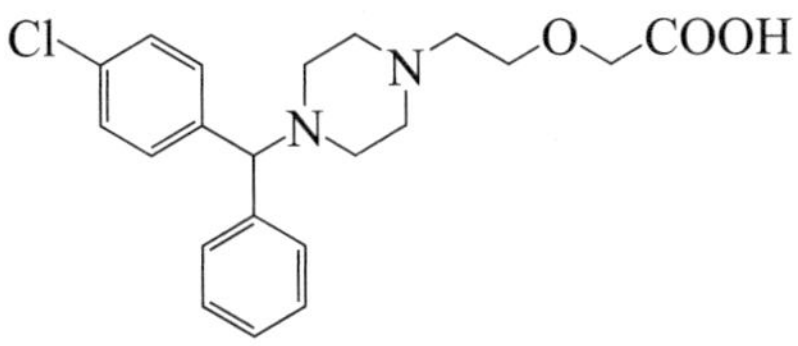

西替利嗪

①性质特点：分子呈两性离子，不易穿透血－脑屏障，故大大减少了镇静作用，发展为第二代抗组胺药物，即非镇静 H_1 受体拮抗药。结构中含有一个手性中心，具有旋光性，左旋体活性比右旋体活性更强。

②代谢：食物因素对吸收程度无影响，但可以轻微影响吸收速率。$t_{1/2}$ 为 6.7 ～ 10.9 小时（儿童 6.9 ～ 7.1 小时）。肝脏仅有少量代谢，首关效应很小。主要以原型通过肾脏消除。长期给药并不改变药物清除率。不易透过血－脑脊液屏障。

③用途：用于治疗季节性过敏性鼻炎（花粉症）。对急性和慢性的皮肤、眼部、呼吸道等变态反应性疾病均有较好的疗效，常用于过敏性鼻炎、皮炎、眼结膜炎、哮喘、荨麻疹等。

5. 哌啶类药物

此类药物对外周 H_1 受体具有高度选择性，无中枢抑制作用，没有明显的抗胆碱作用。此类药物中应用较早的是特非那定和阿司咪唑，因主要导致 QT 间期延长和尖端扭转型室性心动过速（TDP）等心脏不良反应，后被宣布撤出美国市场和欧美市场，这两个药物的活性代谢物为非索非那定和诺阿司咪唑，具有比原型药物更强的抗组胺活性和更低的心脏毒性，已作为第三代组胺 H_1 受体拮抗药用于临床。

表 3-18　常用的哌啶类 H_1 受体拮抗药

药物名称	化学结构	性质和代谢
特非那定	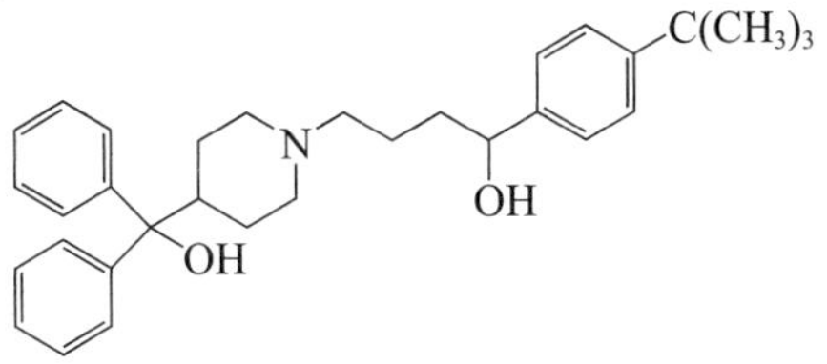	①第一个哌啶类 H_1 受体拮抗药 ②不易通过血－脑脊液屏障；经肝脏代谢，代谢物具抗组胺药理活性 ③特别适用于过敏性鼻炎和荨麻疹，也可用于神经性皮炎，有心脏毒性，可致心律失常等
非索非那定	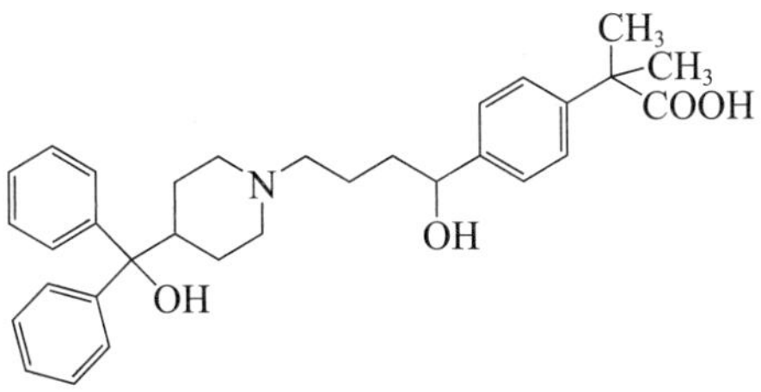	①特非那定的活性代谢物，因含有羧基故无中枢镇静作用，也无心脏毒性；为第三代抗组胺药 ②不能通过血－脑屏障，几乎不代谢 ③适用于减轻季节性过敏性鼻炎和慢性特发性荨麻疹引起的症状
依巴斯汀	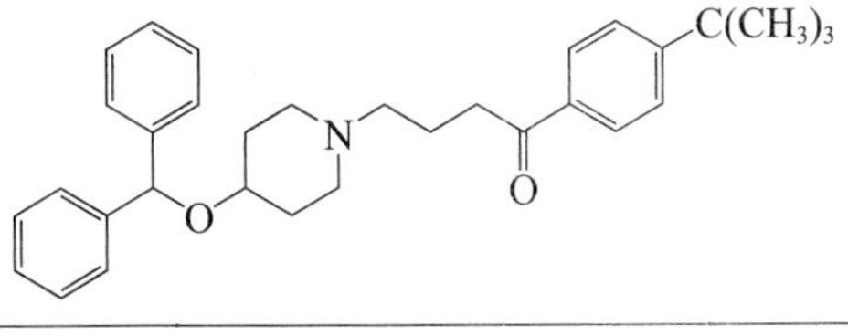	①将特非那定分子中二苯羟甲基替换为二苯甲氧基，并将侧链的羟基换为羰基，得到依巴斯汀；是比特非那定更有效且作用持续时间更长的非镇静抗过敏药

（续表 3-18）

药物名称	化学结构	性质和代谢
依巴斯汀	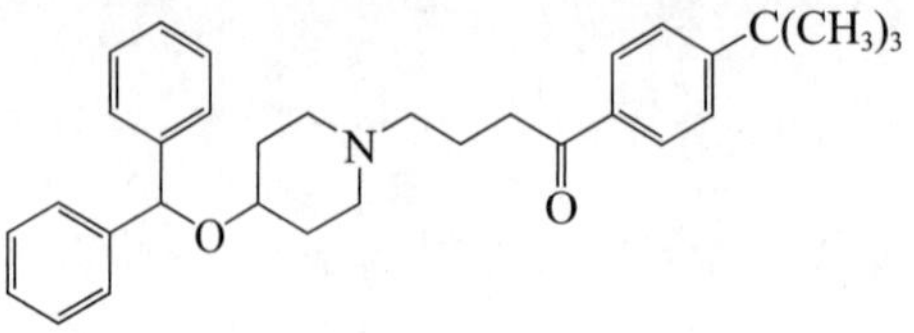	②口服吸收良好代谢产物为卡瑞斯汀，作用比依巴斯汀更强；较少或不透过血-脑脊液屏障 ③临床用于过敏性疾病，包括儿童过敏性鼻炎、季节性过敏性鼻炎和慢性荨麻疹等
卡瑞斯汀	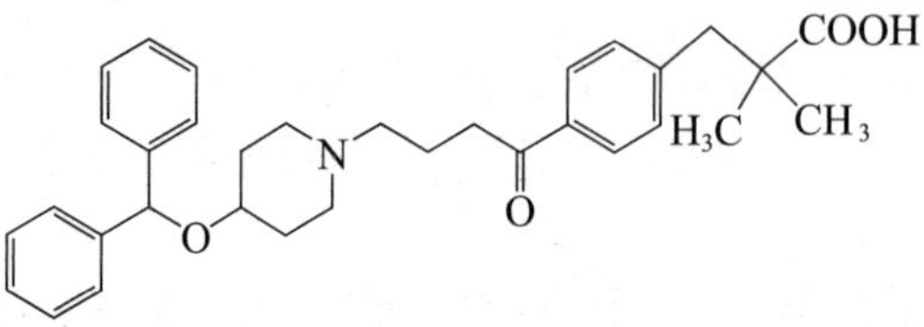	①依巴斯汀的活性代谢物，抗组胺作用比依巴斯汀更强 ②作用同依巴斯汀
阿司咪唑	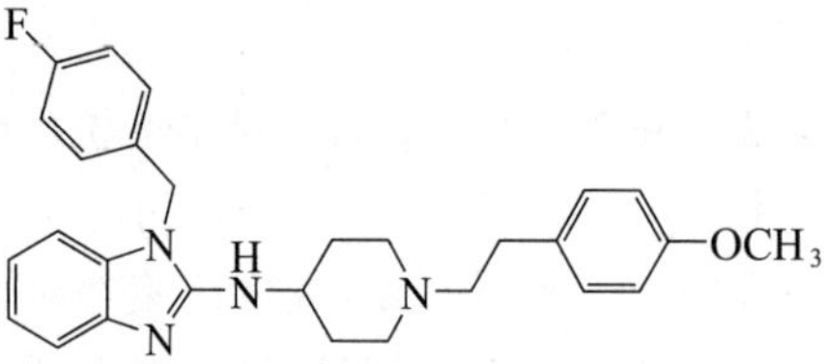	①为含苯并咪唑的哌啶类抗组胺药物 ②达稳态时，阿司咪唑加上其活性代谢产物 *O*- 去甲基阿司咪唑的平均血药峰浓度为 3 ～ 5ng/ml ③为长效、强效的抗过敏药物，无抗胆碱和局部麻醉作用；有致心律失常等心脏毒性
诺阿司咪唑	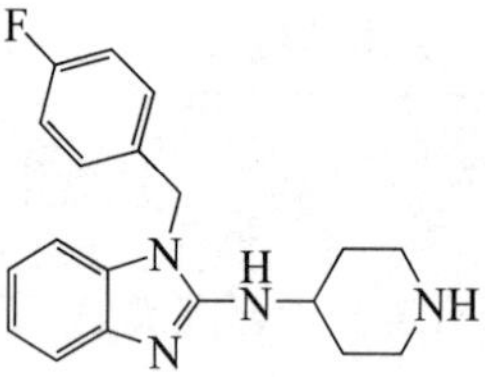	①为阿司咪唑的活性代谢物，抗组胺作用比阿司咪唑强 40 倍，毒性低；为第三代 H_1 受体拮抗药 ②作用同阿司咪唑
咪唑斯汀	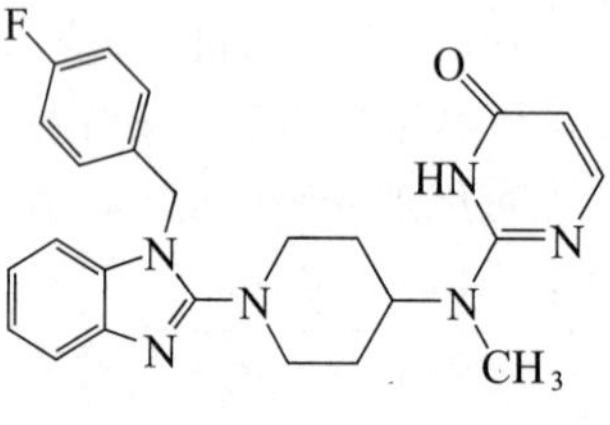	与阿司咪唑结构有一定的相似性，可以看成阿司咪唑中哌啶的反转衍生物；分子中含有两个胍基并掺入在杂环中；具有独特的抗组胺和抗其他炎症介质的双重作用，是一种强效和高度选择性的 H_1 受体拮抗药
左卡巴斯汀	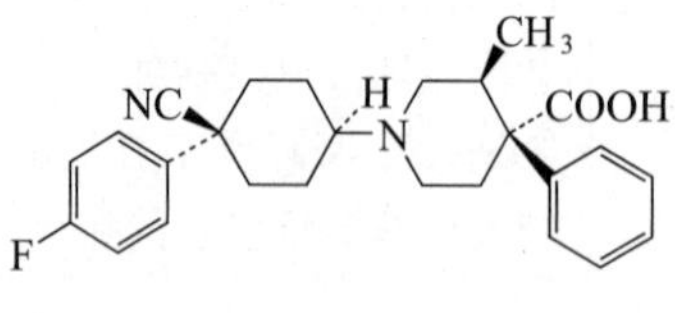	①在阿司咪唑基础上获得的具更高拮抗 H_1 受体活性的化合物；有光学异构体，左旋体左卡巴斯汀为优映体，ED_{50} 比阿司咪唑强 100 倍 ②鼻腔给药后，一般 5 ～ 10 分钟起效：$t_{1/2}$ 为 35 ～ 40 小时 ③临床上用于治疗过敏性结膜炎和鼻炎

（续表 3-18）

药物名称	化学结构	性质和代谢
依美斯汀	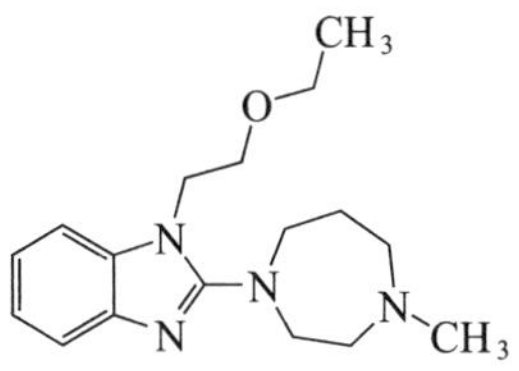	①与阿司咪唑的苯并咪唑结构类似，具较强的选择性 H_1 受体阻断作用，能抑制组胺和白三烯的释放，抗胆碱和抗 5-HT 等中枢副作用较弱 ②适用于过敏性鼻炎和荨麻疹
氮䓬斯汀	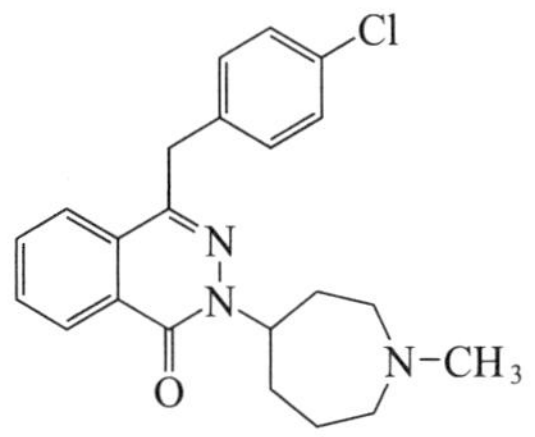	①含有苯并哒嗪和氮䓬环的新型抗组胺药物，具有拮抗组胺作用，对引起过敏反应的白三烯和组胺等物质的产生、释放有抑制和直接的拮抗作用 ②临床用于治疗支气管哮喘和鼻炎

二、拟肾上腺素药

肾上腺素受体激动药或称拟肾上腺素药物，是一类化学结构与肾上腺素相似的胺类药物，能产生与肾上腺素能神经兴奋相似的效应，根据作用受体与机制的不同，分为α、β受体激动药、α受体激动药和β受体激动药。

（一）α、β受体激动药

表 3-19　α、β受体激动药

药物名称	化学结构	性质和代谢
肾上腺素	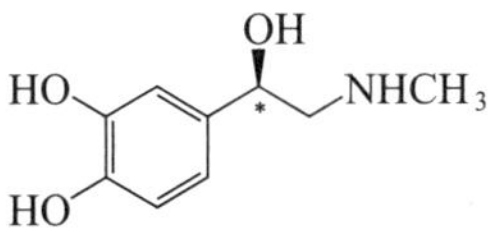	①体内神经递质，在分子中含有邻二酚羟基 ②在中性或碱性水溶液中不稳定，遇碱性肠液能分解，故口服无效。与空气或日光接触易氧化成醌，脱氢后生成肾上腺素红，进而聚合成棕色多聚体。肾上腺素水溶液加热或室温放置后可发生消旋化而降低效用。尤其在酸性（pH＜4）情况下，消旋速度更快。对酸、碱、氧化剂和温度的敏感性、不稳定性是儿茶酚胺类药物的化学通性 ③该药体内的代谢失活主要受儿茶酚 -*O*- 甲基转移酶（COMT）和单胺氧化酶（MAO）的催化，分别发生苯环 3- 羟基的甲基化反应和侧链末端氨基的氧化脱除 ④利用前药原理，将肾上腺素苯环上的两个羟基酯化，获得双特戊酯药物地匹福林，该药物可改善透膜吸收，并延长作用时间。用于治疗开角型青光眼
多巴胺	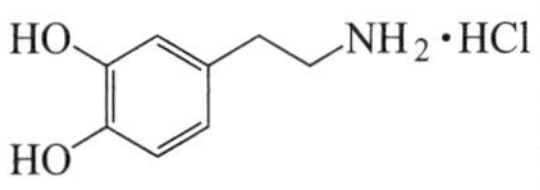	多巴胺是体内合成去甲肾上腺素及肾上腺素的前体，亦为神经递质，但因不易透过血-脑屏障，主要表现为外周作用。可直接兴奋α和β受体，但对 β_2 受体作用较弱。本品口服无效，作用持续时间短暂。

（续表 3-19）

药物名称	化学结构	性质和代谢
盐酸麻黄碱	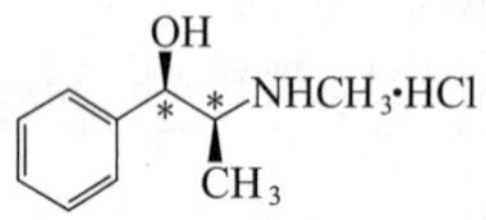 OH NHCH$_3$·HCl CH$_3$	①来自于天然植物，分子中含有 2 个手性碳原子，共有四个光学异构体，一对为赤藓糖型对映异构体，称为麻黄碱，另一对为苏阿糖型，称为伪麻黄碱。 ②本品能兴奋 α、β 两种受体，同时还能促进肾上腺素能神经末梢释放递质，直接和间接地发挥拟肾上腺素作用。但麻黄碱的右旋对映体（1*S*，2*R*）没有直接作用，只有间接作用 ③麻黄碱口服后易被肠道吸收，口服很快被吸收，可通过血－脑屏障进入脑脊液 ④麻黄碱为管制药品，因其是多种毒品如 *N*- 甲基苯丙胺（俗称冰毒）、3,4- 亚甲基双氧基甲基安非他明及其类似物（统称摇头丸）的合成中间体，被列为“易制毒品”，需对其的生产和处方剂量进行特殊管理

注：α、β 受体激动药对肾上腺素受体无选择性激动作用，可间接或直接作用于 α 受体和 β 受体产生激动效应

第三章

（二）α 受体激动药

α 受体激动药按照对受体作用的选择性不同，可分为 α_1 受体激动药、α_2 受体激动药和非选择性 α 受体激动药三类。

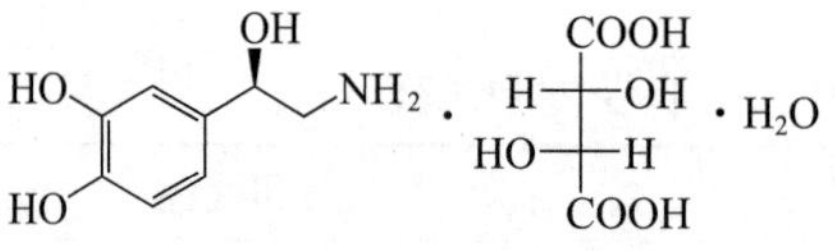

HO HO OH NH$_2$ · COOH H—OH HO—H COOH · H_2O　　Cl N= H N N H Cl ·HCl

重酒石酸去甲肾上腺素 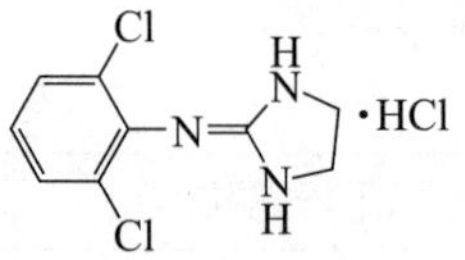　　盐酸可乐定

去甲肾上腺素也是内源性活性物质，因其氨基氮原子上无取代基，为 α、β 受体激动药。去甲肾上腺素对 α_1 和 α_2 受体均有激动作用，但以 α_1 受体作用为主，也能激动 β_1 受体，对 β_2 受体几乎无作用。药用重酒石酸去甲肾上腺素，与肾上腺素比较，其收缩血管与升压作用较强，并反射性地引起心率减慢，但兴奋心脏，扩张支气管作用较弱。

进入体内的外源性去甲肾上腺素很快从血中消失，被去甲肾上腺素能神经摄取，从而进入心脏以及肾上腺髓质等。其体内代谢同肾上腺素的代谢相似，被肝脏和其他组织的 COMT、MAO 和苯乙醇胺 -*N*- 甲基转移酶代谢而失活。口服经肝肠循环而失效，故主要通过静脉注射给药，用于治疗各种休克。此外，口服可用于治疗上呼吸道与胃出血，效果较好。

盐酸可乐定，pK_a 为 8.3，在生理 pH 条件下约 80% 电离成阳离子形式。可乐定质子化后，正电荷约有一半位于胍基碳原子上，其余通过共振均匀分布于胍基的 3 个氮原子上，分子呈非平面构象，为 α 受体激动药。为良好的中枢性降压药，直接激动脑内 α_2 受体，使外周交感神经的张力降低，心率减慢，心输出量减少，外周阻力降低，从而导致血压下降。由于也能兴奋 α_1 受体、胆碱受体、阿片受体和多巴胺受体，从而产生镇静、口干、嗜睡等副作用。临床上主要用于原发性及继发性高血压。口服迅速吸收，生物利用度达 95% 以上。本品大部分在肝脏代谢，主要代谢物为无活性的 4- 羟基可乐定和 4- 羟基可乐定的葡萄糖醛酸酯和硫酸酯。

表 3-20　常用的 α 受体激动药

药物名称	药物结构	性质和代谢
去氧肾上腺素	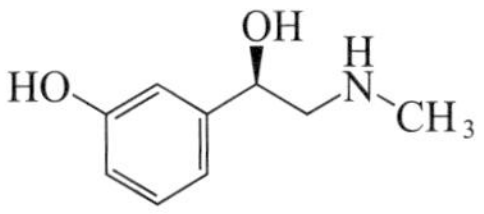 HO, OH, H N CH_3	①去掉去甲肾上腺素的一个羟基，不被 COMT 所代谢，作用时间比儿茶酚胺类药物长；可口服；有明显的收缩血管作用，作用与去甲肾上腺素相似但弱而持久 ②主要代谢物是无活性的间羟基扁桃酸，其次是硫酸盐结合物 ③用于感染中毒性及过敏性休克、室上性心动过速、散瞳检查
甲基多巴	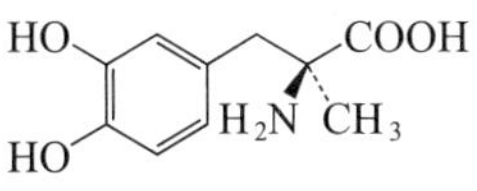 HO, HO, COOH, H_2N, CH_3	①为左旋多巴的同系物，临床使用外消旋体；其中 *S*-（+）- 体的活性较强，对 α_2 受体有高度立体选择性，其 α_2 受体活性是 R-（-）- 体的 23 倍，α_1 受体活性是 *R*-（-）- 体的 2 倍 ②甲基多巴为前体药物，可通过血 - 脑屏障，当它进入中枢神经系统后，在芳香族氨基酸脱羧酶及多巴胺 -β- 羟基化酶的作用下被代谢成类似于去甲肾上腺素的假递质 α- 甲基去甲肾上腺素，后者与中枢突触后膜 α_2 受体相互作用，抑制交感神经冲动的传出，导致血压下降 ③它须经代谢成 α- 甲基去甲肾上腺素后发挥作用 ④治疗高血压，较适用于肾性高血压和妊娠高血压
莫索尼定	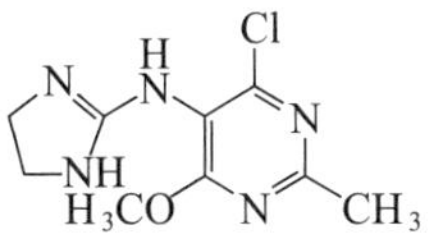 Cl, H N, N, N, NH, H_3CO, N, CH_3	①为可乐定的结构衍生物，可直接产生中枢性降压作用，也可使外周血管阻力下降；也是咪唑啉 I_1 受体高度亲和的选择性激动药 ②主要代谢产物为 4, 5- 脱氢莫索尼定和胍基衍生物
利美尼定	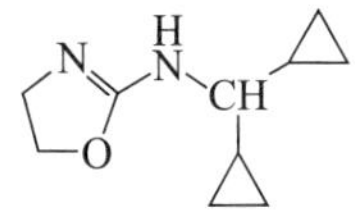 N, H N, CH, O	①噁唑啉类抗高血压药，可抑制中枢交感神经而使血压下降，也作用于外周突触前 α_2 受体，使血浆去甲肾上腺素水平下降，而肾上腺素水平不变 ②口服吸收快而完全；生物利用度接近 100%

（三）β 受体激动药

1. β 受体激动药的基本结构与构效关系（图 3-5）

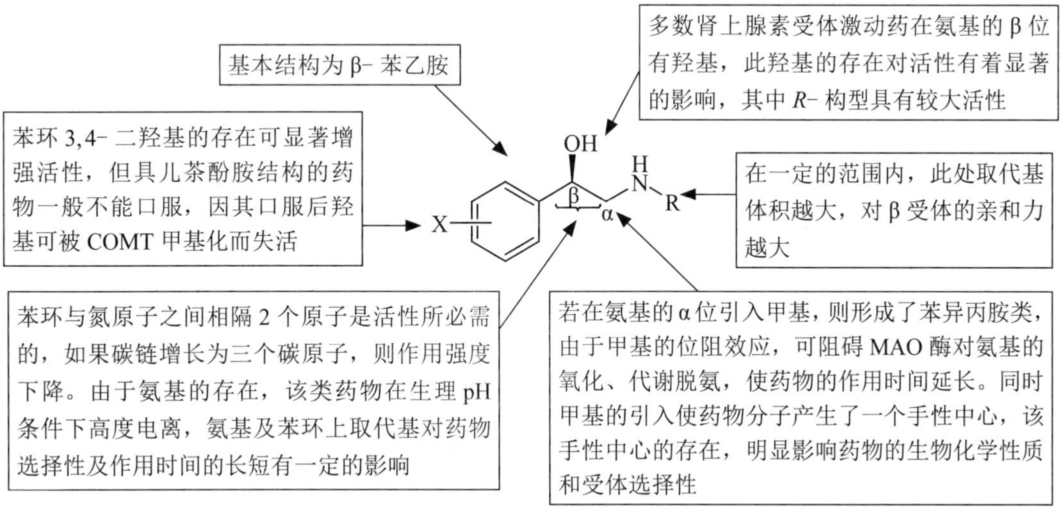

图 3-5　β 受体激动药的构效关系

2. 常用药物

（1）非选择性β受体激动药

代表药物：异丙肾上腺素为人工合成品，其外消旋体盐酸盐临床用于治疗支气管哮喘发作。该药能兴奋β_1和β_2受体，有松弛支气管平滑肌的作用，同时可兴奋心脏而加快心率，产生心悸、心动过速等较强的心脏副作用。

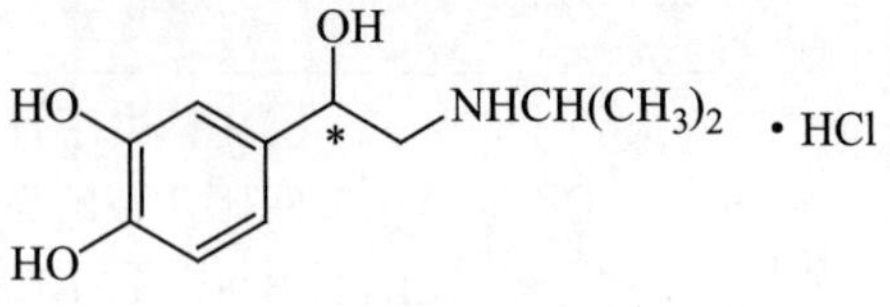

异丙肾上腺素

由于与肾上腺素的区别仅限于N原子上的取代基为异丙基，对受体作用强，但同样口服经肝肠循环而失效。

（2）选择性β_1受体激动药

盐酸多巴酚丁胺为选择性心脏β_1受体激动药，其正性肌力作用比多巴胺强，对β_2受体和α受体兴奋性较弱，这源于结构的苄位不含羟基，含有一个手性碳原子，有两种光学异构体，其中*S*-（-）-异构体是α_1、β_1受体激动药，*R*-（+）-异构体对α_1受体有阻断作用，对β_1受体激动活性仅是*S*-（-）-异构体的1/10，药用其外消旋体，对α_1受体作用被抵消。

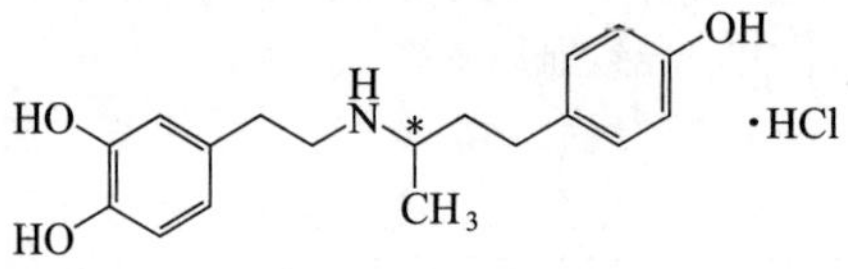

盐酸多巴酚丁胺

由于含有邻二酚羟基，易于在体内代谢，口服无效，静脉给药1～2分钟内起效，如缓慢滴注可延长到10分钟，在肝脏代谢成无活性的化合物。

临床用于治疗器质性心脏病心肌收缩力下降引起的心力衰竭、心肌梗死所致的心源性休克及术后低血压。

（3）选择性β_2受体激动药

表3-21　选择性β_2受体激动药

药物名称	内　容
沙丁胺醇	①市售的沙丁胺醇是外消旋体，常用其硫酸盐。其*R*-左旋体对β_2受体的亲和力较大，分别为消旋体和右旋体的2倍和100倍。而*S*-右旋体代谢较慢，对气管副作用较高 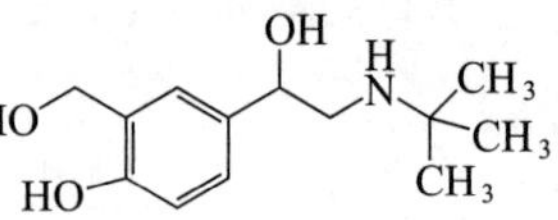 沙丁胺醇 ②沙丁胺醇因不易被消化道内的硫酸酯酶和组织中的儿茶酚氧位甲基转移酶破坏，故口服有效，作用持续时间较长 ③可用于各型支气管哮喘以及伴有支气管痉挛的各种支气管及肺部疾患
沙美特罗	①在沙丁胺醇侧链氮原子上的叔丁基用一长链亲脂性取代基取代得到 ②是长效β_2受体激动药，在体内经羟化作用而广泛代谢，大部分于72小时内消除 ③制成气雾剂给药，对夜间哮喘症状的治疗和运动诱发的哮喘控制特别有效 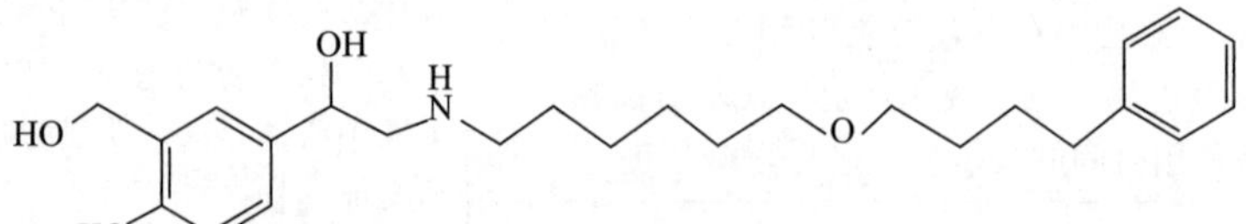 沙美特罗

（续表 3-21）

药物名称	内　容
硫酸特布他林	①将异丙肾上腺素分子中的邻二羟基改为间二羟基得到 ②易被 COMT、MAO 或硫酸酯酶代谢，化学稳定性提高，可口服，作用持久 ③将特布他林苯环上两个酚羟基酯化制成的双二甲氨基甲酸酯前药为盐酸班布特罗，吸收后在体内经肝脏代谢成为有活性的特布他林而发挥作用 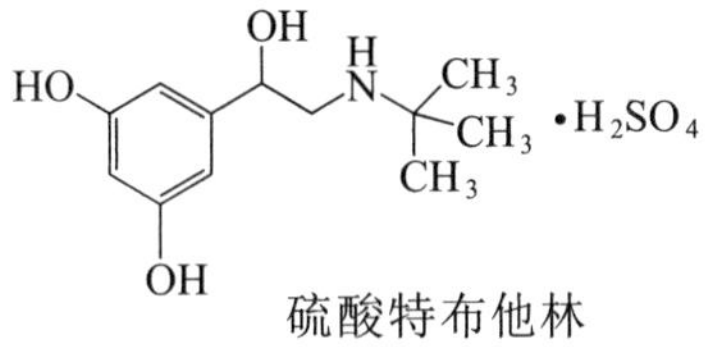 硫酸特布他林

第三节　解热镇痛及非甾体抗炎药

一、解热镇痛药

解热镇痛药是一类能使发热病人的体温降至正常，并能缓解疼痛的药物，其中大部分具有抗炎作用（除苯胺类药物）。解热镇痛药作用于下丘脑的体温调节中枢，选择性地抑制中枢环氧化酶，使前列腺素的合成和释放减少，发挥解热作用。

解热镇痛药从化学结构上主要可分为水杨酸类药物、苯胺类药物及吡唑酮类药物。

（一）水杨酸类药物

1. 代表药物：阿司匹林。

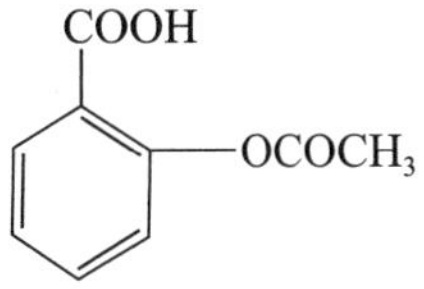

（1）用途：是优良的解热镇痛抗炎药物，同时还用于预防和治疗心血管系统疾病等。

（2）水解生成的水杨酸与三氯化铁试液反应，呈紫堇色。此反应可用于本品的鉴别。

阿司匹林

（3）本品可在生产中带入水杨酸或在贮存中水解产生水杨酸，不仅有一定的毒副作用，还可在空气中逐渐被氧化成一系列淡黄、红棕甚至深棕色的醌类有色物质。

（4）水杨酸的主要代谢途径是在甘氨酸 -*N*- 酰基转移酶（GLYAT）的作用下与甘氨酸结合，形成水杨酰甘氨酸，以及在 UDP- 葡萄糖醛酸转移酶（UGTs）的催化下与葡萄糖醛酸结合，最后从肾脏排泄。另有小部分水杨酸（< 1%）被氧化为龙胆酸

2. 其他常用的水杨酸类药物

表 3-22　其他常用的水杨酸类药物

药物名称	化学结构	性质和代谢
贝诺酯	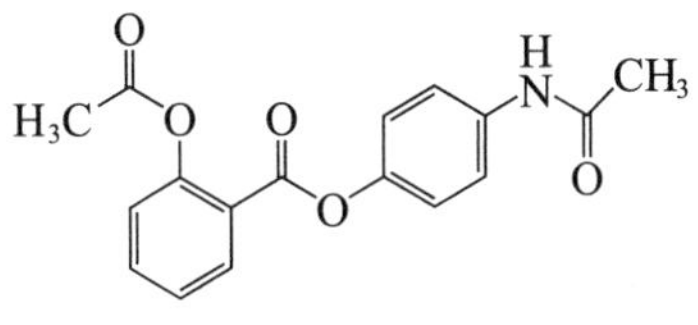	①阿司匹林分子中的羧基与对乙酰氨基酚的酚羟基成酯后的孪药 ②口服后在胃肠道不被水解，以原型吸收，很快达有效血药浓度；吸收后代谢为水杨酸和对乙酰氨基酚；主要以水杨酸及对乙酰氨基酚的代谢产物形式自尿中排出

（续表 3-22）

药物名称	化学结构	性质和代谢
二氟尼柳	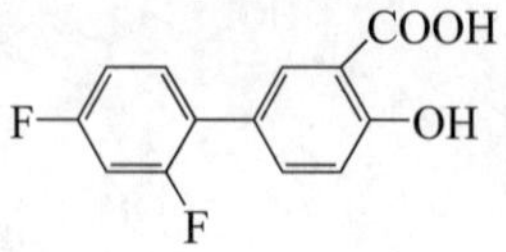 F, F, COOH, OH	①水杨酸的 5 位上引入 2,4- 二氟苯基衍生物 ②主要代谢物是羧基和羟基与葡糖醛酸结合物（90% 的给药剂量） ③主要用于轻、中度疼痛的镇痛，如关节炎、腕、踝关节的扭伤、小手术、肿瘤等疼痛

（二）苯胺类药物

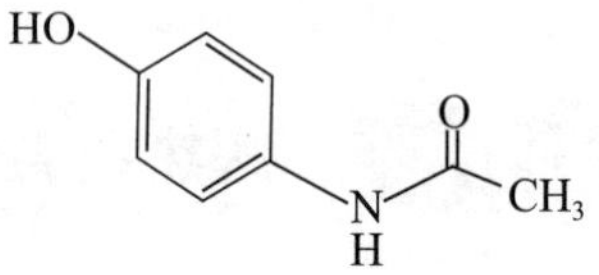

代表药物：对乙酰氨基酚。

HO, O, N, H, CH_3

对乙酰氨基酚

（1）有酰胺键，贮藏不当时可发生水解，产生对氨基酚，酸性及碱性均能促进水解反应。

（2）对乙酰氨基酚可转化成毒性代谢产物 *N*- 乙酰亚胺醌和 *N*- 羟基衍生物。大剂量服用本品后，*N*- 乙酰亚胺醌可耗竭肝内储存的谷胱甘肽，进而与某些肝脏蛋白的亲核基因（如 SH）结合而引起肝坏死。这也是过量服用对乙酰氨基酚导致肝坏死、低血糖和昏迷的主要原因。因此，对乙酰氨基酚的服用时间不宜过长，剂量也不宜太大。各种含巯基的药物可用作对乙酰氨基酚过量的解毒剂。

（3）不具有抗炎作用。

二、非甾体抗炎药

非甾体抗炎药按含有的药效团分为羧酸类和非羧酸类。

（一）羧酸类

含有羧酸药效团的非甾体抗炎药物主要有芳基乙酸类药物和芳基丙酸类药物。

1. 芳基乙酸类药物

吲哚美辛的抗炎活性强度与其乙酸基的酸性强度成正相关，分子中 5 位取代基（如甲氧基）的存在可以有效防止该药在体内的代谢，吲哚美辛 2 位的甲基取代基会产生立体排斥作用，可使 *N*- 芳酰基与甲氧基苯环处于同侧的优势构象，加强与受体的作用。

吲哚美辛在室温下空气中稳定，但对光敏感。

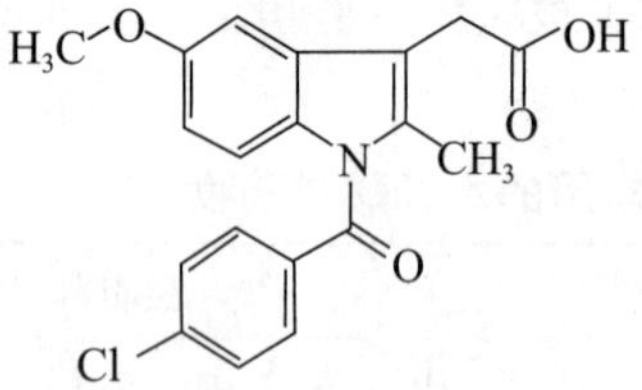

H_3C, O, OH, O, N, CH_3, O, Cl

吲哚美辛

COONa, H, N, Cl, Cl

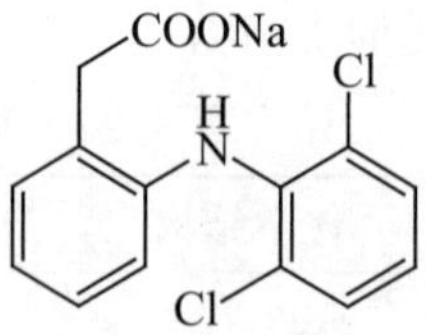

双氯芬酸钠

利用电子等排原理，将吲哚环上的—N—换成—CH= 得到茚类衍生物，发现了舒林酸。舒林酸属前体药物，它在体外无效，在体内经肝代谢，甲基亚砜基被还原为甲硫基化合物而显示生物活性。舒林酸自肾脏排泄较慢。

双氯芬酸钠是芳基乙酸类药物中具有标志性的代表药物，抗炎、镇痛和解热作用很强。不良反应少，且在非甾体药物中剂量最小。双氯芬酸钠的作用机制除抑制环氧化酶的活性，阻断前列腺素的生物合成外，还能抑制5-脂氧合酶，使炎症介质白三烯的合成减少。主要代谢产物为苯环羟基化衍生物，均有抗炎镇痛活性，但活性均低于本品，经肾脏和胆汁排泄。

2. 芳基丙酸类药物

（1）芳基丙酸类药物的构效关系

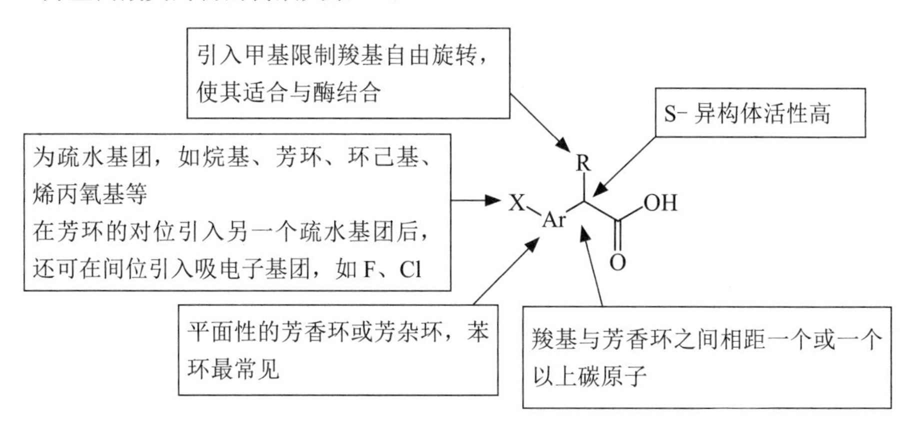

图3-6　芳基丙酸类药物的构效关系

芳基丙酸类药物的羧基α位碳原子为手性原子，甲基的引入限制了羧基的自由旋转，使其保持适合与受体或酶结合的构象，提高消炎作用，且毒性也有所降低。该类药物的对映异构体之间在生理活性、毒性、体内分布及代谢等方面均有差异。同一药物的对映异构体之间在生理活性、毒性、体内分布及代谢等方面均有差异。通常*S*-异构体的活性高于*R*-异构体。

（2）常用药物

芳基丙酸类药物是在芳基乙酸的α-碳原子上引入甲基得到的，代表药物是布洛芬（Ibuprofen），目前临床上使用消旋体，但*S*-异构体的活性优于*R*-异构体。在体内无效的*R*-（-）-布洛芬可转变为*S*-（+）-布洛芬，故通常布洛芬以外消旋形式应用。

CH_3 COOH CH_3 H_3C

布洛芬

在服药24小时后，药物基本以原型和氧化产物形式被完全排出。代谢物包括对异丁基侧链的氧化（羟基化产物），进而羟基化产物进一步被氧化成羧酸代谢物。所有的代谢物均无活性。

其他常用的芳基烷酸类药物见表3-23。

表3-23　常用的芳基烷酸类药物

药物名称	化学结构	性质和代谢
萘普生	CH_3 O OH H_3C O	*S*-异构体的活性是*R*-异构体的35倍，以*S*-异构体上市
萘丁美酮（萘普酮）	O CH_3 H_3C O	①为非酸性的前体药物，其本身无环氧酶抑制活性。小肠吸收后，经肝脏首关代谢为活性代谢物，即原药6-甲氧基-2-萘乙酸起作用

（续表 3-23）

药物名称	化学结构	性质和代谢
萘丁美酮（萘普酮）		②萘丁美酮在体内对环氧酶 -2 有选性的抑制作用，不影响血小板聚集，且肾功能不受损害。用于治疗类风湿关节炎，服用后对胃肠道的不良反应较低
依托度酸		吡喃羧酸类非甾体类抗炎药；抑制环氧化酶 -2（COX-2），对环氧化酶 -1（COX-1）影响小
氟比洛芬		①丙酸类非甾体类抗炎药，为 4- 苯基 -3- 氟代苯丙酸，抗炎作用和镇痛作用分别为阿司匹林的 250 倍和 50 倍 ②代谢物主要是羟化物和结合物
酮洛芬		为 3 位苯甲酰基布洛芬，消炎作用较布洛芬强，且副作用小
洛索洛芬		为 4 位环戊酮甲基布洛芬，比吲哚美辛强 10 倍；是一种前药，可通过肝脏中的羰基还原酶迅速转化为其活性的反式醇代谢物；代谢中产生的顺式醇代谢物没有药理活性

（二）非羧酸类

1. 昔康类

（1）昔康类药物的构效关系

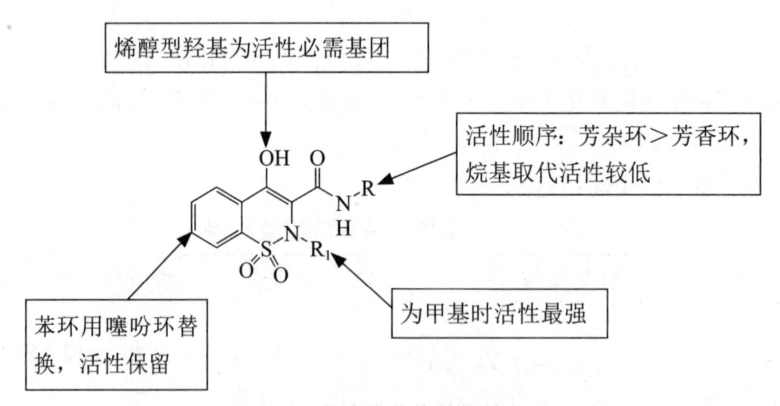

图 3-7　昔康类药物的构效关系

该类化合物具有酸性，p*K*a 大多为 4 ～ 6，*N*- 杂环氨甲酰的酸性通常强于 *N*- 芳环氨甲酰化合物。

（2）常用药物

表 3-24　常用的昔康类药物

药物名称	化学结构	性质和代谢
吡罗昔康	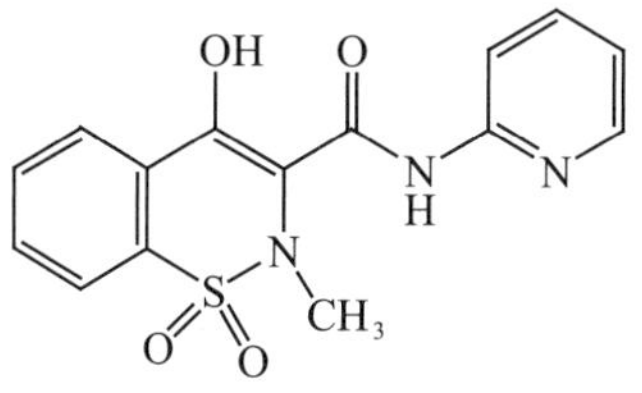	①骨架为 1,2- 苯并噻嗪结构，含有烯醇型羟基药效团，是第一个上市的昔康类药物 ②经肝脏代谢，主要代谢物是吡罗昔康和 5′- 羟基吡罗昔康与葡萄糖醛酸结合物 ③用于治疗风湿性关节炎及类风湿关节炎，有明显的镇痛、抗炎及一定的消肿作用
美洛昔康	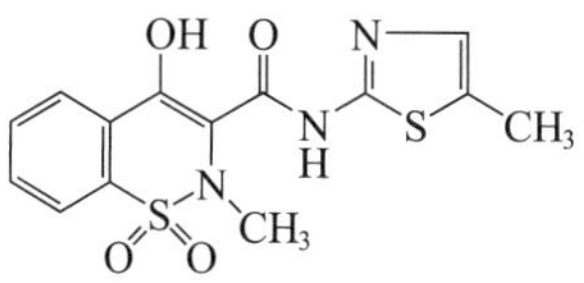	①吡罗昔康分子中的芳杂环 *N*-（2- 吡啶基）被 5- 甲基 -*N*-（2- 噻唑基）替代产物，选择性抑制环氧化酶 -2（COX-2），对环氧化酶 -1 的抑制作用弱 ②在肝脏代谢，主要代谢产物为 5′- 羧基美洛昔康，代谢产物没有药效学活性
依索昔康	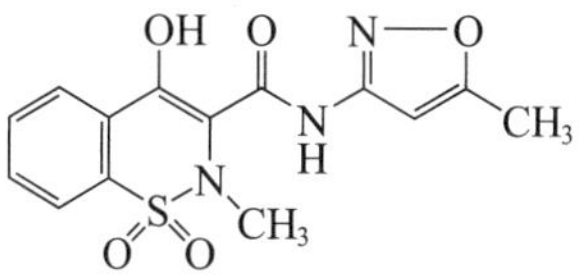	将美洛昔康的噻唑环用异噁唑替代产物
替诺昔康	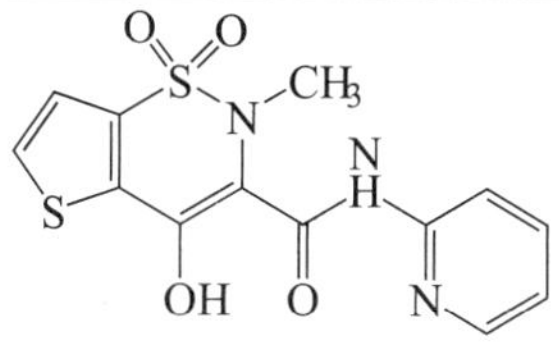	①将吡罗昔康中的苯环以噻吩替代得到替诺昔康 ②在肝脏中代谢产物无药理活性，主要为 5′- 羟基 - 替诺昔康

2. 昔布类：是一类选择性的 COX-2 抑制药

传统的非甾体抗炎药作用于 COX-1 和 COX-2。在产生抗炎作用的同时，由于抑制 COX-1 而产生胃肠道黏膜伤害作用；COX-2 抑制药抗炎作用强，胃肠道副作用小，但由于打破正常情况下的 TXA_2 和 PGI_2 处于平衡状态，而产生心血管事件。因选择性的 COX-2 抑制药在阻断前列环素（PGI_2）产生的同时，并不能抑制血栓素（TAX_2）的生成，会打破体内促凝血和抗凝血系统的平衡。代表药物：塞来昔布、艾瑞昔布。

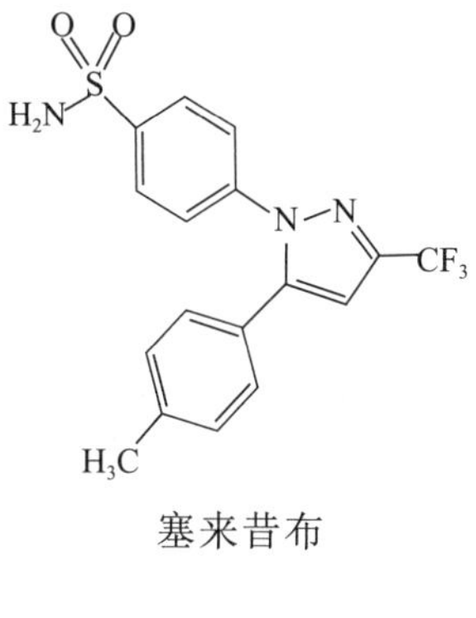

塞来昔布 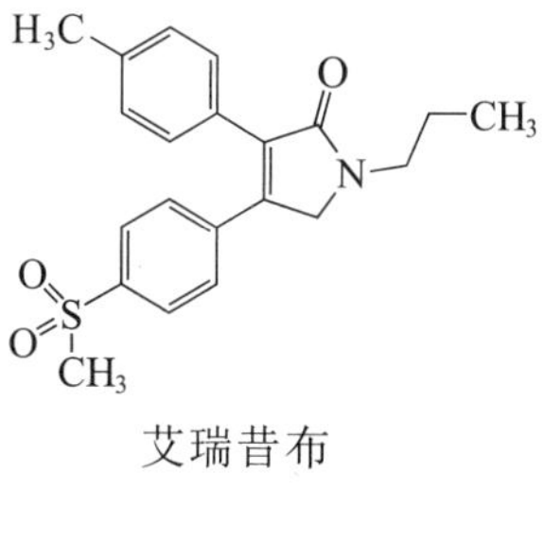　　艾瑞昔布

我国药物化学家提出了“适度抑制”的理念作为研制 COX 抑制药的原则，即对 COX-2 有选择性抑制作用，但选择性不宜过强，对 COX-2 和 COX-1 的抑制活性调节在一定的范围内，在消除炎症的同时，应维持 PGI_2 和 TXA_2 之间功能的平衡。基于已有 COX-2 抑制药的结构构建了药效团，以不饱和吡咯烷酮作为支架，连接有甲磺酰基取代苯和甲基苯形成的药物结构，设计合成了艾瑞昔布（Imrecoxib），成为治疗关节疼痛、骨性关节炎的一线治疗药物。

第四节 消化系统疾病用药

一、抗溃疡药

目前临床上使用的抗溃疡药物主要有 H_2 受体拮抗药和质子泵抑制药。

（一）H_2 受体拮抗药

1. H_2 受体拮抗剂抗溃疡药的基本结构与构效关系

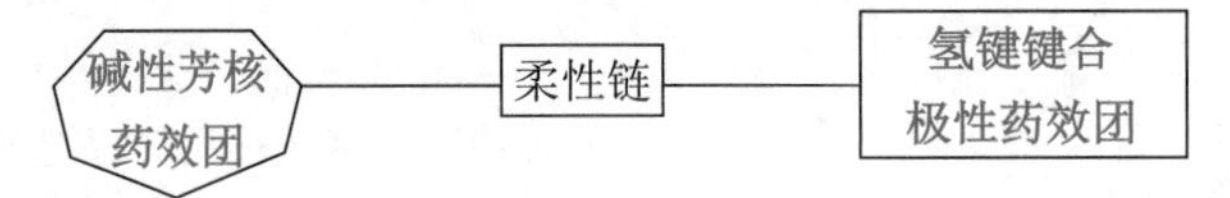

H_2 受体拮抗药具有两个药效团：具碱性的芳环结构和平面的极性基团。受体上谷氨酸残基阴离子作为碱性芳环的共同的受点，而平面极性基团可能与受体发生氢键键合的相互作用。两个药效团通过柔性链相连接。

H_2 受体拮抗药的结构由三部分组成，碱性或碱性基团取代的芳杂环通过中间联接链与含氮的平面极性“脒脲基团”相连，药物的亲脂性与其吸收分布有关，对药效产生影响。H_2 受体拮抗药的构效关系见图 3-8。

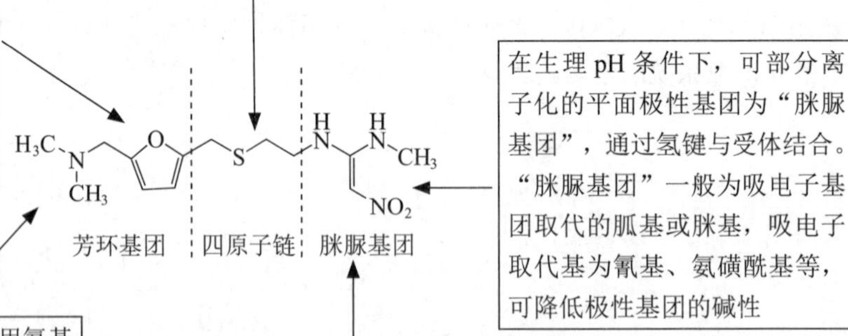

图 3-8 H_2 受体拮抗药的构效关系

2. 常用药物

临床上使用的 H_2 受体拮抗药主要有西咪替丁、盐酸雷尼替丁、法莫替丁、尼扎替丁以及罗沙替丁（表 3-25）。

表 3-25　常用的 H_2 受体拮抗剂抗溃疡药

药物名称	药物结构	性质和代谢
西咪替丁	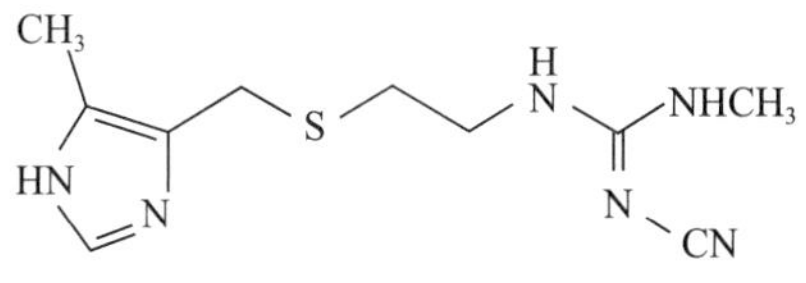 CH_3 HN N S H N $NHCH_3$ N CN	①化学结构由咪唑五元环、含硫醚的四原子链和末端取代胍三个部分构成。西咪替丁饱和水溶液呈弱碱性反应 ②西咪替丁分子具有较大的极性，脂水分配系数小。pK_a 值 6.8，在酸性条件下，主要以质子化形式存在
盐酸 雷尼替丁	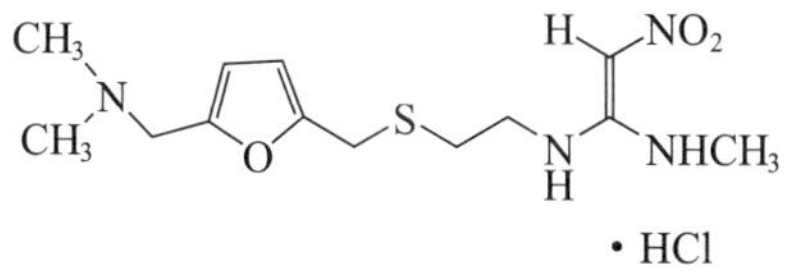 CH_3 N CH_3 O S H NO_2 N H $NHCH_3$ · HCl	①碱性基团取代的芳杂环为二甲胺甲基呋喃，氢键键合的极性药效团是二氨基硝基乙烯，为反式体，顺式体无活性 ②其代谢物为 *N*- 氧化、*S*- 氧化和去甲基雷尼替丁 ③抑制胃酸分泌的强度约为西咪替丁的 5 ～ 10 倍，对 H_1 受体和胆碱受体均无拮抗作用，无抗雄激素不良反应，对内分泌的影响小，也未见西咪替丁存在的中枢副作用，药物滞留时间长，为长效药物
法莫替丁	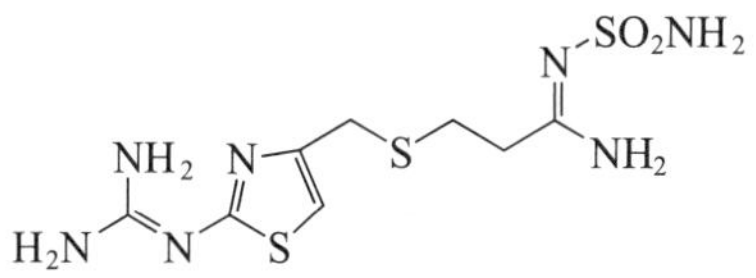 NH_2 H_2N N N S S N SO_2NH_2 NH_2	①碱性基团取代的芳杂环为用胍基取代的噻唑环，氢键键合的极性药效团是 *N*- 氨基磺酰基脒 ②作用强度为西咪替丁的 20 ～ 160 倍。为选择性最高和作用最强的 H_2 受体拮抗药。它对 H_1、M、N、5-HT、α 及 β 受体均无协同或拮抗作用，与肝药酶系统的细胞色素 P450 无相互作用，几乎不影响其他药物经该系统的代谢 ③法莫替丁还能增加胃黏膜的血流，加强防御机制，提高止血效果
尼扎替丁	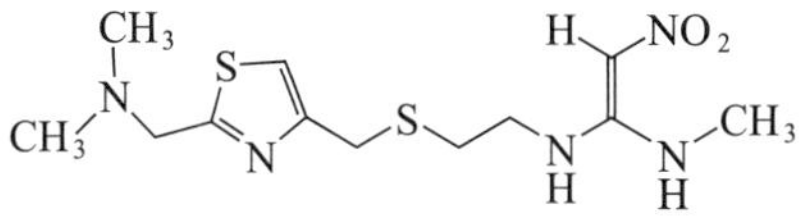 CH_3 N CH_3 S N S H NO_2 N H N H CH_3	用亲脂性较大的噻唑环代替雷尼替丁分子中的呋喃环得到尼扎替丁，可以提高雷尼替丁生物利用度，活性与雷尼替丁相仿，而生物利用度高达 95%

（二）质子泵抑制药

1. 质子泵抑制剂类抗溃疡药的基本结构与构效关系

质子泵抑制剂类抗溃疡药的分子由吡啶环、亚磺酰基、苯并咪唑环三部分组成。

质子泵抑制剂抗溃疡药物基本结构

质子泵抑制药是抑制 H^+，K^+-ATP 酶。

不可逆性质子泵抑制药的结构由吡啶环、甲基亚磺酰基及苯并咪唑三部分组成。质子泵抑制药的构效关系如图 3-9。

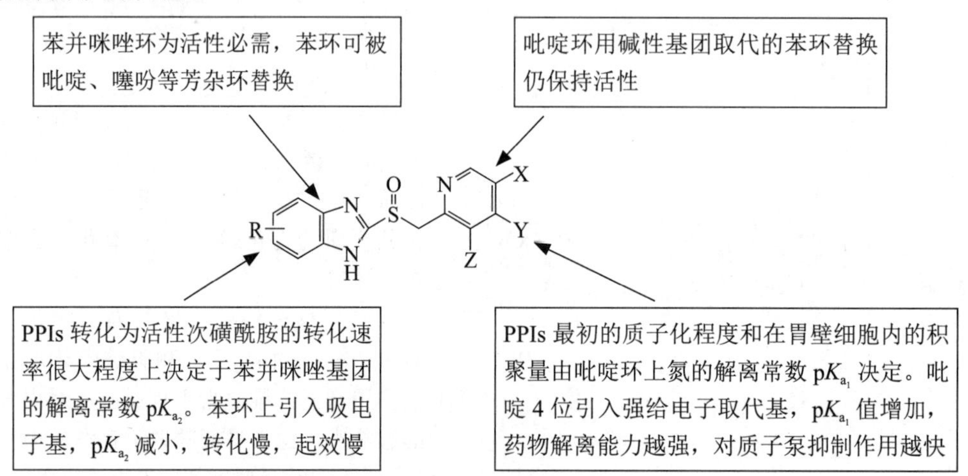

图 3-9　质子泵抑制药的构效关系

2. 质子泵抑制剂类抗溃疡药的特点

质子泵抑制剂类抗溃疡药（以奥美拉唑为例）具较弱的碱性，在碱性环境中不易解离，保持游离的非活性状态，可通过细胞膜进入强酸性的胃壁细胞泌酸小管口，酸质子对苯并咪唑环上氮原子质子化而活化，发生分子内的亲核反应。通过发生 Smiles 重排、生成次磺酸和次磺酰胺，然后与 H^+，K^+-ATP 酶上 Cys813 和 Cys892 的巯基共价结合，形成二硫化酶抑制剂复合物而阻断质子泵分泌 H^+ 的作用，表现出选择性和专一性的抑制胃酸分泌作用。

奥美拉唑的 *S*- 异构体被开发为药物埃索美拉唑（Esomeprazole）上市，是第一个上市的光学活性质子泵抑制药。埃索美拉唑在体内的代谢更慢，并且经体内循环更易重复生成，导致血浓度更高，维持时间更长，其疗效和作用时间都优于奥美拉唑。

3. 常用药物

主要代表药物有奥美拉唑、埃索美拉唑、兰索拉唑、右兰索拉唑、泮托拉唑和雷贝拉唑钠等。

表 3-26　常用的质子泵抑制剂类抗溃疡药

药物名称	药物结构	性质和代谢
奥美拉唑		口服 T_{max} 为 0.5 ～ 7 小时，达峰血药浓度为 0.22 ～ 1.16mg/L。与血浆蛋白结合率为 95% ～ 96%。$t_{1/2}$ 为 0.5 ～ 1 小时，慢性肝病患者为 3 小时；口服生物利用度为 54%，$t_{1/2}$ 为 1 小时，给药 16 小时后，几乎全部以代谢物形式排出

（续表 3-26）

药物名称	药物结构	性质和代谢
艾司奥美拉唑	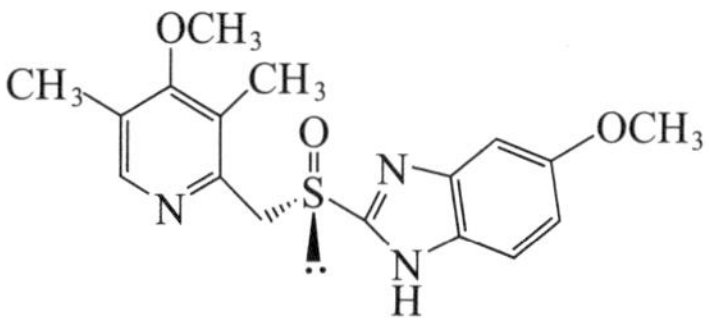	①为奥美拉唑的 *S*- 异构体。与消旋的奥美拉唑相比，本品抑酸作用强 1.6 倍，肝脏首关效应较小，内在清除率低，代谢较慢，易经体内循环重复生成，血药浓度较高 ②艾司奥美拉唑制成盐可提高稳定性，钠盐通常用于注射剂，镁盐用于口服制剂
兰索拉唑	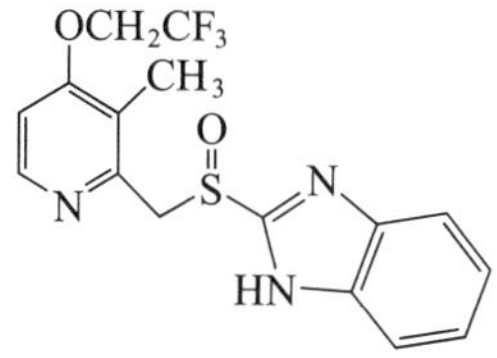	①结构与奥美拉唑相似，结构的区别在苯并咪唑环上的苯环上无取代，而吡啶环上的 4 位上引入了三氟乙氧基。理化性质也与奥美拉唑相似 ②与奥美拉唑相似，兰索拉唑也有光学异构体代谢的差异，兰索拉唑的 *R*-（+）- 异构体不易代谢，有较高的最大血药浓度（C_{max}）、药 - 时曲线下面积（AUC）和代谢比
右兰索拉唑	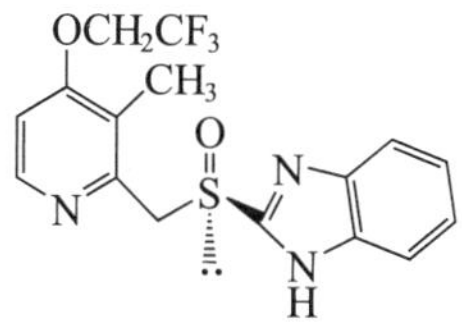	为兰索拉唑的 *R*-（+）- 光学异构体，其代谢作用与埃索美拉唑类似
泮托拉唑	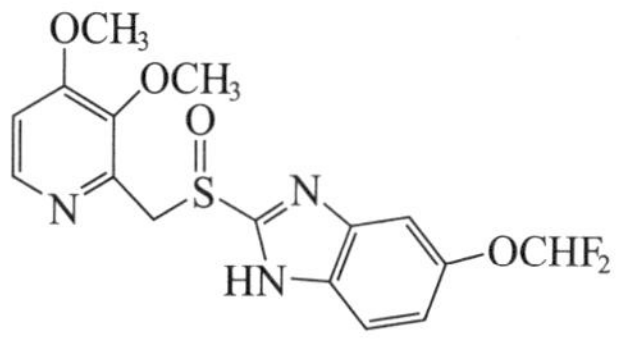	①结构特征为苯并咪唑的 5 位上有二氟甲氧基，呈弱碱性 ②泮托拉唑也具有两个手性异构体。在体内可发生右旋体向左旋体的单方向构型转化
雷贝拉唑钠	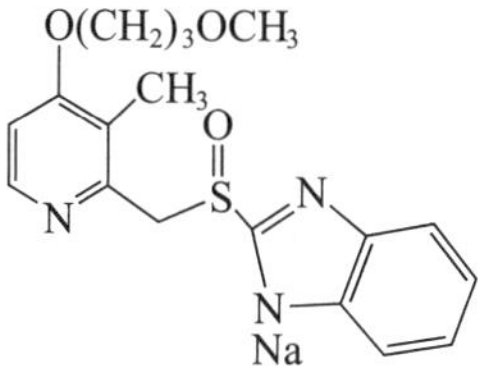	①对基础胃酸和由刺激引起的胃酸分泌均有抑制作用。比奥美拉唑和兰索拉唑有更强的抗幽门螺杆菌活性。对胆碱受体和组胺 H_2 受体无拮抗作用 ②本品经细胞色素 P450 酶系统代谢，生物利用度不受食物或抗酸剂的影响

二、促胃肠动力药

现常用的有多巴胺 D_2 受体拮抗药甲氧氯普胺，外周性多巴胺 D_2 受体拮抗药多潘立酮，既能阻断多巴胺 D_2 受体又能抑制乙酰胆碱活性的药物伊托必利和选择性 5-HT_4 受体激动药莫沙必利等。

表 3-27　常用的促胃肠动力药

药物名称	药物结构	性质和代谢
甲氧氯普胺	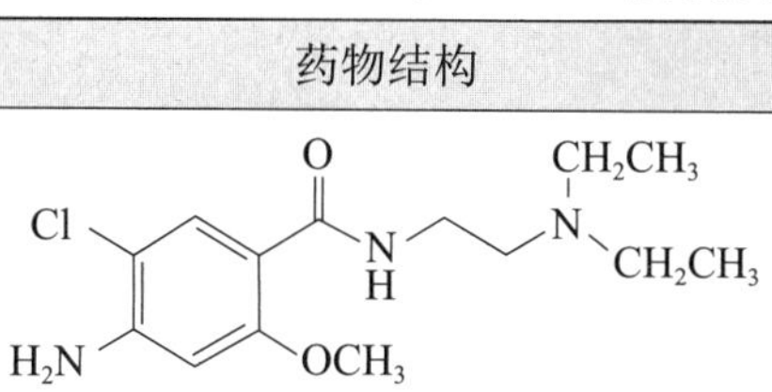	①结构与普鲁卡因胺类似，均为苯甲酰胺的类似物，但无局部麻醉和抗心律失常的作用

（续表 3-27）

药物名称	药物结构	性质和代谢
甲氧氯普胺	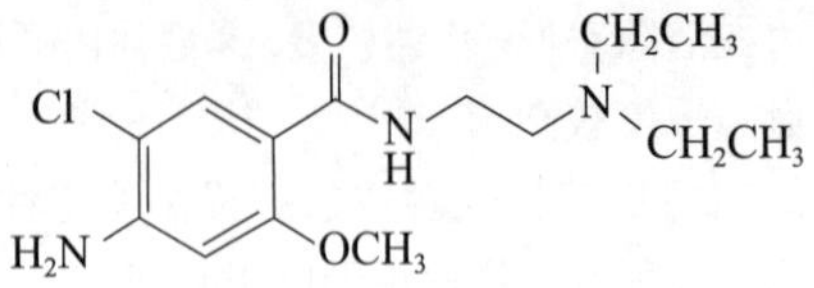	②本品为多巴胺 D_2 受体拮抗药，同时还具有 5-HT_4 受体激动效应，对 5-HT_3 受体有轻度抑制作用。可作用于延髓催吐化学感受区（CTZ）中多巴胺受体而提高 CTZ 的阈值。具有促动力作用和止吐的作用，是第一个用于临床的促动力药，本品有中枢神经系统的副作用（锥体外系症状），常见嗜睡和倦怠
多潘立酮	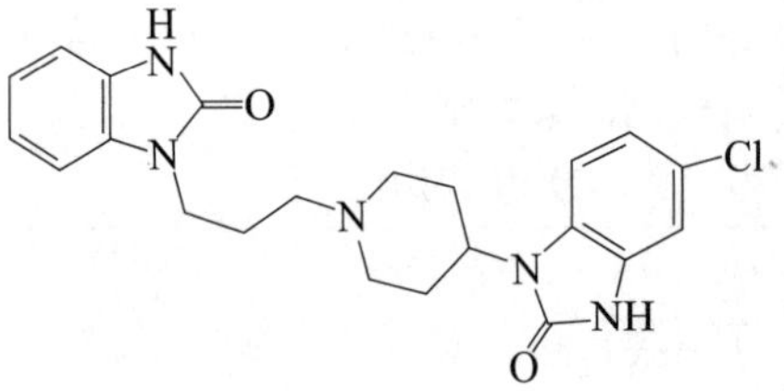	①为较强的外周性多巴胺 D_2 受体拮抗药。分子中含有双苯并咪唑结构，极性较大，不能透过血－脑屏障，故较少出现甲氧氯普胺的中枢神经系统的副作用（锥体外系症状） ②止吐活性较甲氧氯普胺小。几乎全部在肝内代谢，经 CYP3A4 代谢生成 *N*- 去烃化物。经 CYP3A4、CYP1A2 和 CYP2E1 代谢生成羟基化物。其代谢物基本无活性 ③多潘立酮的较为安全口服剂量为 10mg，日最高剂量限制到 30mg
伊托必利	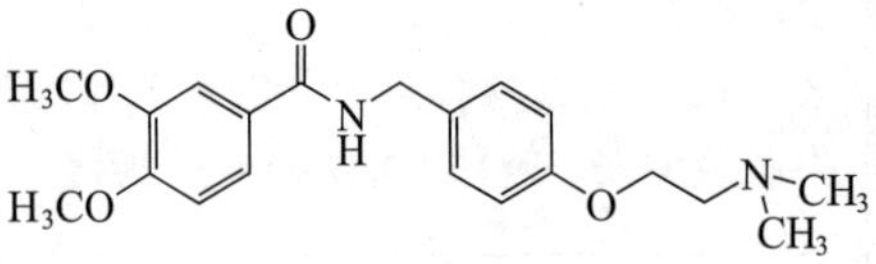	①具有阻断多巴胺 D_2 受体活性和抑制乙酰胆碱酯酶活性的双重活性 ②本品在中枢神经系统分布少，选择性高，不良反应少。不产生甲氧氯普胺的锥体外系症状，较少引起血催乳素水平增高，无西沙必利的致室性心律失常及其他严重的药物不良反应，安全性更高
莫沙必利	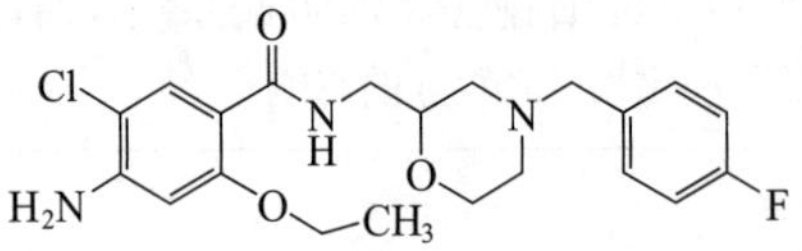	①为新型促胃肠动力药，由于从分子结构上进行了优化，克服了西沙必利的心脏副作用，无导致 O-T 间期延长和室性心律失常作用。是强效、选择性 5-HT_4 受体激动药 ②莫沙必利主要代谢产物为脱 4- 氟苄基莫沙必利，后者具有 5-HT_3 受体阻断作用

第五节 循环系统疾病用药

一、抗高血压药

（一）血管紧张素转换酶抑制药

血管紧张素转换酶（angiotensin converting enzyme，ACE）系指在肺或肾等器官中将十肽血管紧张素Ⅰ（AngⅠ）水解成八肽血管紧张素（AngⅡ）的锌蛋白酶。

从肾素水解作用开始到促进醛固酮分泌的调节机制过程，是肾素-血管紧张素-醛固酮系统的重要功能，该系统中的 ACE 和 Ang Ⅱ受体现已成为抗高血压药物的重要作用靶点。

1. ACE 抑制药的构效关系（见图 3-10）

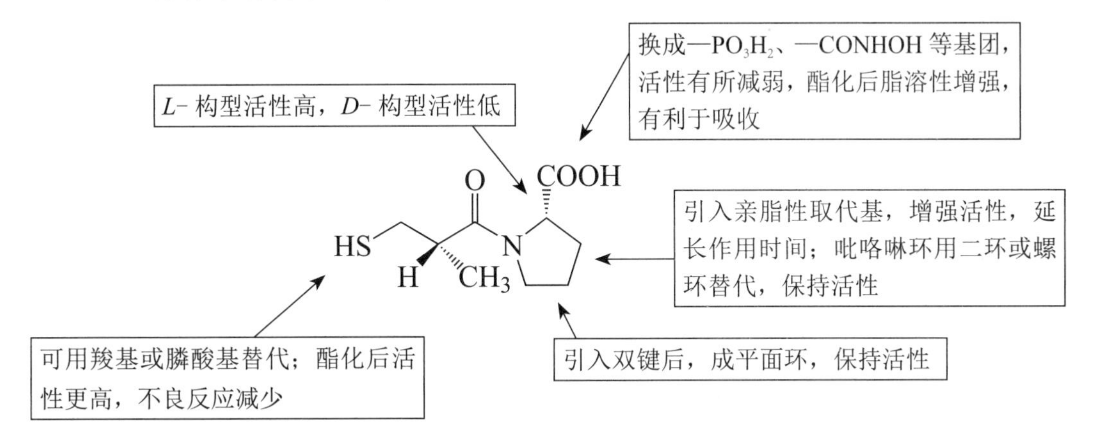

图 3-10 ACE 抑制药的构效关系

基于化学结构，ACE 抑制药可以分成三类：含巯基的 ACE 抑制药、含二羧基的 ACE 抑制药和含磷酰基的 ACE 抑制药。

所有 ACE 抑制药都能有效地阻断血管紧张素Ⅰ向血管紧张素Ⅱ转化。

ACE 抑制药特别适用于患有充血性心力衰竭（CHF）、左心室功能紊乱（LVD）或糖尿病的高血压病人。

这类药物最主要的副作用是引起干咳。

斑丘疹和味觉障碍的高发生率则与卡托普利的巯基有关。

2. 常用药物

表 3-28 常用的血管紧张素转换酶抑制药

药物名称	药物结构	性质和代谢
卡托普利	（结构式：HS、*、O、N、COOH、*、H、CH_3）	①含巯基的 ACE 抑制药的唯一代表药；分子中含有巯基和脯氨酸片段，是关键的药效团 ②分子中的巯基可有效地与酶中的锌离子结合，为关键药效团；会产生皮疹和味觉障碍；由于巯基的存在，卡托普利易被氧化，能够发生二聚反应而形成二硫键；体内代谢有 40% ～ 50% 的药物以原型排泄；剩下的以二巯聚合体或卡托普利-半胱氨酸二硫化物形式排泄
阿拉普利	（结构式：H_3C、O、S、O、N、H、CH_3、O、H、N、COOH）	是卡托普利的巯基乙酰化及羧基与苯甘氨酸的氨基成酰胺的前药。在体内去乙酰化和酰胺水解后迅速转变为卡托普利，但作用比卡托普利强 3 倍

（续表 3-28）

药物名称	药物结构	性质和代谢
依那普利	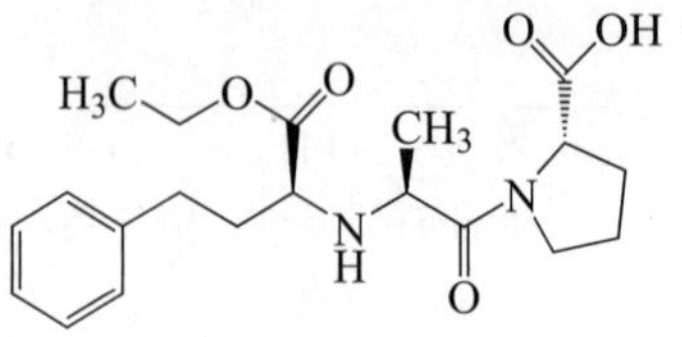	①双羧基的 ACE 抑制药的代表药；分子中含有三个手性中心，均为 *S*- 构型：依那普利是前体药物，口服给药后在体内水解代谢为依那普利拉 ②依那普利拉是一种长效的血管紧张素转换酶抑制药，抑制血管紧张素Ⅱ的生物合成，导致全身血管舒张，血压下降；依那普利拉在小肠内，结构中的仲胺易被离子化，与邻近的羧基形成两性离子，导致其亲脂性低和口服生物利用度较低，口服吸收极差，故只能静脉注射给药；而依那普利在体内主要以非离子形式存在，因此，口服较好
依那普利拉	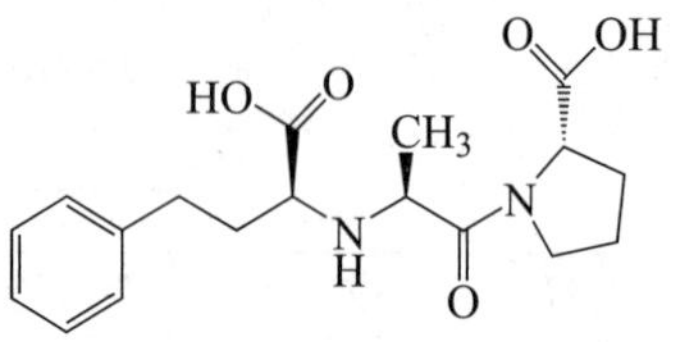	
贝那普利	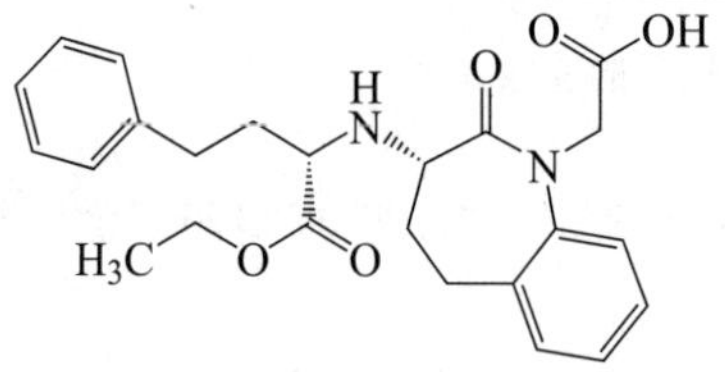	双羧基的 ACE 抑制药；是一种前体药，水解后才具有活性；贝那普利是用 7 元环的内酰胺代替依那普利分子中丙氨酰脯氨酸结构
培哚普利	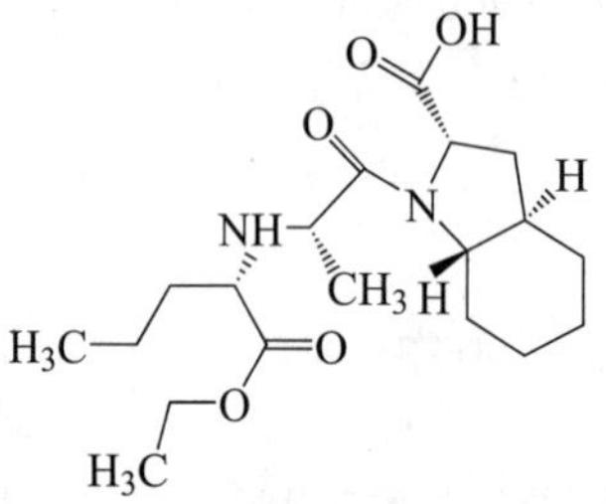	依那普利侧链中苯丁酸被戊酸取代和脯氨酸被八氢 -1*H*- 吲哚羧酸替代的药物；口服后在肝脏水解成具有活性的二酸型化合物培哚普利拉，而产生降压作用
群多普利	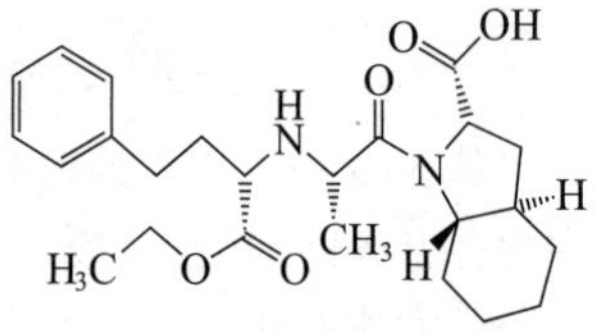	可看成依那普利结构中的脯氨酸被八氢 -1*H*- 吲哚羧酸所替代的药物；口服后在肝脏水解成具有活性的二酸型化合物群多普利拉，而产生降压作用
螺普利	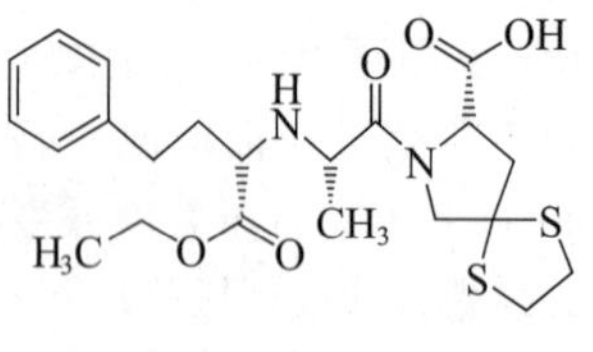	①可看成依那普利结构中的脯氨酸被螺环羧酸所替代的药物。口服后在肝脏水解成具有活性的二酸型化合物螺普利拉 ② ACE 抑制药的前体药物 ③用于治疗原发性高血压，长期应用要防止低血钾
赖诺普利	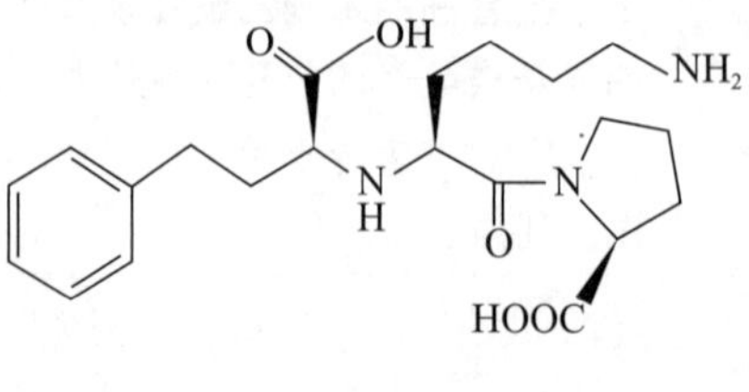	①结构中含有碱性的赖氨酸基团（R═$CH_2CH_2CH_2NH_2$）取代了经典的丙氨酸（R═CH_3）残基，且具有两个没有被酯化的羧基；是唯一的含游离双羧酸的普利类药物 ②与依那普利相比，尽管增加了一个可离子化的羧基基团，口服活性不如依那普利，但

（续表 3-28）

药物名称	药物结构	性质和代谢
赖诺普利	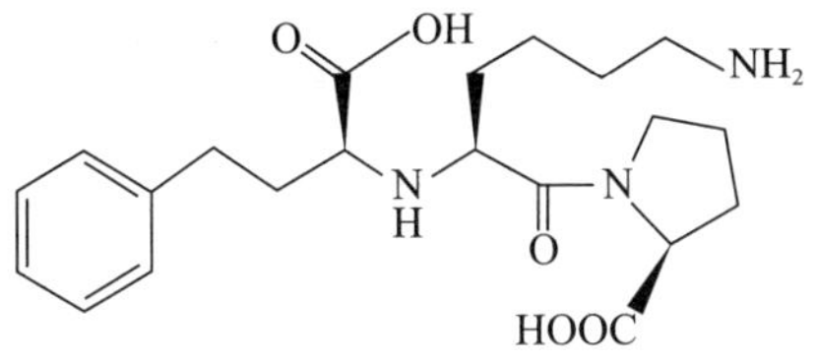	赖诺普利的口服吸收却优于依那普利拉；赖诺普利和卡托普利也是当前仅有的两个非前药的 ACE 抑制药 ③会发生体内蓄积，蓄积的原药可经透析去除。老年人用药达峰时间延长
福辛普利	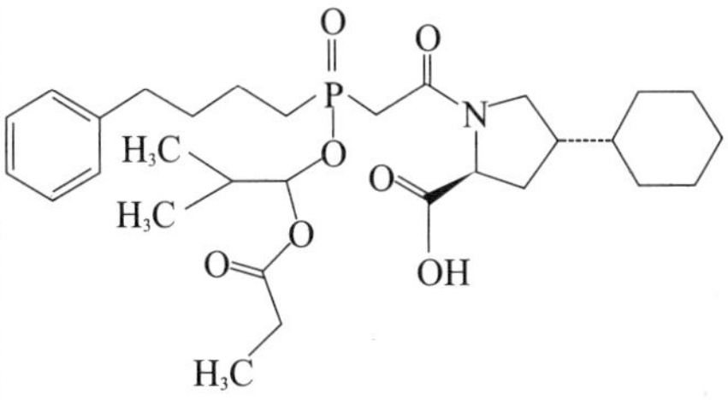	①含有膦酰基的 ACE 抑制药的代表；以次膦酸类结构替代依那普利拉中的羧基，可产生与巯基和羧基相似的方式和 ACE 的锌离子结合 ②福辛普利为前药，是次膦酸与酰氧基烷基形成的酯，能使福辛普利具有较好的脂溶性，同时也能提高其生物利用度。口服后经肠壁和肝的酯酶催化，便形成了活性的福辛普利拉

（二）血管紧张素Ⅱ受体拮抗药

血管紧张素Ⅱ（AⅡ）受体拮抗药是含有酸性基团的联苯结构，酸性基团可以为四氮唑环也可以是羧基，在联苯的一端联有咪唑环或可视为咪唑环的开环衍生物，咪唑环或开环的结构上都联有相应的药效基团。

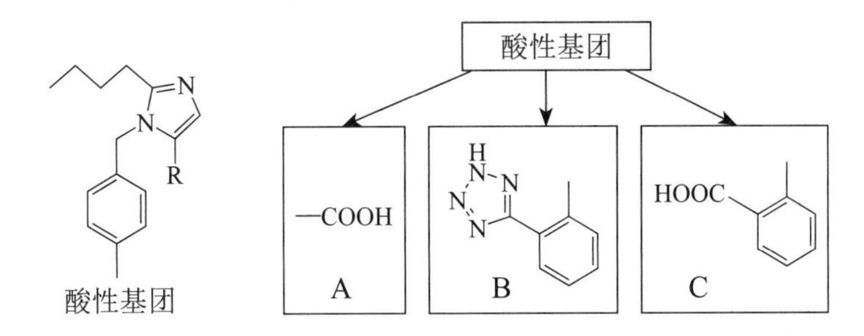

1. 血管紧张素Ⅱ受体拮抗药的构效关系

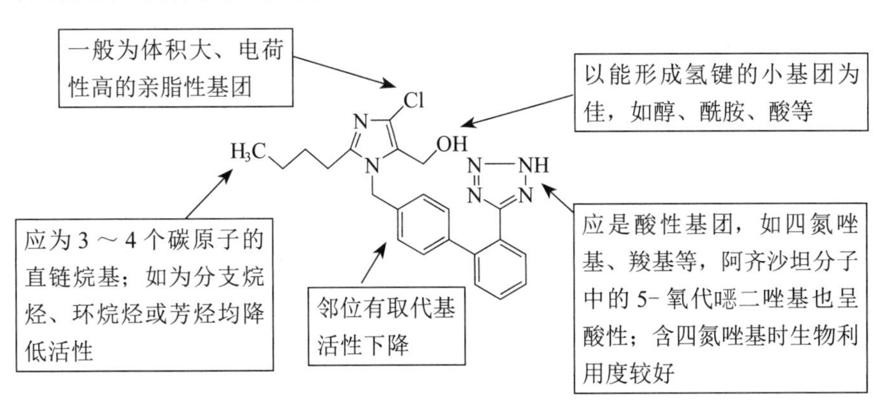

图 3-11　血管紧张素Ⅱ受体拮抗药的构效关系

2. 常用药物

表 3-29　常用的血管紧张素Ⅱ受体拮抗药

药物名称	药物结构	性质和代谢
氯沙坦	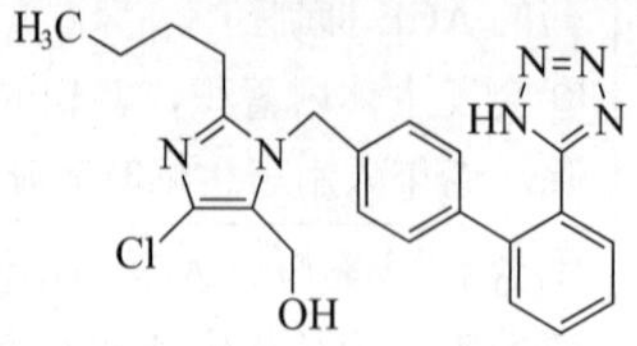	①分子中的四唑结构为酸性基团，咪唑环2位的丁基为该药物提供了必要的脂溶性和疏水性 ②主要用于原发性高血压
缬沙坦	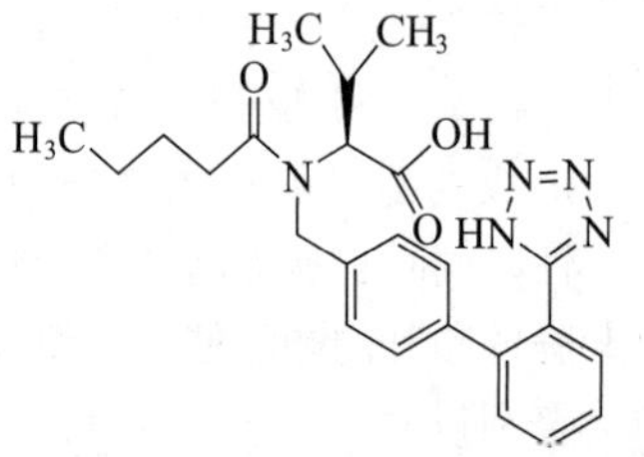	①不含咪唑环的AⅡ受体拮抗药；其作用稍高于氯沙坦，分子中的酰胺基与氯沙坦的咪唑环上的*N*为电子等排体，可与受体形成氢键 ②为非前体药，不需要经过肝脏的生物转化而直接具有药理活性； ③用于各类轻、中度高血压，尤其适用于ACE抑制药不耐受的病人
厄贝沙坦	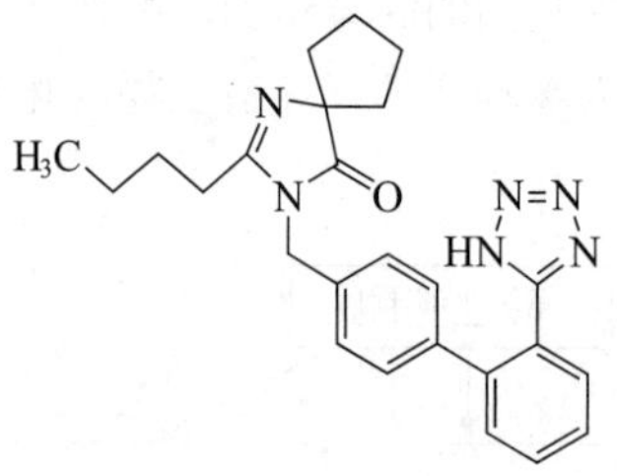	①厄贝沙坦为螺环化合物，缺少氯沙坦结构中的羟甲基，但与受体结合的亲和力却是氯沙坦的10倍；羰基与受体的氢键或离子偶极结合能模拟氯沙坦的羟基与受体的相互作用，而螺环能提高与受体的疏水结合能力 ②治疗原发性高血压，合并高血压的2型糖尿病肾病的治疗；厄贝沙坦也可与氢氯噻嗪组成复方用于治疗单用厄贝沙坦或氢氯噻嗪不能有效控制血压的患者
替米沙坦	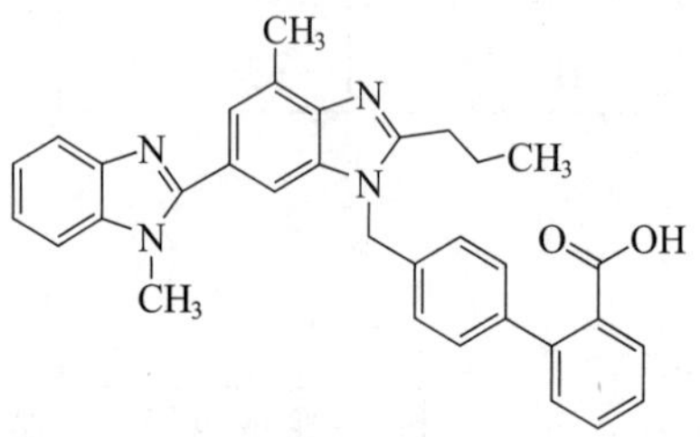	①分子中不含四氮唑基的AⅡ受体拮抗药，分子中的酸性基团为羧酸基；替米沙坦是一种特异性AT_1受体拮抗药，与AT_1受体（已知的血管紧张素Ⅱ作用位点）具有较高亲和性，是AT_2受体的3000倍 ②替米沙坦通过母体化合物与葡糖苷酸结合代谢，结合产物无药理学活性
依普罗沙坦	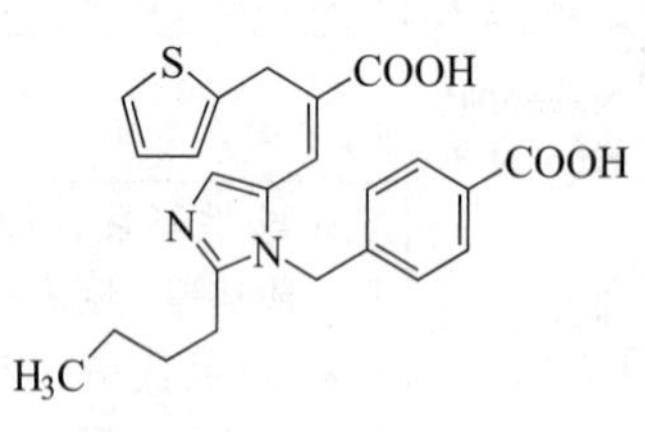	①含有噻吩丙烯酸结构，不经CPY450代谢，基本以原型药物形式排泄，耐受性好 ②用于高血压，尤其是高血压伴肾功能障碍者

（续表 3-29）

药物名称	药物结构	性质和代谢
坎地沙坦酯		①为坎地沙坦的前药，在体内迅速并完全地代谢成活性化合物坎地沙坦 ②大鼠试验证明，坎地沙坦极少通过血-脑屏障，但可透过胎盘屏障并分布至胎儿

二、调节血脂药

1. 羟甲戊二酰辅酶 A 还原酶抑制药基本结构和构效关系：羟甲戊二酰辅酶 A 还原酶（HMG-CoA 还原酶）是体内生物合成胆固醇的限速酶，是调血脂药物的重要作用靶点。羟甲戊二酰辅酶 A 还原酶抑制药（简称为他汀类药物）基本结构如下：

环 A 或 B　　　环 A　　　环 B

无论是对天然还是合成的他汀类药物分子中都含有 3,5- 二羟基羧酸药效团，3,5- 二羟基羧酸的 5 位羟基有时会和羧基形成内酯，该内酯须经水解后才能起效，可看作前体药物。且 3,5- 二羟基的绝对构型对产生药效有至关重要的作用。环 A 部分的十氢化萘环与酶活性部位结合是必需的。他汀类药物的构效关系如图 3-12。

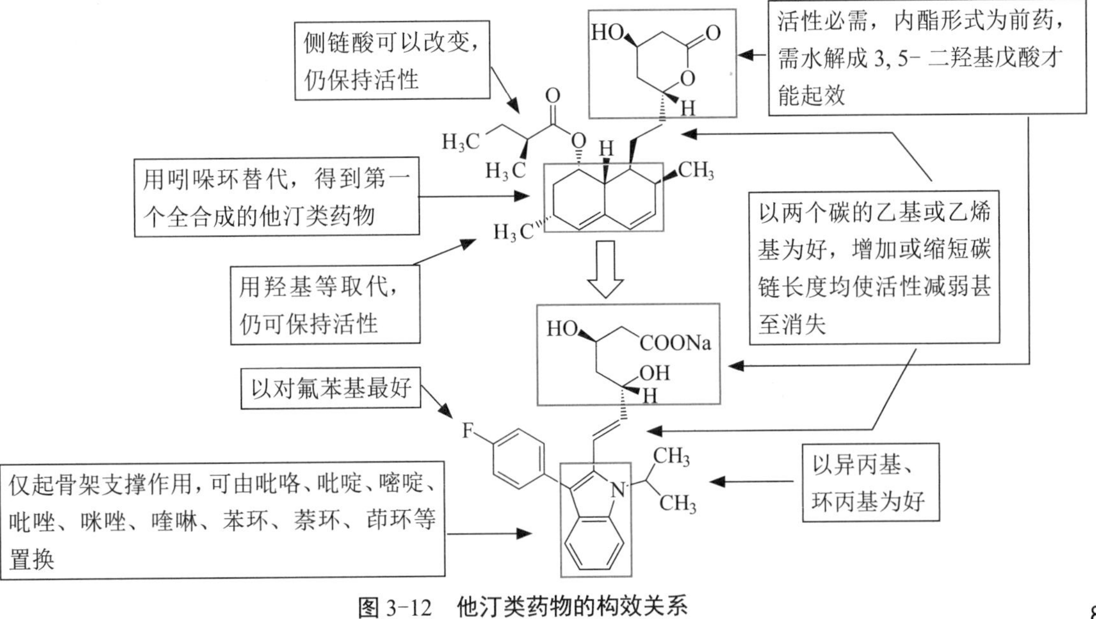

图 3-12　他汀类药物的构效关系

他汀类药物会引起肌肉疼痛或横纹肌溶解的副作用，特别是西立伐他汀（Cerivastatin）由于引起横纹肌溶解，导致病人死亡的副作用而撤出市场后，更加引起人们的关注。

2. 常用药物

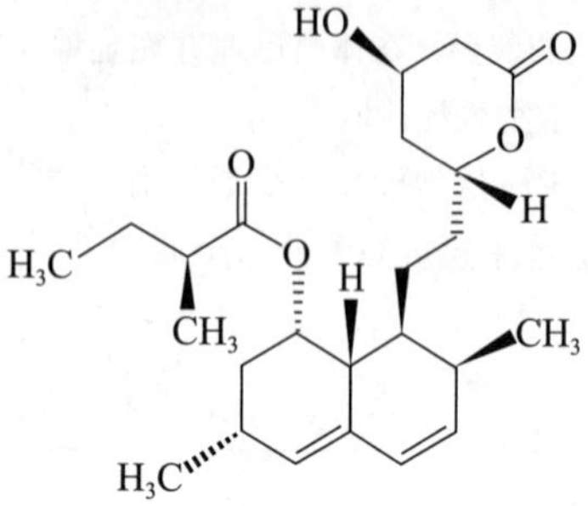

洛伐他汀 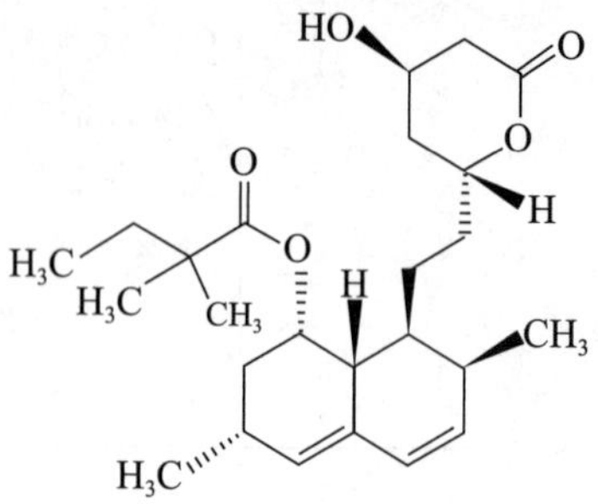　　辛伐他汀 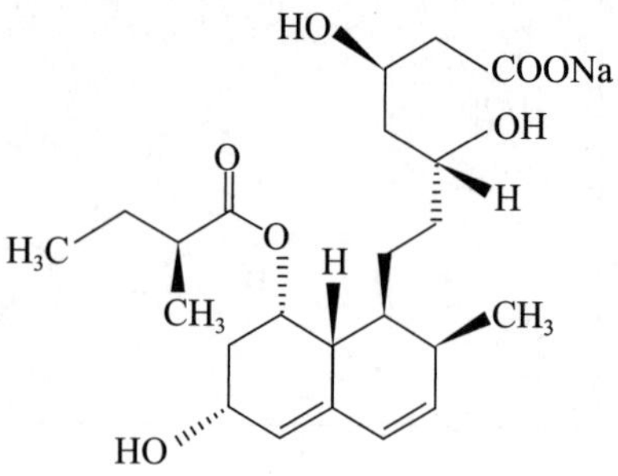　　普伐他汀钠

洛伐他汀是天然的他汀类药物，但由于分子中存在内酯结构，所以体外无 HMG-CoA 还原酶抑制作用，需进入体内后分子中的羟基内酯结构水解为 3,5- 二羟基戊酸才表现出活性。关键药效团 3,5- 二羟基戊酸与其骨架六氢化萘环间，存在乙基连接链，洛伐他汀有 8 个手性中心，若改变手性中心的构型，将导致活性的降低。洛伐他汀可竞争性抑制 HMG-GoA 还原酶，选择性高，能显著降低 LDL 水平，并能提高血浆中 HDL 水平。临床上用于治疗高胆固醇血症和混合型高脂血症，也可用于缺血性脑卒中的防治。

辛伐他汀是在洛伐他汀六氢萘环的侧链上改造得到的药物，区别仅在于六氢萘环侧链上多一个甲基取代基，使其亲脂性的略有提高，临床上用于治疗高胆固醇血症和混合型高脂血症，也可用于冠心病和缺血性脑卒中的防治。

普伐他汀钠是在洛伐他汀的基础上将内酯环开环成 3,5- 二羟基戊酸并与钠成盐，以及将六氢萘环 2 位的甲基用羟基取代而得的药物。临床上用于治疗高脂血症、家族性高胆固醇血症。

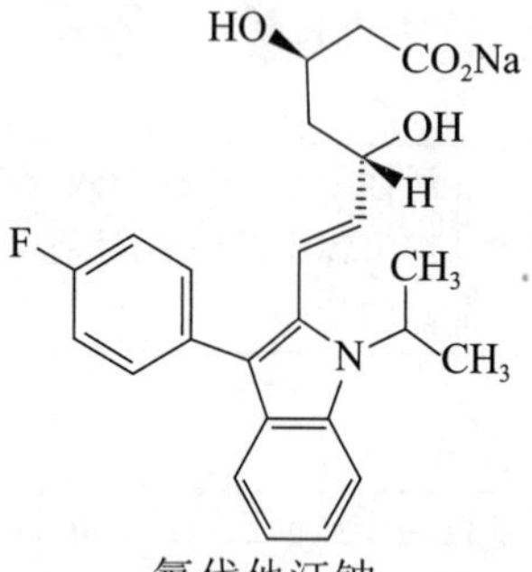

氟伐他汀钠 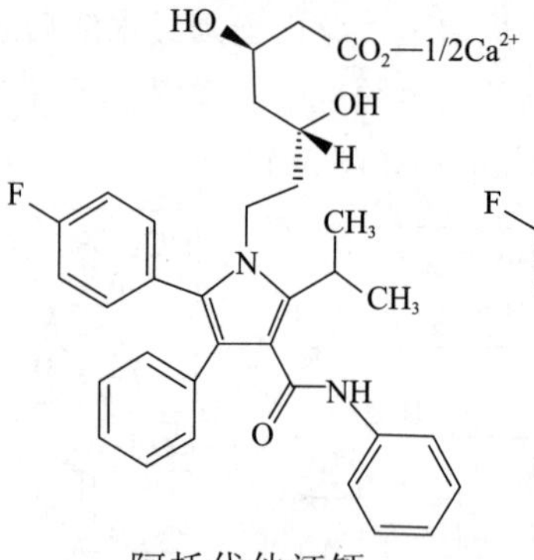　　阿托伐他汀钙 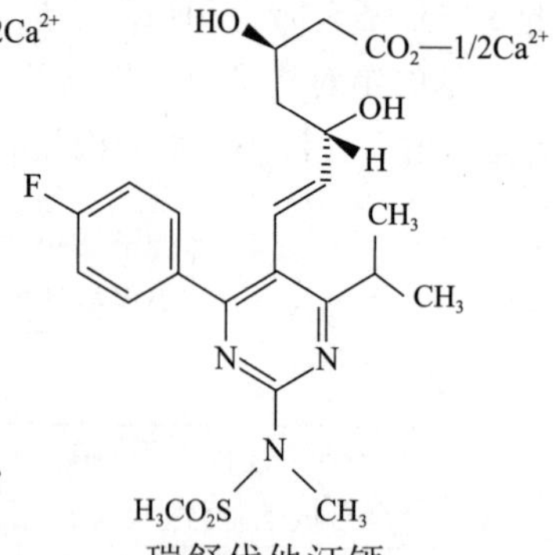　　瑞舒伐他汀钙

氟伐他汀钠是第一个通过全合成得到的他汀类药物，用吲哚环替代洛伐他汀分子中的双环，并将内酯环打开与钠成盐后得到氟伐他汀钠。本品除具强效降血脂作用外，还有抗动脉硬化的潜在功能，降低冠心病发病率及死亡率。

阿托伐他汀钙是全合成的他汀类药物，用吡咯环替代洛伐他汀分子中的双环，具有开环的二羟基戊酸侧链。阿托伐他汀临床上用于各型高胆固醇血症和混合型高脂血症；也用于冠心病和脑卒中的防治。本品可降低心血管病的总死亡率。亦适用于心肌梗死后不稳定型心绞痛及血管重建术后。

瑞舒伐他汀钙也是全合成的他汀类药物，其分子中的双环部分改成了多取代的嘧啶环。本品适用于经饮食控制和其他非药物治疗仍不能适当控制血脂异常的原发性高胆固醇血症或混合型血脂异常症。

三、抗心律失常药

抗心律失常药按其药理作用机制分为四类：Ⅰ类，钠通道阻滞药；Ⅱ类，β受体拮抗药；Ⅲ类，延长动作电位时程药物，通常指钾通道阻滞药；Ⅳ类，钙通道阻滞药。Ⅰ、Ⅲ、Ⅳ类统称为作用于离子通道的抗心律失常药。

（一）钾通道阻滞药

钾通道阻滞药可延长动作电位时程，增加有效不应期；主要通过阻断参与动作电位2期和3期的钾通道发挥作用。

盐酸胺碘酮为钾通道阻滞药的代表药物，属苯并呋喃类化合物；

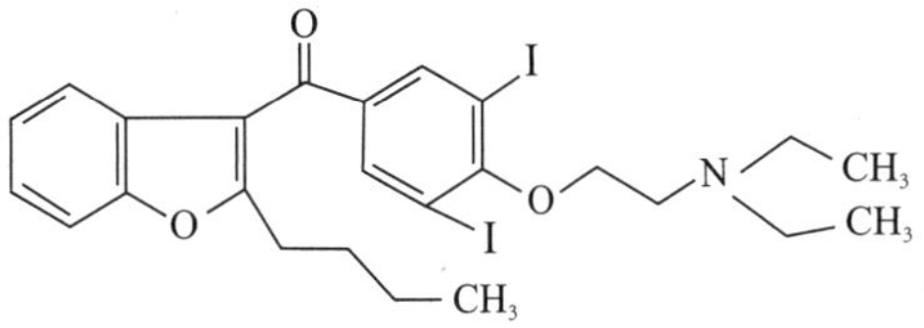

胺碘酮

盐酸胺碘酮能选择性地扩张冠状血管，增加冠脉血流量，减少心肌耗氧量，减慢心律。用于阵发性心房扑动或心房颤动，室上性心动过速及室性心律失常。本品口服吸收慢而多变，生物利用度为22%～65%，表观分布容积约60L/kg，在血浆中62.1%与白蛋白结合，33.5%可能与β-脂蛋白结合，起效极慢，口服一般1～3周后出现作用，$t_{1/2}$长达9.33～44天，体内分布广泛。在肝脏代谢，代谢反应主要为*N*-去乙基化，其主要代谢物为*N*-脱乙基胺碘酮。胺碘酮及其代谢物结构中含有碘原子，进一步代谢较困难，易于在体内产生积蓄，长期用药需谨慎。胺碘酮结构与甲状腺激素类似，含有碘原子，可影响甲状腺激素代谢。其他常用的钾通道阻滞药见表3-30。

表3-30　常用的钾通道阻滞药

药物名称	药物结构	性质和代谢
索他洛尔	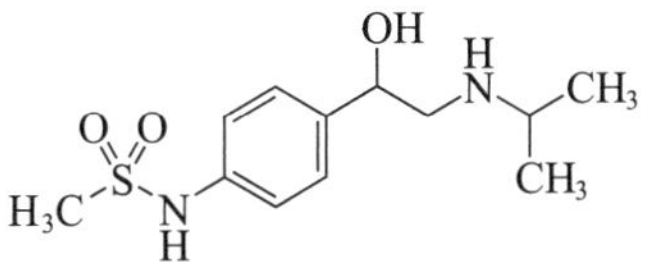	①含有苯乙醇胺类结构，具有阻断β受体和延长心肌动作电位的双重作用，脂溶性低，右旋体为Ⅱ类和Ⅲ类抗心律失常药，不良反应少 ②用于各种危及生命的室性快速型心律失常
伊布利特	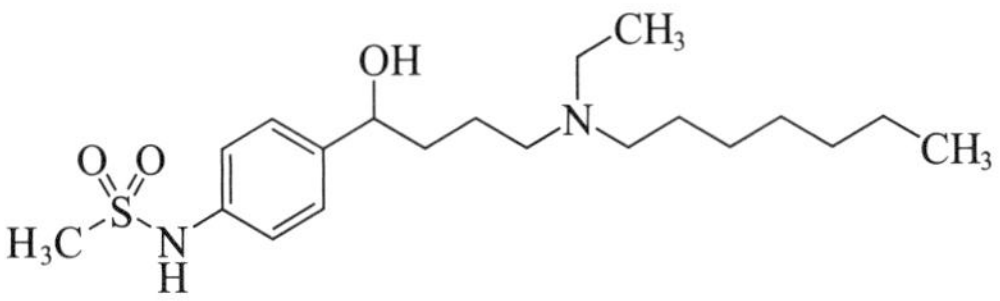	①静脉注射后，伊布利特血药浓度呈多指数式快速增加；伊布利特血流动力学在受试者呈高度的变异性；在接受心房颤动、心房扑动治疗的病人中，伊布利特也能被快速在组织中广泛地分布和从血浆中清除 ②用于心房扑动、心房颤动的发作

（续表 3-30）

药物名称	药物结构	性质和代谢
多非利特		用于心房颤动、心房扑动的治疗

（二）β 受体拮抗药

这类药物通过对抗兴奋心脏的作用，降低血压，减慢心率，减弱心肌收缩力，降低心肌耗氧量。临床上主要用于治疗心律失常、心绞痛、高血压、心肌梗死等心血管疾病。这类药物还有良好的抗高血压和抗心绞痛作用。

1. β 受体拮抗药的基本结构与构效关系

芳氧丙醇胺类　　　苯乙醇胺类

β 受体拮抗药有两类基本结构，即芳氧丙醇胺类和苯乙醇胺类。侧链上均含有带羟基的手性中心，该羟基在药物与受体相互结合时，通过形成氢键发挥作用，是关键药效团。

芳氧丙醇胺类 β 受体拮抗药的构效关系见图 3-13。

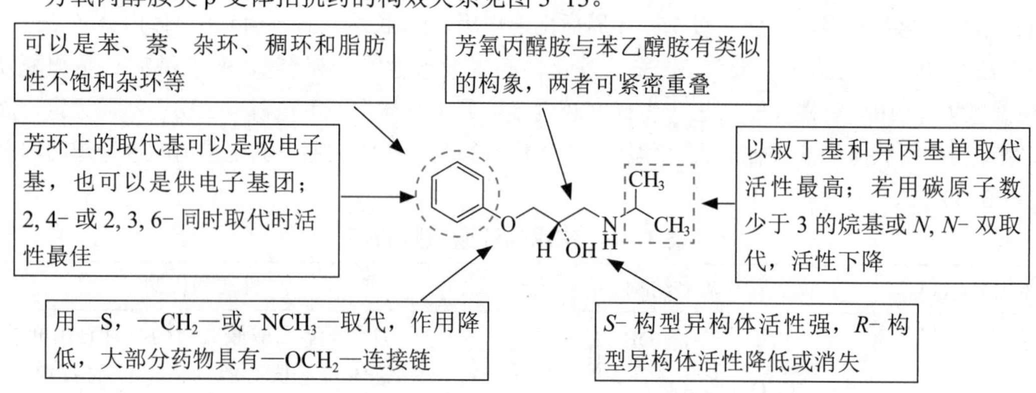

图 3-13　芳氧丙醇胺类 β 受体拮抗药的构效关系

苯乙醇胺类和芳氧丙醇胺类药物的构效关系基本一致，仅在与醇羟基相连的 β 碳原子构型表述上有所差异。芳氧丙醇胺类药物 β 碳原子的 *S*- 构型活性大于 *R*- 构型，而苯乙醇胺类 *R*- 构型的活性大于 *S*- 构型。

2. 非选择性 β 受体拮抗药

盐酸普萘洛尔（Propranolol Hydrochloride）是 β 受体拮抗药的代表药物，属于芳氧丙醇胺类结构类型的药物，芳环为萘核。普萘洛尔的 *S*- 异构体具有强效的 β 受体阻断作用，而 *R*- 异构体的阻断作用很弱。临床上仍应用其外消旋体。

盐酸普萘洛尔

其他常用的非选择性 β 受体拮抗药见表 3-31。

表 3-31　常用的非选择性 β 受体拮抗药

药物名称	药物结构	性质和代谢
阿普洛尔	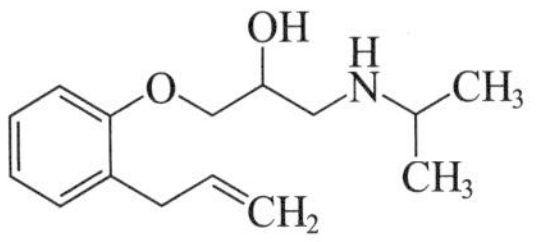	①具有苯丙醇胺结构和烯烃结构，是有内在拟交感活性的非选择性的 β 受体拮抗药，作用与普萘洛尔相似，但 β 受体阻断作用较弱（为其 1/3） ②活性代谢产物之一为 4- 羟基阿普萘洛尔
氧烯洛尔	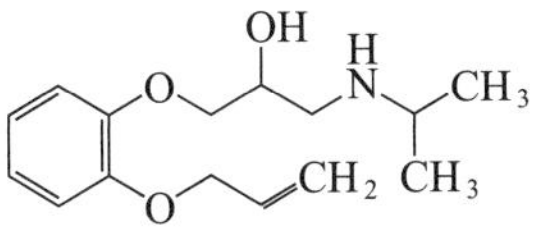	①与阿普洛尔结构相似，阿普洛尔结构中是烯丙基，氧烯洛尔是烯丙氧基 ②可通过血 - 脑脊液屏障及胎盘屏障，也可通过乳汁排泄
吲哚洛尔	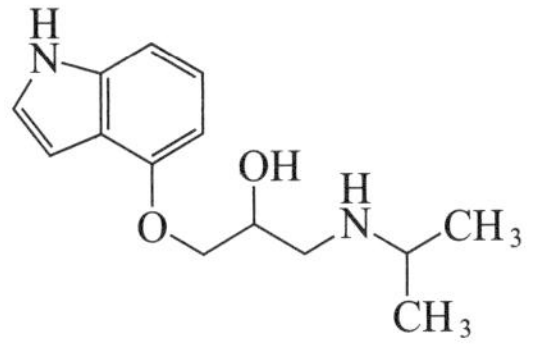	以吲哚环代替普萘洛尔的萘环，作用较普萘洛尔强 6 ～ 15 倍，有较强的内在拟交感活性，故对减少心率及心输出量的作用较弱，其降低血浆肾素活性的作用比普萘洛尔弱
纳多洛尔	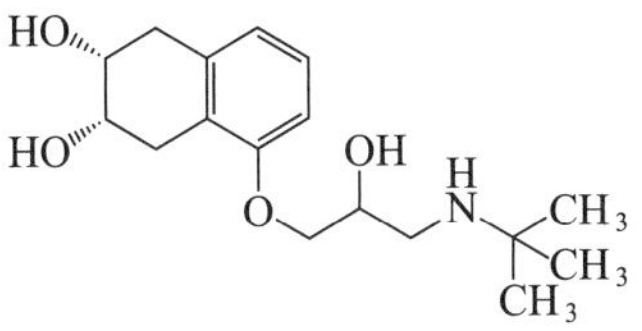	①含有二羟基四氢萘的苯丙醇胺结构，半衰期最长，无膜稳定和内在拟交感活性的药物 ②作用类似普萘洛尔，但比普萘洛尔强 2 ～ 4 倍
噻吗洛尔	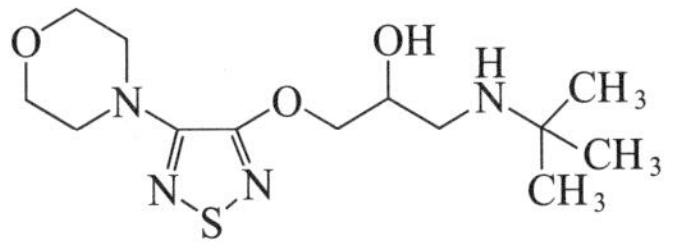	取代噻二唑结构，对 β 受体阻断作用为普萘洛尔的 5 ～ 10 倍，对心肌抑制作用较普萘洛尔轻

3. 选择性 β_1 受体拮抗药

常用的选择性 β_1 受体拮抗药见表 3-32。

表 3-32　常用的选择性 β_1 受体拮抗药

药物名称	药物结构	性质和代谢
酒石酸美托洛尔	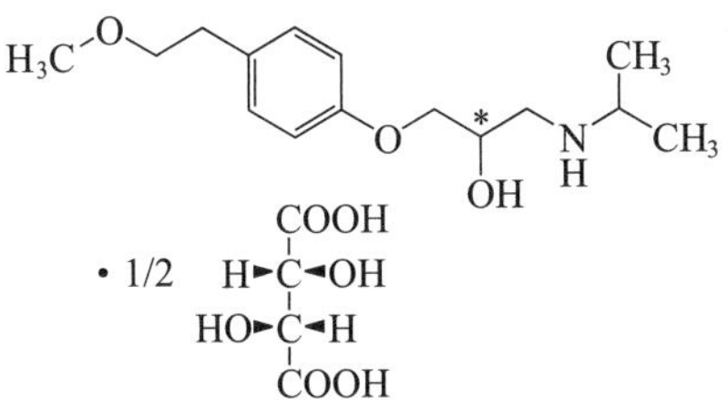	又名倍他洛克。属第二代 β 受体拮抗药，为选择性 β_1 受体拮抗药，抑制 β_1 受体的强度与普萘洛尔相近，但阻断 β_2 受体的作用比普萘洛尔弱，临床用于治疗心绞痛、心肌梗死、心律失常和高血压等
倍他洛尔	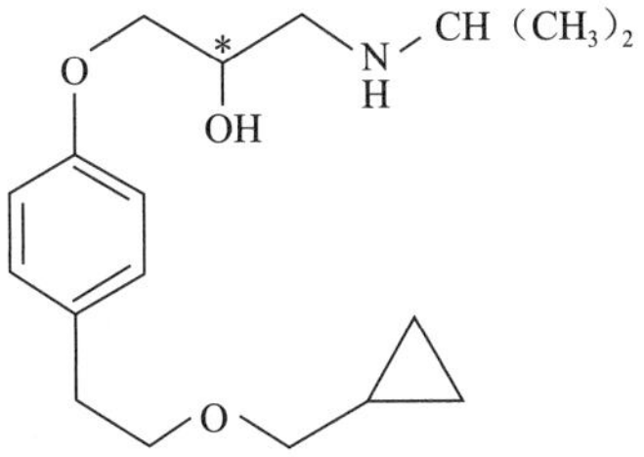	①结构与美托洛尔相似，临床应用的是其盐酸盐。为较新的选择性 β_1 受体拮抗药 ②脂溶性较大，口服后在胃肠道易于吸收，无首关效应

（续表 3-32）

药物名称	药物结构	性质和代谢
醋丁洛尔	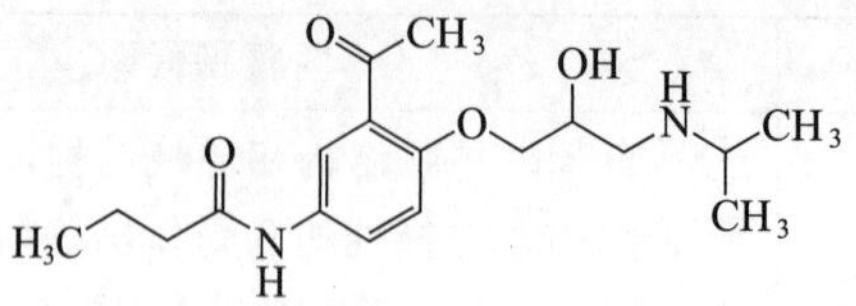	肠道吸收，其代谢产物二醋洛尔有选择性 β 受体阻断作用
阿替洛尔	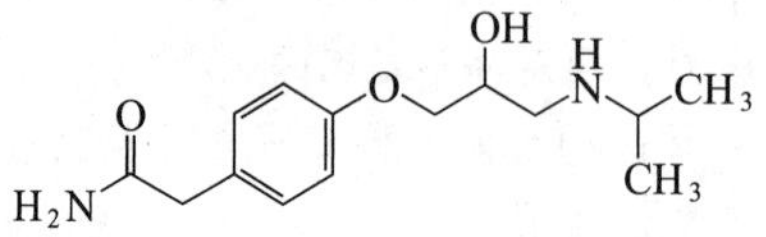	①长效 $β_1$ 受体拮抗药，无内在拟交感活性和膜稳定性，是这类型药物中选择性最高的品种之一，作用持续时间较长且比较安全 ②用于治疗高血压、心绞痛及心律失常，对青光眼也有效
盐酸艾司洛尔	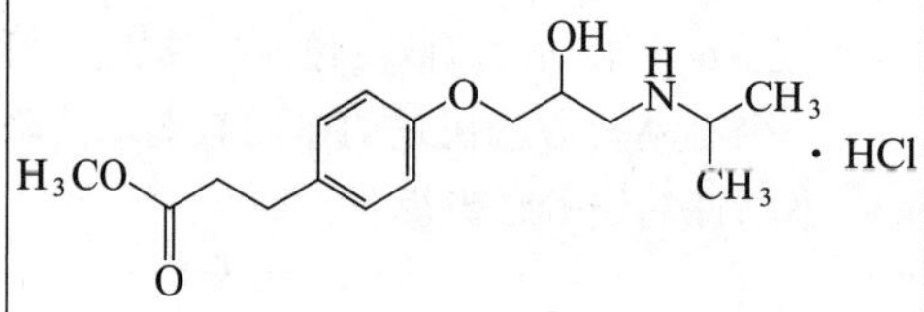	①分子中含有易水解的甲酯基 ②在体内可迅速被红细胞内酯酶水解而失活

4. α、β 受体拮抗药

常用的 α、β 受体拮抗药见表 3-33。

表 3-33　常用的 α、β 受体拮抗药

药物名称	药物结构	性质和代谢
卡维地洛	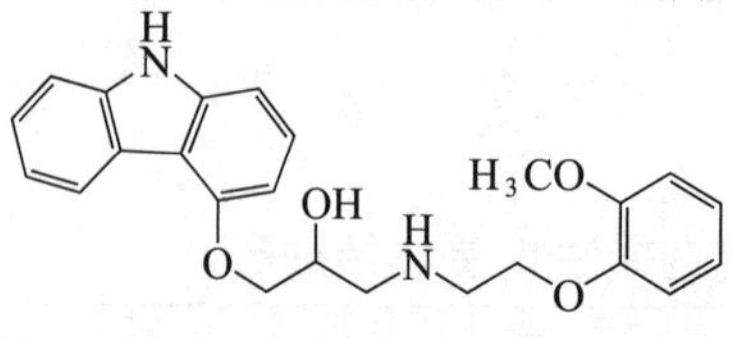	①含咔唑结构的 α、β 受体拮抗药，分子中儿茶酚结构使其具有抗氧化功能 ②体内代谢物主要有 8- 羟基卡维地洛、4′- 羟基卡维地洛、5′- 羟基卡维地洛、*O*- 去甲基卡维地洛、1- 羟基苯基卡维地洛；$T_{1/2}$ 为 7 ～ 10 小时 ③适用于有症状的心力衰竭，也用于原发性高血压
塞利洛尔	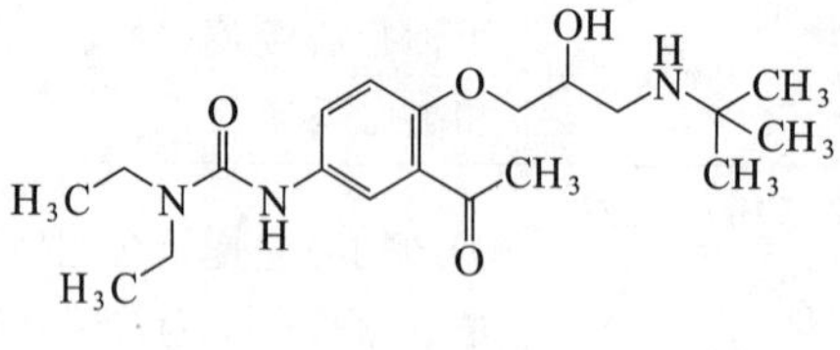	①分子中含脲结构片段的 α、β 受体拮抗药 ②本品能通过胎盘屏障，在体内不被代谢，以原型排出 ③适于轻、中度高血压

（续表 3-33）

药物名称	药物结构	性质和代谢
拉贝洛尔		①含两个手性碳原子，临床上使用 4 种异构体 [（*R,R*）、（*S,R*）、（*S,S*）和（*R,S*）] 的混合物。β 受体的阻断活性来自（*R,R*）-异构体，而 α 受体阻断活性大多来自（*S,R*）-异构体，（*S,S*）和（*R,S*）-异构体几乎无药理活性 ②与普萘洛尔不一样，拉贝洛尔的亲脂性较低，进入中枢神经系统较少，没有活性代谢物，主要代谢途径为酚羟基与葡萄糖醛酸直接结合 ③属苯乙醇胺类，兼有 β 和 α 受体阻断作用 ④副作用较少，可用于中度或严重的高血压患者及老年高血压患者

四、抗心绞痛药

（一）硝酸酯类

硝酸酯类药物进入体内后可通过生物转化形成一氧化氮（NO），NO 具有高度的脂溶性，能通过细胞膜，激活鸟苷酸环化酶，使细胞内 cGMP 的含量增加，激动依赖性的蛋白激酶引起相应底物磷酸化状态的改变，结果导致肌凝蛋白轻链去磷酸化。由于肌凝蛋白轻链去磷酸化过程调控平滑肌细胞收缩状态的维持，因此，可松弛血管平滑肌（图 3-14）。

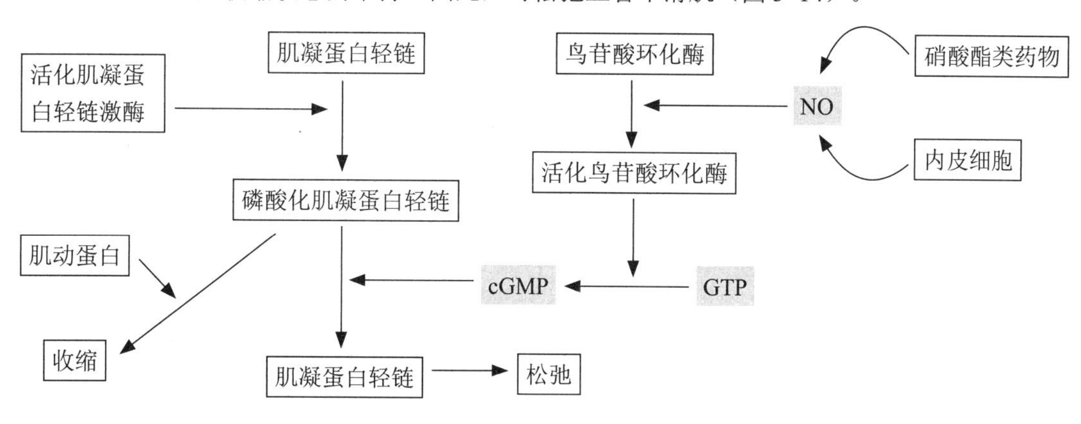

图 3-14　硝酸酯类药物的作用机制

硝酸酯类药物的基本结构是由醇或多元醇与硝酸或亚硝酸而成的酯，临床上使用的药物主要有硝酸甘油、丁四硝酯、戊四硝酯、硝酸异山梨酯及其代谢产物单硝酸异梨酯，以及甘露六硝酯。

若在使用硝酸酯类药物的同时，给予保护体内硫醇类的化合物 1,4- 二巯基 -2,3- 丁二醇，就不易产生耐药性。

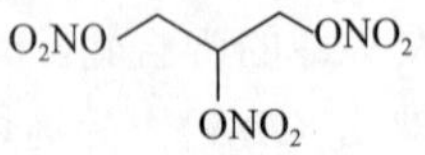

硝酸甘油 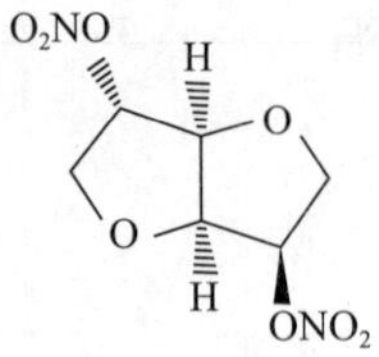　　硝酸异山梨酯 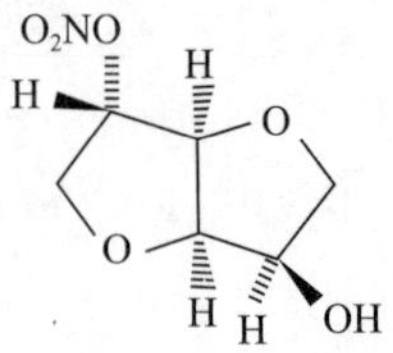　　单硝酸异山梨酯

硝酸酯类药物代谢动力学特点是吸收快、起效快。本类药物在肝脏被谷胱甘肽、有机硝酸酯还原酶降解，脱去硝基成为硝酸盐而失效，并与葡萄糖酸结合，主要经肾脏排泄，其次经胆汁排泄。各种硝酸酯类药物的起效时间、最大有效时间和作用时程的关系见表 3-34。

表 3-34　各种硝酸酯类药物的起效时间、最大有效时间和作用时程的关系

药　物	起效时间（分钟）	最大有效时间（分钟）	作用时程（分钟）	给药方式
亚硝酸异戊醇	0.25	0.5	1	吸入
硝酸甘油	2	8	30	舌下黏膜
硝酸异山梨酯	3	15	60	舌下（缓解） 口服（预防）
丁四硝酯	15	32	180	口服
硝酸异戊四醇酯	20	70	330	口服

因硝酸酯类化合物具有爆炸性，本品不宜以纯品形式放置和运输。

硝酸甘油舌下含服能通过口腔黏膜迅速吸收，直接进入人体循环可避免首关效应。

硝酸异山梨酯有稳定型和不稳定型两种晶型，药用为稳定型。硝酸异山梨酯进入人体后很快被代谢为 2- 单硝酸异山梨酯和 5- 硝酸异山梨酯，两者均具有抗心绞痛活性。易透过血 - 脑屏障，有头痛的不良反应，现将 5- 单硝酸异山梨酯开发为临床用药，名为单硝酸异山梨酯，本药水溶性增大，副作用降低。单硝酸异山梨酯含服吸收迅速，药物在口内 2 分钟内即可溶解，可提高儿童和老年人用药的顺应性。并且生物利用度高，无肝脏首关效应，有效血药浓度稳定。

（二）钙通道阻滞药

Ca^{2+} 是兴奋 - 收缩偶联作用的关键元素，兴奋 - 收缩偶联作用发生在心血管系统内，Ca^{2+} 扮演了细胞信使这个角色，能够联结细胞内外的兴奋效应。

钙通道阻滞药是通过连接在位于 L 通道的 α_1 亚单位内的特异性受体部位而发挥作用的。

钙通道阻滞药按化学结构特征可把钙通道阻滞药分为四类：1，4- 二氢吡啶类、芳烷基胺类、苯硫氮䓬和三苯哌嗪类。

1. 1,4- 二氢吡啶类

（1）1,4- 二氢吡啶类钙通道阻滞药的构效关系（图 3-15）

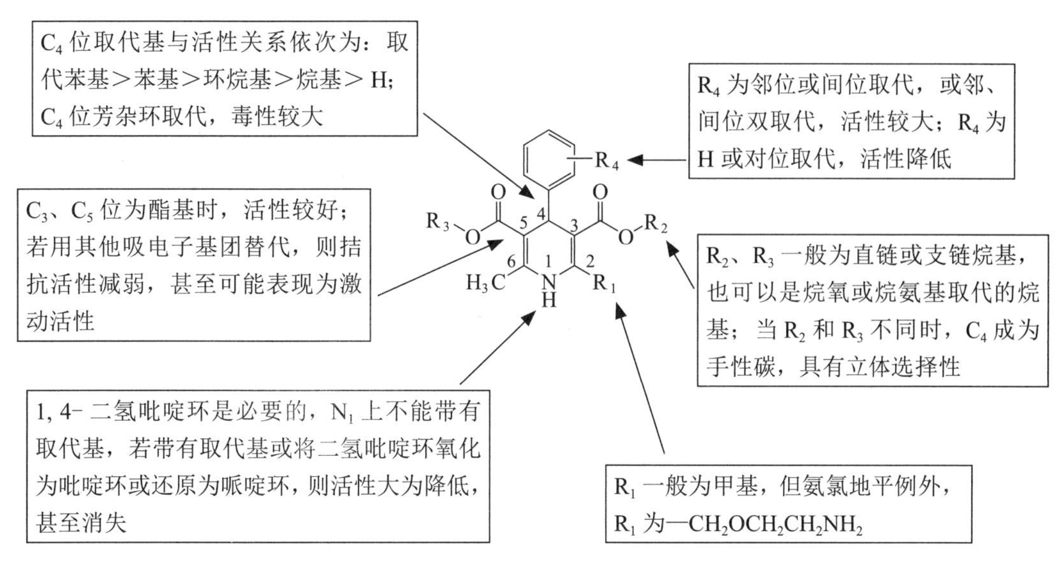

图 3-15　1, 4- 二氢吡啶类钙通道阻滞药的构效关系

1,4- 二氢吡啶环是该类药物的必须药效团，且 N_1 上不宜带有取代基，1,6 位为甲基取代，C4 位常为苯环，3,5 位存在羧酸酯的药效团。该类药物遇光极不稳定，分子内部发生光催化的歧化反应，产生硝基苯吡啶衍生物和亚硝基苯吡啶衍生物。

该类药物与柚子汁一起服用时，会产生药物 - 食物相互作用，导致其体内浓度增加，但氨氯地平无此现象。该类药物分子中若存在手性因素时，光学异构体活性有差异。

除尼索地平外，所有的二氢吡啶类钙通道阻滞药都经历肝首关效应。

（2）常用药物

硝苯地平　　尼群地平　　非洛地平

苯磺酸氨氯地平　　尼莫地平

①硝苯地平为对称结构的二氢吡啶类药物，口服后吸收迅速、完全。口服 15 分钟起效，T_{max} 为 1 ～ 2 小时，作用持续 4 ～ 8 小时：舌下给药 2 ～ 3 分钟起效，T_{max} 为 20 分钟。$t_{1/2}$ 呈双相，$t_{1/2(\alpha)}$ 为 2.5 ～ 3 小时，$t_{1/2(\beta)}$ 为 5 小时。用于治疗冠心病，缓解心绞痛。硝苯地平适用于各种类型的高血压，对顽固性、重度高血压和伴有心力衰竭的高血压患者也有较好疗效。

②尼群地平为1,4-二氢吡啶环上所连接的两个羧酸酯的结构不同，使其4位碳原子具手性。目前临床用其外消旋体。血浆蛋白结合率大于90%。表观分布容积为6L/kg。口服后30分钟收缩压开始下降，60分钟舒张压开始下降，降压作用在口服后1～2小时最大，持续6～8小时。口服 T_{max} 为1.5小时，生物利用度约30%，$t_{1/2}$ 为2小时。在肝内代谢，70%经肾排泄，8%随粪便排出。

③非洛地平为选择性钙通道阻滞药，主要抑制小动脉平滑肌细胞外钙离子的内流，选择性扩张小动脉，对静脉无此作用，不引起体位性低血压；对心肌亦无明显抑制作用。

健康成年人口服非洛地平普通片10mg后，T_{max} 为（2.01±0.63）小时，C_{max} 为（4.78±0.89）ng/ml，$t_{1/2}$ 为（16.09±6.07）小时。平均峰-谷稳态血药浓度分别为7nmol/L和2nmol/L。高血压患者（平均年龄64岁）口服20mg本品后的平均峰谷稳态血药浓度分别为23nmol/L和7nmol/L。由于本品的半数有效浓度为4～6nmol/L，所以根据不同患者，口服5～10mg或口服20mg，均可期望达到24小时降压效应。

④苯磺酸氨氯地平是氨氯地平分子中的1,4-二氢吡啶环的2位甲基被2-氨基乙氧基甲基取代，3,5位羧酸酯的结构不同，因而4位碳原子具手性，可产生两个光学异构体，临床用其外消旋体和左旋体。

给予口服氨氯地平治疗剂量后，6～12小时血药浓度达峰值，绝对生物利用度约为64%～90%，氨氯地平的生物利用度不受摄入食物的影响。

⑤尼莫地平容易通过血-脑屏障而作用于脑血管及神经细胞，选择性扩张脑血管，在增加脑血流量的同时而不影响脑代谢。临床用于预防和治疗蛛网膜下隙出血后脑血管痉挛所致的缺血性神经障碍、高血压和偏头痛等。

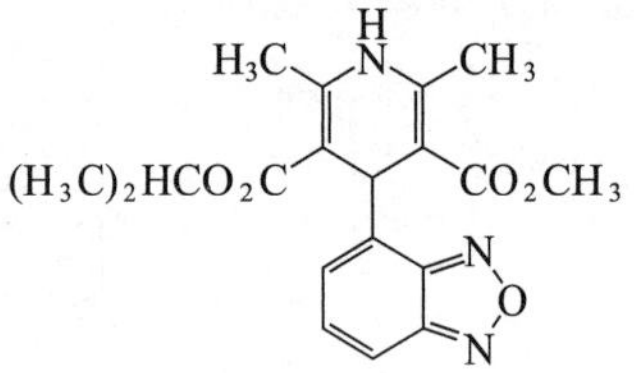

依拉地平 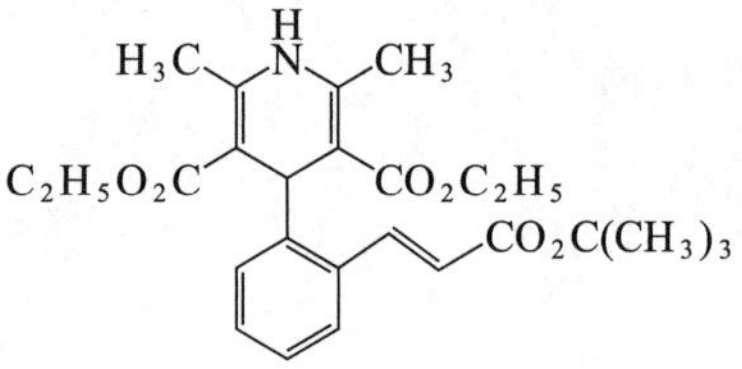　　　　拉西地平

⑥依拉地平是分子中4位为2,1,3-苯并氧杂二唑的二氢吡啶类钙通道阻滞药，首关效应明显。而在拉西地平的苯环上取代基为3-（羧叔丁基）-3-氧代-1-丙烯基，系特异、强效持久的二氢吡啶类钙通道阻滞药。

2. 芳烷基胺类

芳烷基胺类的药物主要为盐酸维拉帕米，分子中含有手性碳原子，右旋体比左旋体的作用强，现用外消旋体。维拉帕米的代谢物主要为*N*-脱甲基化合物，也就是去甲维拉帕米。活性较高的*S*-（-）-异构体的肝脏首关效应高于活性较低的*R*-（+）-异构体。

本品口服吸收90%，有较强的首关效应，生物利用度为20%～35%，血浆蛋白结合率约为90%。单剂量口服后1～2小时内达峰浓度，作用持续6～8小时。平均半衰期为2.8～7.4小时，在增量期可能延长。

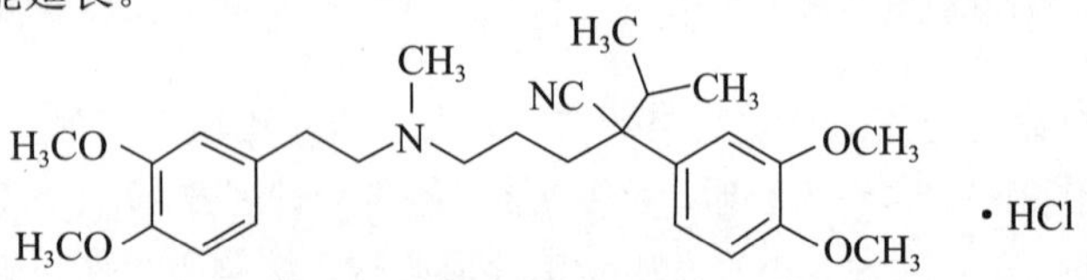

盐酸维拉帕米

3. 苯硫氮䓬类

苯硫氮䓬类药物主要有地尔硫䓬，分子结构中有两个手性碳原子，具有四个立体异构体，其中以顺式 *d*- 异构体活性最高。

地尔硫䓬经肝肠循环，主要代谢途径为脱乙酰基、*N*- 脱甲基和 *O*- 脱甲基化（图 3-16）。

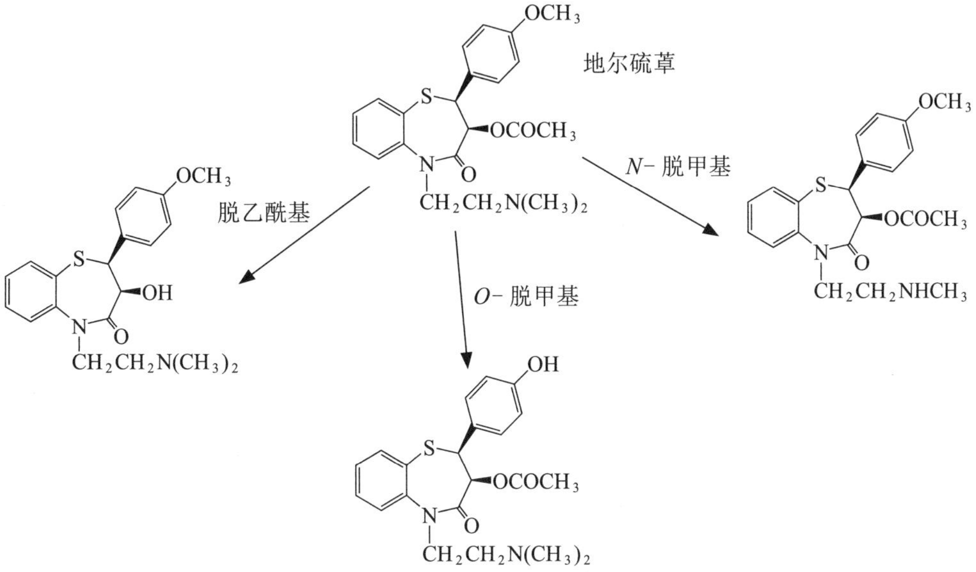

图 3-16　地尔硫䓬的代谢

五、抗血栓药

根据作用靶点及作用机制的不同，抗血栓药可以分为三大类：抗凝血药、抗血小板药和溶栓药。

（一）抗凝血药

1. 香豆素类

香豆素类抗凝血药是一类含 4- 羟基香豆素基本结构的药物，口服有效，体外无抗凝作用。常用的该类药物包括华法林钠（Warfarin Sodium）、双香豆素（Dicoumarol）和醋硝香豆素（Acenocoumarol），它们的化学结构均与维生素 K 相似。

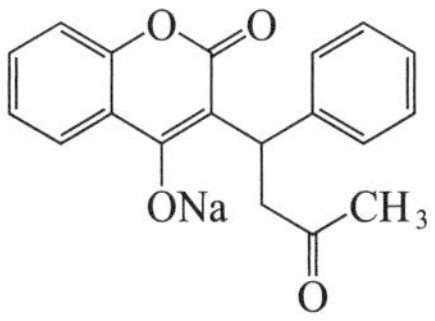

华法林钠 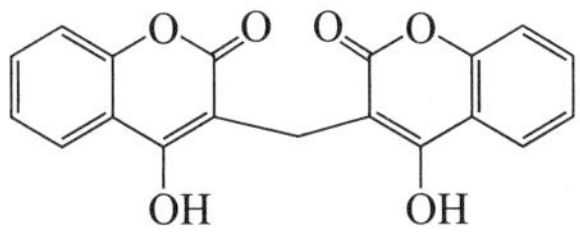　　双香豆素 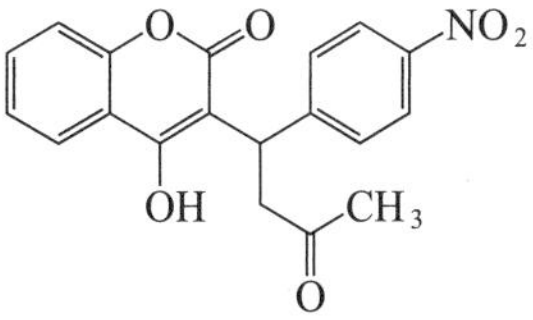　　醋硝香豆素

华法林钠口服吸收完全，生物利用度近 100%，静脉注射和加大剂量均不能加速其作用。

本品结构中含有一个手性碳，*S*- 异构体的抗凝活性是 *R*- 异构体的 4 倍，药用其外消旋体。由于本品主要经肝脏 CYP450 酶代谢，故能够抑制 CYP 活性的药物，如甲硝唑、西咪替丁、奥美拉唑和选择性 5- 羟色胺再摄取抑制药等，均可使本品的代谢减慢，半衰期延长，抗凝作用加强。

2. 凝血酶抑制药

凝血酶抑制药与凝血酶的催化活性部位结合，灭活凝血酶活性或减少其生成而抑制酶的凝血活性。常用的小分子凝血酶抑制药见表 3-35。

表 3-35　常用的小分子凝血酶抑制药

药物名称	药物结构	性质和代谢
达比加群酯	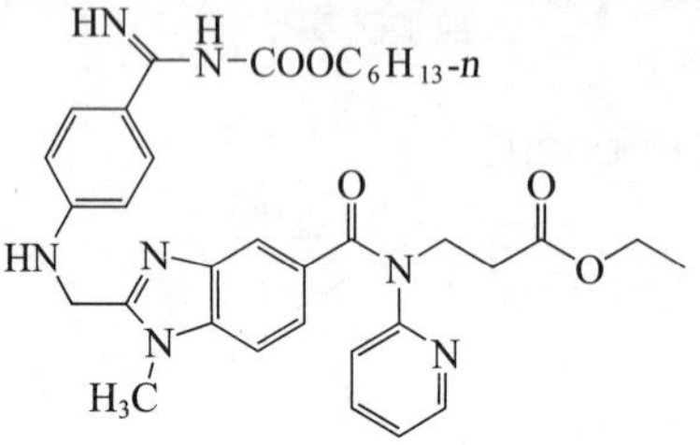	①口服给药经胃肠道吸收后，部分转化为原药，以原药和前药两种形式进入门静脉。在肝脏中完全转化为达比加群 ②用于接受选择性全髋关节或膝关节置换术的成年患者静脉血栓的预防
阿加曲班	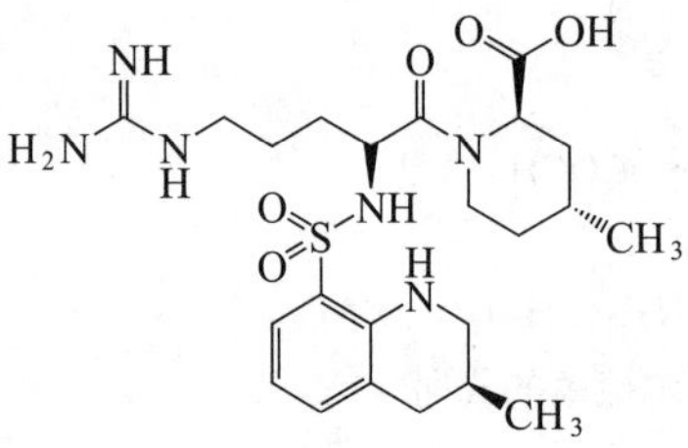	①本品化学结构中包含精氨酸、哌啶和四氢喹啉的三脚架结构，与凝血酶的活性部位形成立体型的结合，可逆性地阻断凝血酶的催化位点和非极性区，从而阻止凝血酶在血栓形成过程中发挥作用 ②阿加曲班主要在肝脏代谢，约 65% 被代谢为 4 个代谢产物，主要代谢产物的抗凝活性较原药弱 3 ～ 5 倍 ③本品临床主要用于改善慢性动脉闭塞症患者的四肢溃疡、静息痛以及冷感等

3. 凝血因子Ⅹa 抑制药

凝血因子Ⅹa 为凝血过程中内外凝血途径共同通路的起始关键，是药物的适宜靶标。

凝血因子Ⅹa 抑制药能够与游离的Ⅹa 活性位点结合，阻断其与底物的结合，而且也能够灭活与血小板上的凝血酶原酶复合物结合的Ⅹa。近年上市的凝血因子Ⅹa 抑制药见表 3-36。

表 3-36　近年上市的凝血因子 $Ⅹ_a$ 抑制药

药物名称	药物结构	性质和代谢
阿哌沙班	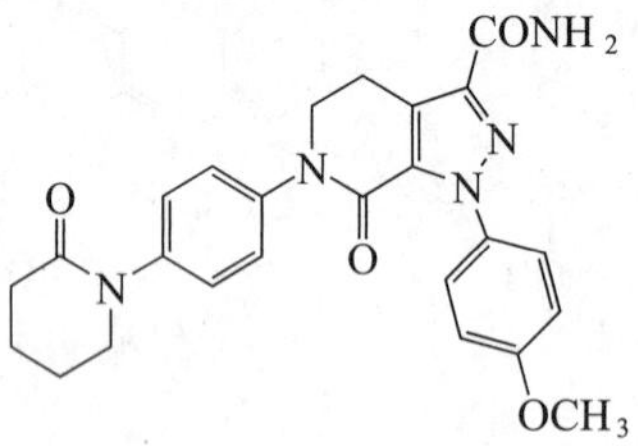	①口服可预防血栓，出血的不良反应低于华法林 ②生物转化的主要位点是 3- 哌啶酮基的 *O*- 脱甲基或羟基化，阿哌沙班是转运蛋白 P-gp 及乳腺癌耐药蛋白（BCRP）的底物
利伐沙班	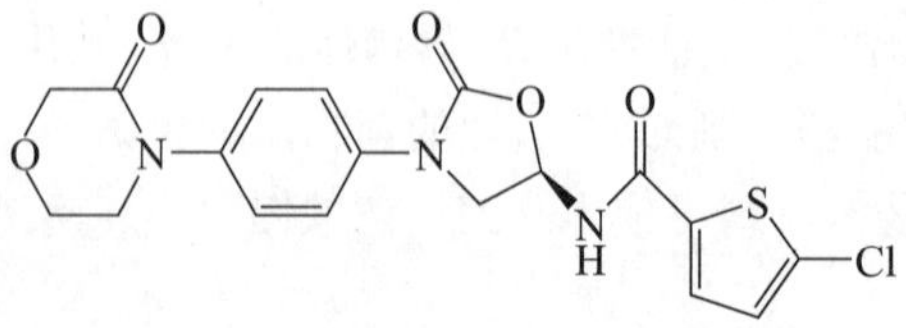	①与磺达肝素钠或者肝素的本质区别在于它不需要抗凝血酶Ⅲ参与，可高度选择性、竞争性地直接拮抗游离和结合的Ⅹa 因子以及凝血酶原活性，以剂量依赖方式延长活化部分凝血酶时间（APTT）和凝血酶原时间（PT）

（续表 3-36）

药物名称	药物结构	性质和代谢
利伐沙班	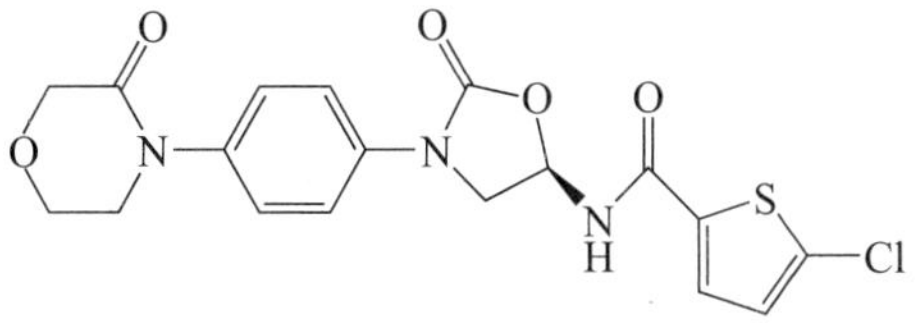	②本品通过 CYP3A4、CYP2J2 和不依赖 CYP 机制进行化谢，吗啉酮部分的氧化降解和酰胺键的水解是主要的生物转化部位

（二）血小板二磷酸腺苷受体拮抗药

临床应用的血小板二磷酸腺苷受体拮抗药主要有氯吡格雷和噻氯匹定。氯吡格雷有一个手性碳原子，为 *S*- 构型，本品体外无活性，为前药。口服后经 CYP450 酶系转化，再经水解形成噻吩环开环的活性代谢物。活性代谢物的巯基可与血小板 ADP 受体中的半胱氨酸残基形成二硫键，拮抗血小板 ADP 受体，从而抑制 ADP 诱导的血小板膜表面糖蛋白 GP $Ⅱ_b$/ $Ⅲ_a$ 受体的活化，导致纤维蛋白原无法与该受体发生粘连而抑制血小板聚集。本品临床主要用于预防缺血性脑卒中、心肌梗死及外周血管病等。

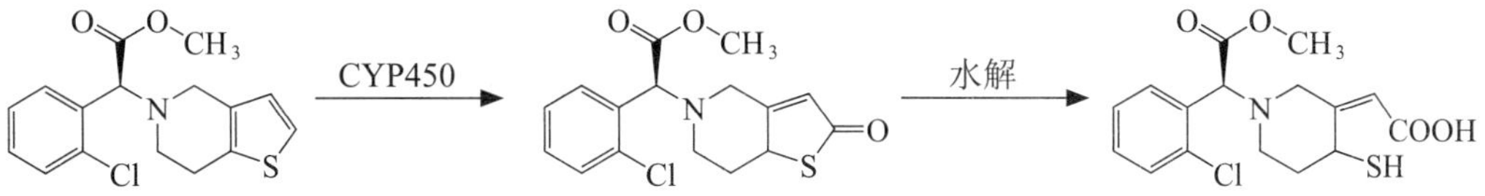

CYP450　水解

氯吡格雷

（三）糖蛋白 GP $Ⅱ_b$/ $Ⅲ_a$ 受体拮抗药

糖蛋白 GP $Ⅱ_b$/ $Ⅲ_a$ 受体拮抗药主要分为肽类和小分子非肽类阻断药，用于临床的肽类药物主要包括单克隆抗体阿昔单抗和依替巴肽；小分子非肽类药物有替罗非班。

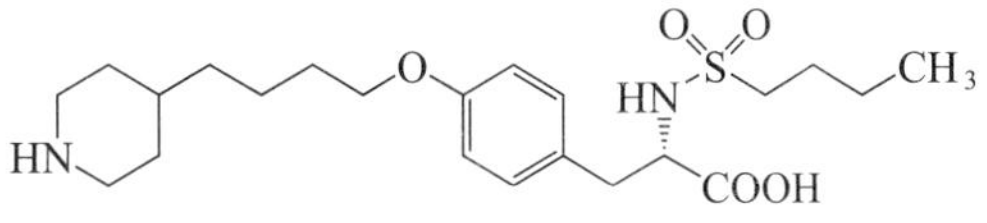

替罗非班

替罗非班能够与该受体结合，竞争性地阻断纤维蛋白原及血管性血友病因子与血小板受体的结合，阻止血小板聚集、黏附等活化反应，有效地抑制血小板介导的血栓形成并延长出血时间。停用本品后，血小板的聚集功能恢复，为可逆性抑制。主要用于治疗急性冠脉综合征、不稳定型心绞痛和非 Q 波心肌梗死、急性心肌梗死和急性缺血性心脏猝死等。

第六节　内分泌系统疾病用药

一、甾体激素类药物

甾体激素类药物的基本母核主要有：孕甾烷、雄甾烷和雌甾烷。

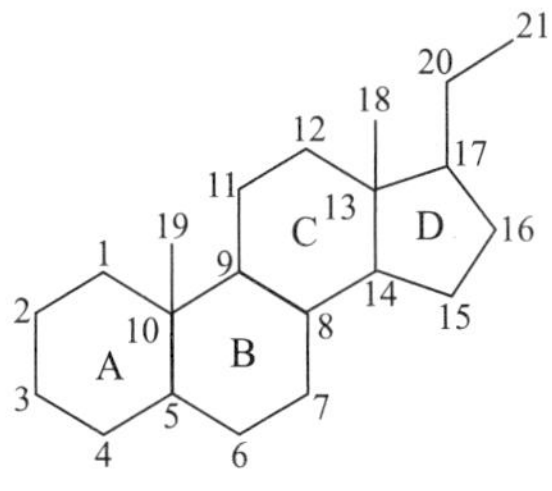

孕甾烷 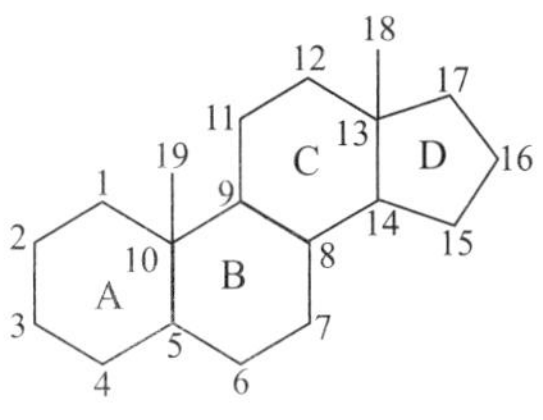　雄甾烷 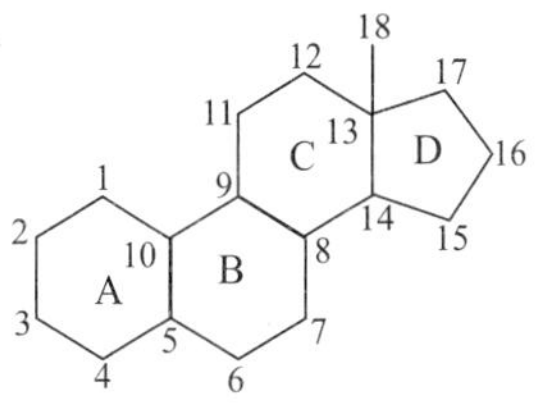　雌甾烷

（一）肾上腺糖皮质激素

肾上腺糖皮质激素的基本结构是含有 Δ^4-3，20-二酮、21-羟基、11 位有羟基或氧、17α-羟基孕甾烷，若结构中不同时具有 17α-羟基和 11-氧（羟基或氧代）的为盐皮质激素。

1. 肾上腺皮质激素的构效关系

（1）Δ^1 衍生物：在醋酸氢化可的松分子中引入 C_1、C_2 双键，称为醋酸氢化泼尼松，其抗炎活性增大 4 倍，不增加钠潴留作用。

（2）6α-氟及 9α-氟衍生物：6α-或 9α-氟代皮质激素的活性显著增加。单纯 9α-氟代的皮质激素，抗炎活性和钠潴留作用同时增加，无实用价值。如 C16 位引入羟基并与 C17 位 α-羟基一道制成丙酮的缩酮；C6 位引入卤素，可抵消 9α-氟代增加钠潴留作用，成为优秀的糖皮质激素，如曲安西龙、曲安奈德及氟轻松。

（3）16-甲基衍生物：在皮质激素中引入 16-甲基也是结构改变的重要手段，它使抗炎活性增加，钠潴留减少。在其他位结构改变的基础上（Δ^1，9α-氟），再引入 16-甲基的化合物得到地塞米松和倍他米松。

（4）21-位酯化衍生物：这种结构修饰与前述的雌激素、孕激素药物一样，做成其前药。最常见的皮质激素的 21-位酯化化合物是乙酸酯，除可增加口服的吸收率外，也可适应制备外用软膏剂的需要，增加其溶解性。

醋酸 6α-氟代氢化可的松及醋酸 6α-氟代泼尼松龙的抗炎活性比未氟代的母体分别增大 10 倍和 20 倍，但未增加钠潴留作用。

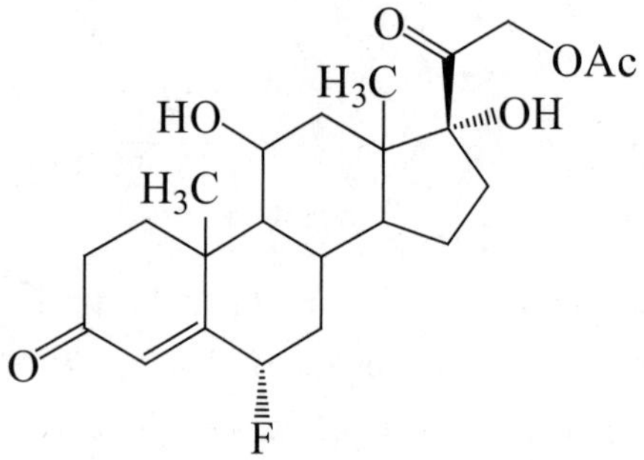

6α-氟代氯化可的松

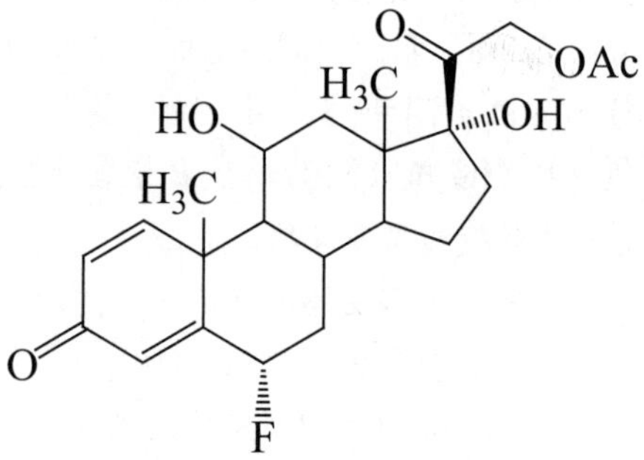

6α-氟代泼尼松龙

2. 常用药物（表 3-37）

表 3-37　常用的糖皮质激素类药物

药物名称	药物结构	性质和代谢
氢化可的松	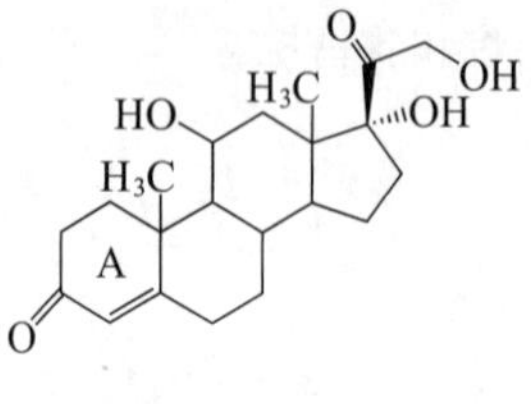	天然存在的糖皮质激素，磷酸酯或琥珀磷酸酯水溶性增加，肌内或皮下注射后迅速吸收，但醋酸氢化可的松的溶解度很差，一般用其混悬液；肌内注射吸收缓慢

（续表 3-37）

药物名称	药物结构	性质和代谢
可的松	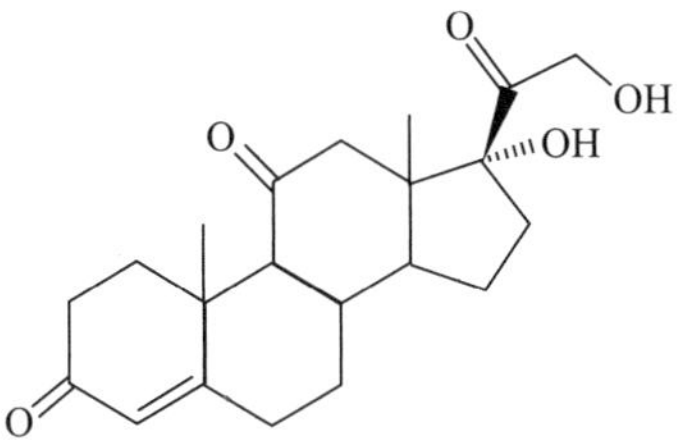	①可的松本身无活性，必需先在肝内转化成氢化可的松才有效 ②主要应用于肾上腺皮质功能减退症及垂体功能减退症的替代治疗，亦可用于过敏性和炎症性疾病
泼尼松	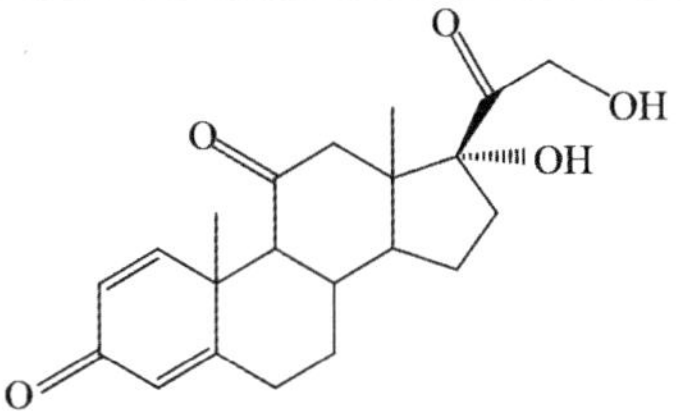	①可的松的 1 位双键衍生物 ②在体内可与皮质激素转运蛋白结合转运至全身；泼尼松本身无生物学活性，需在肝脏内转化成泼尼松龙而发挥作用
泼尼松龙	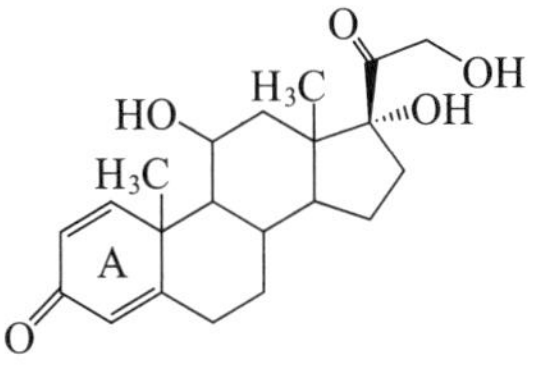	①氢化可的松的 1 位双键衍生物，又名氢化泼尼松 ②本品极易由消化道吸收，其本身以活性形式存在，无须经肝脏转化即发挥其生物效应
曲安西龙	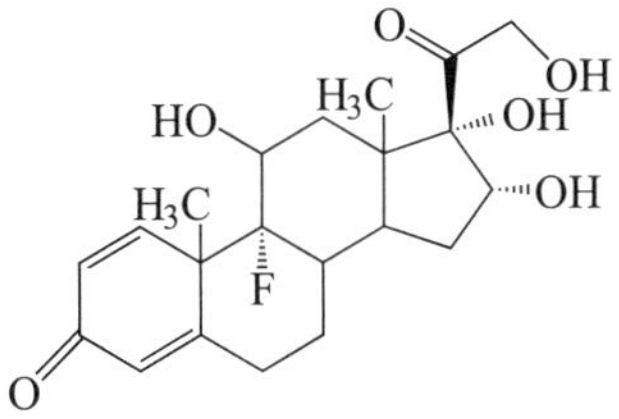	①为氢化泼尼松的 9α- 氟及 16α- 羟基衍生物 ②主要代谢物为 6β- 羟基曲安西龙
曲安奈德	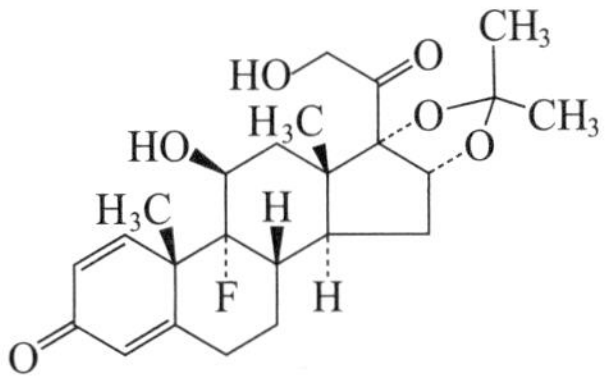	①为曲安西龙的丙酮叉衍生物，提高脂溶性 ②肌内注射吸收缓慢，数小时内起效，1 ～ 2 天达最大效应；作用可维持 2 ～ 3 周；皮内、关节腔内局部注射吸收缓慢，作用持久，一般注射一次疗效可维持 1 ～ 2 周以上 ③吸入给药治疗哮喘，可避免产生全身性的作用
氟轻松	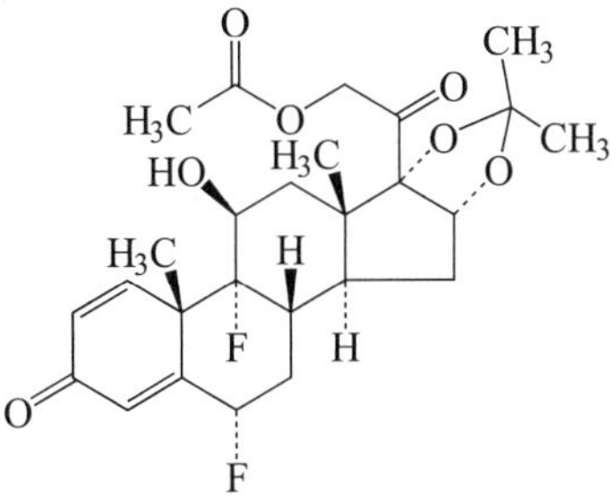	在曲安奈德分子中引入 6- 氟原子，并将 21- 位羟基乙酯化，活性强

（续表 3-37）

药物名称	药物结构	性质和代谢
地塞米松	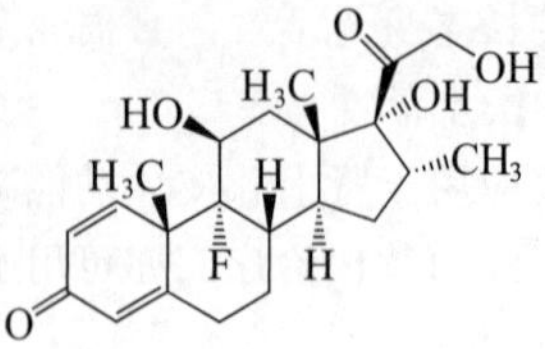	①曲安西龙分子的16α-羟基被甲基取代得到的化合物，稳定性和活性都得到提高 ②肌内注射比静脉注射吸收慢 ③为强效糖皮质激素，作用广泛，主要用于过敏性与自身免疫性炎症性疾病
丙酸氟替卡松	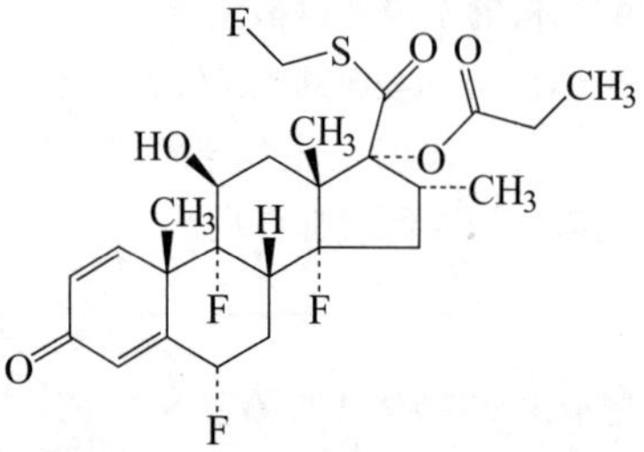	分子中存在具有活性的17位β-羧酸酯，水解成β-羧酸则不具活性，口服时经水解可失活，能避免皮质激素的全身副作用

（二）雌激素

1. 雌激素激动药

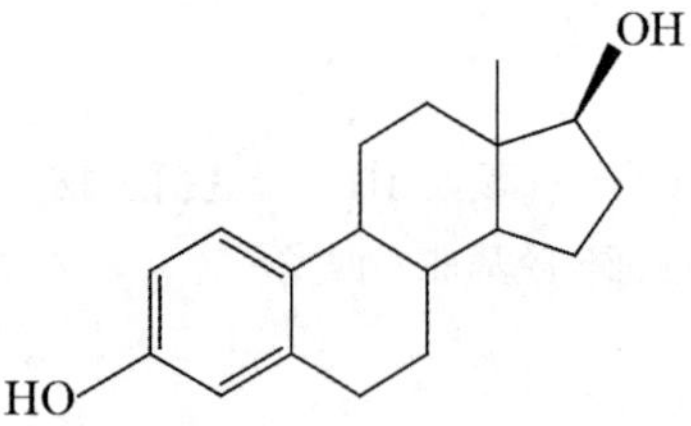

雌二醇 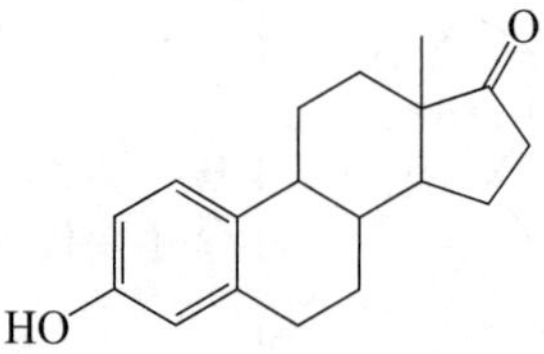　　雌酮 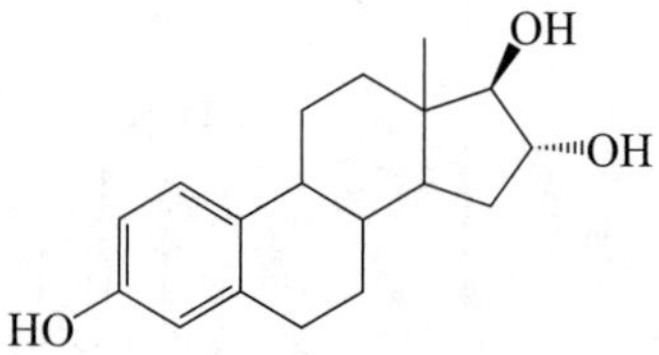　　雌三醇

雌激素在化学结构上都属于雌甾烷类，A环为芳香环，无19-甲基，3位带有酚羟基，17位带有羟基或羰基。天然的雌激素有雌二醇、雌酮和雌三醇。将雌二醇的3位和17β位羟基酯化，得到作用时间长的酯类前药，苯甲酸雌二醇和戊酸雌二醇。在雌二醇的17α位引入乙炔基，因增大了空间位阻，提高了D环的代谢稳定性，得到了口服有效的炔雌醇。将炔雌三醇的3位羟基醚化，提高了A环的代谢稳定性，得到尼尔雌醇，为可口服的长效雌激素。

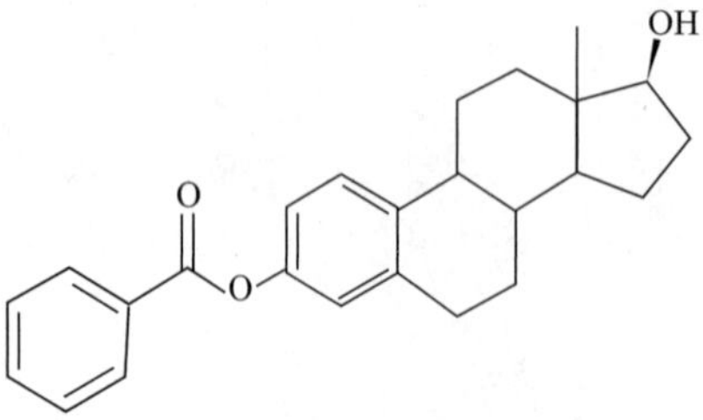

苯甲酸雌二醇 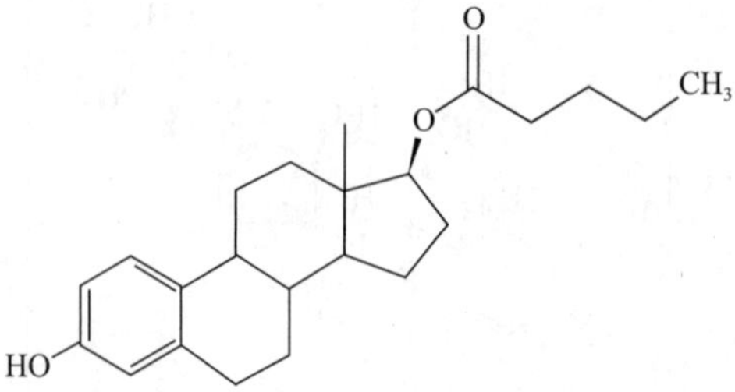　　戊酸雌二醇

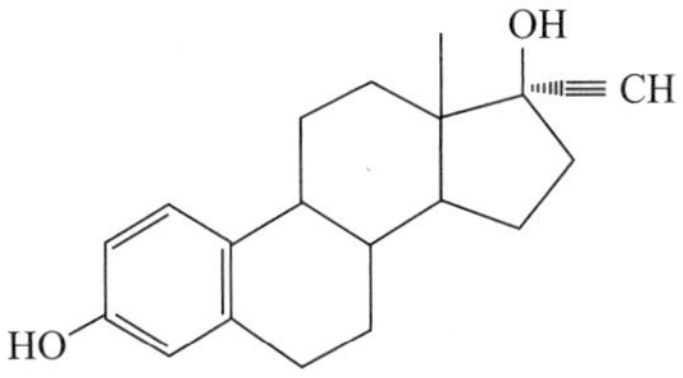

炔雌醇 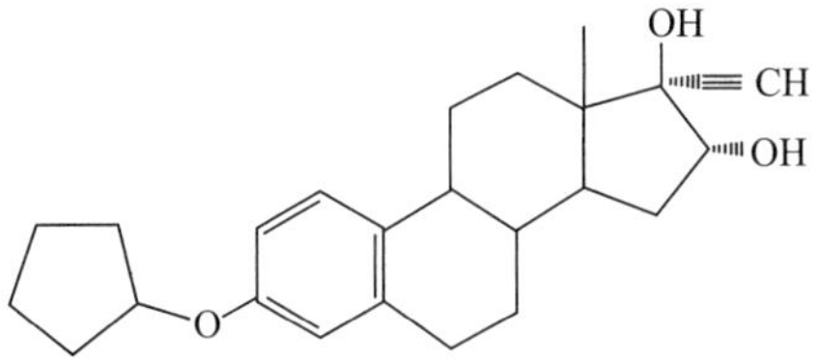　　尼尔雌醇

非甾体的雌激素激动药主要有反式己烯雌酚及其衍生物。

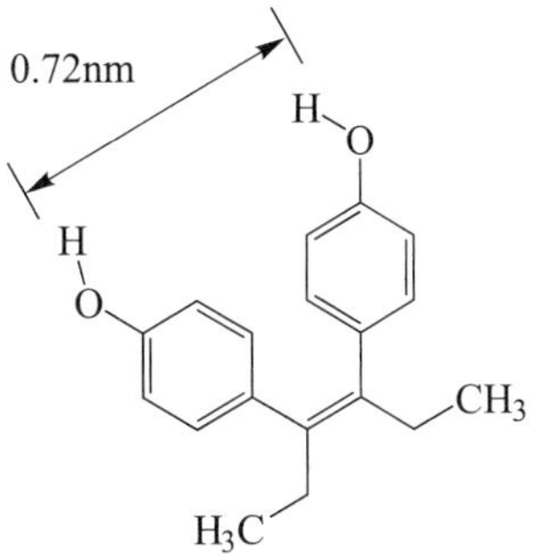

0.72nm　1.45nm　1.45nm

顺式己烯雌酚 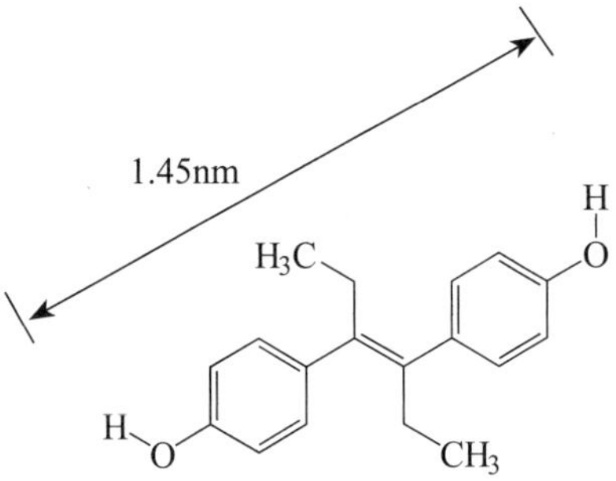　　反式己烯雌酚 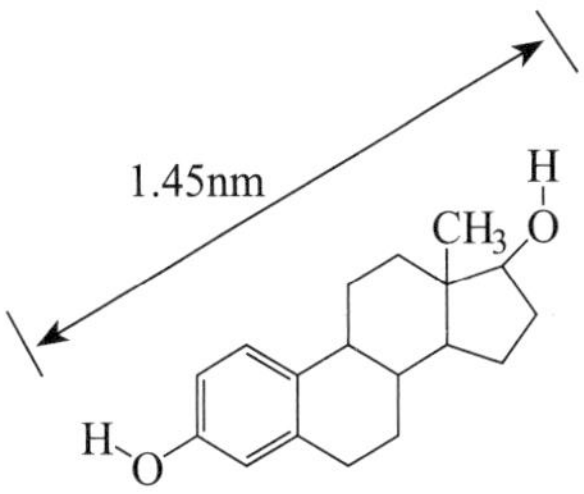　　雌二醇

反式己烯雌酚的药理作用与雌二醇相同，但活性更强。

将反式己烯雌酚的酚羟基酯化得到丙酸己烯雌酚（Diethylstilbestrol Dipropionate）。

磷酸己烯雌酚（Diethylstilbestrol Dipropionate）是水溶性化合物，可用于口服，亦可供静脉注射，作用快，耐受性好。特点是对前列腺癌具有选择性，进入癌细胞后受磷酸酶的作用，释放出己烯雌酚而显效。

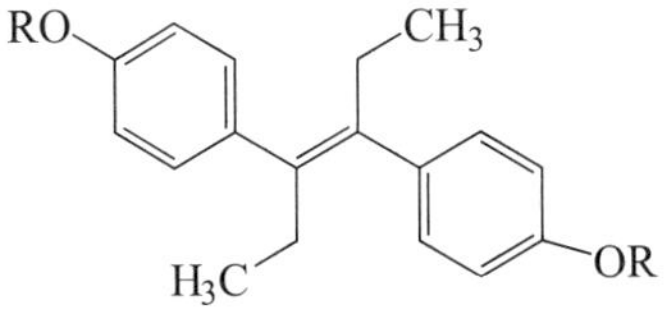

R=H	己烯雌酚
R=$COCH_2CH_3$	丙酸己烯雌酚
R=PO_3H_2	磷酸己烯雌酚

2. 雌激素受体调节药：雌激素受体调节药可分为三类：选择性雌激素受体调节药、选择性雌激素受体下调药和芳构化酶抑制药。

（1）选择性雌激素受体调节药

常用的选择性雌激素受体调节药见表3-38。

表 3-38　常用的选择性雌激素受体调节药

药物名称	药物结构	性质和代谢
他莫昔芬	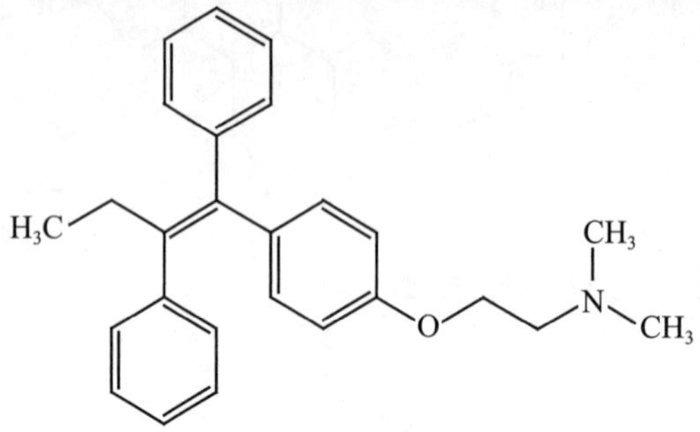H₃C CH₃ N CH₃ O	①药用 *Z*- 异构体 ②本药在肝内代谢，给药后由 CYP3A4 进行脱甲基化得到其主要的代谢物 *N*- 脱甲基他莫昔芬，还可被 CYP2D6 代谢得到次要的代谢物 4- 羟基他莫昔芬，与雌激素受体的亲和力比他莫昔芬更高，对人体乳腺癌细胞的生长抑制作用是他莫昔芬的 100 倍 ③用于治疗雌激素依赖型的乳腺癌
托瑞米芬	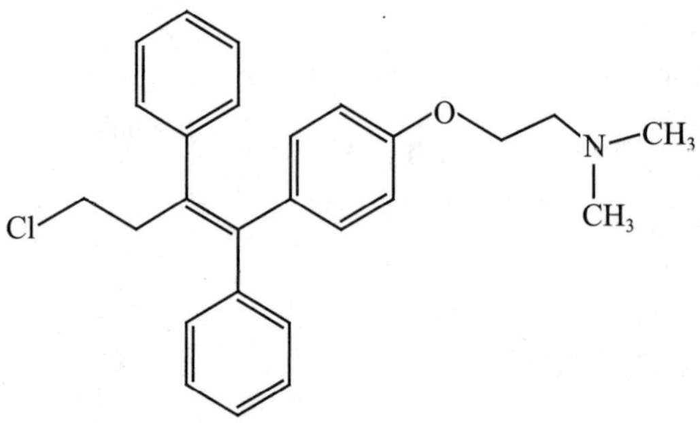O N CH₃ CH₃ Cl	①非类固醇类三苯乙烯衍生物 ②用于治疗绝经后妇女雌激素受体阳性或不详的转移性乳腺癌

（2）芳构化酶抑制药

芳构化酶抑制药可以显著降低体内雌激素水平，用于治疗雌激素依赖型疾病如乳腺癌。

甾体芳构化酶抑制药的代表药物有依西美坦和福美司坦。非甾体芳构化酶抑制药有阿那曲唑和来曲唑。两者结构中均含有三氮唑环。

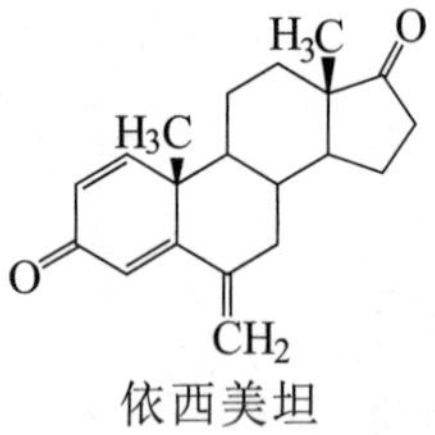
H₃C
O
H₃C
O
CH₂
依西美坦

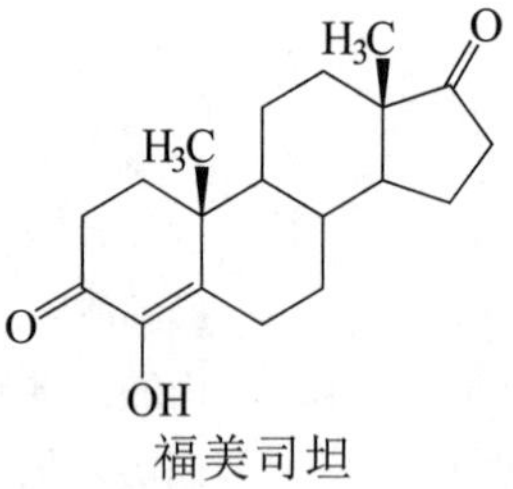
H₃C
O
H₃C
O
OH
福美司坦

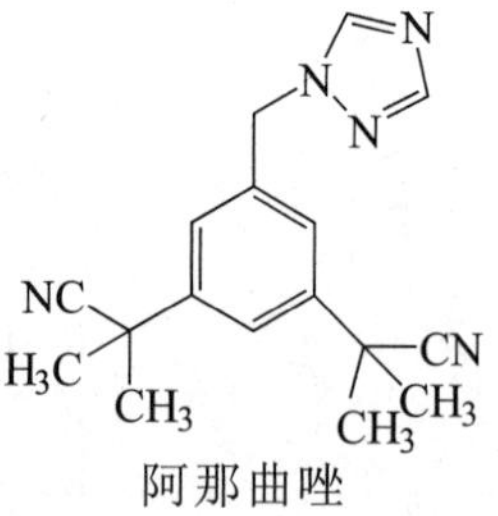
N
N
N
NC
H₃C
CH₃
CN
CH₃
CH₃
阿那曲唑

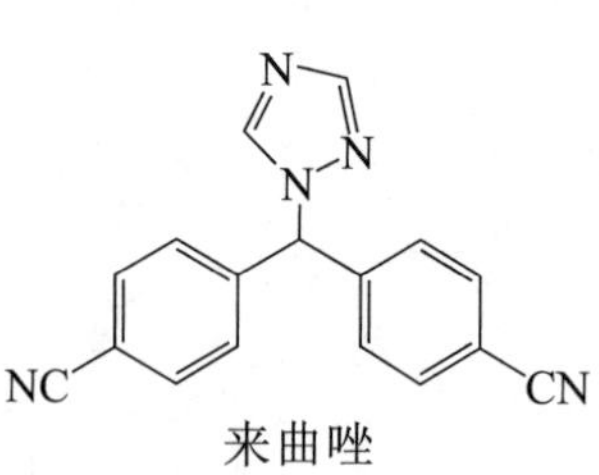
N
N
N
NC
CN
来曲唑

（三）孕激素

天然孕激素的基本结构为孕甾烷，其结构为$\triangle^4$-3，20- 二酮孕甾烷，是含有 21 个碳原子的甾体化合物。天然孕激素主要由黄体合成和分泌，体内含量极少，最强效的内源性孕激素是黄体酮。

在黄体酮的 6 位引入双键、卤素或甲基及 17 位酯化，得到可以口服的醋酸甲羟孕酮、醋酸甲地孕酮等。常用的黄体酮类孕激素见表 3-39。

表 3-39　常用的黄体酮类孕激素

药物名称	药物结构	性质和代谢
黄体酮	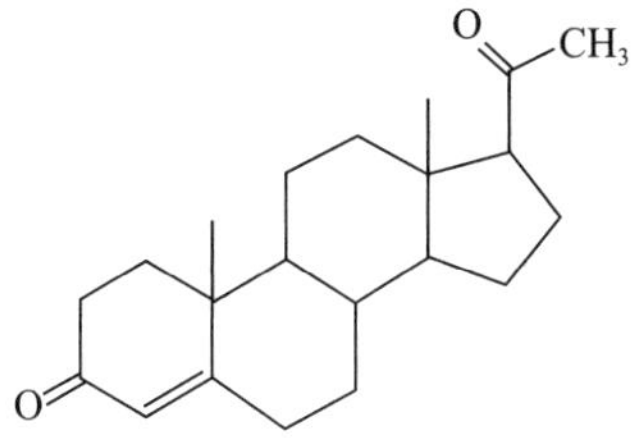	①为天然孕激素 ②用于保胎，无排卵型或黄体功能不足引起的功能失调性子宫出血
醋酸甲羟孕酮	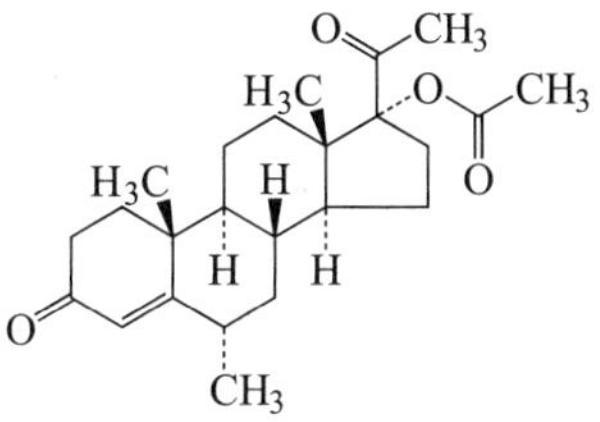	①黄体酮的 17α- 乙酰氧基和 6α- 甲基化物 ②主要代谢物 6β- 羟基、2β- 羟基甲羟孕酮乙酸酯 ③临床主要单独或与环戊丙酸雌二醇成复方作长效避孕药
醋酸甲地孕酮	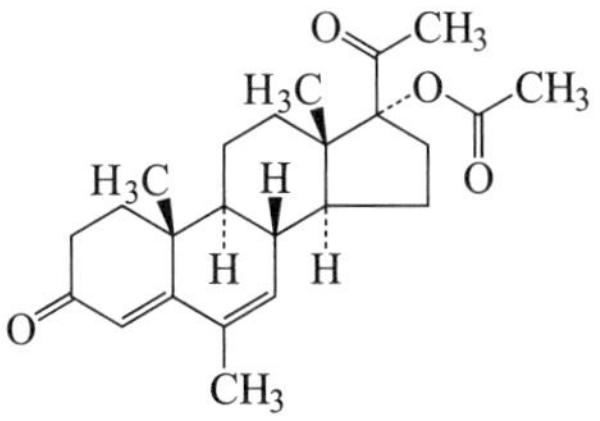	①醋酸甲羟孕酮的 6- 位双键化物 ②主要作短效口服避孕药，也用于治疗妇科疾病
醋酸氯地孕酮	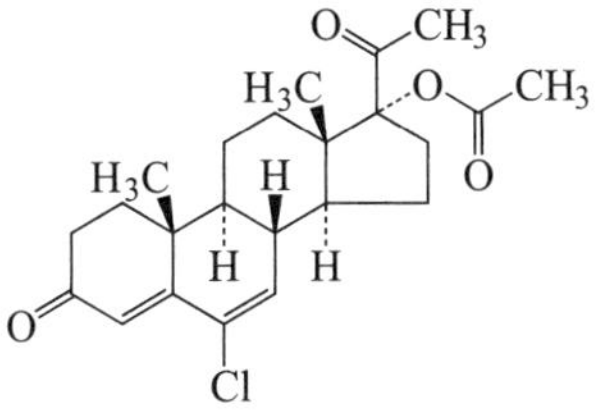	①为醋酸甲地孕酮分子中 6- 甲基以氯原子替代得到的化合物 ②为口服强效孕激素，主要与长效雌激素炔雌醚配伍成复方片剂，作长效口服避孕药
己酸羟孕酮	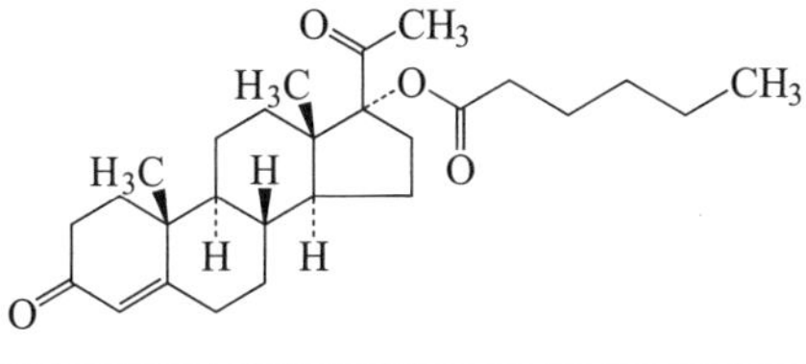	①黄体酮的 17α- 己酰氧基物 ②临床作长效避孕药

在对睾酮进行结构改造时，发现在其结构中引入 17α- 乙炔基，并去除 19- 甲基可得到具有孕激素样作用的炔诺酮。为可口服的孕激素，抑制排卵作用强于黄体酮。在炔诺酮的 18 位延长一个甲基得到炔诺孕酮，活性比炔诺酮增强十倍以上，其右旋体是无效的，左旋体才具有活性，称左炔诺孕酮。

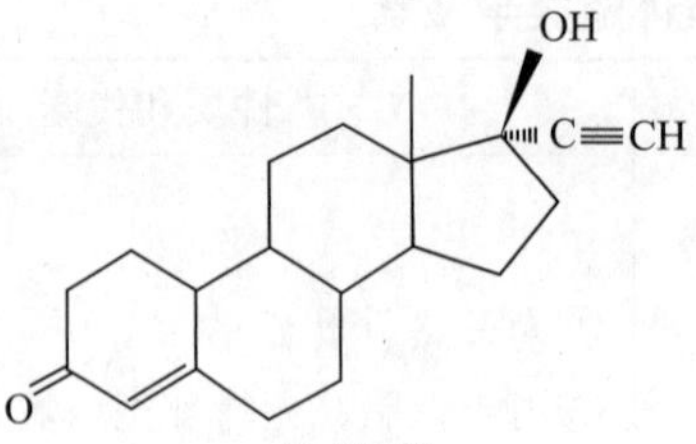

炔诺酮

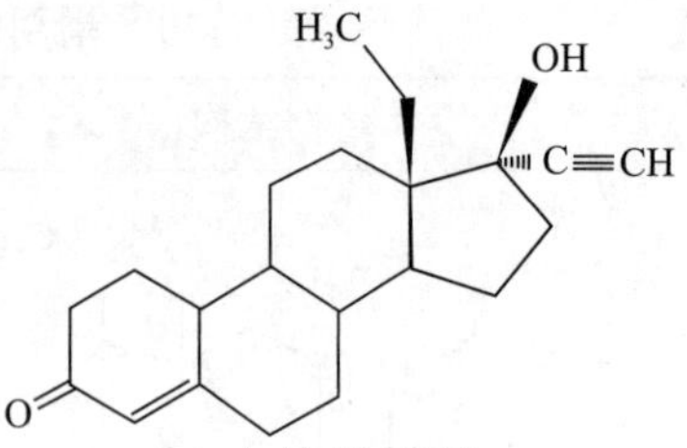

左炔诺孕酮

（四）雄激素及蛋白同化激素

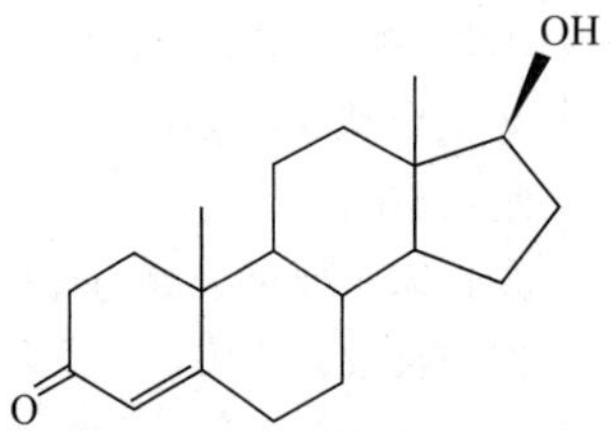

睾　酮

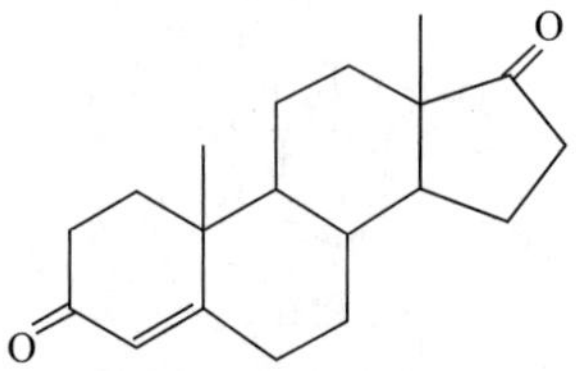

雄烯二酮

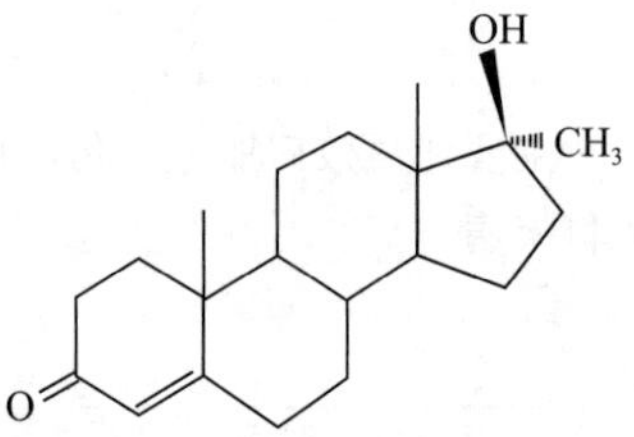

甲睾酮

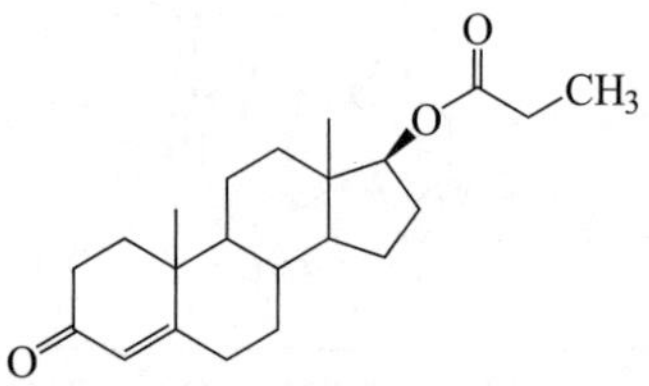

丙酸睾酮

雄激素的化学结构为雄甾烷类，3 位和 17 位带有羟基或羰基。天然雄激素有睾酮和雄烯二酮。

将睾酮的 17-OH 进行丙酸酯化制成的前药丙酸睾酮。在睾酮的 17α 位引入甲基，得到可口服的甲睾酮。

将睾酮 19 位甲基去除，得到苯丙酸诺龙，可显著降低雄激素作用，提高蛋白同化作用。在睾酮的 A 环并合上吡唑环，17α 位引入甲基得到司坦唑醇。其蛋白同化作用为甲睾酮的 30 倍，雄激素活性仅为后者的四分之一。

常用的蛋白同化激素见表 3-40。

表 3-40　常用的蛋白同化激素

药物名称	药物结构	性质和代谢
苯丙酸诺龙	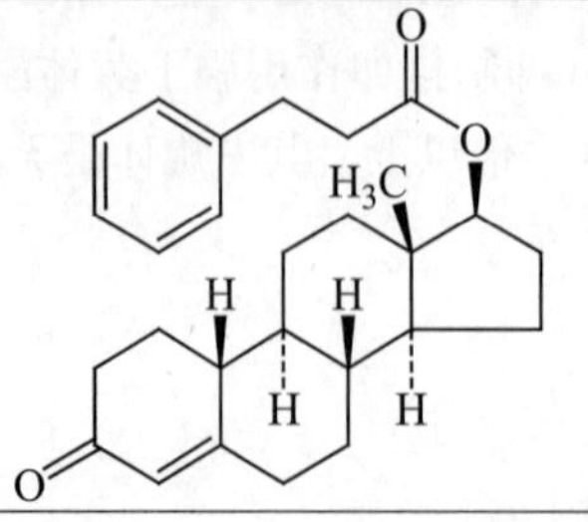 O; O; H_3C; H; H; H; H; O	去掉睾酮的 19 位甲基，17 位与苯丙酸成酯得到的化合物

（续表 3-40）

药物名称	药物结构	性质和代谢
美雄酮		①为在甲睾酮的 1 位去氢衍生物，蛋白同化作用与丙睾丸素相同 ②蛋白同化作用增强，临床用口服片剂治疗贫血或严重体重丢失
羟甲烯龙		为甲睾酮 2 位羟甲烯基取代衍生物
司坦唑醇		①甲睾酮的 A 环并杂环衍生物 ②促蛋白同化激素

二、降血糖药

根据作用类型，降血糖药主要分为胰岛素及其类似物和口服降糖药物（oral hypoglycemic drugs）两大类。

（一）胰岛素及其类似物

人胰岛素为多肽类激素，由 51 个氨基酸残基排列成 A、B 两条肽链，A 链有 21 个氨基酸，B 链有 30 个氨基酸，其中，A7 和 B7、A20 和 B19 的四个半胱氨酸中的巯基形成两个二硫键相连。此外，A 链中 A6 与 A11 之间也存在一个二硫键。

胰岛素及其类似物的化学结构和作用特点见表 3-41。

表 3-41　胰岛素及类似物的化学结构和作用特点

分类	药物名称	化学结构	性质和代谢
速效胰岛素	格鲁辛胰岛素	B3 位的谷氨酰胺被赖氨酸取代，B26 的赖氨酸被谷氨酸取代	本品于餐前 0～15 分钟、皮下或静脉注射，用于控制餐时高血糖
	门冬胰岛素	B28 脯氨酸由门冬氨酸取代	本品于餐前给药，控制餐后血糖；与胰岛素合用控制晚间或晨起血糖
	赖脯胰岛素	B28 脯氨酸和 B29 的赖氨酸的顺序交换	本品吸收较人胰岛素快 3 倍，餐前注射即可

（续表 3-41）

分类	药物名称	化学结构	性质和代谢
短效胰岛素	普通胰岛素	动物或人胰岛素	本品 30 分钟起效，作用 5 ～ 8 小时。用于控制餐后高血糖。人胰岛素是唯一可静脉注射的胰岛素制剂，只在急症时使用
长效胰岛素	甘精胰岛素	A21 门冬酰胺被甘氨酸取代，B30 的苏氨酸后加两个精氨酸	本品 1 ～ 2 小时起效，作用 24 小时，一日给药一次，可与短效胰岛素或口服降糖药合用，适用于中度糖尿病患者

（二）口服降糖药

口服降糖药主要有促胰岛素分泌药、胰岛素增敏剂、α- 葡萄糖苷酶抑制药、醛糖还原酶抑制药、二肽基肽酶 -4 抑制药和钠 - 葡萄糖协同转运蛋白 2 抑制药。

1. 促胰岛素分泌药

按化学结构，促胰岛素分泌药可以分为磺酰脲类和非磺酰脲类。

（1）磺酰脲类促胰岛素分泌药

①磺酰脲类促胰岛素分泌药的基本结构与构效关系

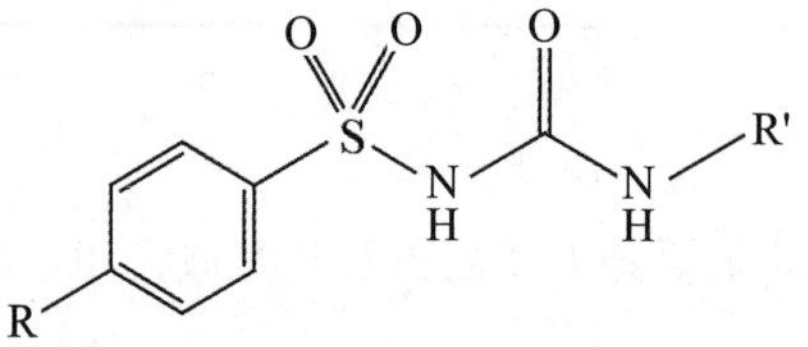

磺酰脲类促胰岛素分泌药具有苯磺酰脲的基本结构。

构效关系研究表明，磺酰脲类促胰岛素分泌药结构中的磺酰脲基团为酸性基团，这对促胰岛素活性是必需的。

②常用药物

表 3-42　常用的磺酰脲类促胰岛素分泌药

药物名称	化学结构	性质和代谢
甲苯磺丁脲	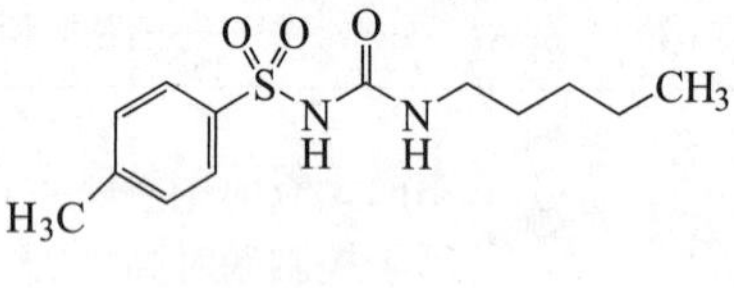	受体亲和力小，服药剂量大，作用时间过长，药物相互作用较多，存在严重而持久的低血糖反应等缺点
格列齐特	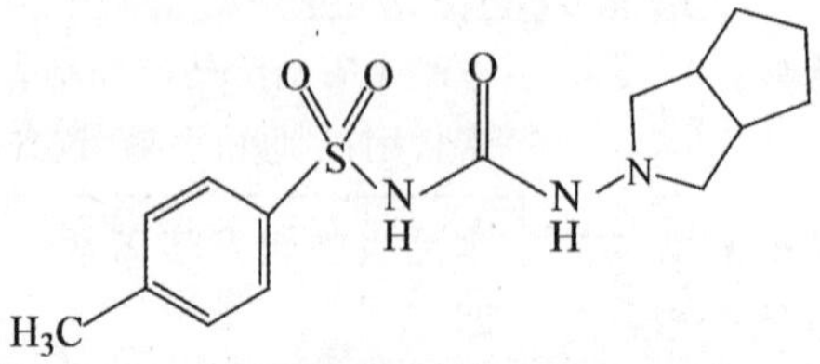	①甲苯磺丁分子中脲上丁基被八氢环戊烷并 [C] 吡咯环取代的衍生物 ②用于糖尿病伴有肥胖症或伴有血管病变者

（续表 3-42）

药物名称	化学结构	性质和代谢
格列本脲	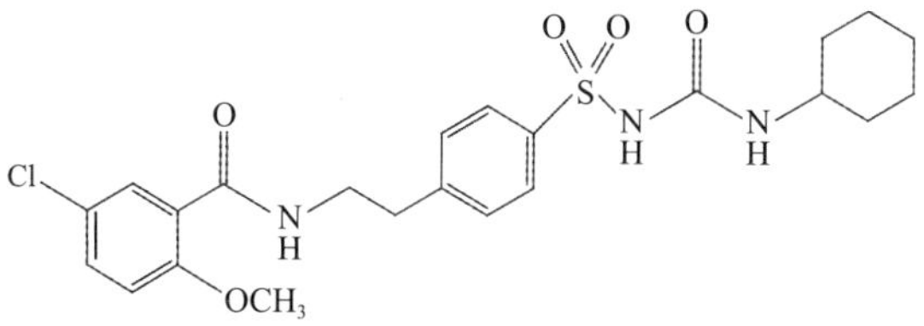 Cl; O; N H; OCH$_3$; O O S N H; O N H	甲苯磺丁分子中脲上丁基被环己基取代，苯环上甲基被苯甲酰胺乙基取代的衍生物
格列吡嗪	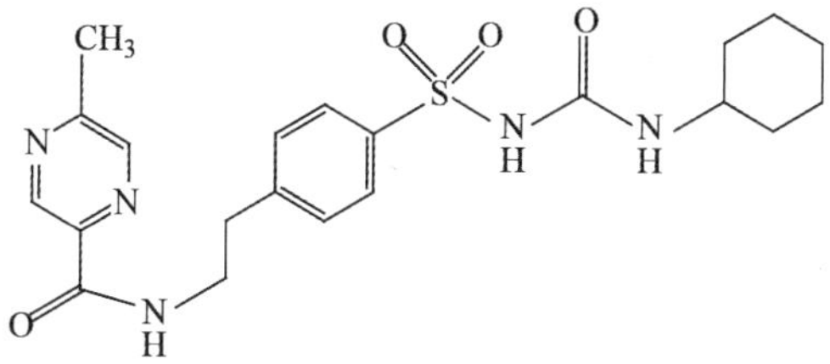 CH$_3$; N; N; O; N H; O O S N H; O N H	①为格列本脲分子中的苯甲酰胺基被吡嗪甲酰基取代的衍生物 ②降血糖作用迅速而强，为甲苯磺丁脲的 1000 倍 ③主要用于单用饮食控制治疗未能达到良好效果的轻、中度非胰岛素依赖型病人
格列美脲	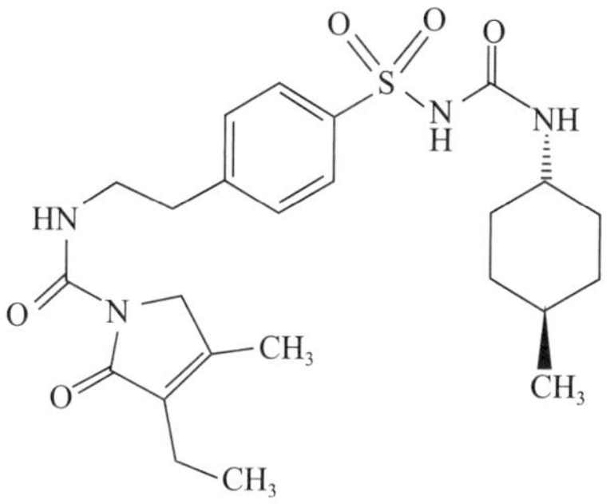 O O S N H; O NH; CH$_3$; HN; O; N; CH$_3$; O; CH$_3$	格列本脲分子中的苯甲酰胺基被二氢吡咯甲酰基替代的衍生物，同时环己基被 4- 甲基环己基取代物

（2）非磺酰脲类促胰岛素分泌药

非磺酰脲类促胰岛素分泌药是一类具有氨基羧酸结构的新型口服降糖药。被称为“餐时血糖调节剂”。

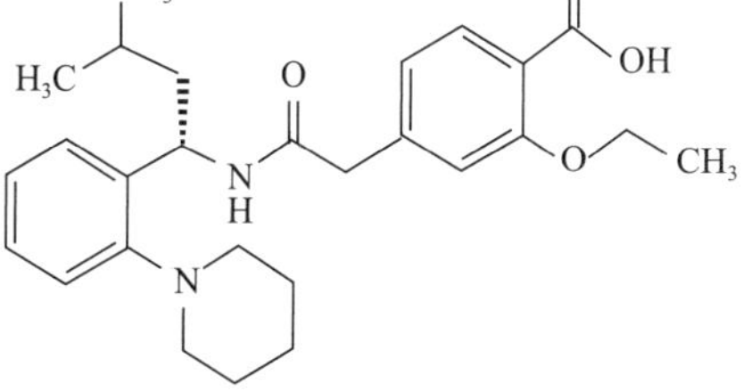

瑞格列奈

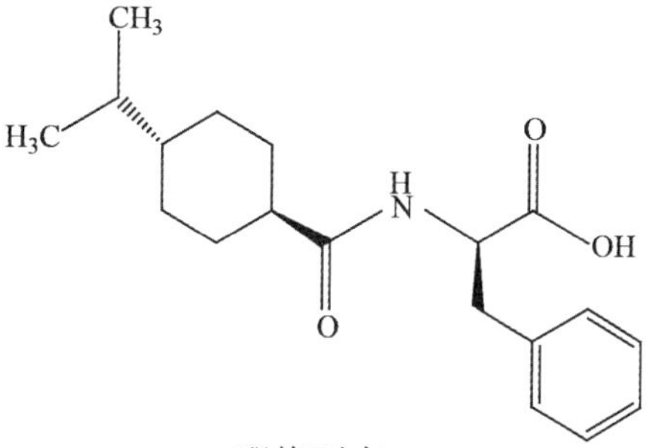

那格列奈

瑞格列奈是氨甲酰甲基苯甲酸的衍生物，分子结构中含有一手性碳原子，临床上使用其 *S*-（+）- 异构体。

那格列奈为 *D*- 苯丙氨酸衍生物，由于其基本结构为氨基酸，决定了该药的毒性很低，降糖作用良好。那格列奈为手性药物，其 *R*-（-）- 异构体活性高出 *S*-（+）- 异构体 100 倍。

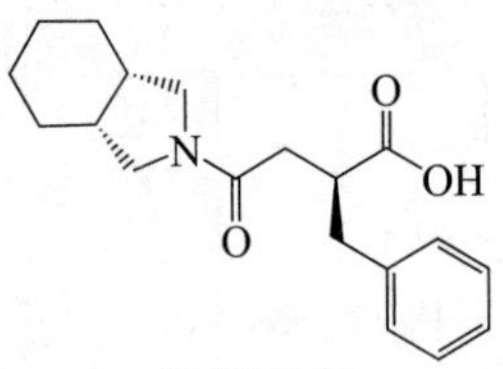

米格列奈的降血糖作用较瑞格列奈和那格列奈更强，给药后起效更为迅速而作用时间更短。

米格列奈

2. 胰岛素增敏药

胰岛素增敏药有双胍类及噻唑烷二酮类。

（1）双胍类胰岛素增敏药

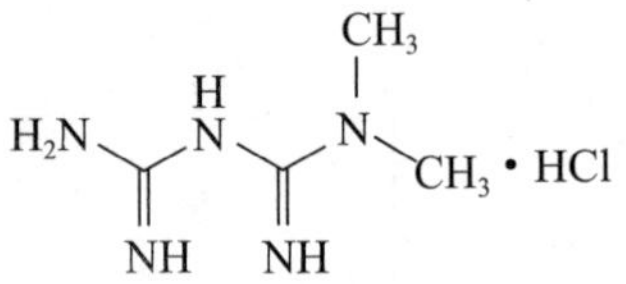

双胍类口服降糖药的化学结构均由一个双胍母核连接不同侧链而构成。本类药物的代表药物是盐酸二甲双胍。二甲双胍吸收快，半衰期较短（1.5 ～ 2.8 小时），很少在肝脏代谢，也不与血浆蛋白结合，几乎全部以原型由尿排出。因此肾功能损害者禁用。

盐酸二甲双胍

（2）噻唑烷二酮类胰岛素增敏药

该类药物结构上均具有噻唑烷二酮的结构，也可看作是苯丙酸的衍生物，主要有马来酸罗格列酮和盐酸吡格列酮，可使胰岛素对受体靶组织的敏感性增加，减少肝糖的产生。增强外周组织对葡萄糖的摄取。

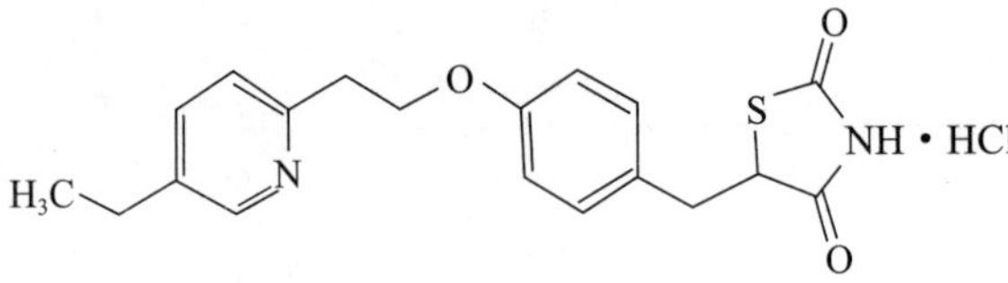

盐酸吡格列酮

3. α- 葡萄糖苷酶抑制药

α- 葡萄糖苷酶抑制药的化学结构均为单糖或多糖类似物，主要有阿卡波糖、米格列醇和伏格列波糖，可竞争性地与 α- 葡萄糖苷酶结合，抑制该酶的活性，从而减慢糖类水解产生葡萄糖的速度，并延缓葡萄糖的吸收。此类药物对 1、2 型糖尿病均适用。

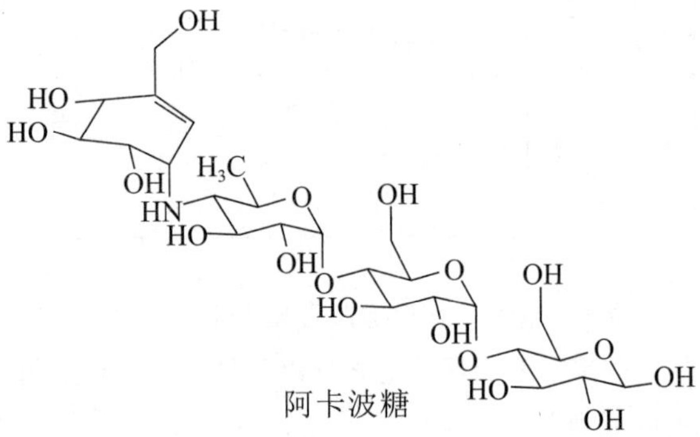

阿卡波糖

阿卡波糖是一种假四糖，由不饱和环己多醇，氨基糖及两个分子右旋葡萄糖组成。不饱和环己多醇和氨基糖是抑制 α- 葡萄糖苷酶的活性部位。

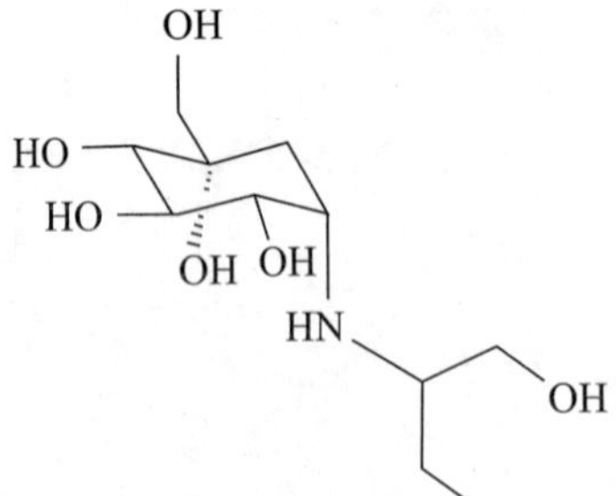

伏格列波糖

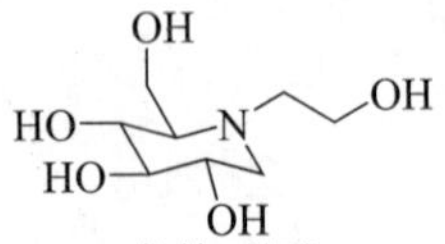

米格列醇

伏格列波糖是氨基糖类似物，作用特点是对小肠上皮绒毛膜刷状缘上的双糖水解酶抑制作用非常强，而对 α- 淀粉酶几乎无抑制作用。

米格列醇是α-葡萄糖苷酶强效抑制药，为葡萄糖类似物，可以显著性的降低 HbAlc，餐后以及空腹血糖水平。

4. 二肽基肽酶 -4 抑制药

二肽基肽酶 -4（DPP-4）抑制药（也称为列汀类药物）通过竞争性结合 DPP-4 活化部位，降低酶的催化活性，从而抑制其对 GLP-1 和 GIP 的降解失活，增加患者的 GLP-1 水平，进而发挥降糖活性。

常用的二肽基肽酶 -4 抑制药见表 3-43。

表 3-43　常用的二肽基肽酶 -4 抑制药

药物名称	化学结构	性质和代谢
磷酸西他列汀	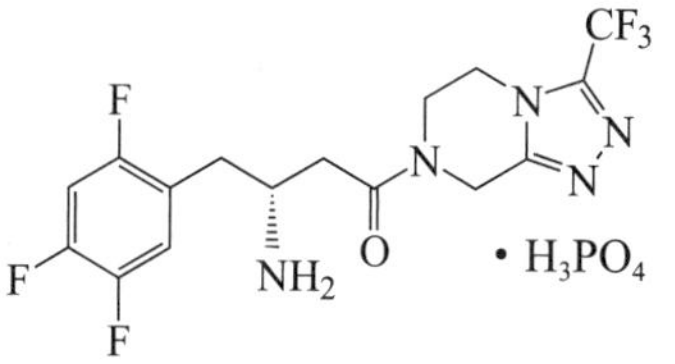	①芳香β-氨基酰胺衍生物 ②配合饮食控制和运动，用于改善 2 型糖尿病患者的血糖控制
维达列汀	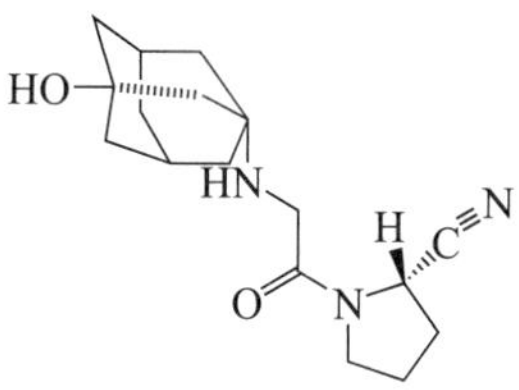	①含有金刚烷片段的甘氨酰胺衍生物 ②空腹口服吸收迅速；食物可轻微延迟本品达峰时间（2.5 小时），但 AUC 不改变；与食物同服，C_{max} 降低 19% ③用于治疗 2 型糖尿病
沙格列汀	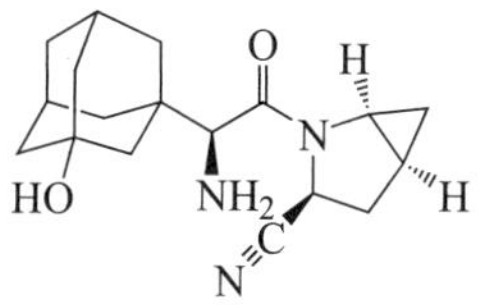	①含有羟基金刚烷的α-氨基酰胺衍生物，其羟基的引入增加化合物对微粒体的稳定性，提高化学稳定性 ②与二甲双胍合用可有效改善胰岛 B 细胞功能，适于运动、饮食、药物控制不佳的 2 型糖尿病患者
阿格列汀	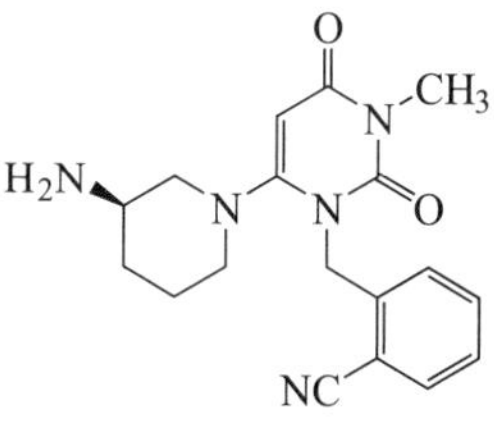	①嘧啶二酮的衍生物 ②生物利用度约为 100%；代谢产物为 *N*-去甲基化活性代谢物和 *N*-乙酰化代谢产物 ③一日给药 1 次，适用于治疗 2 型糖尿病
利格列汀	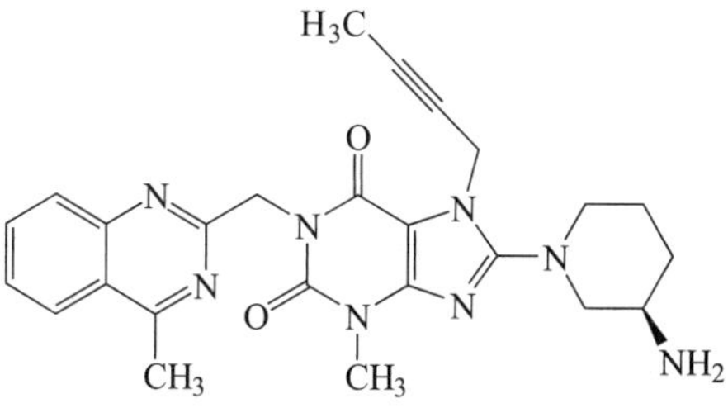	①含有黄嘌呤结构 ②利格列汀与二甲双胍和磺脲类药物联合使用，配合饮食控制和运动，可用于成年人 2 型糖尿病患者的血糖控制

5. 钠－葡萄糖协同转运蛋白 2 抑制药

钠－葡萄糖协同转运蛋白2（SGLT-2）是一类在小肠黏膜（SGLT-1）和肾近曲小管（SGLT-2）中发现的葡萄糖转运基因家族，它们的作用是在肾脏中对血糖进行重吸收。

第一个被评价的 SGLT 抑制药是从苹果树根皮中分离到的根皮苷。通过将根皮苷分子结构中的糖基部分转变为碳酸酯前药的形式，同时对芳香性糖配基进行结构修饰，开发了活性较好的 *O*- 糖苷类 SGLT-2 抑制药舍格列净和瑞格列净。舍格列净和瑞格列净连接有 *O*- 葡萄糖苷使其容易遭到胃肠道 β- 葡萄糖苷酶的水解。

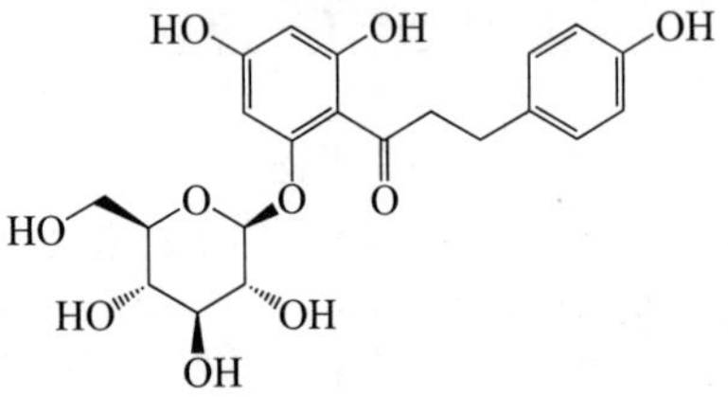

根皮苷

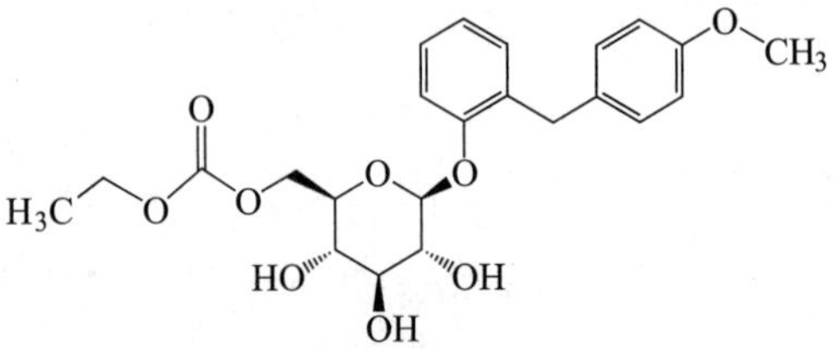

舍格列净

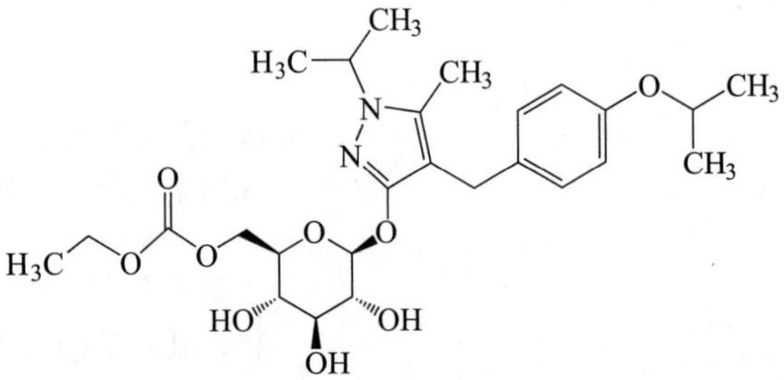

瑞格列净

考虑到 *O*- 糖苷的稳定性，制备了稳定性强的 C- 糖苷类似物，如达格列净、卡格列净、恩格列净和伊格列净等。

将卡格列净分子中的噻吩基团用烷基苯基醚取代得到达格列净。恩格列净是将在达格列净分子的乙基醚改为 3- 四氢呋喃醚，该药对 SGLT-2 的选择性约是 SGLT-1 的 2700 倍，降血糖效果显著。

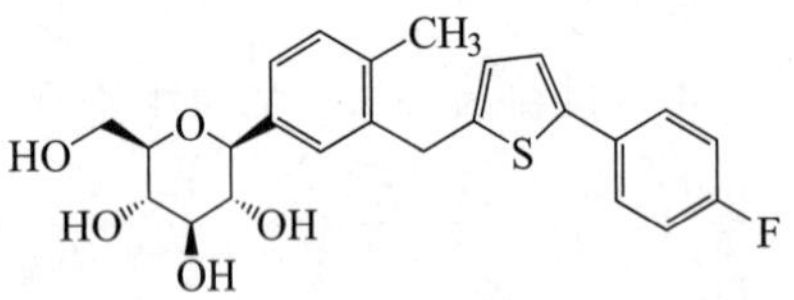

卡格列净

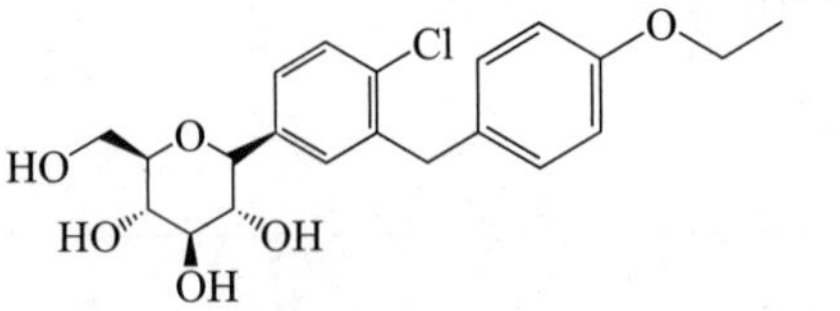

达格列净

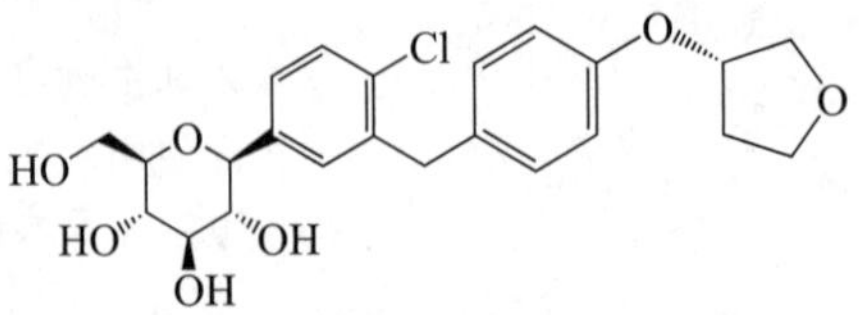

恩格列净

三、调节骨代谢与形成药

（一）双膦酸盐类

1. 双膦酸盐类药物的基本结构与构效关系

双膦酸盐是焦磷酸盐的类似物，焦磷酸盐结构中心的氧原子被碳原子及其侧链取代，即为双膦酸盐类。其结构通式中 R_1 多为羟基，R_2 可为烷基或取代烷基，烷基末端还可带有芳杂环。临床药用多为单钠和二钠盐。

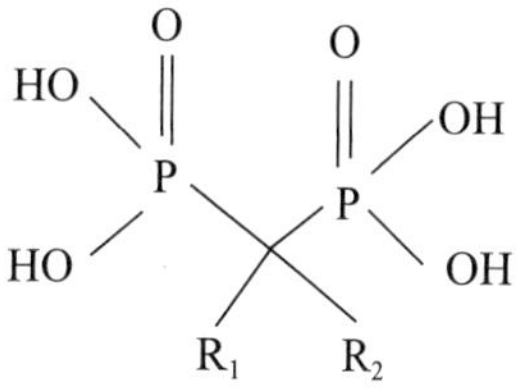

双膦酸盐类药物的构效关系见图 3-17。

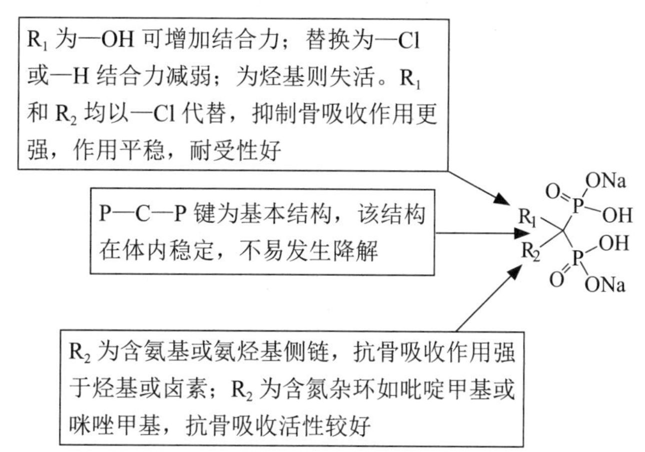

图 3-17　双膦酸盐类药物的构效关系

2. 常用药物：常用的双膦酸盐类药物见表 3-44。

表 3-44　常用的双膦酸类药物

药物名称	化学结构	性质和代谢
依替膦酸二钠	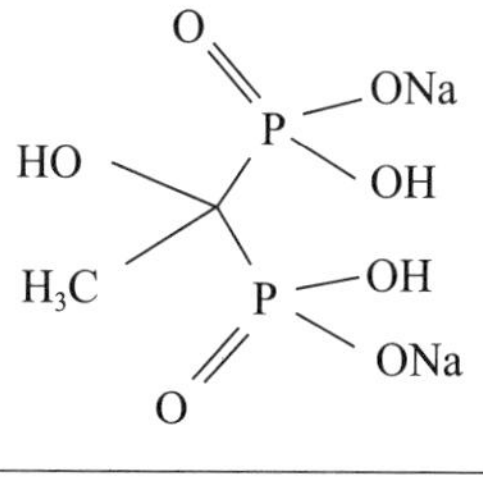	具有双向作用，小剂量时抑制骨吸收，大剂量时抑制骨矿化和骨形成。临床用于防治各种骨质疏松症，也用于严重高钙血症、特别是恶性肿瘤相关高钙血症的辅助治疗。大剂量用于预防和治疗异位骨化，但可能出现骨软化症和骨折
阿仑膦酸钠	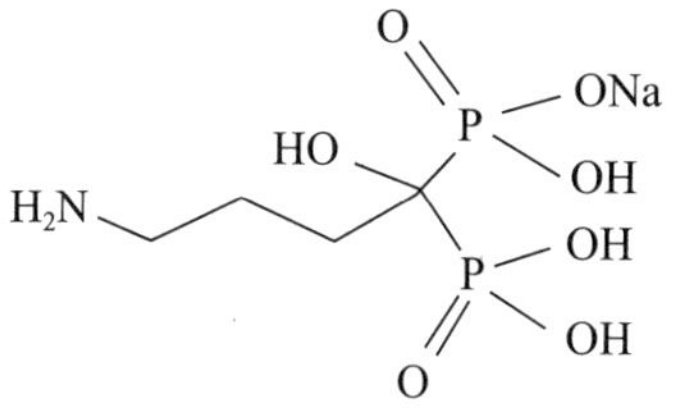	为氨基双膦酸盐，可单独或与维生素 D 合用治疗骨质疏松症。消化道症状是口服本品最常见的不良反应

（续表 3-44）

药物名称	化学结构	性质和代谢
利塞膦酸钠	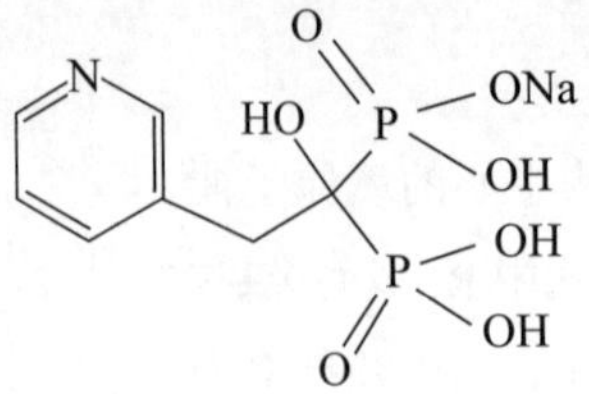 O, P, ONa, HO, OH, N, OH, P, OH, O	主要用于防治绝经后骨质疏松症。最常出现的不良反应为关节痛和胃肠功能紊乱
唑来膦酸钠	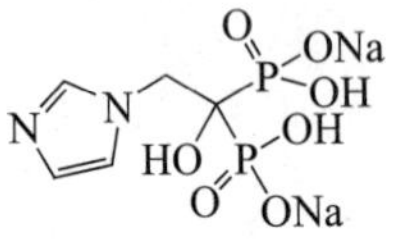 O, ONa, P, OH, N, N, OH, HO, P, O, ONa	为第三代双膦酸盐类药物，直接作用于成骨细胞，增加骨吸收抑制药的分泌，抑制破骨细胞介导的骨吸收而降低血钙水平
米诺膦酸钠	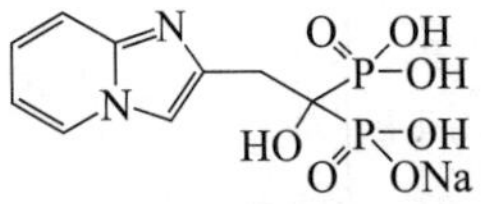 N, O, OH, P-OH, N, HO, P-OH, O, ONa	为第三代双膦酸盐类药物，在破骨细胞内阻止焦磷酸法尼酯合成酶，抑制破骨细胞的骨吸收功能，从而降低骨代谢

（二）促进钙吸收药

维生素 D_3 可促进小肠黏膜、肾小管对钙、磷的吸收，促进骨代谢，维持血钙、血磷的平衡。维生素 D_3 须在肝脏和肾脏两次羟基化，先在肝脏转化为骨化二醇 25-（OH）D_3，然后再经肾脏代谢为骨化三醇 1α, 25-（OH）$_2D_3$ 才具有活性。

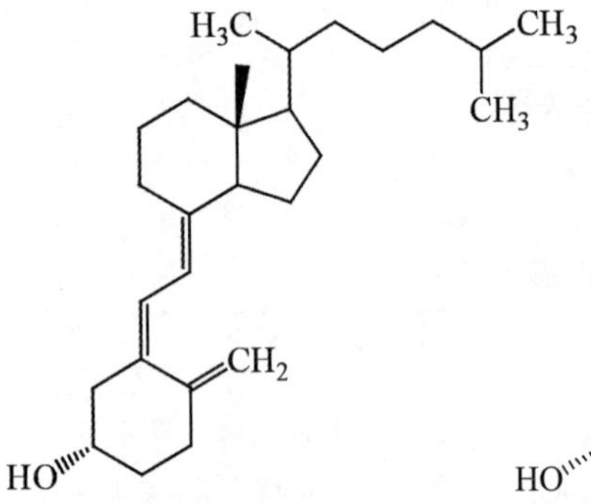

维生素 D_3 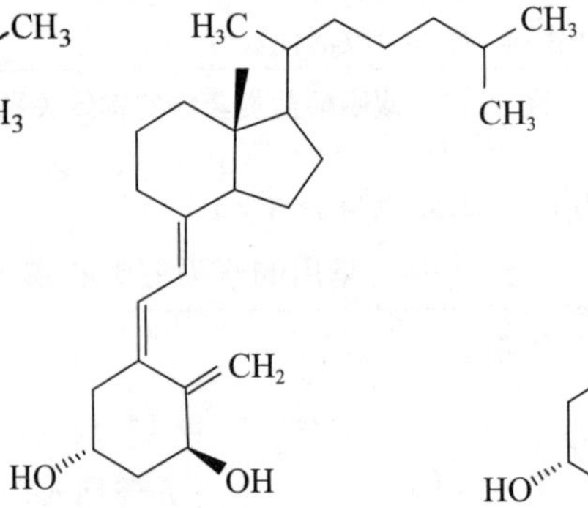　　阿法骨化醇 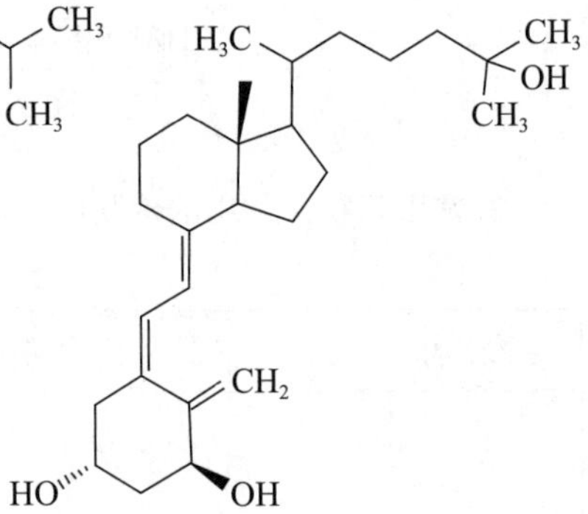　　骨化三醇

第七节　抗感染药

一、抗生素类抗菌药

抗生素类抗菌药包括β- 内酰胺类、大环内酯类、氨基糖苷类、四环素类等。

β- 内酰胺类抗生素是指分子中含有由四个原子组成的β- 内酰胺环的抗生素。β- 内酰胺环是该类抗生素发挥生物活性的必需基团，与细菌作用时，β- 内酰胺环开环与细菌发生酰化作用，抑制细菌的生长。而同时也是该类抗生素不稳定的基团，因为β- 内酰胺是由四个原子组成，环的张力比较大，使其化学性质不稳定，易发生开环导致失活。

β- 内酰胺类抗生素的作用机制是抑制细菌细胞壁的合成。

依据与 β- 内酰胺环稠合环的结构不同，可将 β- 内酰胺类抗生素分成青霉素类、头孢菌素类和单环 β- 内酰胺类。

青霉素类　　头孢菌素类　　单环 β- 内酰胺类

（一）青霉素类抗生素

1. 青霉素类抗生素的构效关系

具体内容见图 3-18。

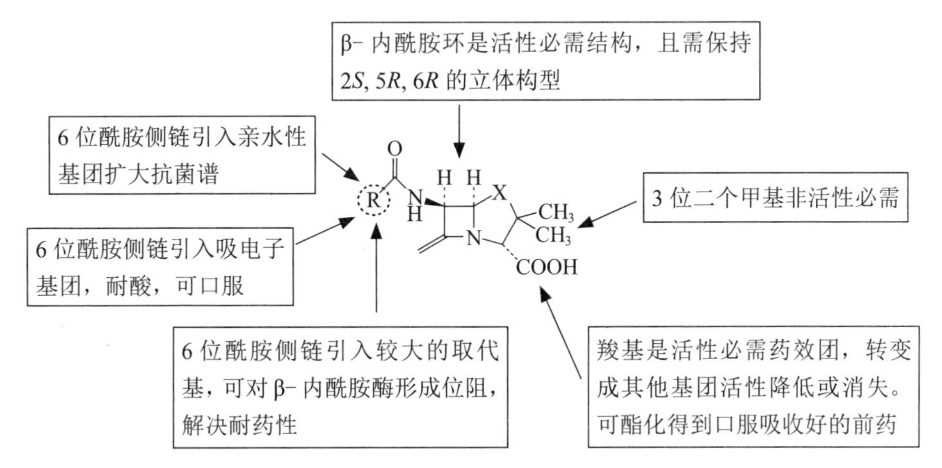

图 3-18　青霉素类抗生素的构效关系

2. 常用药物

（1）天然青霉素

青霉素

青霉素结构特征为：含有四元的 β- 内酰胺环与五元的四氢噻唑环并合的结构，具有较大的分子张力。在酸性或碱性条件下，均可以使青霉素的 β- 内酰胺环发生裂解，生成青霉酸、青霉醛和青霉胺。因此，青霉素不能和如氨基糖苷类抗生素等碱性药物合用。某些酶（例如耐药菌产生的 β- 内酰胺酶）也是使青霉素的 β- 内酰胺环发生裂解，产生对 β- 内酰胺类抗生素的耐药性。

青霉素通常是指青霉素 G，也被称为苄基青霉素，是第一个在临床使用的抗生素。临床上常用青霉素钠或青霉素钾。钠盐的水溶液在室温下不稳定，易分解。因此，在临床上使用其粉针剂。为了延长青霉素在体内的作用时间，可将青霉素和丙磺舒合用，以降低青霉素的排泄速度。

青霉素类药物的母核结构中有 3 个手性碳原子，其立体构型为 2*S*、5*R*、6*R*。

青霉素在生物合成中产生的杂质蛋白，以及生产、贮存过程中产生的杂质青霉噻唑高聚物是引起过敏反应的根源。

（2）半合成青霉素药物

针对青霉素不耐酸、不能口服、抗菌谱窄、不耐 β- 内酰胺酶等特点，对青霉素的母核 6- 氨基青霉烷酸（6-APA）进行化学改造，在 6 位接上不同酰基侧链，分别合成了耐酸、耐 β- 内酰胺酶的青霉素及广谱青霉素。

①耐酸青霉素：将青霉素 6 位侧链改为具有吸电子作用的苯氧乙酰氨基得到耐酸的非奈西林等。

常用的耐酸青霉素类药物见表 3-45。

表 3-45　常用的耐酸青霉素类药物

药物名称	药物结构	性质和代谢
非奈西林	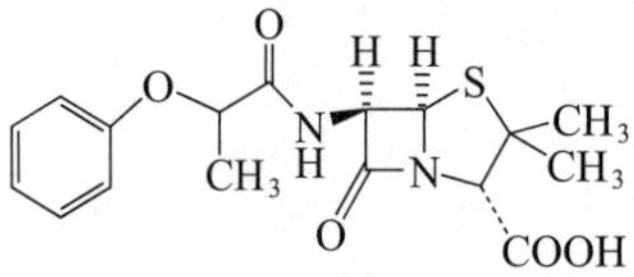	6 位侧链苯氧乙酰氨基的甲基碳上引入甲基，耐酸性更强，可口服
阿度西林	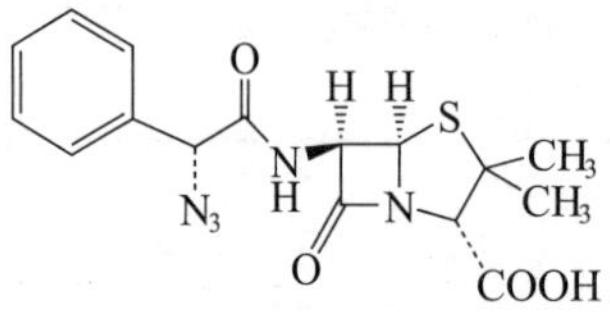	6 位侧链引入吸电子的叠氮基团，对酸稳定，口服吸收良好，其抗菌作用与用途类似青需素 V

②耐酶青霉素：以含有 3- 苯基 -5- 甲基异噁唑结构侧链引入青霉素 6 位得到苯唑西林（Oxacillin），该基团具有较大的体积阻止了药物与 β- 内酰胺酶活性中心的结合，保护 β- 内酰胺环不被破坏，成为耐 β- 内酰胺酶的半合成青霉素。同时异噁唑环的吸电子效应使得苯唑西林对酸稳定，可以口服。

常用的耐酶青霉素类药物见表 3-46。

表 3-46　常用的耐酶青霉素类药物

药物名称	药物结构	性质和代谢
甲氧西林	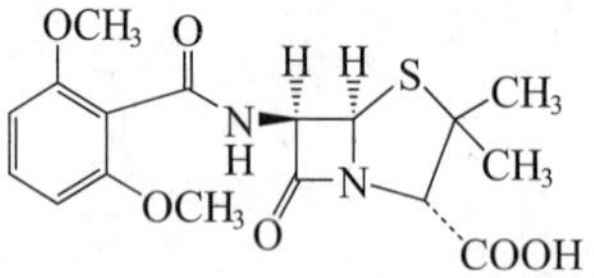	6 位侧链上引入二甲氧基苯，可阻止药物与青霉素酶的相互作用，是第一个用于临床的耐酶青霉素，但对酸不稳定
苯唑西林	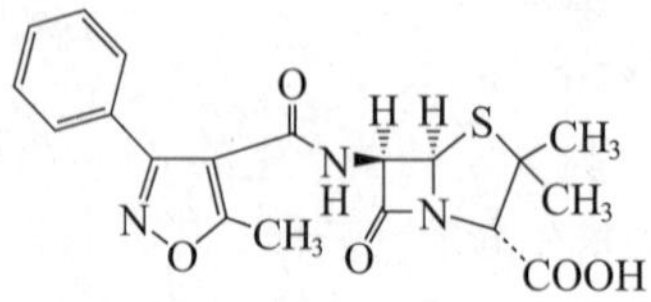	用 3- 苯基 -5- 甲基异噁唑取代甲氧西林的二甲氧基苯得到的药物

③广谱青霉素：在青霉素的侧链导入 α- 氨基，得到了氨苄西林和阿莫西林等广谱青霉素。

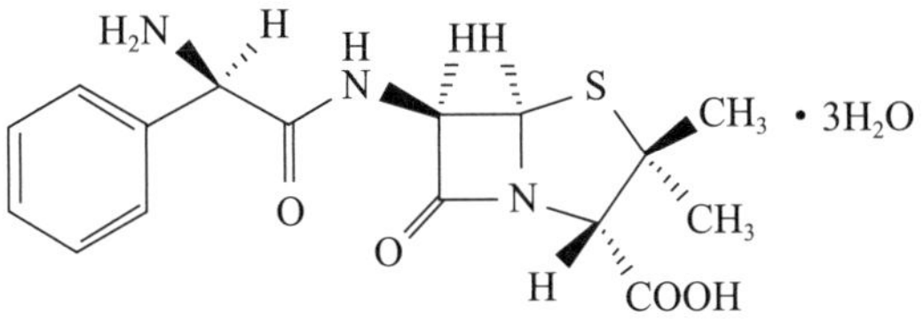

氨苄西林 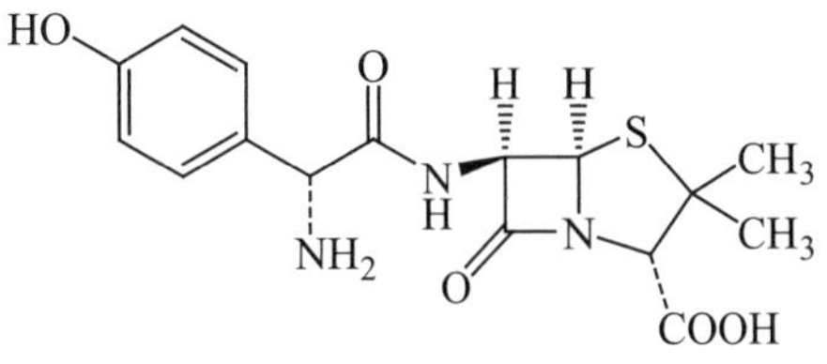　　　　阿莫西林

将青霉素6位酰胺侧链引入苯甘氨酸，得到氨苄西林，苯甘氨酸α位的氨基在生理条件下具有较大的极性，使其具有抗革兰阴性菌活性，因此，氨苄西林为可口服的广谱的抗生素。为克服此缺点，将氨苄西林结构中苯甘氨酸的苯环4位引入羟基得到阿莫西林。

氨苄西林和阿莫西林水溶液不太稳定，在室温放置24小时生成无抗菌活性的聚合物。其主要原因是6位酰胺侧链中游离的氨基具有亲核性，可以直接进攻β-内酰胺环的羰基，而使β-内酰胺开环发生聚合反应。氨苄西林和阿莫西林水溶液中若含有磷酸盐、山梨醇、硫酸锌、二乙醇胺等时，会发生分子内成环反应，生成2,5-吡嗪二酮。

在氨苄西林侧链的氨基上引入极性较大的哌嗪酮酸基团得到哌拉西林，具有抗假单胞菌活性，对铜绿假单胞菌、变形杆菌、肺炎杆菌等作用强。常用的广谱青霉素类药物见表3-47。

表3-47　常用的广谱青霉素类药物

药物名称	药物结构	性质和代谢
羧苄西林	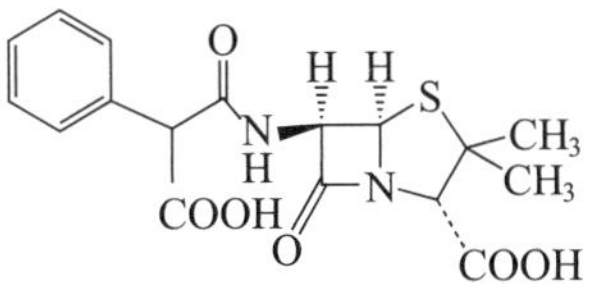	①将氨苄西林分子氨基以羧基替代得到 ②对胃酸不稳定，不能口服给药 ③主要用于铜绿假单胞菌、大肠埃希菌等引起的感染，口服不吸收，毒性较低，体内分布广
磺苄西林	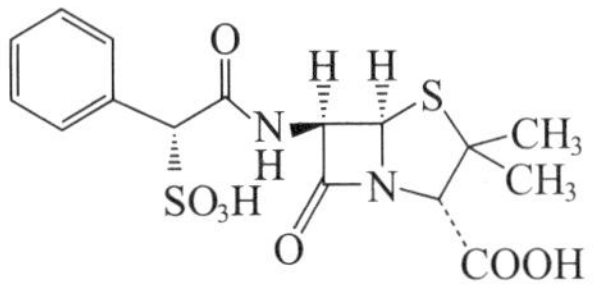	①将氨苄西林分子氨基以磺酸基替代得到 ②口服不吸收，肌内注射或静脉给药后，吸收迅速 ③主要用于铜绿假单胞菌、变形杆菌、大肠埃希菌等敏感菌引起的感染
哌拉西林	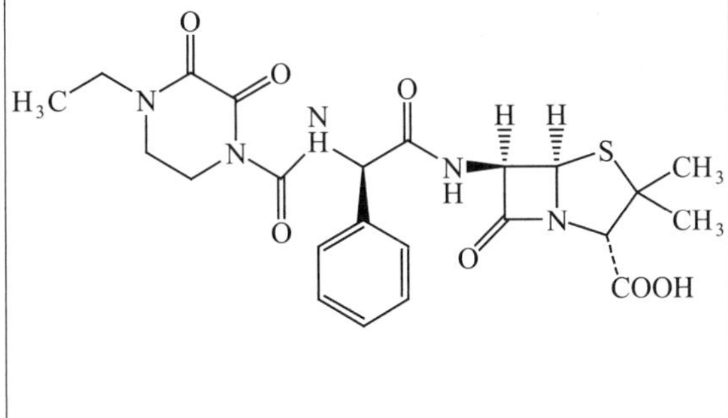	①在氨苄西林6位侧链的氨基上引入极性较大的哌嗪酮酸基团的衍生物 ②抗假单胞菌，对革兰阳性菌的作用与氨苄西林相似

（二）头孢菌素类抗生素

1. 头孢菌素类抗生素的结构特征与构效关系

头孢菌素的基本母核为β-内酰胺环与六元的氢化噻嗪环并合得到。β-内酰胺环分子内张力较小，稳定性高于青毒素。头孢菌素7位的酰胺基是抗菌谱的决定性基团。头孢菌素类抗生素的构效关系见图3-19。

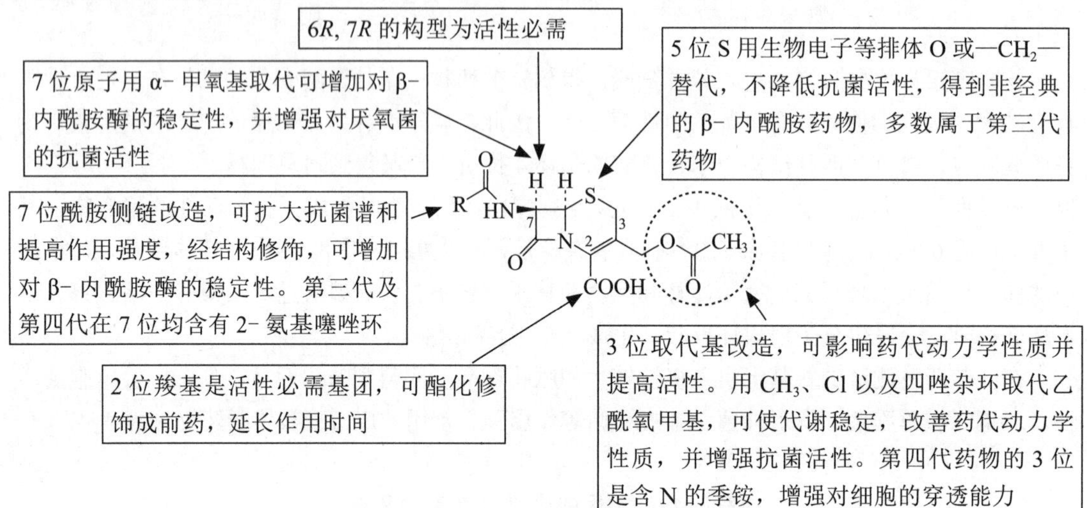

图3-19 头孢菌素类抗生素的构效关系

2. 常用药物

（1）第一代头孢菌素

耐青霉素酶，但不耐β-内酰胺酶。常用的第一代头孢菌素类抗生素见表3-48。

表3-48 常用的第一代头孢菌素类抗生素

药物名称	药物结构	性质和代谢
头孢氨苄	NH_2, H, N, H H, S, O, O, N, CH_3, COOH, $\cdot H_2O$	侧链为苯甘氨酸，母核为7-ADCA，耐酸；对耐药金黄色葡萄球菌有良好抗菌作用
头孢唑林	N, N, N, N, O, H H, N, H, S, O, N, COOH, S, S, CH_3, N—N	①侧链为四氮唑乙酰基，3位甲基上连有5-甲基-2-巯基-1,3,4-噻二唑 ②用于敏感菌所致的呼吸道、泌尿生殖系、皮肤软组织、骨和关节、胆道等感染
头孢拉定	O, H H, N, H, S, NH_2, O, N, CH_3, COOH	①将头孢氨苄中的苯核用1,4-环己二烯替代的药物 ②与头孢氨苄抗菌作用相似，对β-内酰胺酶稳定，毒性较小。口服吸收比肌内注射快且安全，血药浓度较高

（2）第二代头孢菌素

常用的第二代头孢菌素类抗生素见表3-49。

表3-49　常用的第二代头孢菌素类抗生素

药物名称	药物结构	性质和代谢
头孢克洛	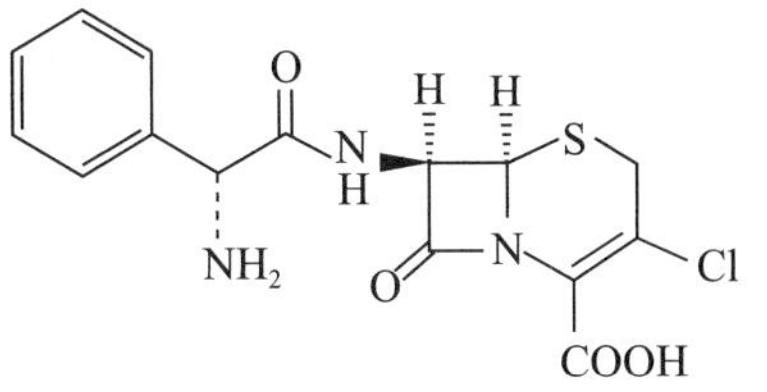	①头孢氨苄C3位为氯替代得到的可口服的半合成头孢菌素 ②口服吸收良好；药物吸收后分布于大部分器官组织及组织液中；在唾液和泪液中浓度较高
头孢呋辛	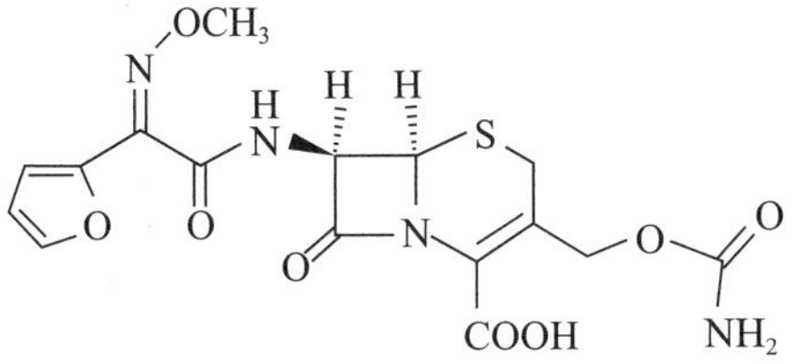	①C7位的氨基上连有顺式的α-甲氧肟基呋喃乙酰基侧链，甲氧肟基使药物对β-内酰胺酶有高度的稳定作用；头孢呋辛对酶较稳定，C3位为氨基甲酸酯，改变药动学性质 ②若同时给予丙磺舒，则可延长其排泄时间，并使血清浓度升高；在当脑膜有炎症时，头孢呋辛可通过血-脑屏障 ③用于敏感的革兰阴性菌所致的下呼吸道、泌尿系等感染，不良反应较少
头孢呋辛酯	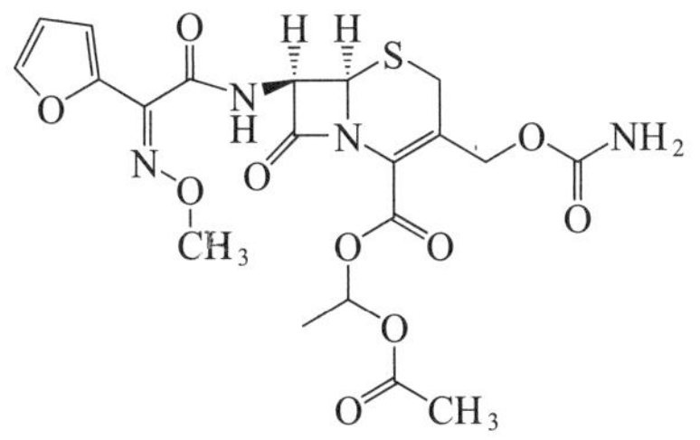	①头孢呋辛的极性较大，而将其分子中的羧基与1-乙酰氧基乙醇成酯，提高了脂溶性，成为可以口服的药物 ②脂溶性强，口服吸收良好
氯碳头孢	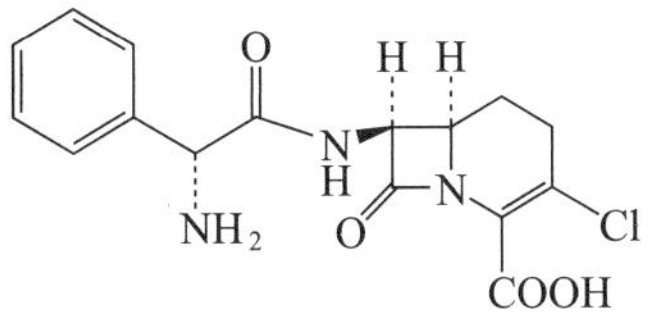	本品为碳头孢结构，相当于头孢克洛结构中的—S—被—CH_2—取代得到的化合物，药物的稳定性和对β-内酰胺酶的稳定性增加，具有广谱和长效的特点

（3）第三代头孢菌素

常用的第三代头孢菌素类抗生素见表3-50。

表3-50　常用的第三代头孢菌素类抗生素

药物名称	药物结构	性质和代谢
头孢噻肟	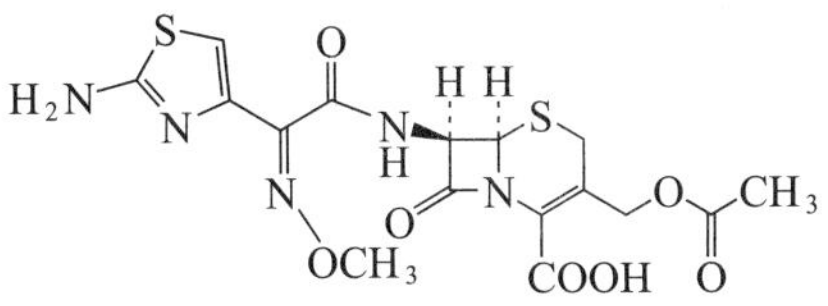	①肠道中不吸收；对组织穿透力强，体内分布广泛；在肝内代谢为去乙酰头孢噻肟 ②耐酶，广谱，对革兰阴性菌有较强抗菌活性，尤其对肠杆菌活性强

（续表 3-50）

药物名称	药物结构	性质和代谢
头孢哌酮		在 C3 位甲基上用甲基四氮唑巯基取代乙酰氧基，可提高其抗菌性并显示良好的药动学性质，在血中浓度较高；在其 C7 位将头孢羟氨苄的氨基上引入乙基哌嗪二酮侧链，扩展其抗菌谱
头孢他啶		①在头孢噻肟的 C3 位甲基上引入吡啶取代乙酰氧基，对革兰阳性菌作用弱，对革兰阴性菌作用突出，且对铜绿假单胞菌的作用极强 ②口服不吸收，静脉或肌内注射该品后迅速广泛分布于体内组织及体液中，在体内几乎不发生代谢生物转化，主要以呈高度活性的原型药物随尿液排泄
头孢克肟		本品 7 位的氨基侧链上引入乙酸基，在 C3 位为乙烯基，不与其他头孢菌素形成交叉过敏，口服后血药浓度高，具有良好的生物利用度
头孢曲松		本品是在 C3 位上引入酸性较强的杂环 6- 羟基 -1,2,4- 三嗪 -5- 酮，以钠盐的形式注射给药，可广泛分布全身组织和体液，可以透过血 - 脑屏障，在脑脊液中达到治疗浓度
头孢泊肟酯		①头孢泊肟的前药 ②抗菌谱广，抗菌作用强，且组织分布广泛，半衰期长；对 β- 内酰胺酶稳定，耐受性良好，可口服

（续表 3-50）

药物名称	药物结构	性质和代谢
拉氧头孢	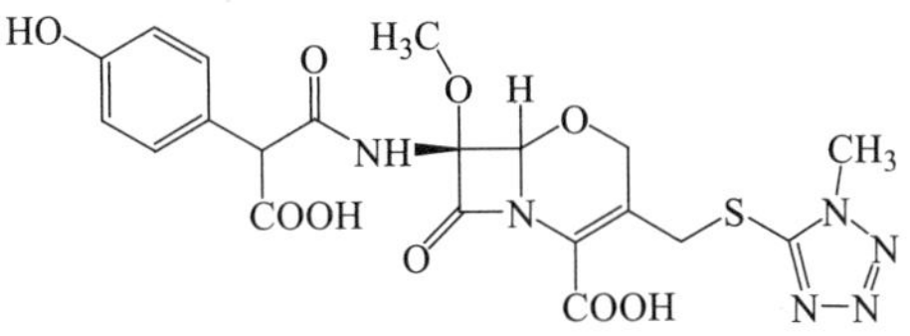	本品属于氧头孢类，5 位的—S—被—O—取代得到的化合物，另 C3 位甲基上引入甲基四氮唑巯基取代乙酰氧基，7 位的氨基侧链上以α-羧基-4-羟基苯乙酰基取代，对多种β-内酰胺酶稳定，较少发生耐药性；对各种革兰阴性菌有较强抗菌活性，对革兰阳性球菌作用弱于青霉素，血药浓度维持较久

（4）第四代头孢菌素

是在第三代的基础上在 3 位引入季铵基团，如硫酸头孢匹罗和盐酸头孢吡肟。对大多数的革兰阳性菌和革兰阴性菌产生高度活性，尤其是对金黄色葡萄球菌等革兰阳性球菌。

头孢吡肟：

①本品 7 位的氨基侧链上以α-（2-氨基噻唑）-α-甲氧亚胺基乙酰基取代，3 位上甲基四氢吡咯鎓盐衍生物，对革兰阳性、革兰阴性和需氧菌均有很强的活性，杀菌力较第三代强，对β-内酰胺酶稳定。

②静脉或肌内给药后吸收迅速；绝对生物利用度为 100%。

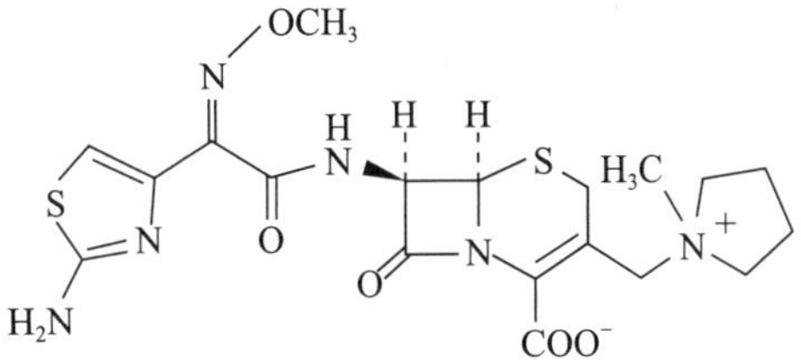

头孢吡肟

（三）其他β-内酰胺类抗生素

1. 氧青霉烷类

代表药物为克拉维酸。克拉维酸是由β-内酰胺环和氢化异噁唑环并合而成，克拉维酸是一种“自杀性”的酶抑制药。临床上使用克拉维酸和阿莫西林组成的复方制剂，可使阿莫西林增效 130 倍，用于治疗耐阿莫西林细菌所引起的感染。

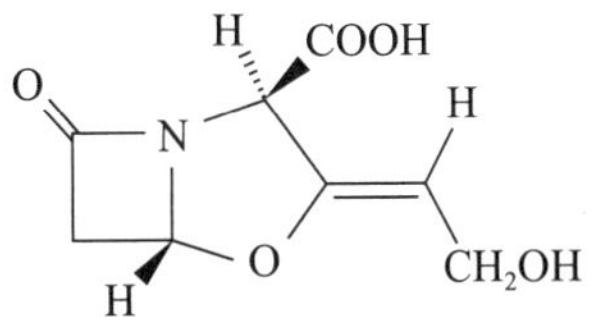

克拉维酸

2. 青霉烷砜类

为不可逆竞争性β-内酰胺酶抑制药。舒巴坦是此类结构药物的代表。

将氨苄西林与舒巴坦以 1∶1 的形式以次甲基相连形成双酯结构的前体药物，称为舒他西林。他唑巴坦是在舒巴坦结构中甲基上氢以 1,2,3-三氮唑取代得到的衍生物，为青霉烷砜另一个不可

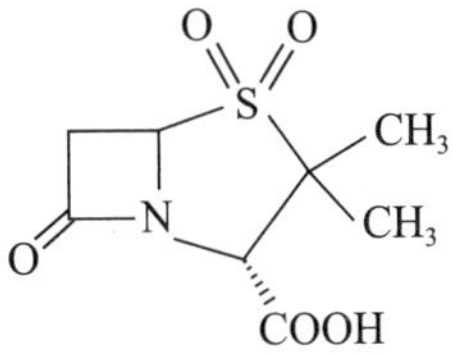

舒巴坦 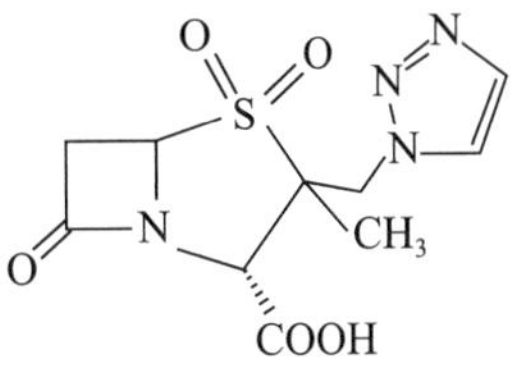　　他唑巴坦

逆β- 内酰胺酶抑制药，其抑酶谱的广度和活性都强于克拉维酸和舒巴坦。

3. 碳青霉烯类

亚胺培南对大多数β- 内酰胺酶高度稳定，对脆弱拟杆菌、铜绿假单胞菌有高效。在临床上亚胺培南通常与肾脱氢肽酶抑制药西司他丁钠合并使用。西司他丁作为肾脱氢肽酶抑制药，保护亚胺培南在肾脏中不被肾脱氢肽酶破坏，同时也阻止亚胺培南进入肾小管上皮组织，因而减少亚胺培南排泄，并减轻药物的肾毒性。美罗培南为4位上带有甲基的广谱碳青霉烯类抗生素，对肾脱氢肽酶稳定，使用时不需并用肾脱氢肽酶抑制药。

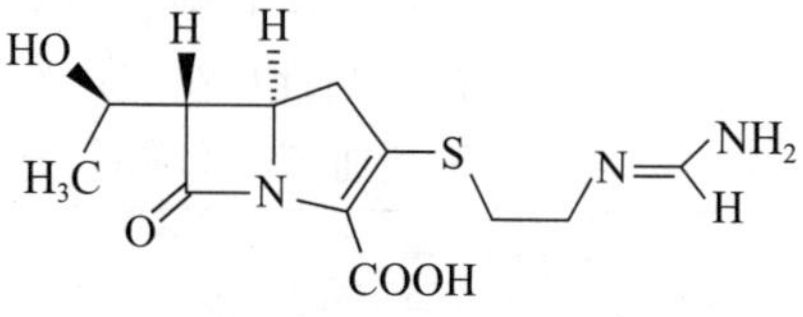

亚胺培南 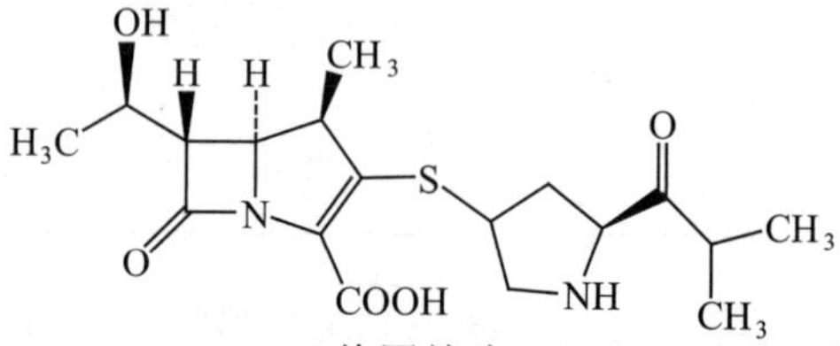　　美罗培南

4. 单环β- 内酰胺类

氨曲南是全合成单环β- 内酰胺抗生素。在氨曲南的N原子上连有强吸电子磺酸基团，更有利于β- 内酰胺环打开。C-2位的α- 甲基可以增加氨曲南对β- 内酰胺酶的稳定性。

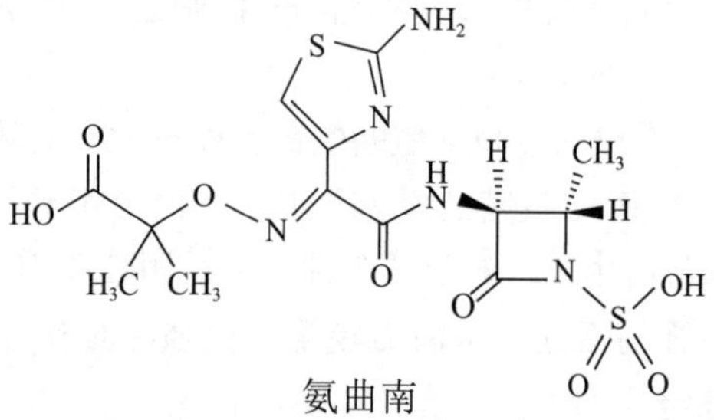

氨曲南

二、合成抗菌药

（一）喹诺酮类抗菌药

1. 喹诺酮类抗菌药的作用机制

喹诺酮类抗菌药在细菌中的作用靶点是ⅡA型拓扑异构酶。喹诺酮类抗菌药对革兰阳性菌主要作用于拓扑异构酶Ⅳ，对革兰阴性菌则主要作用于DNA螺旋酶。

2. 喹诺酮类抗菌药的基本结构与构效关系

喹诺酮类抗菌药是一类具有1,4- 二氢 -4- 氧代喹啉（或氮杂喹啉）-3- 羧酸结构的化合物。

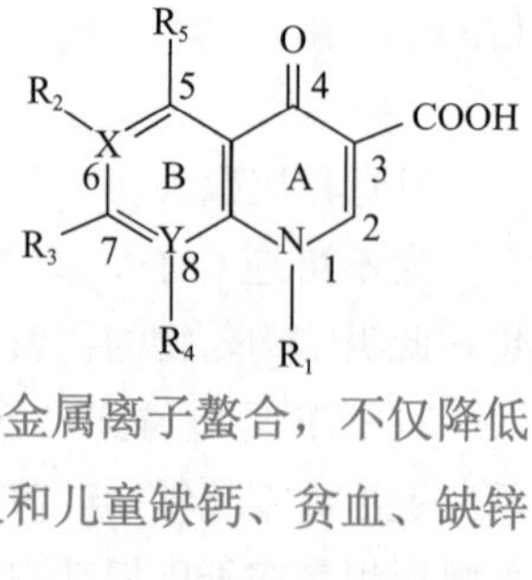

在喹诺酮类抗菌药分子中的关键药效团是3位羧基和4位羰基，该药效团与DNA螺旋酶和拓扑异构酶Ⅳ结合起至关重要的作用，同时，在体内3位羧基可与葡萄糖醛酸形成结合物，这是该类药物主要代谢途径之一。3位羧基和4位羰基还极易和钙、镁、铁、锌等金属离子螯合，不仅降低了药物的抗菌活性，也是造成因体内的金属离子流失引起妇女、老人和儿童缺钙、贫血、缺锌等副作用主要原因。

3. 常用药物

表 3-51　常用的喹诺酮类抗菌药

药物名称	药物结构	性质和代谢
盐酸诺氟沙星	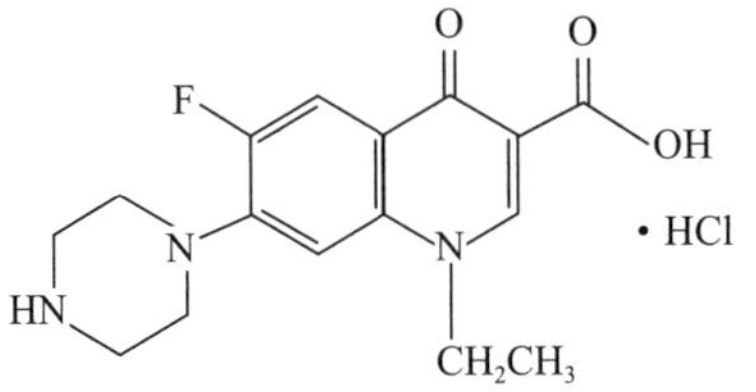 · HCl	首个在喹诺酮分子引入氟原子的药物
盐酸环丙沙星	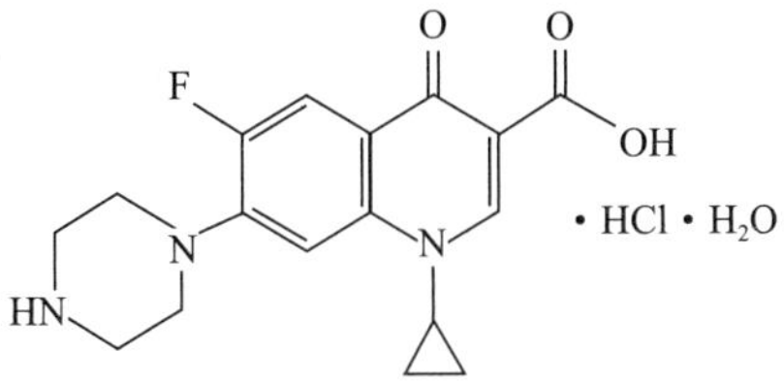 · HCl · H_2O	诺氟沙星分子中 1 位乙基被环丙基取代得到的药物。在 1 位的环丙基可明显改善药物的药动学性质，所需抑菌浓度降低
盐酸左氧氟沙星	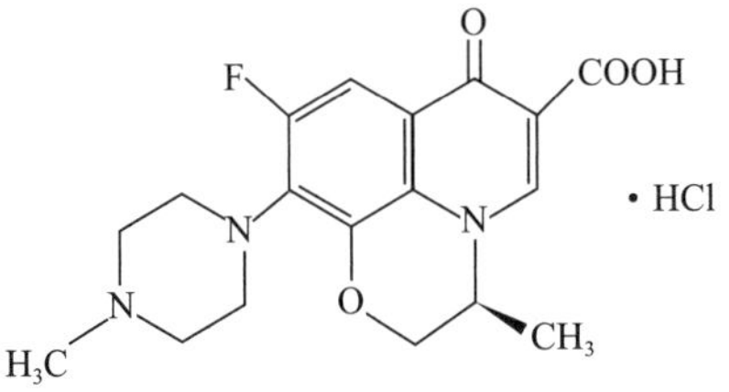 · HCl	本品为将喹诺酮 1 位和 8 位成环得到含有手性吗啉环的药物，药用左旋体；临床上也用外消旋体氧氟沙星。毒副作用小；为喹诺酮类抗菌药物上市中的最小者
盐酸洛美沙星	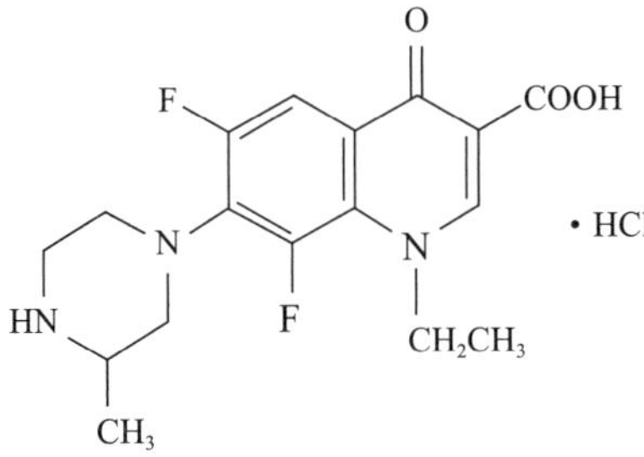 · HCl	本品是在喹诺酮类药物的 6 位和 8 位同时引入两个氟原子，并在 7 位引入 3-甲基哌嗪得到的药物。8 位氟原子可提高口服生物利用度，7 位的取代基为体积较大的 3- 甲基哌嗪，可以使其消除半衰期增至 7 ～ 8 小时，可一天给药一次；但 8 位氟原子取代可增加其光毒性
莫西沙星	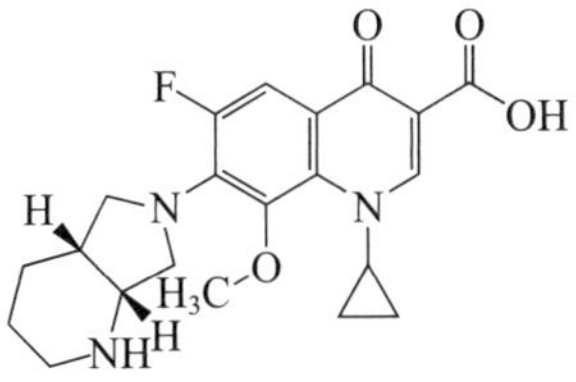	本品 8 位有甲氧基取代，对革兰阳性菌、革兰阴性菌、厌氧菌、抗酸菌和非典型微生物如支原体、衣原体、军团菌有广谱抗菌活性，对 β- 内酰胺类和大环内酯类抗生素耐药的细菌亦有效；7 位的二氮杂环取代能阻止活性流出，该活性流出为氟喹诺酮耐药机制

（二）磺胺类抗菌药

磺胺类抗菌药作用的靶点是细菌的二氢叶酸合成酶。抗菌增效剂甲氧苄啶（Trimethoprim，TMP）是二氢叶酸还原酶可逆性抑制药，阻碍二氢叶酸还原为四氢叶酸，当磺胺类药物和抗菌增效剂甲氧苄啶一起使用时，磺胺类药物能阻断二氢叶酸的合成，而甲氧苄啶又能阻断二氢叶酸还原成四氢叶酸。二者合用，可产生协同抗菌作用，使细菌体内叶酸代谢受到双重阻断，抗菌作用增强数倍至数十倍。

1. 磺胺类抗菌药的基本结构与构效关系

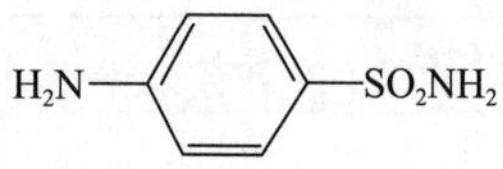

磺胺类抗菌药的基本结构是对氨基苯磺酰胺。

对氨基苯磺酰胺为必需结构，芳氨基上的取代基对抑菌活性有较大的影响。

2. 常用药物

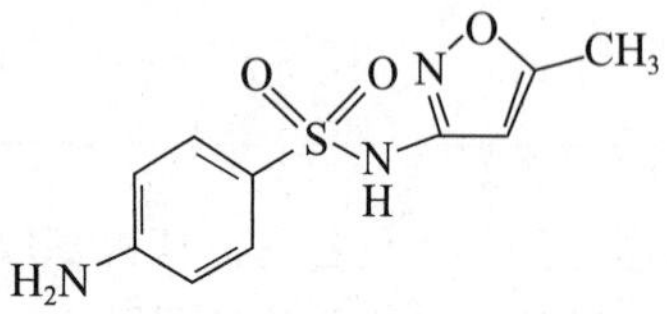

磺胺甲噁唑 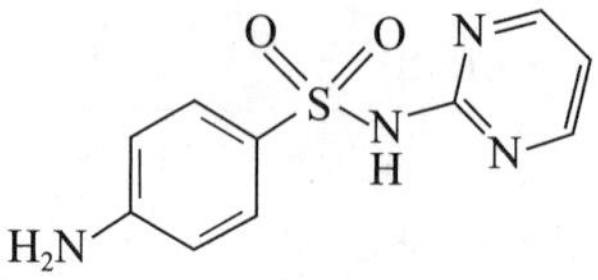　　磺胺嘧啶 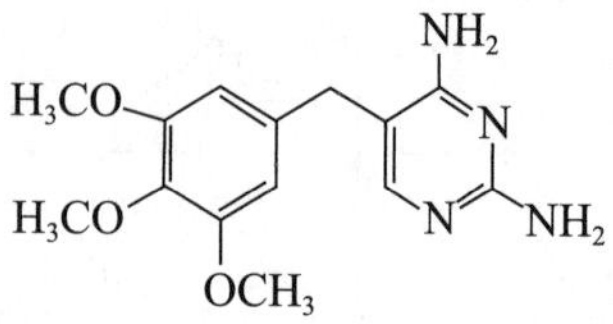　　甲氧苄啶

磺胺甲噁唑，又名新诺明、磺胺甲基异噁唑（SMZ）。对多数革兰阳性菌和革兰阴性菌具有抗菌活性。可与抗菌增效剂甲氧苄啶（TMP）按 5∶1 比例配伍合用，其抗菌作用可增强数倍至数十倍，称为复方新诺明。

磺胺嘧啶的特点是可进入脑脊液浓度超过血药浓度一半可达到治疗浓度。磺胺嘧啶银盐可预防和治疗重度烧伤的感染。

（三）抗真菌药

1. 多烯类抗真菌药

多烯类抗真菌药主要用于深部真菌感染。

其主要代表药物有制霉菌素 A1、那他霉素、两性霉素 B、哈霉素和曲古霉素。常用的是两性霉素 B，其结构中有氨基和羧基，故兼有酸碱两性。

2. 唑类抗真菌药

（1）唑类药物的基本结构与构效关系

唑类药物主要有咪唑和三氮唑两类结构。唑类药物的化学结构特征是有一个五元芳香杂环，该环含有两个或三个氮原子，含有两个氮原子为咪唑类，三个氮原子为三氮唑类。

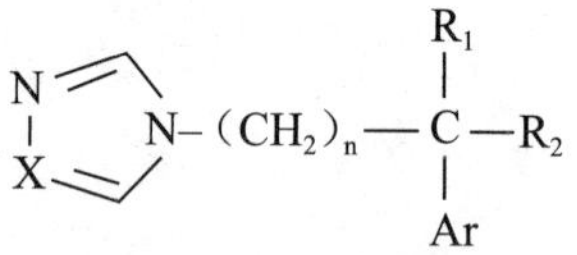

n=0，1

X=N，CH

①分子中的氮唑环（咪唑或三氮唑）是必需的。

②氮唑上的取代基必须与氮杂环的 1 位上的氮原子相连。

③ Ar 基团上取代基中苯环的 4 位取代基有一定的体积和电负性。

④ R_1、R_2 上取代基结构类型变化较大，其中活性最好的有两大类：R_1、R_2 形成取代二氧戊环结构，成为芳乙基氮唑环状缩酮类化合物，代表药物有酮康唑、伊曲康唑。

⑤该类化合物的立体化学：3- 三唑基 -2- 芳基 -1- 甲基 -2- 丙醇类化合物中，（1*R*，2*R*）立体异构与抗真菌活性有关。

咪唑类药物的代表药物为噻康唑、益康唑、酮康唑等。

（2）常用药物

表 3-52　常用的唑类抗真菌药

药物名称	药物结构	性质和代谢
酮康唑	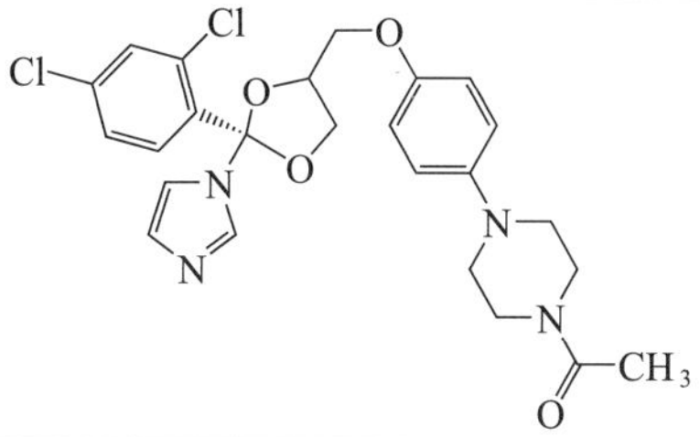	分子中含有乙酰哌嗪和缩酮结构使该药吸收后在体内广泛分布，并增加代谢稳定性，以改善口服生物利用度和维持血浆药物浓度
伏立康唑	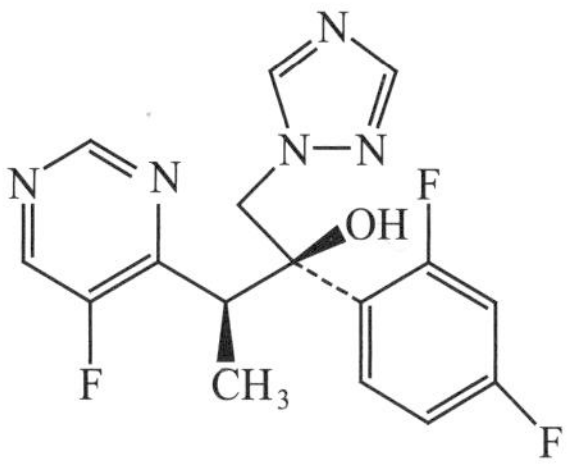	①为改善氟康唑水溶性设计得到的药物，是广谱抗真菌药，但伏立康唑是 CYP2C19、CYP2C9 和 CYP3A4 的抑制药，因此药物相互作用发生率高于氟康唑 ②伏立康唑的代谢具有可饱和性，所以其药动学呈非线性
硝酸咪康唑	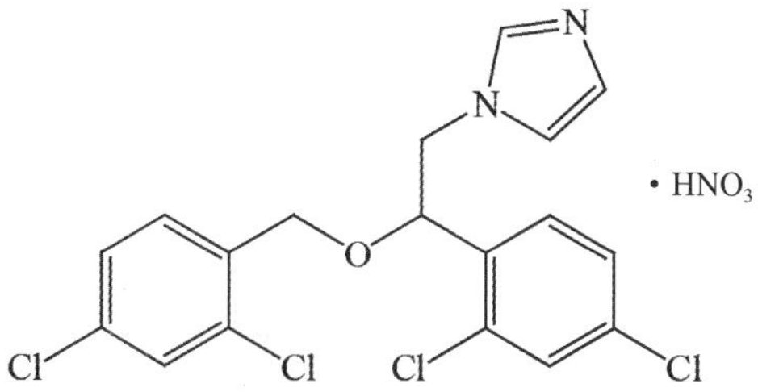	①分子中含有双 2,4- 二氯苯基，具有弱碱性 ②皮肤癣菌、酵母菌、念珠菌等引起的皮肤感染
氟康唑	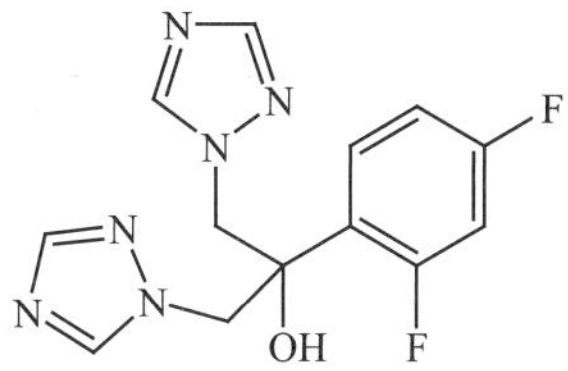	结构中含有两个弱碱性的三氮唑环和一个亲脂性的 2,4- 二氟苯基，使其具有一定的脂溶解度
伊曲康唑	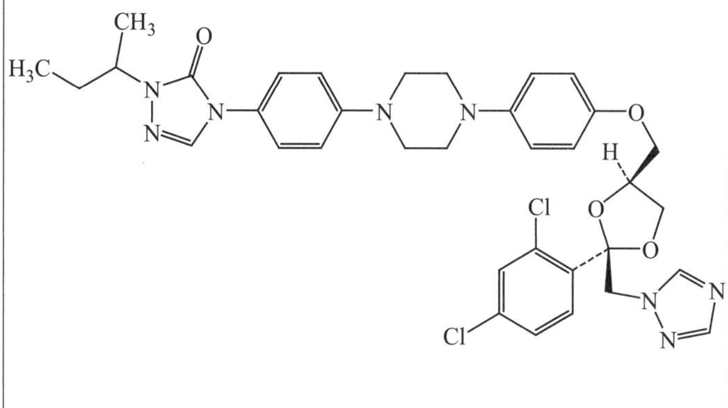	结构中含有 1,2,4- 三氮唑和 1,3,4- 三氮唑，且这两个唑基分居在苯基取代哌嗪的两端，这使得伊曲康唑脂溶性比较强，在体内某些脏器组织中浓度较高；在体内代谢产生羟基伊曲康唑，活性比伊曲康唑更强，但半衰期比伊曲康唑更短

3. 其他抗真菌药

其他抗真菌药还包括烯丙胺类，如萘替芬、特比萘芬；苯甲胺类，如布替萘芬；棘白菌素类，如卡泊芬净、米卡芬净、阿尼芬净；嘧啶类，如氟胞嘧啶等。

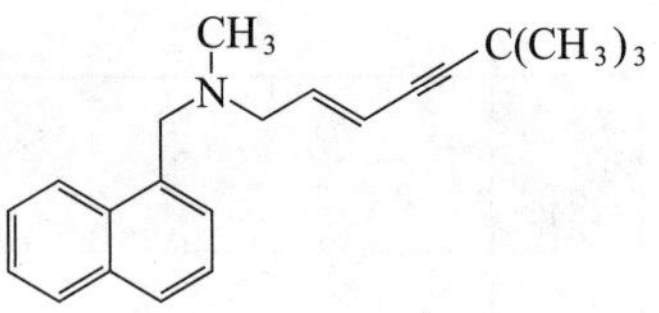

特比萘芬：①在萘替芬结构中用乙炔基团代替苯环得到，抗真菌谱比萘替芬更广，作用更强并可以口服；②适用于治疗各种浅部真菌感染。

特比萘芬

三、抗病毒药

根据病毒在体内的复制过程，病毒被分为非逆转录病毒和逆转录病毒。抗病毒药物也分为抗非逆转录病毒药和抗逆转录病毒药。

（一）抗非逆转录病毒药

1. 干扰病毒核酸复制的药物

（1）核苷类抗病毒药

本类药物作用机制是基于代谢拮抗的原理，模拟天然核苷的结构，竞争性的作用于酶活性中心，嵌入正在合成的病毒 DNA 或 RNA 链中，终止 DNA 或 RNA 链的延长，从而最终抑制病毒复制。

基于代谢拮抗的原理，设计出的核苷类抗病毒药主要有嘧啶核苷类化合物和嘌呤核苷类化合物。

（2）开环核苷类抗病毒药

由于腺苷类药物在体内易被脱氨酶转化成脱氨化合物而丧失活性，在寻找腺苷脱氨酶抑制药的过程中，通过对糖基进行修饰发现了一些开环的核苷类抗病毒药有较好的抗病毒活性。常用的开环核苷类抗病毒药见表 3-53。

表 3-53　常用的开环核苷类抗病毒药

药物名称	药物结构	性质和代谢
阿昔洛韦	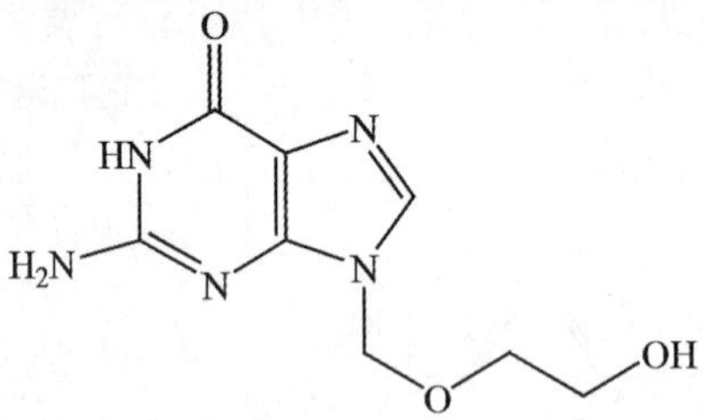	①本品为开环的鸟苷类似物，可以看成是在糖环中失去 C-2′和 C-3′的嘌呤核苷类似物 ②治疗各种疱疹病毒感染的首选药
更昔洛韦	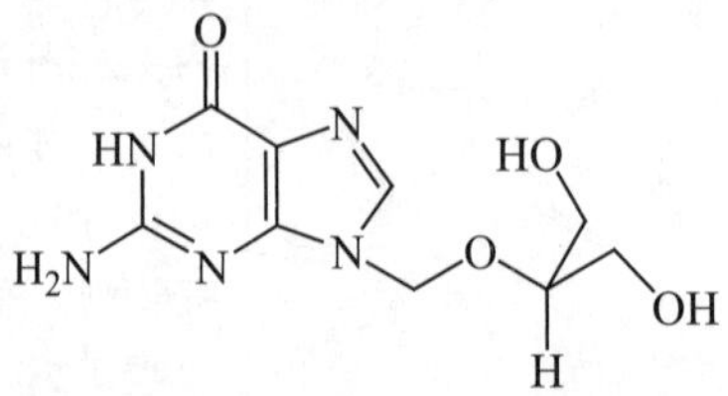	①本品分子中的侧链比阿昔洛韦多一个羟甲基，可以看成是具有 C3'-OH 和 C5'-OH 的开环脱氧鸟苷衍生物，更昔洛韦对巨细胞病毒（CMV）的作用比阿昔洛韦强 ②主要是通过肾小球滤过作用以原型排出；肾功能正常的患者，以 5mg/kg 体重

（续表 3-53）

药物名称	药物结构	性质和代谢
更昔洛韦		的剂量持续注射 1 小时后，$t_{1/2}$ 为 2.9 小时 ③预防及治疗免疫功能缺陷病人的 CMV 感染，如艾滋病患者，接受化疗的肿瘤患者，使用免疫抑制药的器官移植病人
喷昔洛韦		①本品为更昔洛韦侧链上的氧原子被生物电子等排体碳原子取代所得的药物 ②生物利用度较低；只能用作外用药；体外对 HSV-1 和 HSV-2 有抑制作用 ③用于口唇或面部单纯疱疹、生殖器疱疹
泛昔洛韦		①喷昔洛韦 6- 脱氧衍生物的二乙酰基酯，是喷昔洛韦的前体药物 ②泛昔洛韦口服后在胃肠道和肝脏中迅速被代谢产生喷昔洛韦 ③ 对 VZV、HSV-1、HSV-2 和 HBV 均有较强抑制作用
6- 脱氧阿昔洛韦		①本品为阿昔洛韦的前药，可在黄嘌呤氧化酶的作用下被快速代谢为阿昔洛韦，优势在于水溶性得到了提高 ②用于治疗水痘 - 带状疱疹病毒感染
阿德福韦酯		①本品为阿德福韦的磷酸酯类前药 ②用于治疗 HBV 活动复制期

（3）非核苷类抗病毒药

利巴韦林，又名三氮唑核苷、病毒唑，为广谱抗病毒药。利巴韦林可视为磷酸腺苷（AMP）和磷酸鸟苷（GMP）生物合成前体氨基咪唑酰胺核苷（AICAR）的类似物。利巴韦林三磷酸酯抑制 mRNA 的 5'- 末端鸟嘌呤化和末端鸟嘌呤残基的 N7 甲基化，并且与 GTP 和 ATP 竞争抑制 RNA 聚合酶。

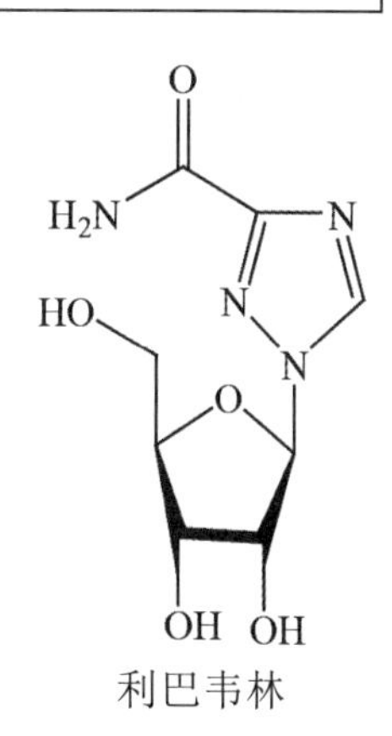

利巴韦林

2. 干扰病毒进入宿主细胞和病毒释放的药物

（1）金刚烷胺类药物

盐酸金刚烷胺是 M_2 蛋白抑制药。M_2 蛋白抑制药主要通过干扰 M_2

蛋白离子通道活性，改变宿主细胞表面电荷，抑制病毒穿入宿主细胞，抑制病毒蛋白加工和RNA的合成，干扰病毒的脱壳和成熟病毒的颗粒释放，从而抑制了病毒的增殖，同时还能阻断病毒的装配，不能形成完整的病毒。金刚烷胺结构为一种对称的饱和三环癸烷，形成稳定的刚性笼状结构，因此，代谢性质稳定。

盐酸金刚乙胺是盐酸金刚烷胺的衍生物，抗A型流感病毒的活性比盐酸金刚烷胺强4～10倍，而中枢神经的副作用也比较低。

盐酸金刚烷胺　　盐酸金刚乙胺　　磷酸奥司他韦

（2）干扰素

是一类具有高活性、多功能的诱生蛋白。只有在诱生剂诱生的情况下，才能活化产生。本品分为α、β、γ三种。由人白细胞（白血球、非T淋巴细胞）分泌的α-干扰素，又称人白细胞干扰素；由人成纤维母细胞产生的α-干扰素，又称人成纤维母细胞干扰素；β-干扰素由人T淋巴细胞产生，又称人淋巴细胞干扰素；γ-干扰素也被称为免疫干扰素。

（3）奥司他韦

是流感病毒的神经氨酸酶（NA）抑制药，通过抑制NA，能有效地阻断流感病毒的复制过程，对流感的预防和治疗发挥重要的作用。本品是前体药物，口服后在胃肠道迅速被吸收，经肝脏和肠壁酯酶作用下将酯基水解，迅速转化为奥司他韦羧酸盐。它是流感病毒神经氨酸酶的特异性抑制药。

（二）抗逆转录病毒药

1. 逆转录酶抑制药

逆转录酶抑制药主要分为核苷类和非核苷类。

（1）核苷类逆转录酶抑制药

①核苷类逆转录酶抑制药的构效关系（图3-20）

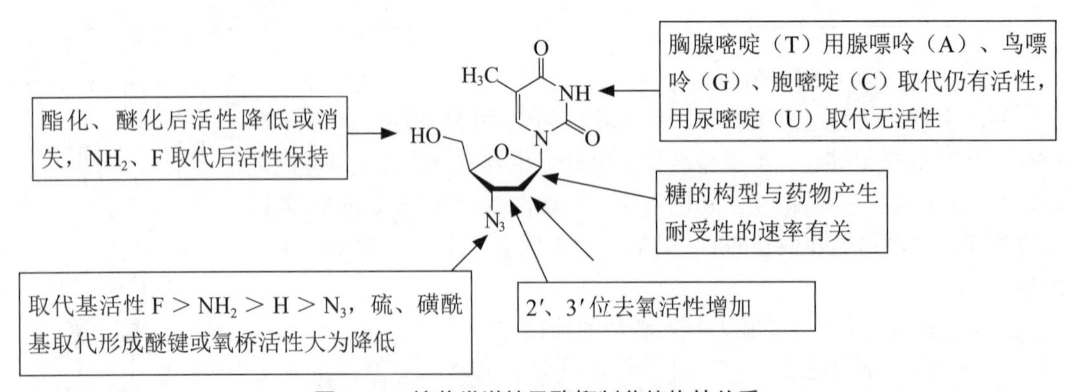

图3-20　核苷类逆转录酶抑制药的构效关系

②常用药物

表 3-54 常用的核苷类逆转录酶抑制药

药物名称	药物结构	性质和代谢
齐多夫定	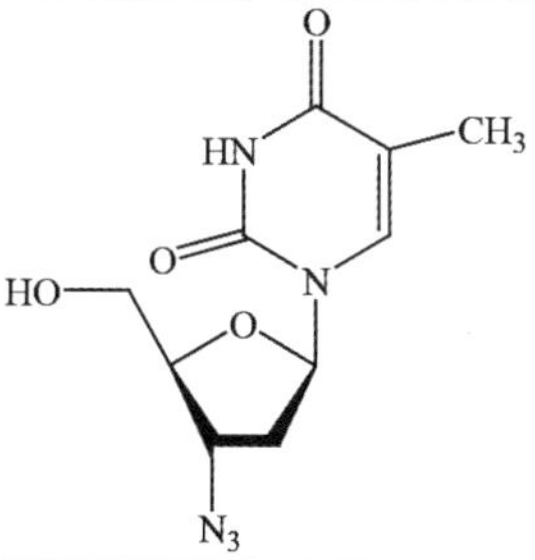 O; HN; CH_3; O; N; HO; O; N_3	①为脱氧胸腺嘧啶核苷的类似物，对能引起艾滋病病毒和T细胞白血病的RNA肿瘤病毒有抑制作用 ②为抗逆转录酶病毒药物，主要用于治疗艾滋病及重症艾滋病相关综合征
司他夫定	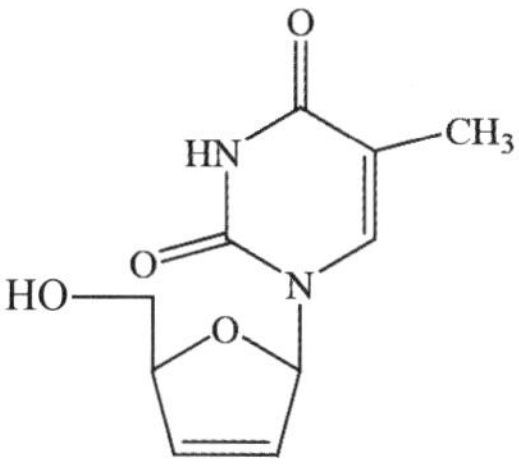 O; HN; CH_3; O; N; HO; O	①为脱氧胸腺嘧啶核苷的脱水产物，引入2′，3′-双键，是不饱和的胸苷衍生物；对酸稳定，口服吸收良好；适用于对齐多夫定、扎西他滨等不能耐受或治疗无效的艾滋病及其相关综合征 ②与其他抗病毒药物联合使用，用于治疗HIV-1感染
拉米夫定	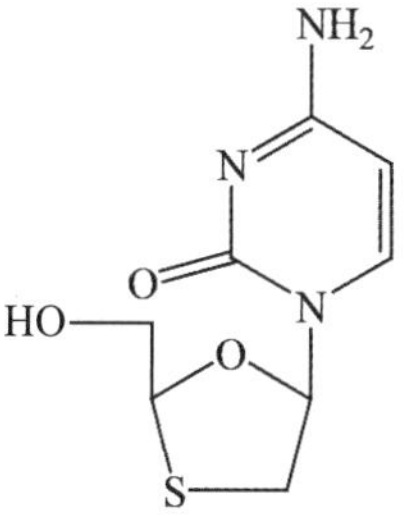 NH_2; N; O; N; HO; O; S	双脱氧硫代胞苷化合物，有β-*D*-（+）及β-*L*-（-）两种异构体，两种异构体都具有较强的抗HIV-1的作用，但其β-*L*-（-）-异构体对胞苷-脱氧胞苷脱氨酶的脱氨基作用有拮抗作用
恩曲他滨	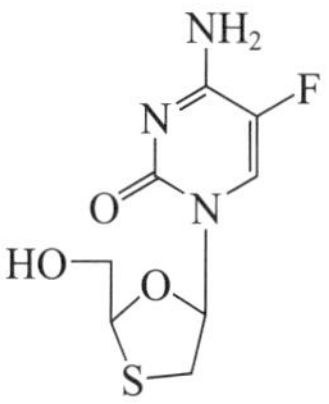 NH_2; F; N; O; N; HO; O; S	①在拉米夫定尿嘧啶碱基的5位以氟取代得到的衍生物 ②吸收好，清除快，剂量范围内其药动学呈剂量依赖性 ③与其他抗逆转录病毒药物联合用于成人HIV-1感染的治疗

（2）非核苷类逆转录酶抑制药

非核苷类逆转录酶抑制药不抑制细胞DNA聚合酶，因而毒副作用小。常用的非核苷类逆转录酶抑制药见表3-55。

表 3-55 常用的非核苷类逆转录酶抑制药

药物名称	药物结构	性质和代谢
奈韦拉平	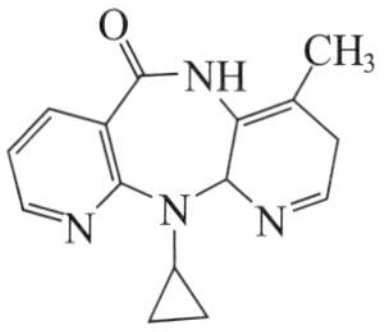 O; NH; CH_3; N; N; N	①为专一性HIV-1非核苷类逆转录酶抑制药 ②与核苷类抑制药联合使用治疗晚期HIV感染的成年患者

（续表 3-55）

药物名称	药物结构	性质和代谢
依法韦仑	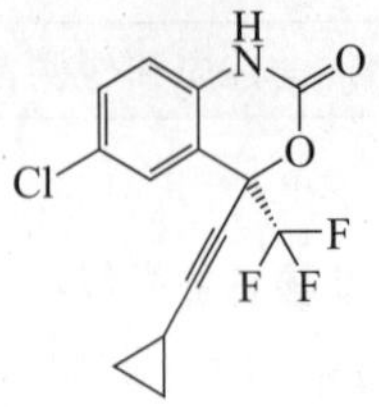	①非竞争性地抑制 HIV-1 的逆转录酶，而对 HIV-2 逆转录酶和人细胞 DNA 的α、β、γ、δ合成酶没有抑制作用。对耐药病毒菌株也有效 ②在临床上，与其他抗病毒药联合应用，用于 HIV-1 感染的艾滋病成人、青少年和儿童的联合治疗
地拉韦定	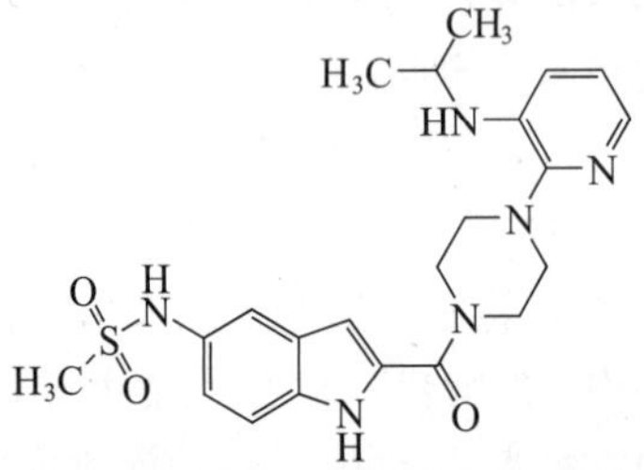	①双芳杂环取代的哌嗪类化合物 ②临床上与核苷类逆转录酶抑制药或蛋白酶抑制药联用治疗进展性 HIV

2. HIV 蛋白酶抑制药

HIV 蛋白酶属于天冬氨酸蛋白酶类，其作用机制是能水解断裂苯丙氨酸－脯氨酸和酪氨酸－脯氨酸的肽键，而蛋白酶抑制药作为底物类似物，可竞争性地抑制 HIV-1 蛋白酶的活性，导致蛋白前体不能裂解，最终不能形成成熟病毒体。常用的 HIV 蛋白酶抑制药见表 3-56。

表 3-56　常用的 HIV 蛋白酶抑制药

药物名称	药物结构	性质和代谢
沙奎那韦	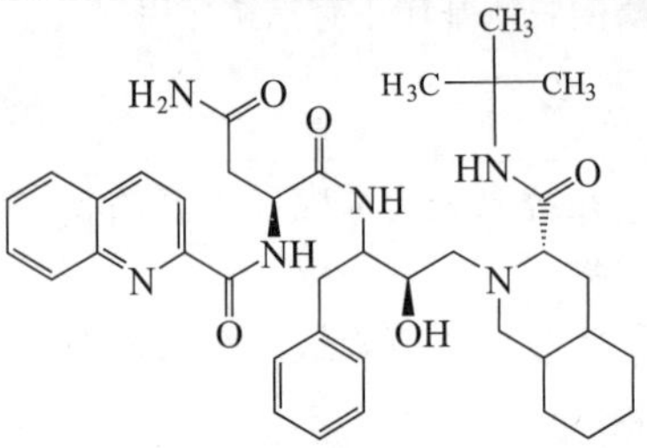	属于拟多肽衍生物，是第一个上市用于治疗 HIV 感染的高效、高选择性的 HIV 蛋白酶抑制药，作用于 HIV 繁殖的后期。餐后 2 小时内服用
利托那韦	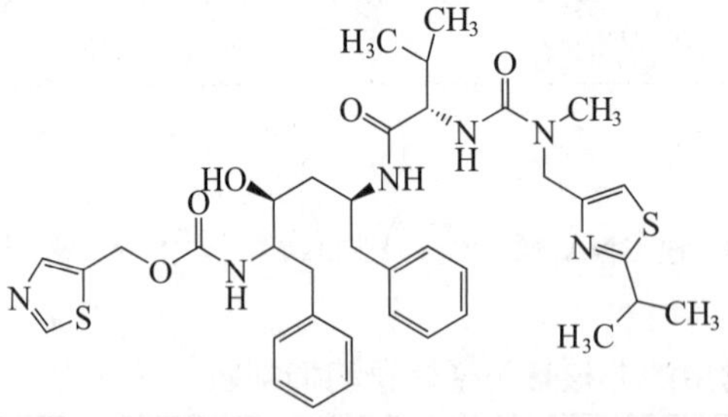	①对齐多夫定敏感的和齐多夫定与沙奎那韦耐药的 HIV 一般均有效 ②临床上单独或与抗逆转录病毒的核苷类药物合用治疗晚期或非进行性的艾滋病病人

四、抗疟药

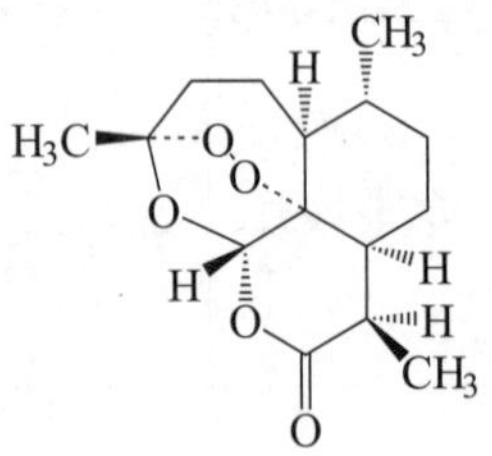

青蒿素是我国发现的第一个被国际公认的天然药物，为我国科学家在 1971 年首次从菊科植物黄花蒿中提取分离得到的具有过氧键的倍半萜内酯抗疟药物。

青蒿素的衍生物见表 3-57。

表 3-57　青蒿素的衍生物

药物名称	药物结构	性质和代谢
双氢青蒿素	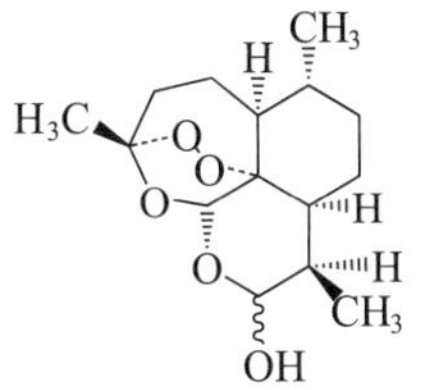	将青蒿素分子的 C10 羰基还原得到，它也是青蒿素在体内的还原代谢物
蒿甲醚	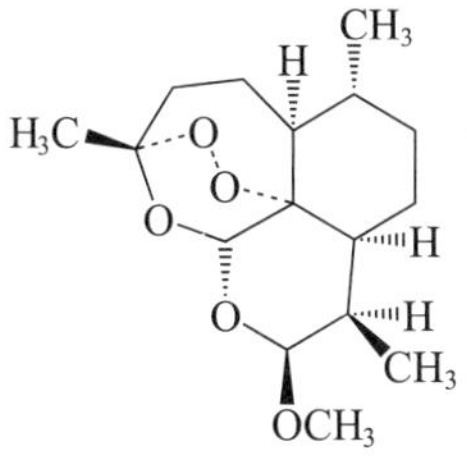	①双氢青蒿素经甲醚化后得到的药物、为β- 构型；与氯喹几乎无交叉耐药性：在体内经脱 *O*-甲基代谢转化为双氢青蒿素；蒿甲醚与青蒿素的抗疟作用方式相似，与氯喹几乎无交叉耐药性 ②用于抗氯喹恶性疟及凶险型疟疾的治疗，显效迅速，近期疗效好

第八节　抗肿瘤药

一、烷化剂类抗肿瘤药

烷化剂又被称为生物烷化剂，是一类在体内能形成缺电子活泼中间体或其他具有活泼亲电性基团的化合物，它能与生物大分子（如 DNA、RNA 或某些重要的酶类）中含有丰富电子的基团（如氨基、巯基、羟基、羧基、磷酸基等）发生共价结合，使其丧失活性或使 DNA 分子发生断裂。

烷化剂类抗肿瘤药这里主要列出氮芥类、亚硝基脲类、金属铂配合物。

1. 氮芥类

氮芥类药物是 β- 氯乙胺类化合物的总称，其中 β- 氯乙胺是产生烷基化的关键药效基团。

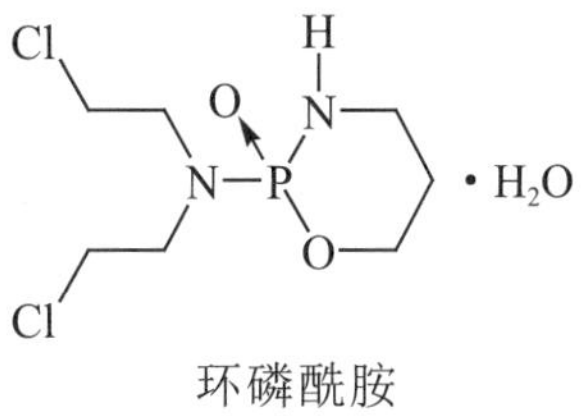

环磷酰胺是在氮芥的氮原子上连有一个吸电子的环状磷酰胺内酯（载体部分），借助肿瘤细胞中磷酰胺酶的活性高于正常细胞，使其在肿瘤组织中能被磷酰胺酶催化裂解成活性的磷酰氮芥、去甲氮芥等发挥作用。

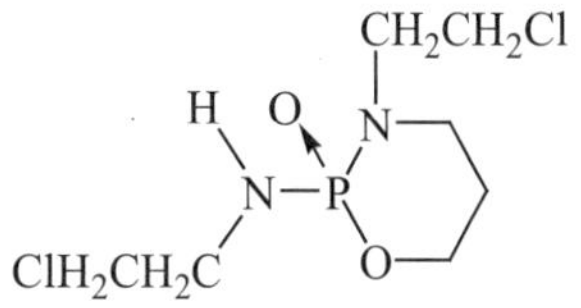

环磷酰胺

环磷酰胺属于前药，在体外对肿瘤细胞无效，只有进入体内后，经过活化才能发挥作用。

异环磷酰胺

异环磷酰胺的主要毒性为骨髓抑制、出血性膀胱炎、尿道出血等，需和尿路保护剂美司钠（巯乙磺酸钠）一起使用，以降低毒性。

2. 亚硝基脲类

将 β- 氯乙基与 *N*- 亚硝基脲相连，即得亚硝基脲类抗肿瘤药物。亚硝基脲药物在酸性和碱性溶液中相当不稳定，分解时可放出氮气和二氧化碳。

常用的亚硝基脲类抗肿瘤药见表 3-58。

表 3-58　常用的亚硝基脲类抗肿瘤药物

药物名称	药物结构	性质和代谢
卡莫司汀	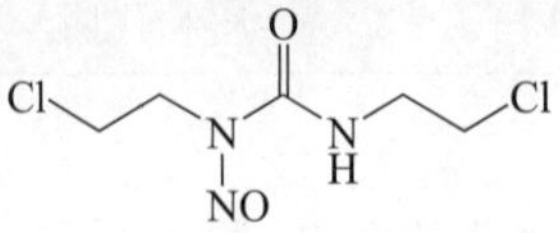	①具有 β- 氯乙基亚硝基脲的结构单元 ②脂溶性高，可透过血 - 脑屏障
洛莫司汀	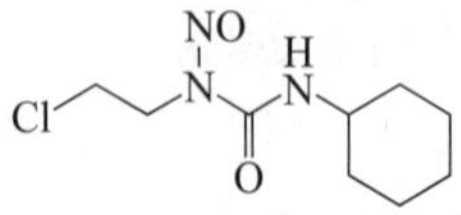	①以环己烷取代卡莫司汀分子中的一个氯乙基，脂溶性强，可进入脑脊液 ②用于脑部原发肿瘤及继发肿瘤；与氟尿嘧啶合用治疗胃癌及直肠癌：亦用于治疗霍奇金淋巴瘤
司莫司汀	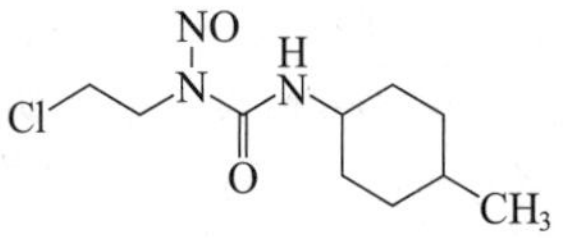	①在洛莫司汀的环己基上引入甲基得到的药物 ②抗肿瘤疗效优于卡莫司汀和洛莫司汀，毒性较低，临床用于脑瘤、肺癌和胃肠道肿瘤

3. 金属铂配合物

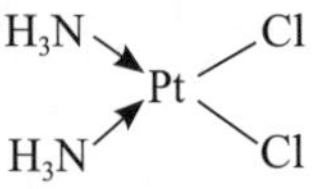

顺铂 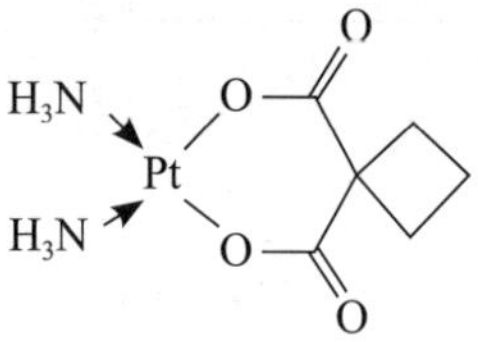　　卡铂 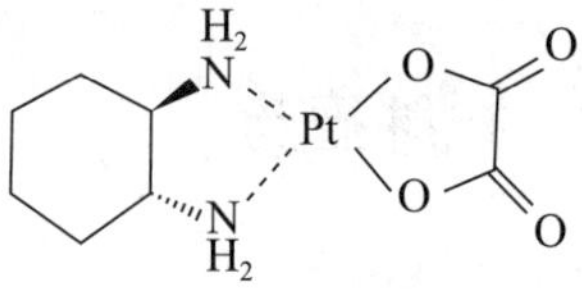　　奥沙利铂

顺铂的作用机制是使肿瘤细胞 DNA 复制停止，阻碍细胞分裂。铂配合物进入肿瘤细胞后水解成水合物，该水合物在体内与 DNA 的两个鸟嘌呤碱基铂配合物的作用 N7 络合成一个封闭的五元螯合环，从而破坏了两条多核苷酸链上嘌呤基和胞嘧啶之间的氢键，扰乱了 DNA 的正常双螺旋结构，使其局部变性失活而丧失复制能力。顺铂的水溶性差，且仅能注射给药并伴有严重的肾脏、胃肠道毒性，耳毒性及神经毒性。

卡铂是第二代铂配合物。其理化性质、抗肿瘤活性和抗瘤谱与顺铂类似。

奥沙利铂可用于对顺铂和卡铂耐药的肿瘤株，是第一个显现对结肠癌有效的铂类烷化剂。奥沙利铂对大肠癌、非小细胞肺癌、卵巢癌及乳腺癌等多种动物和人肿瘤细胞株有显著的抑制作用。

这类化合物的构效关系：①取代顺铂中氯的配位体要有适当的水解速率，而且，双齿配位体较单齿配位体活性高；②烷基伯胺或环烷基伯胺取代顺铂中的氨，可明显增加治疗指数；③中性配合物要比离子配合物活性高；④平面正方形和八面体构型的铂配合物活性高。

二、抗代谢抗肿瘤药

1. 嘧啶类抗代谢药

主要有尿嘧啶类和胞嘧啶类两类。

常用的尿嘧啶类和胞嘧啶类抗代谢药见表 3-59。

表 3-59　常用的嘧啶类抗代谢药

药物名称	药物结构	性质和代谢
氟尿嘧啶	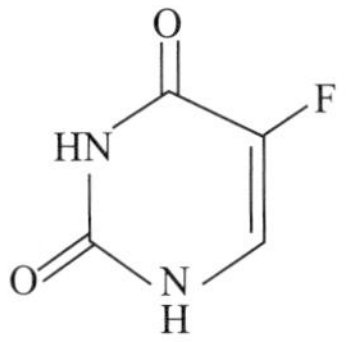	结构中含有两个氮原子，氟尿嘧啶必须在体内经核糖基化和磷酰化等生物转化作用后，才具有细胞毒性
替加氟	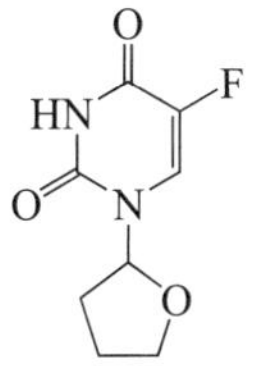	①为氟尿嘧啶 *N*-1 的氢被四氢呋喃替代的衍生物，在体内转化为氟尿嘧啶而发挥作用 ②作用特点和适应证与氟尿嘧啶相似，但毒性较低
卡莫氟	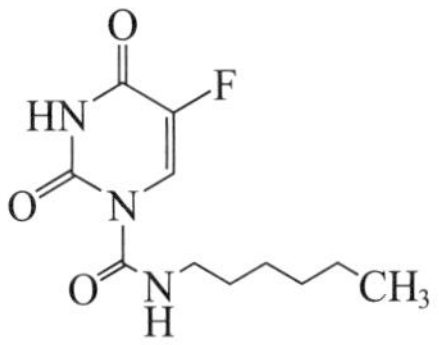	①在体内缓缓释放出氟尿嘧啶，抗瘤谱广，化疗指数高 ②临床上可用于胃癌、结直肠癌、乳腺癌的治疗，特别是对结肠癌、直肠癌的疗效较高
盐酸阿糖胞苷	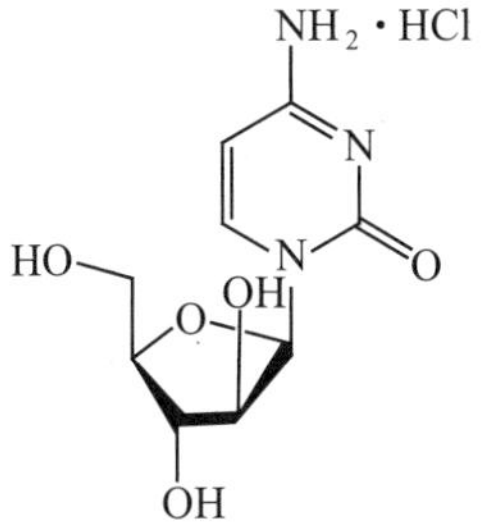	盐酸阿糖胞苷是胞嘧啶的衍生物，以阿拉伯糖替代核糖，阿拉伯糖的 2 位羟基可产生空间障碍，妨碍嘧啶碱基绕着糖苷键的旋转，使阿糖胞苷酸的碱基不能像脱氧核苷酸那样正常地堆积起来，发挥抗癌作用
卡培他滨	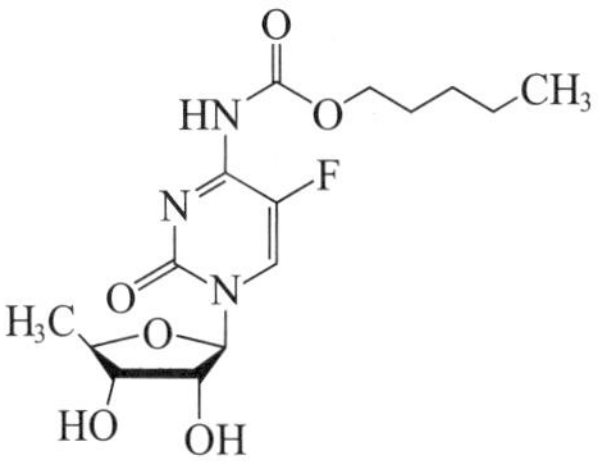	①是 5- 氟尿嘧啶（5-FU）的前体药物；卡培他滨进入体内后，在人体肝脏酯酶的作用下转化为 5′-脱氧 -5- 氟胞苷（5′-DFCR），该代谢物再在肿瘤组织中特有的胞嘧啶脱氨酶作用下转化为 5′- 脱氧 -5- 氟尿苷（5′-DFUR）；5′-DFUR 经胸腺嘧啶磷酸化酶水解成活性成分 5-Fu，因而卡培他滨比 5-Fu 的疗效 / 毒性比高 ②结肠癌辅助化疗

2. 嘌呤类抗代谢药

嘌呤类抗代谢药有次黄嘌呤和鸟嘌呤的衍生物以及腺嘌呤核苷拮抗物。

巯嘌呤为黄嘌呤 6 位羟基以巯基取代得到的衍生物。巯嘌呤可用于各种急性白血病的治疗，对绒毛膜上皮癌、恶性葡萄胎也有效。

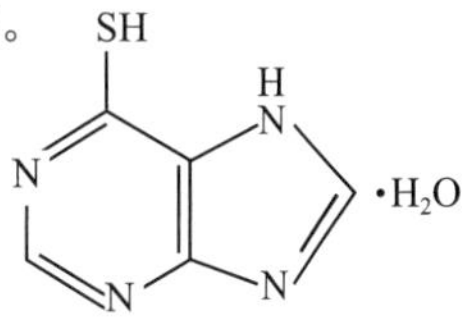

巯嘌呤

3. 叶酸类抗代谢药

代表药物有甲氨蝶呤、亚叶酸钙和培美曲塞。

甲氨蝶呤为二氢叶酸还原酶抑制剂，几乎是不可逆地和二氢叶酸还原酶结合，使二氢叶酸不能转化为四氢叶酸，从而影响辅酶F的生成，干扰胸腺嘧啶脱氧核苷酸和嘌呤核苷酸的合成，抑制DNA和RNA的合成，阻碍肿瘤细胞的生长。甲氨蝶呤主要用于治疗急性白血病、绒毛膜上皮癌和恶性葡萄胎、对头颈部肿瘤、乳腺癌、宫颈癌、消化道癌和恶性淋巴癌也有一定的疗效。当使用甲氨蝶呤剂量过大引起中毒时，可用亚叶酸钙解救。

三、天然产物类抗肿瘤药

1. 紫杉烷类

紫杉烷类抗肿瘤药物主要作用于聚合态的微管，可促进微管形成并抑制微管解聚，导致细胞在有丝分裂时不能形成纺锤体和纺锤丝，使细胞停止于G_2/M期，抑制细胞分裂和增殖。

（1）紫杉烷类肿瘤药物的构效关系（图3-21）

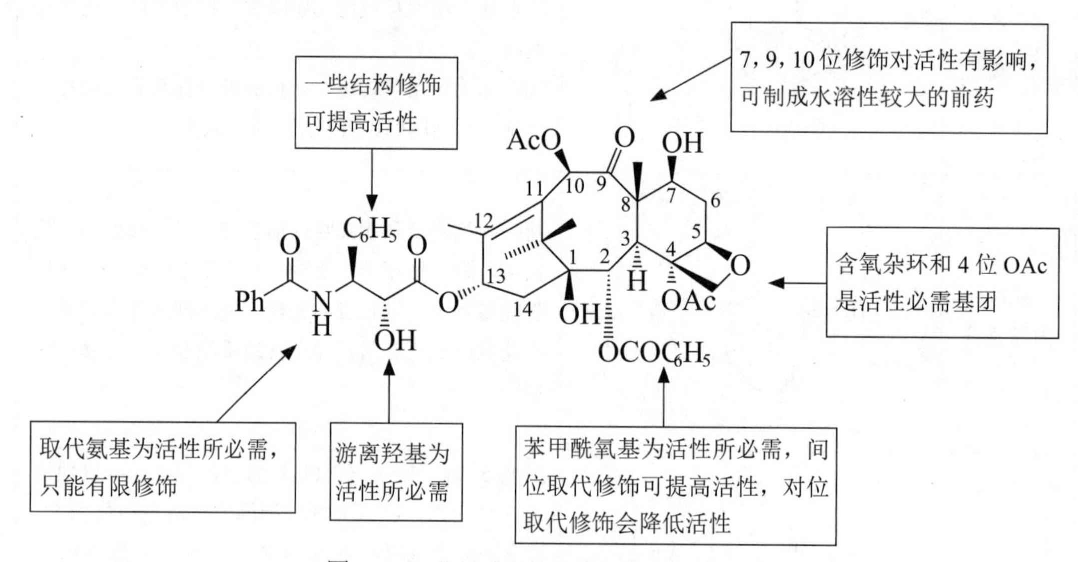

图3-21 紫杉烷类抗肿瘤药物的构效关系

（2）常用药物

紫杉醇属有丝分裂抑制剂或纺锤体毒素。紫杉醇由于水溶性小，其注射剂通常加入表面活性剂，如聚环氧化蓖麻油等助溶，常会引起血管舒张，血压降低及变态反应等副作用。紫杉醇临床为广谱抗肿瘤药物，主要用于治疗卵巢癌、乳腺癌及非小细胞肺癌，为治疗难治性卵巢癌及乳腺癌的有效药物之一。

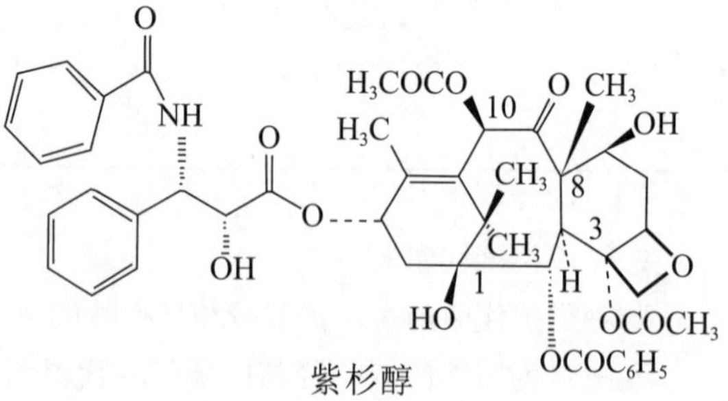

紫杉醇

多西他赛在结构上与紫杉醇有两点不同：一是10位碳上脱乙酰基，二是13位碳的侧链上用特丁氧羰基取代苯甲酰基对3′-氨基进行修饰。

多西他赛的水溶性比紫杉醇好，毒性较小，但抗肿瘤谱更广，对除肾癌、结肠癌、直肠癌以外的其他实体瘤都有效。

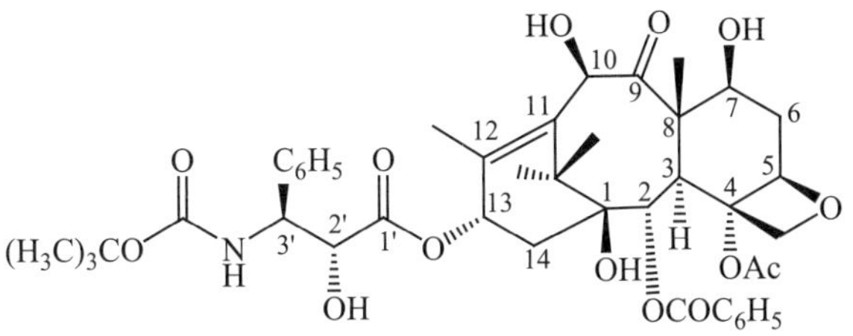

多西他赛 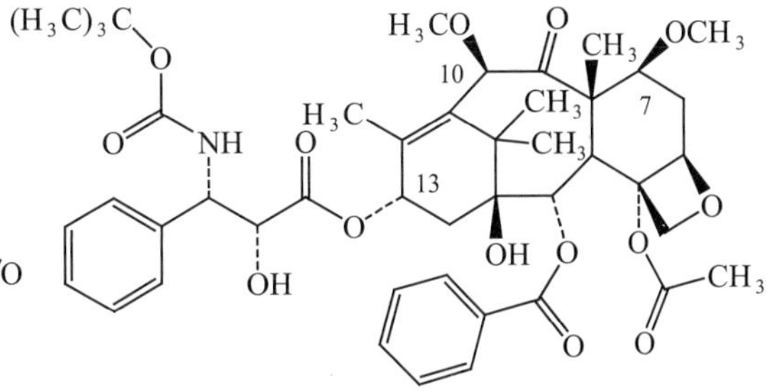　　卡巴他赛

卡巴他赛是在多烯他赛结构上，将C10位和C7位进行双甲基化得到的药物。用于治疗激素难治性前列腺癌。

2. 喜树碱类

喜树碱及其衍生物属于拓扑异构酶Ⅰ的抑制剂。

羟基喜树碱临床主要用于肠癌、肝癌和白血病的治疗，毒性比喜树碱低，很少引起血尿和肝肾功能损伤。

盐酸伊立替康是在7-乙基-10-羟基喜树碱（SN-38）结构的羟基上引入哌啶基哌啶羰酰基，可与盐酸成盐，得到水溶性药物。属前体药物。主要用于小细胞、非小细胞肺癌、结肠癌、卵巢癌、子宫癌、恶性淋巴瘤等的治疗。主要副作用是中性粒细胞减少和腹泻。

盐酸拓扑替康是在羟基喜树碱的羟基邻位引入二甲氨基甲基得到的另一个半合成水溶性喜树碱衍生物。主要用于转移性卵巢癌的治疗。

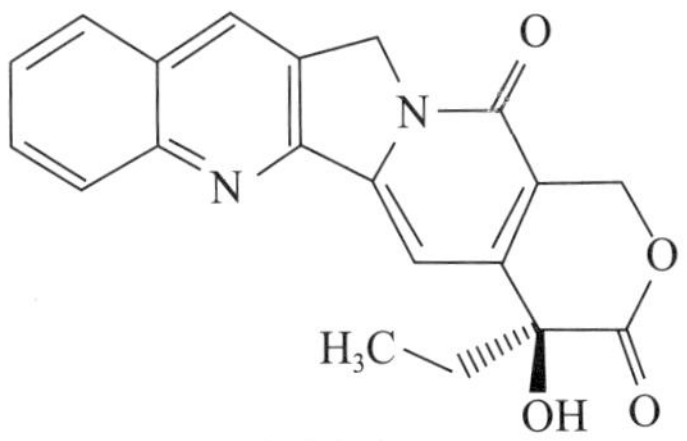

喜树碱 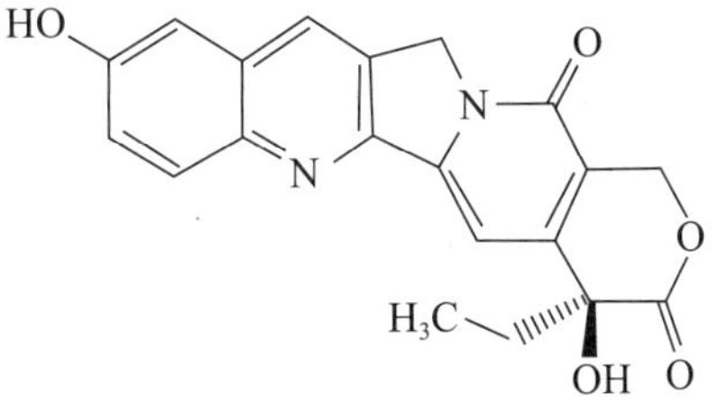　　羟基喜树碱

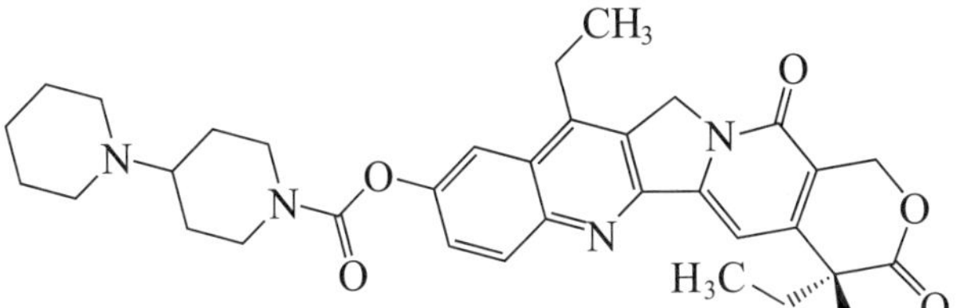

伊立替康 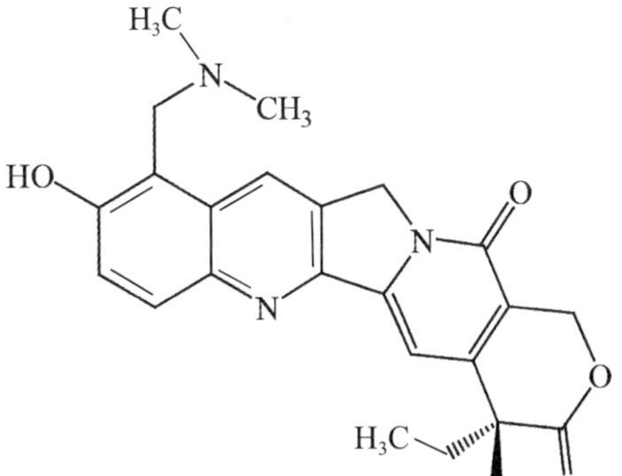　　拓扑替康

3. 鬼臼毒素类

鬼臼毒素是从喜马拉雅鬼臼和美鬼臼的根茎中分离得到的抗肿瘤成分，有较强的细胞毒作用，由于毒性反应比较严重不能用于临床。

依托泊苷是在鬼臼毒素的结构基础上通过4′-脱甲氧基4-差向异构化得到4′-脱甲氧基表鬼臼毒素，再经数步反应制得。

依托泊苷为细胞周期特异性抗肿瘤药，作用于DNA拓扑异构酶Ⅱ。

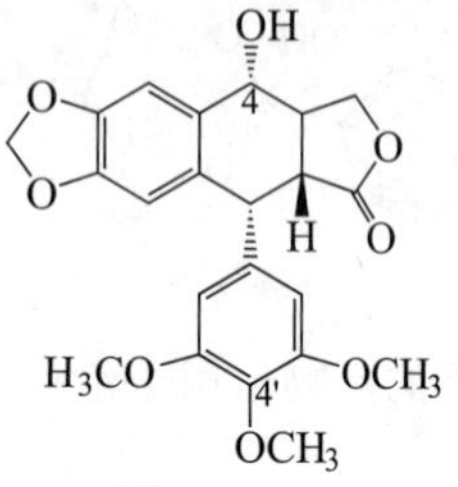

鬼臼毒素

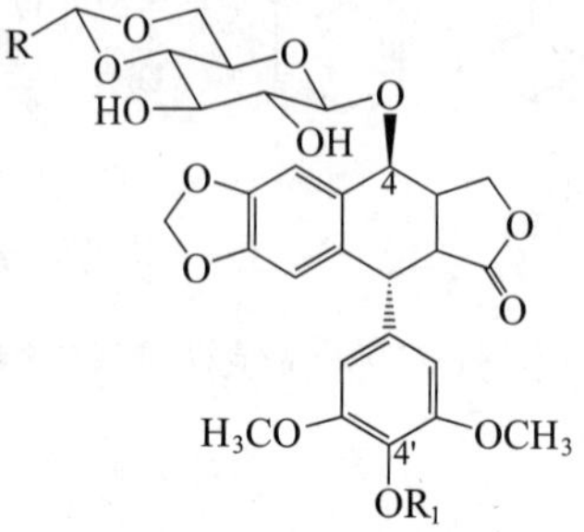

	R	R_1
依托泊苷	Me	H
替尼泊苷	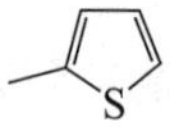 2-噻吩基	H
依托泊苷磷酸酯	Me	P=O(ONa)

依托泊苷磷酸酯是在依托泊苷的4′位酚羟基上引入磷酸酯结构得到的衍生物，其水溶性得到增加。依托泊苷磷酸酯实际为前药。

替尼泊苷，又名VM-26，作用于DNA拓扑异构酶Ⅱ，导致双链或单链破坏使细胞不能通过S期。

依托泊苷为小细胞肺癌化疗首选药物。替尼泊苷为脑瘤首选药物。

4. 抗肿瘤抗生素类

抗肿瘤抗生素主要是蒽醌类抗生素，代表药物有阿霉素和柔红霉素等。这些抗肿瘤抗生素作用机制主要是：直接作用于DNA或嵌入DNA的双链中，形成DNA拓扑异构酶Ⅱ稳定复合物，抑制拓扑异构酶Ⅱ的活性，阻止拓扑异构酶Ⅱ催化的DNA双链断裂-再链接的过程，抑制肿瘤生长。为细胞周期非特异性药物。

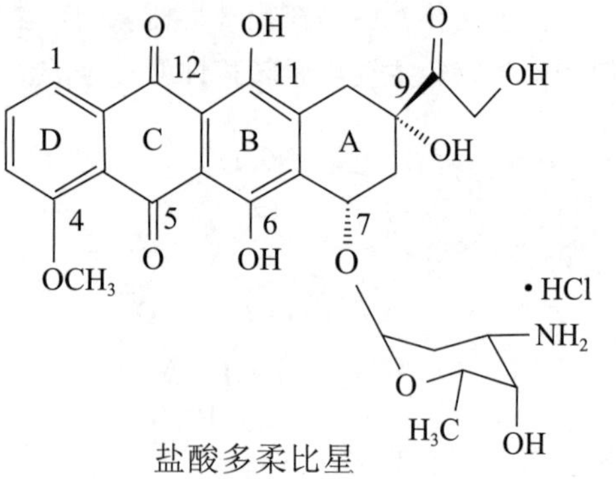

盐酸多柔比星

盐酸多柔比星，又名阿霉素，是由产生的蒽环糖苷抗生素。多柔比星是广谱的抗肿瘤药物，临床上主要用于治疗乳腺癌、甲状腺癌、肺癌、卵巢癌、肉瘤等实体瘤。

蒽醌类抗肿瘤抗生素的毒性主要为骨髓抑制和心脏毒性。

四、靶向抗肿瘤药

第一个上市的蛋白酪氨酸激酶抑制剂是甲磺酸伊马替尼，在体内外均可在细胞水平上抑制“费城染色体”的Bcr-Abl酪氨酸激酶，能选择性抑制Bcr-Abl阳性细胞系细胞、Ph染色体阳性的慢性粒细胞白血病和急性淋巴细胞白血病病人的新鲜细胞的增殖和诱导其凋亡。

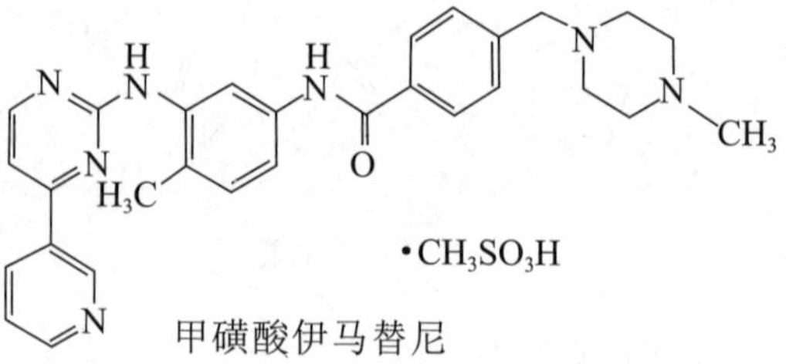

甲磺酸伊马替尼

常见的酪氨酸激酶抑制剂见表3-60。

表 3-60 常见的酪氨酸激酶抑制剂

名 称	药物结构	靶 点	用 途
尼洛替尼	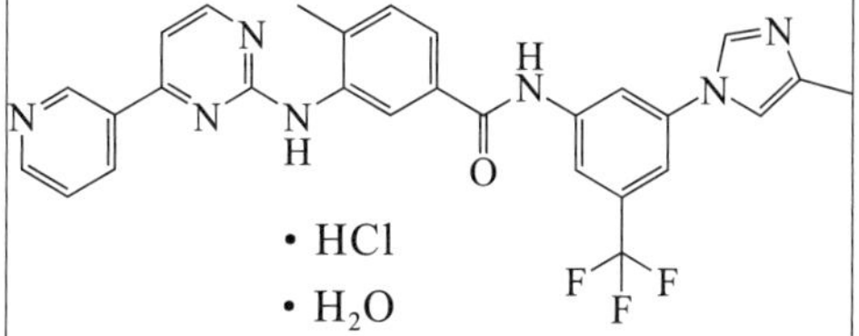 · HCl · H_2O	Bcr-Abl	慢性粒细胞白血病，对表达 Bcr-Abl 耐伊马替尼的细胞，如 K562、KBM5 等有很好的抑制活性
达沙替尼	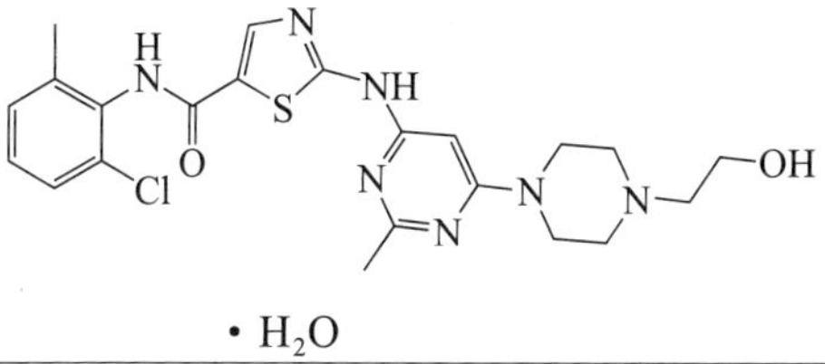 · H_2O	多种构型酪氨酸蛋白激酶 Abl	用于对包括甲磺酸伊马替尼在内的治疗方案耐药或不能耐受的慢性髓细胞样白血病
吉非替尼	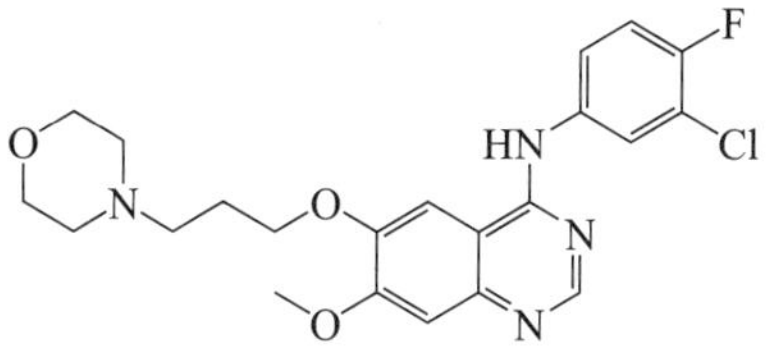	ErbB-1	第一个选择性表皮生长因子受体酪氨酸激酶抑制剂，用于非小细胞肺癌、转移性非小细胞肺癌治疗
厄洛替尼	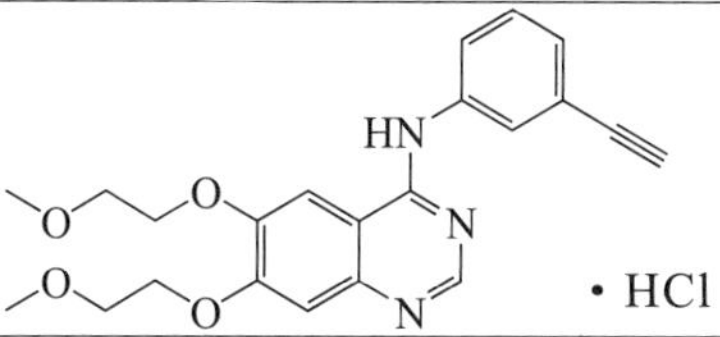 · HCl	EGFR	选择性的 EGFR（ErbB1）酪氨酸蛋白激酶抑制剂，用于胰腺癌、转移性非小细胞肺癌的治疗
舒尼替尼	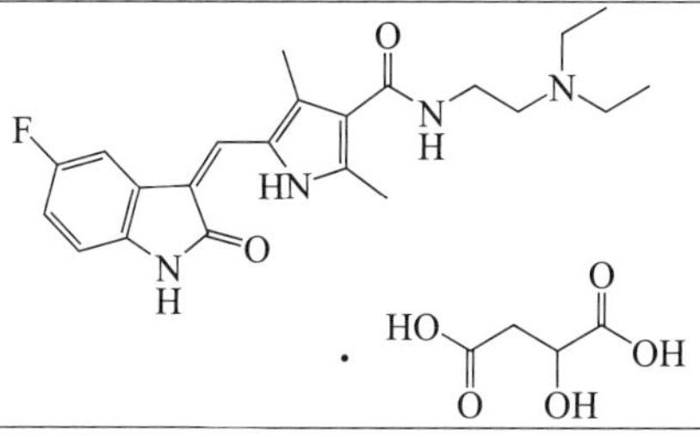	PDGFR/VEGFR	甲磺酸伊马替尼治疗失败或不能耐受的胃肠间质瘤（GIST），不能手术的晚期肾细胞癌（RCC）
阿帕替尼	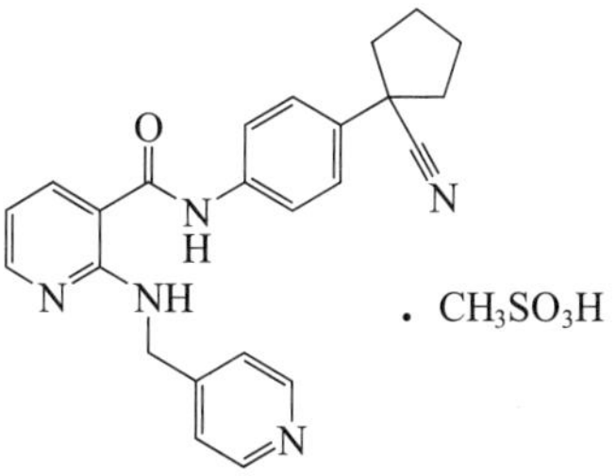 · CH_3SO_3H	VEGFR-2	国内企业研发的抗肿瘤药物，用于晚期胃癌（AGC）的治疗

五、放疗与化疗的止吐药

通过拮抗 5-羟色胺的 5-HT_3 受体的止吐药已经成为抗癌治疗中辅助使用的止吐药，主要有盐酸昂丹司琼、格拉司琼、盐酸托烷司琼、盐酸帕洛诺司琼和盐酸阿扎司琼等。

这些药物在结构上的特点是都含有吲哚甲酰胺或其电子等排体吲哚甲酸酯的结构；连接的脂杂环大都较为复杂，通常接的是托品烷或类似的含氮双环。

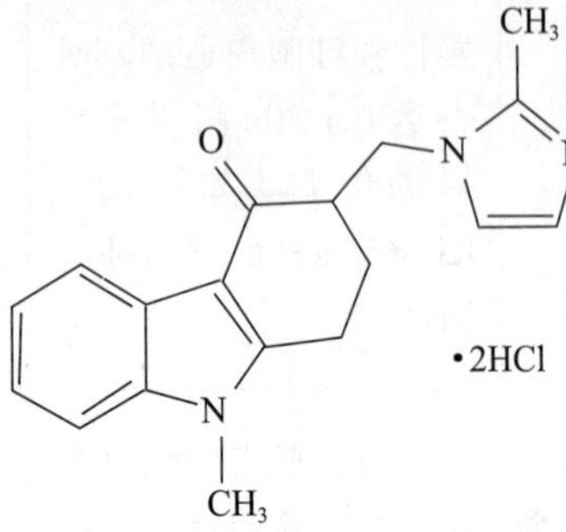

盐酸昂丹司琼 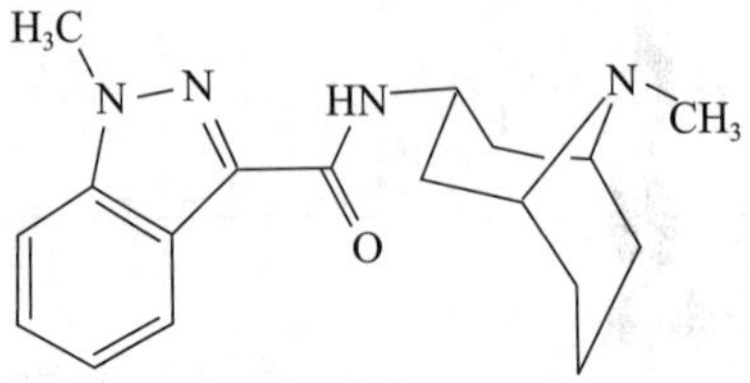　　格拉司琼 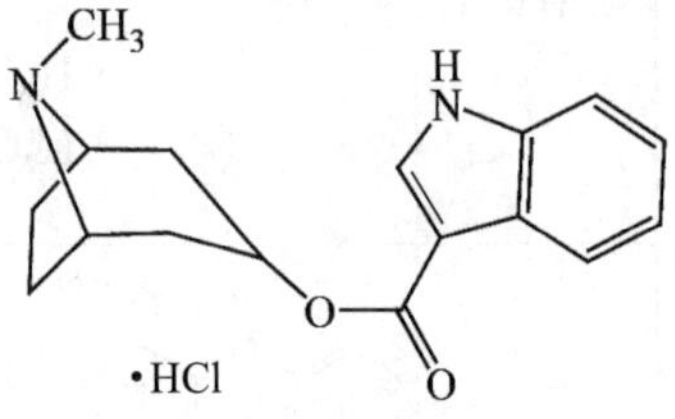　　盐酸托烷司琼

盐酸昂丹司琼是由咔唑酮和2-甲基咪唑组成，咔唑环上的3位碳具有手性，其中*R*-异构体的活性较大，临床上使用外消旋体。昂丹司琼为强效、高选择性的5-HT_3受体拮抗药。昂丹司琼可用于治疗癌症病人的恶心呕吐症状，辅助癌症病人的药物治疗，无锥体外系的副作用，毒副作用极小。

格拉司琼分子是由吲唑环和含氮双环组成，选择性高，无锥体外系反应等副作用。剂量小，半衰期较长，每日仅需注射一次。

盐酸托烷司琼分子是由吲哚环和托品醇组成，对预防癌症化疗的呕吐有高效。

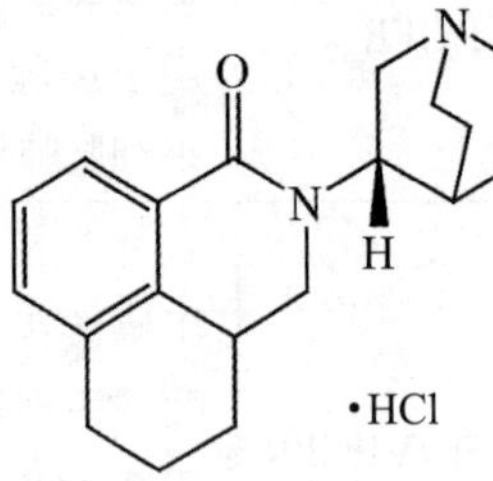

盐酸帕洛诺司琼 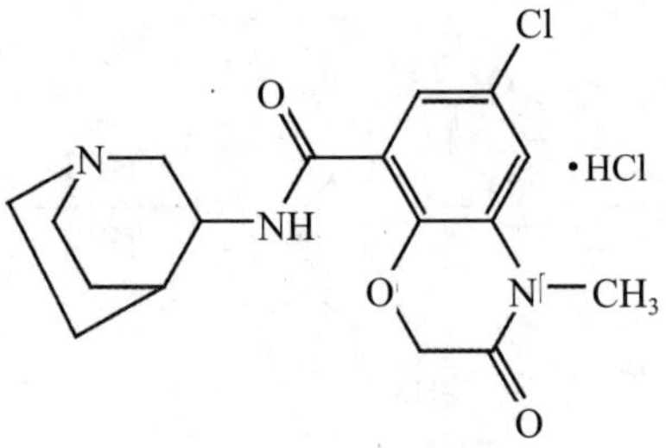　　盐酸阿扎司琼

盐酸帕洛诺司琼是由苯并异喹啉和手性氮杂双环组成的选择性5-HT_3受体拮抗药。

盐酸阿扎司琼是由1,4-苯并恶嗪和氮杂双环组成选择性5-HT_3受体拮抗药。

第四章

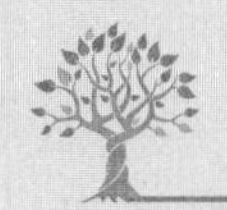

口服制剂与临床应用

知识导图

口服制剂与临床应用
- 口服固体制剂
- 口服液体制剂

口服制剂（oral preparations）是一类经口服用后在胃肠道内吸收而作用于全身或保留在消化道内起局部作用的药物剂型。口服制剂的优势在于其服用方便，依从性好，容易摄取和携带，安全性高，适合多种药物，临床中使用广泛。但口服制剂要经过胃肠道的吸收，药物起效较慢，所以一般不宜用于急救时给药，也不适用于昏迷、呕吐等不能口服的病人；且药物易受胃肠内容物的影响，因此易被消化液破坏或在消化道中难以吸收的药物也不宜制成口服制剂。

第一节 口服固体制剂

一、口服固体制剂的常用辅料

根据辅料的性质和功能不同，常将固体制剂的辅料分成：填充剂、黏合剂、崩解剂和润滑剂以及释放调节剂，有时可根据需要加入着色剂和矫味剂等，以改善制剂的外观和口味。

固体制剂的辅料应当符合药用要求，并具备如下特点：①较高的化学稳定性，不与主药发生任何物理化学反应；②对人体无毒、无害、无不良反应；③不影响主药的疗效和含量测定。

表 4-1 口服固体制剂的常用辅料

要 点	内 容
稀释剂（填充剂）	凡主药剂量小于 50mg 时需要加入一定剂量的稀释剂（亦称填充剂）。常用的稀释剂主要有乳糖（性能优良，流动性、可压性好）、蔗糖（吸湿性强）、糊精（较少单独使用，多与淀粉、蔗糖等合用）、淀粉（包括玉米淀粉、小麦淀粉、马铃薯淀粉，以玉米淀粉最为常用；性质稳定、吸湿性小，但可压性较差）、预胶化淀粉（又称可压性淀粉，具有良好的可压性、流动性和自身润滑性）、微晶纤维素（MCC，具有较强的结合力与良好的可压性，亦有“干黏合剂”之称）、甘露醇（价格较贵，常用于咀嚼片中，兼有矫味作用）和无机盐类（包括磷酸氢钙、硫酸钙、碳酸钙等，性质稳定）等
润湿剂和黏合剂	润湿剂系指本身没有黏性，而通过润湿物料诱发物料黏性的液体。常用的润湿剂有乙醇和蒸馏水，其中首选的润湿剂是蒸馏水 黏合剂系指依靠本身所具有的黏性赋予黏性不足或无黏性的物料以适宜黏性的辅料，

（续表 4-1）

要　点			内　容
润湿剂和黏合剂			常用的黏合剂有甲基纤维素（MC，水溶性较好）、淀粉浆（最常用黏合剂之一，常用浓度为 8%～15%，性能较好、价廉）、羟丙基甲基纤维素（HPMC，溶于冷水）、羟丙纤维素（HPC，可作粉末直接压片黏合剂）、羧甲基纤维素钠（CMC-Na，适用于可压性较差的药物）、乙基纤维素（EC，溶于乙醇，但不溶于水）、聚维酮（PVP，吸湿性强，可溶于乙醇和水）、聚乙二醇（PEG）、明胶等
崩解剂			崩解剂系指促使片剂在胃肠液中迅速破裂成细小颗粒的辅料。常用的崩解剂有：羧甲基淀粉钠（CMS-Na，高效崩解剂）、干淀粉（适于微溶性或水不溶性药物）、低取代羟丙基纤维素（L-HPC，吸水迅速膨胀）、交联羧甲基纤维素钠（CCMC-Na）、交联聚维酮（PVPP）和泡腾崩解剂（枸橼酸和碳酸氢钠组成的混合物，也可以用柠檬酸、富马酸与碳酸钠、碳酸钾、碳酸氢钾）等
润滑剂			润滑剂（广义）按作用不同可以分为三类：助流剂、抗黏剂和润滑剂（狭义） ①助流剂：降低颗粒之间的摩擦力，改善粉体流动性，有助于减少重量差异 ②抗黏剂：防止压片时发生黏冲，保证压片操作顺利进行，改善片剂外观 ③润滑剂（狭义）：降低物料与模壁之间的摩擦力，保证压片与推片等操作顺利进行 常用的润滑剂（广义）有微粉硅胶、硬脂酸镁（MS）、氢化植物油、滑石粉、十二烷基硫酸钠、聚乙二醇类等
释放调节剂			口服片剂中的释放调节剂用于控制口服缓控释制剂中的药物的释放速度和程度，以确保药物以一定速度输送到病患部位并在组织中或体液中维持一定浓度，获得预期疗效，减小毒副作用 常用的释放调节剂主要分为骨架型、包衣膜型缓控释放高分子和增稠剂等
	骨架型释放调节剂	亲水性凝胶骨架材料	遇水膨胀后形成凝胶屏障控制药物的释放。常用的有甲基纤维素（MC）、羧甲基纤维素钠（CMC-Na）、羟丙基甲基纤维素（HPMC）、聚维酮（PVP）、海藻酸盐、卡波姆、脱乙酰壳多糖（壳聚糖）等
		不溶性骨架材料	指水溶性极小或不溶于水的高分子聚合物。常用的有乙基纤维素（EC）、聚甲基丙烯酸酯（Eudragit RS，Eudragit RL）、聚乙烯、乙烯－醋酸乙烯共聚物、无毒聚氯乙烯、硅橡胶等
		生物溶蚀性骨架材料	常用的有巴西棕榈蜡、动物脂肪、氢化植物油、蜂蜡、硬脂醇、单硬脂酸甘油酯等，可延滞水溶性药物的溶解和释放过程
	包衣膜型释放调节剂	不溶性高分子材料	如不溶性骨架材料 EC 等
		肠溶性高分子材料	如醋酸纤维素酞酸酯（CAP）、丙烯酸树脂 L 和 S 型、羟丙基甲基纤维素酞酸酯（HPMCP）和醋酸羟丙基甲基纤维素琥珀酸酯（HPMCAS）等
其他辅料	着色剂		主要用于改善片剂的外观，使其便于识别。常用色素应符合药用规格
	芳香剂和甜味剂		主要用于改善片剂的口味，如口崩片和咀嚼片。常用的芳香剂包括各种芳香油、香精等；甜味剂包括阿司帕坦、蔗糖等

二、口服固体制剂包衣

表 4-2　口服固体制剂包衣

要　点			内　容
目　的			①掩盖药物的苦味或不良气味，改善用药顺应性，方便服用 ②防潮、避光，以增加药物的稳定性 ③可用于隔离药物，避免药物间的配伍变化 ④改善片剂的外观，提高流动性和美观度 ⑤控制药物在胃肠道的释放部位，实现胃溶、肠溶或缓控释等目的
常规类型	糖包衣		糖包衣主要包括隔离层、粉衣层、糖衣层 ①隔离层是在片芯外起隔离作用的衣层，可防止水分透入片芯。常用材料有邻苯二甲酸醋酸纤维素乙醇溶液、玉米朊乙醇溶液以及明胶浆等 ②粉衣层是用于消除片芯边缘棱角的衣层，常用材料包括蔗糖粉、滑石粉阿拉伯胶、明胶或蔗糖的水溶液等，包粉衣层后的片面比较疏松、粗糙 ③糖衣层是在粉衣层外包上蔗糖衣膜，使其表面细腻、光滑，用料主要是适宜浓度的蔗糖水溶液。最后一层是有色糖衣层，即在蔗糖水溶液中加入适宜适量的色素
	薄膜包衣	概述	薄膜包衣材料通常由增塑剂、高分子材料、释放调节剂、遮光剂与着色剂等组成。薄膜包衣可用高分子包衣材料，包括肠溶型、胃溶型（普通型）和水不溶型三大类
		胃溶型	系指可以溶解在胃液或水中的材料，主要有羟丙基甲基纤维素（HPMC）、羟丙基纤维素（HPC）、丙烯酸树脂Ⅳ号、聚乙烯缩乙醛二乙氨乙酸（AEA）和聚乙烯吡咯烷酮（PVP）等
		肠溶型	系指在胃中不溶，但可在 pH 较高的肠液及水中溶解的成膜材料，主要有醋酸纤维素酞酸酯（CAP）、虫胶、羟丙甲纤维素酞酸酯（HPMCP）、丙烯酸树脂类（Ⅰ、Ⅱ、Ⅲ号）
		水不溶型	系指在水中不溶解的高分子薄膜材料，主要有醋酸纤维素、乙基纤维素（EC）等
			增塑剂系指用来改变高分子薄膜的物理机械性质，使其更柔顺，增加可塑性的物质。主要有水溶性增塑剂（如甘油、丙二醇、聚乙二醇等）和非水溶性增塑剂（如乙酰化甘油酸酯、甘油三醋酸酯、邻苯二甲酸酯等）常见的致孔剂有蔗糖、氯化钠、表面活性剂和 PEG 等。还可应用着色剂和遮光剂，应用着色剂目的是增加片剂的识别性，改善片剂外观，常用的材料有水溶性色素、水不溶性色素和色淀等。加入遮光剂的目的是增加药物对光的稳定性，常用材料为二氧化钛等

三、口服散剂和颗粒剂

（一）口服散剂

具体内容见表 4-3。

表 4-3　口服散剂

<table>
<tr><th>要　点</th><th colspan="2">内　容</th></tr>
<tr><td>口服散剂的定义</td><td colspan="2">口服散剂为散剂的一种，散剂系指原料药物或与适宜的辅料经粉碎、均匀混合制成的干燥粉末状制剂</td></tr>
<tr><td>口服散剂的特点</td><td colspan="2">①一般为细粉，粒径小、比表面积大、易分散、起效快
②制备工艺简单，剂量易于控制，便于特殊群体如婴幼儿与老人服用
③包装、贮存、运输及携带较方便
④对于中药散剂，其包含各种粗纤维和不能溶于水的成分，完整保存了药材的药性。但是，由于散剂的分散度较大，往往对制剂的吸湿性、化学活性、气味、刺激性、挥发性等性质影响较大，故对光、湿、热敏感的药物一般不宜制成散剂</td></tr>
<tr><td>口服散剂的分类</td><td colspan="2">①按药物性质分类：含剧毒药散剂；含液体药物散剂；含共熔组分散剂
②按药物组成数目分类：主要分为单散剂与复散剂
③按剂量分类：主要分为分剂量散剂与非分剂量散剂</td></tr>
<tr><td rowspan="2">口服散剂的质量要求、包装和贮存</td><td>质量要求</td><td>①供制散剂的药物均应粉碎。除另有规定外，口服散剂应为细粉
②散剂应疏松、干燥、色泽一致、混合均匀。制备贵重药、含有毒性药或药物剂量小的散剂时，应采用配研法混匀并过筛
③散剂可多剂量包装和单剂量包（分）装，多剂量包装者应附分剂量的用具。含有毒性药的口服散剂应单剂量包装
④散剂中可含或不含辅料。口服散剂需要时亦可加矫味剂、芳香剂、着色剂等
此外，散剂的质量检查项目还有：
①中药散剂中一般含水量不得过 9.0%
②除中药散剂外，105℃干燥至恒重，减失重量不得过 2.0%</td></tr>
<tr><td>包装与贮存</td><td>分剂量散剂包装可用包装纸包成五角包、四角包、长方包等，也可用纸袋或塑料袋包装；非分剂量包装则一般用塑料袋、纸盒、玻璃管、瓶包装。散剂的包装与贮存重点都在防潮。玻璃管或瓶装时可加盖软木塞用蜡封固，或加盖塑料内盖；用塑料袋包装应热封严密；有时在大包装内可加硅胶等干燥剂。另外，复方散剂包装应填满、压紧，以免在运输过程中因为密度不同而造成组分分层，使散剂均匀性不佳
除另有规定外，散剂应密闭贮存，含挥发性原料药或易吸湿性原料药的散剂应密封贮存</td></tr>
<tr><td>口服散剂的临床应用与注意事项</td><td colspan="2">真正的内服散剂一般为细粉，需过 80 ～ 100 目筛，以便儿童以及老人服用，服用时不宜过急，单次服用剂量适量，服药后不宜过多饮水，以免药物过度稀释导致药效差等
口服散剂应温水送服，服用后半小时内不可进食，服用剂量过大时应分次服用以免引起呛咳；服用不便的中药散剂可加蜂蜜调和送服或装入胶囊吞服。对于温胃止痛的散剂不需用水送服，应直接吞服以利于延长药物在胃内的滞留时间</td></tr>
<tr><td>散剂的举例</td><td colspan="2">①六一散
【处方】滑石粉 600g　　甘草 100g</td></tr>
</table>

（续表 4-3）

要　点	内　容
散剂的举例	【注解】甘草应粉碎成细粉与滑石粉混合 【临床适应证】清暑利湿，内服用于暑热身倦，口渴泄泻，小便黄少 ②蛇胆川贝散 【处方】蛇胆汁 100g　　川贝母 600g 【注解】蛇胆汁和川贝母分别为液体和固体主药成分，制备时将干燥川贝母粉碎为细粉，与蛇胆汁吸附混匀，干燥粉碎过筛 【临床适应证】清肺、止咳、祛痰，内服用于肺热咳嗽，痰多

（二）颗粒剂

表 4-4　颗粒剂

要　点	内　容	
颗粒剂的定义	颗粒剂（granules）系指药物与适宜的辅料混合制成的具有一定粒度的干燥颗粒状制剂，既可直接吞服，又可冲入水中饮服	
颗粒剂的特点	①分散性、附着性、团聚性、引湿性等较小 ②服用方便，并可加入添加剂如着色剂和矫味剂，提高病人服药的顺应性 ③通过采用不同性质的材料对颗粒进行包衣，可使颗粒具有防潮性、缓释性、肠溶性等 ④通过制成颗粒剂，可有效防止复方散剂各组分由于粒度或密度差异而产生离析	
颗粒剂的分类	混悬颗粒	指难溶性固体药物与适宜辅料混匀制成一定粒度的干燥颗粒剂
	泡腾颗粒	指含有碳酸氢钠和有机酸，遇水可放出大量气体而呈泡腾状的颗粒剂
	肠溶颗粒	系指采用肠溶材料包裹颗粒或其他适宜方法制成的颗粒剂
	缓释颗粒	系指在规定的释放介质中缓慢地非恒速释放药物的颗粒剂
	控释颗粒	系指在规定的释放介质中缓慢地恒速释放药物的颗粒剂
颗粒剂的质量要求、包装与贮存	质量要求	①药物与辅料应均匀混合 ②凡属挥发性药物或遇热不稳定的药物在制备过程应注意控制适宜的温度条件，凡遇光不稳定的药物应遮光操作 ③除另有规定外，挥发油应均匀喷入干燥颗粒中，密闭至规定时间或用包合等技术处理后加入 ④根据需要颗粒剂可加入适宜的辅料 ⑤为了防潮、掩盖药物的不良气味等，也可对颗粒进行包薄膜衣。必要时，对包衣颗粒应检查残留溶剂 ⑥颗粒剂应干燥、颗粒均匀、色泽一致，无吸潮、软化、结块、潮解等现象 ⑦颗粒剂的微生物限度应符合要求 ⑧根据原料药物和制剂的特性，颗粒剂的溶出度、释放度、含量均匀度等应符合要求 ⑨除另有规定外，颗粒剂应密封，置干燥处贮存，防止受潮

（续表 4-4）

<table>
<tr><th>要　点</th><th colspan="2">内　容</th></tr>
<tr><td rowspan="2">颗粒剂的质量要求、包装与贮存</td><td>质量要求</td><td>此外，颗粒剂的质量检查项目还有：
①颗粒剂一般不能通过一号筛与能通过五号筛的颗粒及粉末总和不得过 15%
②除另有规定外，中药颗粒剂中一般水分含量不得过 8.0%
③一般生物制品颗粒剂和化学药品照干燥失重测定法测定于 105℃干燥至恒重，含糖颗粒应在 80℃减压干燥，减失重量不可超过 2.0%
④除已规定检查溶出度或释放度的颗粒剂以及混悬颗粒可不进行溶化性检查外，可溶性颗粒剂应全部溶化或轻微浑浊，泡腾颗粒剂 5 分钟内颗粒均应完全溶解或分散在水中，均不得有异物，中药颗粒还不得有焦屑</td></tr>
<tr><td>包装与贮存</td><td>颗粒剂包装形式主要有单剂量袋装、多剂量袋装、多剂量瓶装，袋装的包装材料一般选用双层铝塑复合膜；瓶装常用玻璃瓶、塑料瓶
颗粒剂吸湿性较强，除另有规定外，颗粒剂宜密封，置干燥处贮存，防止受潮</td></tr>
<tr><td rowspan="2">颗粒剂的临床应用与注意事项</td><td>临床应用</td><td>适宜于老年人和儿童用药以及有吞咽困难的患者使用</td></tr>
<tr><td>注意事项</td><td>①可溶型、泡腾型颗粒剂应加温开水冲服，切忌放入口中用水送服
②混悬型颗粒剂冲服如有部分药物不溶解也应该一并服用
③中药颗粒剂不宜用铁质或铝制容器冲服，以免影响疗效</td></tr>
<tr><td>颗粒剂的举例</td><td colspan="2">①板蓝根颗粒
【处方】板蓝根 500g　蔗糖 1000g　糊精 650g
制成 200 包
【注解】板蓝根为主药，糊精、蔗糖为稀释剂，其中蔗糖也是矫味剂
【临床适应证】清热解毒，凉血利咽。用于肺胃热盛所致的口咽干燥、咽喉肿痛；急性扁桃体炎见上述证候者
②利福昔明干混悬颗粒剂
【处方】利福昔明 2000g　羧甲基纤维素钠 650g
微晶纤维素 300g　果胶 650g
枸橼酸钠 900g　蔗糖粉 22500g
【注解】利福昔明为主药，微晶纤维素、羧甲基纤维素钠、果胶为助悬剂，枸橼酸钠为絮凝剂，蔗糖为稀释剂。助悬剂可以增加溶液黏度、降低药物微粒的沉降速度，从而增加混悬性颗粒剂的漂浮性能，延长药物在胃肠道内的滞留，使药物吸收时间延长。絮凝剂可增加溶液中电解质浓度，适当改变溶液电位，使药物微粒不易聚结成块且分散良好
【临床适应证】对利福昔明敏感的病原菌引起的肠道感染，包括急性和慢性肠道感染、腹泻综合征、夏季腹泻、旅行性腹泻和小肠结膜炎等
③维生素 C 泡腾颗粒剂
【处方】酸料：维生素 C　2000g　枸橼酸 14478.8g
柠檬黄 0.33g　蒸馏水 143ml
95% 乙醇 179ml</td></tr>
</table>

（续表 4-4）

要　点	内　容
颗粒剂的举例	碱料：碳酸氢钠 12369.5g　糖粉 117260g 糖精钠 157.3g　柠檬黄 2.6g 蒸馏水 2145g　食用香料 85.8g 【注解】维生素 C 为主药，枸橼酸、碳酸氢钠为泡腾崩解剂，柠檬黄为着色剂，糖粉为稀释剂，糖精钠和食用香料为矫味剂，蒸馏水和乙醇为溶剂 【临床适应证】用于预防和治疗坏血病，也可用于慢性传染性疾病及紫癜的辅助治疗

四、口服片剂

（一）口服片剂的定义及特点

表 4-5　口服片剂的定义及特点

要　点	内　容
定　义	片剂系指药物与适宜的辅料制成的圆片状或异形片状的固体制剂。口服片剂则指供口服的片剂
优　点	①以片数为剂量单位，剂量准确、服用方便 ②受外界空气、水分、光线等影响较小，化学性质更稳定 ③生产机械化、自动化程度高，生产成本低、产量大，售价较低 ④种类较多，可满足不同临床医疗需要，如速效（分散片）、长效（缓释片）等，应用广泛 ⑤运输、使用、携带方便
缺　点	①幼儿、老年患者及昏迷患者等不易吞服 ②制备工序较其他固体制剂多，技术难度更高 ③某些含挥发性成分的片剂，贮存期内含量会下降

（二）口服片剂的分类

表 4-6　口服片剂的分类

要　点	内　容
普通片	即普通压制片，是指将药物与辅料混合压制而成，一般用水吞服，应用最广
口腔崩解片	又称为口崩片，系指在口腔内不需要用水即能迅速崩解或溶解的片剂
分散片	系指在水中能迅速崩解并均匀分散的片剂，分散片中的药物应是难溶性的，分散片可加水分散后口服，也可将分散片含于口中吮服或吞服
泡腾片	系指含有碳酸氢钠和有机酸，遇水可产生气体而呈泡腾状的片剂
可溶片	系指临用前能溶解于水的非包衣片或薄膜包衣片剂
咀嚼片	系指于口腔中咀嚼后吞服的片剂
多层片	由两层或多层（配方或色泽不同）组成的片剂
肠溶片	系指用肠溶性包衣材料进行包衣的片剂

（续表 4-6）

要 点	内 容
缓释片	系指在规定的释放介质中缓慢地非恒速释放药物的片剂
控释片	系指在规定的释放介质中缓慢地恒速释放药物的片剂
微囊片	系指固体或液体药物利用微囊化工艺制成干燥的粉粒，经压制而成的片剂

（三）口服片剂制备中的常见问题及原因

表 4-7 口服片剂制备中的常见问题及原因

要 点	内 容
裂 片	主要有顶裂和腰裂两种形式。产生裂片的处方因素有： ①物料中细粉太多，压缩时空气不能及时排出，导致压片后气体膨胀而裂片 ②物料的塑性较差，结合力弱
松 片	片剂硬度不够，稍加触动即散碎的现象称为松片。主要原因是黏性力差，压缩压力不足等
崩解迟缓	崩解迟缓或崩解超限系指片剂崩解时间超过了药典规定的崩解时限。影响崩解的主要原因是： ①片剂的压力过大，导致内部空隙小，影响水分渗入 ②增塑性物料或黏合剂使片剂的结合力过强 ③崩解剂性能较差
溶出超限	系指片剂在规定的时间内未能溶解出规定的药量。主要原因是：颗粒过硬，片剂不崩解，药物的溶解度差等
含量不均匀	主要原因是片重差异超限、药物的混合度差、可溶性成分的迁移等

（四）片剂的质量要求、包装与贮存

1. 片剂的质量要求包括：

（1）硬度适中。

（2）脆碎度反映片剂的抗磨损和抗振动能力，小于 1% 为合格片剂。

（3）符合片重差异的要求，含量准确，具体要求见表 4-8。

（4）色泽均匀，外观光洁。

（5）符合溶出度或崩解度的要求，普通片剂的崩解时限是 15 分钟；泡腾片、舌下片为 5 分钟；可溶片、分散片为 3 分钟；薄膜衣片为 30 分钟；肠溶衣片要求在 pH6 ～ 8 磷酸盐缓冲液中 1 小时内全部溶解并通过筛网，在盐酸溶液中 2 小时内不得有裂缝、软化或崩解现象等。

（6）小剂量的药物或作用比较剧烈的药物，应符合含量均匀度的要求。

（7）符合有关卫生学的要求。

表 4-8 《中国药典》规定的片重差异限度

片剂的平均重量（g）	片重差异限度（%）
＜ 0.30	±7.5
≥ 0.30	±5.0

2. 包装与贮存

（1）片剂的包装：片剂的包装一般有多剂量和单剂量两种形式。

多剂量包装常用的容器有玻璃瓶（管）、塑料瓶（盒）及由软性薄膜、纸塑复合膜、金属箔复合膜等制成的药袋。

①玻璃瓶（管）：为应用最多的包装容器，密封性好，不透水汽和空气，具有化学惰性，不易变质，价格低廉，有色玻璃有避光作用。缺点是重量较大、容易破碎。

②塑料瓶（盒）：为广泛应用的包装容器，主要原料为聚乙烯、聚氯乙烯和聚苯乙烯等。其主要特点是质地轻，不易破碎，易制成各种形状。但对环境的隔离作用不如玻璃制品，在化学上也并非完全惰性，组分中的某些成分（如稳定剂、增塑剂等）有可能溶出进入药品，或与片剂中某些成分（如挥发性物质或油类）发生化学反应或对这些成分有吸附作用。另外，塑料容器可因高温、水汽及药物的作用等变形或硬化。

单剂量包装：①泡罩式是用底层材料（无毒铝箔）和热成型塑料薄板（无毒聚氯乙烯硬片）经热压形成的水泡状包装。泡罩透明，坚硬而美观。②窄条式是由两层膜片（铝塑复合膜、双纸塑料复合膜等）经黏合或加压形成的带状包装，较泡罩式简便，成本稍低。

（2）片剂的贮存

片剂宜密封贮存，防止受潮、发霉、变质。除另有规定外，一般应将包装好的片剂放在阴凉（20℃以下）、通风、干燥处贮存。对光敏感的片剂，应避光；受潮后易分解变质的片剂，应在包装容器内放入干燥剂（如干燥硅胶等）。

（五）口服片剂的临床应用与注意事项

临床上容易出现不合理用药的情况，需注意：①只有刻痕片和分散片可掰分使用，其他片剂均不适宜分劈服用，尤其是包衣片、糖衣片和缓释、控释片。药物分劈服用不仅会导致药物含量发生差异，还会增加危险性和毒副作用，影响药物疗效；②剂型对疗效的发挥在一定条件下有积极作用。片剂联合其他药物外用或粉碎是不正确的，不仅对治疗无益处，且会增加药物的相互作用，危险性增加。

（1）服药方法：双层糖衣片、肠溶衣片可减少胃肠道刺激及蛋白酶和胃酸的破坏，因此需整片服用，不可嚼服和掰开服用。将表面膜破坏后，会增加不良反应。可分剂量服用的缓控释制剂通常外观有一分刻痕，服用时也要保持半片的完整性。所有的缓控释制剂一般均要求患者不要压碎或咀嚼，以免破坏剂型的原本调释作用。

有些药物由于本身性质原因也不可嚼服，例如普罗帕酮片可引起局部麻醉，因此不能嚼服。而咀嚼片嚼服有利于更快发挥药效，提高药物生物利用度。糖衣片不宜在口中久含，以免糖衣溶解后露出里面过苦的药物引起恶心，且糖尿病患者不宜服用此类制剂。咀嚼片、泡腾片要求水溶后或嚼碎后服用，比整片吞服起效快。

（2）服药次数及时间：如缓释剂每日仅用 1 ～ 2 次，故服药时间最好放在清晨起床后或傍晚睡觉前，以适应人体生物钟规律变化。又如驱虫药需在半空腹或空腹时服用，抗酸药、胃肠解痉药多数需在餐前服用，也可在症状发作时服用。需餐前服用的药物还有收敛药、肠道抗感染药、利胆药、盐类泻药、催眠药、缓泻药等。

（3）服药溶剂：溶剂最好是白开水，水有加速药物在胃肠道的溶解、润滑保护食管、冲淡食物和胃酸对药物的破坏以及减少胃肠道刺激的作用。选用其他常见液体服药时应慎重。茶叶中含有鞣酸、咖啡因及其他植物成分，可能会与一些药物发生相互作用。酒精及含酒精类饮料对中枢神经系统有抑制作用。果汁富含果酸，可导致许多药物提前分解和溶化，不利于药物在小肠内吸收，以致使药效下降。可乐和咖啡都有兴奋神经中枢和刺激胃酸分泌作用。

（4）服药姿势：最好采用坐位或站位服药，服药后，稍微活动一下再卧床休息。

（六）口服片剂的举例

表 4-9　口服片剂的举例

要　点		内　容
伊曲康唑片	处方	伊曲康唑 50g，淀粉 50g，糊精 50g，淀粉浆适量，羧甲基淀粉钠 7.5g，硬脂酸镁 0.8g，滑石粉 0.8g，制成 1000 片
	注解	伊曲康唑为主药，淀粉、糊精为填充剂，羧甲基淀粉钠为崩解剂，硬脂酸镁和滑石粉为润滑剂
	临床适应证	外阴阴道念珠菌病、花斑癣、真菌性角膜炎、鹅口疮、甲癣、隐球菌病、组织胞浆菌病、孢子丝菌病、球孢子菌病、芽生菌病
甲氧氯普胺口腔崩解片	处方	①喷雾干燥混悬液处方： PVPP　2.5g，MCC　5g，甘露醇 42.4g，阿司帕坦 0.1g ②片剂处方： 喷雾干燥颗粒 189.8mg，甲氧氯普胺 10mg，硬脂酸镁 0.2mg
	注解	甲氧氯普胺为主药，PVPP 与 MCC 为崩解剂，甘露醇为填充剂，阿司帕坦为甜味剂，硬脂酸镁为润滑剂。研究表明用该干颗粒直接压片制得的口腔崩解片比用物理混合粉末直接压制得到的片子显示出更好的崩解性，表明喷雾干燥技术在口腔崩解片预处理上的良好应用前景
	临床适应证	镇吐药。特别适合吞咽困难的患者或老人、儿童
阿奇霉素分散片	处方	阿奇霉素 250g，羧甲基淀粉钠 50g，乳糖 100g，微晶纤维素 100g，甜蜜素 5g，2%HPMC 水溶液适量，滑石粉 25g，硬脂酸镁 2.5g，制成 1000 片
	注解	处方中，阿奇霉素为主药，羧甲基淀粉钠为崩解剂（内外加法），乳糖和微晶纤维素为填充剂，甜蜜素为矫味剂，2%HPMC 水溶液为黏合剂，滑石粉和硬脂酸镁为润滑剂。该分散片遇水迅速崩解，均匀分散为混悬状，适合大剂量难溶性药物的剂型设计：且服用方便、崩解迅速、吸收快和生物利用度高
	临床适应证	①化脓性链球菌引起的急性咽炎、急性扁桃体炎 ②敏感细菌引起的鼻窦炎、急性中耳炎、急性支气管炎、慢性支气管炎急性发作 ③肺炎链球菌、流感嗜血杆菌以及肺炎支原体所致的肺炎 ④沙眼衣原体及非多种耐药淋病奈瑟菌所致的尿道炎和宫颈炎 ⑤敏感细菌引起的皮肤软组织感染

（续表 4-9）

要　点		内　容
维生素 C 泡腾片	处方	维生素 C　100g，葡萄糖酸钙 1000g，碳酸氢钠 1000g，柠檬酸 1333.3g，苹果酸 111.1g，富马酸 31.1g，碳酸钙 333.3g，无水乙醇适量，甜橙香精适量，制成 1000 片
	注解	本处方采用非水制粒法压片，有利于酸源、碱源充分接触，加速片剂崩解。处方中维生素 C 和葡萄糖酸钙为主药，碳酸氢钠、碳酸钙和柠檬酸、苹果酸、富马酸为泡腾崩解剂，甜橙香精为矫味剂。本品口感好，患者依从性高
	临床适应证	①增强机体抵抗力，用于预防和治疗各种急、慢性传染性疾病或其他疾病 ②用于病后恢复期，创伤愈合期及过敏性疾病的辅助治疗 ③用于预防和治疗坏血病
盐酸西替利嗪咀嚼片	处方	盐酸西替利嗪 5g，甘露醇 192.5g，乳糖 70g，微晶纤维素 61g，预胶化淀粉 10g，硬脂酸镁 17.5g，苹果酸适量，阿司帕坦适量，8% 聚维酮乙醇溶液 100ml，制成 1000 片
	注解	盐酸西替利嗪为主药，甘露醇、微晶纤维素、预胶化淀粉、乳糖为填充剂，甘露醇兼有矫味的作用，苹果酸、阿司帕坦为矫味剂，聚维酮乙醇溶液为黏合剂，硬脂酸镁为润滑剂。服用方便，崩解迅速，且有良好的口感
	临床适应证	本品可用于治疗季节性和常年性变应性鼻炎、慢性特发性荨麻疹
茶碱微孔膜缓释小片	处方	片芯： 茶碱 15g（10% 乙醇 2.95ml），5%CMC 浆液适量，硬脂酸镁 0.1g 包衣液 1： 乙基纤维素 0.6g，聚山梨酯 20 0.3g 包衣液 2： Eudragit RL100 0.3g，EudragitRS100 0.6g
	注解	处方中茶碱为主药，CMC 浆液为黏合剂，硬脂酸镁为润滑剂，乙基纤维素为其中一种包衣材料，聚山梨酯 20 为致孔剂，Eudragit RL100 和 Eudragit RS100 共同构成处方中另一种包衣材料。与相应的普通制剂比较，本品给药频率减少一半或有所减少，能显著增加患者依从性
	临床适应证	适用于支气管哮喘、喘息型支气管炎、阻塞性肺气肿等缓解喘息症状，也可用于心力衰竭时的喘息
吲哚美辛肠溶片	处方	片芯： 吲哚美辛 250g，糊精 50g，淀粉 200g，糖粉 170g，硬脂酸镁 7g，十二烷基硫酸钠 3.6g，乳糖 100g，聚维酮 K30 4g，乙醇溶液适量 包衣材料： 丙烯酸Ⅱ号树脂适量，制成 1000 片

（续表 4-9）

要　点		内　容
吲哚美辛肠溶片	注解	按处方将原、辅料粉碎，以乙醇溶液为润湿剂通过普通湿法制粒，压片得片芯。以乙醇作溶剂进行丙烯酸Ⅱ号树脂直接包衣，使药物在肠液中崩解吸收，减少药物对胃的刺激性。糊精、淀粉、糖粉和乳糖为稀释剂，硬脂酸镁为润滑剂，十二烷基硫酸钠为崩解剂，聚维酮 K30 为黏合剂
	临床适应证	本品用于治疗关节炎、软组织损伤和炎症、发热、偏头痛、痛经、手术后痛、创伤后痛等

五、胶囊剂

（一）胶囊剂的定义及特点

表 4-10　胶囊剂的定义及特点

要　点	内　容
定　义	胶囊剂指原料药物与适宜辅料充填于空心胶囊或密封于软质囊材中的固体制剂
优　点	①掩盖药物的不良嗅味，提高药物稳定性 ②起效快、生物利用度高 ③帮助液态药物固体剂型化 ④药物缓释、控释和定位释放
局限性	（1）胶囊壳多以明胶为原料制备，受温度和湿度影响较大 （2）生产成本相对较高 （3）婴幼儿和老人等特殊群体，口服此剂型的制剂有一定困难 （4）胶囊剂型对内容物具有一定的要求，一些药物不适宜制备成胶囊剂。例如： ①会导致囊壁溶化的水溶液或稀乙醇溶液药物 ②会导致囊壁软化的风化性药物 ③会导致明胶变性的醛类药物 ④会导致囊壁脆裂的强吸湿性的药物 ⑤会导致囊材软化或溶解的含有挥发性、小分子有机物的液体药物 ⑥会导致囊壁变软的 O/W 型乳剂药物

（二）胶囊剂的分类

表 4-11　胶囊剂的分类

要　点	内　容
硬胶囊	硬胶囊统称为胶囊，是指采用适宜的制剂技术，将药物或加适宜辅料制成颗粒、粉末、小丸、小片、液体或半固体等，充填于空心胶囊中的胶囊剂
软胶囊	软胶囊是指将一定量的液体药物直接包封，或将固体药物分散或溶解在适宜的辅料中制备成混悬液、溶液、半固体或乳状液，密封于软质囊材中的胶囊剂
缓释胶囊	缓释胶囊是指在规定的释放介质中非恒速缓慢地释放药物的胶囊剂
控释胶囊	控释胶囊是指在规定的释放介质中恒速缓慢地释放药物的胶囊剂

（续表 4-11）

要　点	内　容
肠溶胶囊	肠溶胶囊是指用适宜的肠溶材料制备而得的软胶囊或硬胶囊，或小丸充填于胶囊或用经肠溶材料包衣的颗粒而制成的胶囊剂

（三）胶囊剂的质量要求、包装与贮存

1. 质量要求

胶囊剂的溶出度、释放度、含量均匀度和微生物限度等应符合要求。必要时，内容物包衣的胶囊剂应检查残留溶剂。由于胶囊剂自身特点，对其进行质量控制时，还应考虑以下几点。

（1）胶囊剂应外观整洁，不得有黏结、变形、渗漏或囊壳破裂现象，且不能有异臭。

（2）中药硬胶囊应做水分检查，除另有规定外，中药硬胶囊水分含量不可超过 9.0%。硬胶囊内容物为半固体或者液体者不检查水分。

（3）胶囊剂需进行装量差异检查，根据胶囊剂装量差异检查法，求出每粒内容物的装量与平均装量。每粒装量与平均装量相比较（有标示装量的胶囊剂，每粒装量应与标示装量比较），超出装量差异限度的不得多于 2 粒，且不得有 1 粒超出限度 1 倍，装量差异限度要求见表 4-12。凡规定检查含量均匀度的胶囊剂，通常不再进行装量差异的检查。

表 4-12　胶囊剂装量差异限度要求

平均装量或标示装量	装量差异限度
＜ 0.30g	±10%
⩾ 0.30g	±7.5%（中药 ±10%）

（4）胶囊剂要进行崩解时限的检查，按照崩解时限检查法检查，均应符合规定，详见表 4-13。凡规定检查释放度或溶出度的胶囊剂，不再进行崩解时限的检查。

表 4-13　胶囊剂崩解时限指标

<table>
<tr><th>分　类</th><th>取样量</th><th>装置与方法</th><th>指　标</th></tr>
<tr><td>硬胶囊</td><td rowspan="4">除另有规定外，取供试品 6 粒，若有不合规定的，另取供试品 6 粒复试</td><td rowspan="4">同片剂</td><td>应在 30 分钟内全部崩解</td></tr>
<tr><td>软胶囊</td><td>应在 1 小时内全部崩解（可改在人工胃液中）</td></tr>
<tr><td>肠溶胶囊</td><td>盐酸溶液中检查 2 小时（不加挡板），不得有裂缝或崩解现象；取出吊篮，用少量水涤；人工肠液中检查（加挡板）1 小时应全部崩解</td></tr>
<tr><td>结肠溶胶囊</td><td>盐酸溶液中检查 2 小时（不加挡板），不得有裂缝或崩解现象；取出吊篮，用少量水涤；pH6.8 磷酸盐缓冲液检查 3 小时（不加挡板），不得有裂缝或崩解现象；取出吊篮，用少量水洗涤；pH7.8 磷酸盐缓冲液检查（加挡板）1 小时应全部崩解</td></tr>
</table>

2. 包装与贮存

胶囊剂的包装通常采用密封性能良好的玻璃瓶、透湿系数较小的塑料瓶、泡罩式和窄条式包装。

除另有规定外，胶囊剂应密封贮存，其存放环境温度不高于30℃，湿度应适宜，防止受潮、发霉、变质。

（四）胶囊剂的临床应用与注意事项

胶囊剂疗效确切，服用方便，适用于大多数患者。服用时的最佳姿势为站着服用、低头咽，且须整粒吞服。所用的水一般是温度不能超过40℃的温开水，水量在100ml左右较为适宜，避免由于胶囊药物质地轻，悬浮在会厌上部，引起呛咳。

干吞胶囊剂容易导致胶囊的明胶吸水后附着在食管上，造成局部药物浓度过高危害食管，导致黏膜损伤甚至溃疡。服用胶囊剂时，送服水温度不宜过高，过高的温度会导致以明胶为主要原料的胶囊壳软化，甚至破坏，从而影响药物在体内的生物利用度。

为确保服用剂量准确，避免被掩盖的异味散发，在提高患者顺应性的同时，发挥最佳药效，胶囊剂须整粒吞服。尤其在服用缓释、控释胶囊剂时，胶囊壳有时会起到缓释或控释的作用，整体服用才能发挥最佳药效，若剥去囊壳会造成突释等不良效果。缓释、控释胶囊剂的缓释、控释工艺若主要由胶囊中的小丸实现，一般可打开胶囊直接服用小丸，但小丸不能碾碎。胶囊内若装有不等速释放的药物颗粒，同时用不同颜色做标志，为保持药物浓度稳定及作用持久，服用时要连同胶囊一起服用。

（五）胶囊剂的举例

表4-14　胶囊剂的举例

要点		内容
克拉霉素胶囊	处方	克拉霉素250g，淀粉32g，低取代羟丙基纤维素6g，微粉硅胶4.5g，硬脂酸镁1.5g，淀粉浆（10%）适量，制成1000粒
	注解	处方中克拉霉素为主药，淀粉为稀释剂和崩解剂，低取代羟丙基纤维素为崩解剂，有较大的吸湿速度和吸水量，增加片剂的膨胀性。微粉硅胶、硬脂酸镁为润滑剂，其中微粉硅胶主要用于改善克拉霉素颗粒的流动性，硬脂酸镁起润滑作用
	临床适应证	适用于克拉霉素敏感菌所引起的下列感染： ①鼻咽感染：包括扁桃体炎、咽炎、鼻窦炎 ②下呼吸道感染：急性支气管炎、慢性支气管炎急性发作和肺炎 ③皮肤软组织感染：脓疱病、丹毒、毛囊炎、疖和伤口感染 ④急性中耳炎、支原体肺炎等 ⑤也用于军团菌感染，或与其他药物联合用于鸟分枝杆菌感染、幽门螺杆菌感染的治疗
硝苯地平软胶囊	处方	内容物：硝苯地平5g，PEG400　220g 囊材：明胶100份，甘油55份，水120份 比例混合 制成1000丸
	注解	硝苯地平胶丸制备采用压制法。硝苯地平系光敏性药物，生产中应避光。因为主药不溶于植物油，因而采用PEG400作为分散介质。PEG400易

（续表 4-14）

要　点		内　容
硝苯地平软胶囊	注解	吸湿，使胶丸壁硬化，故在囊材中加入甘油（增塑剂兼有保湿作用），使囊壁干燥后仍保留水分约 5%
	临床适应证	①心绞痛：变异型心绞痛，不稳定型心绞痛，慢性稳定型心绞痛 ②高血压（单独或与其他降压药合用）
奥美拉唑肠溶胶囊	处方	①丸芯（每 1000 粒胶囊用量）： 奥美拉唑 20g，甘露醇 49g，十二烷基硫酸钠 3.2g，交联聚维酮 3g，磷酸氢二钠 4.8g，微晶纤维素（28 ～ 32 目空白丸核）60g，1.5% 羟丙基甲基纤维素水溶液适量 ②隔离包衣液（每 500g 含药丸芯用量）： 滑石粉 35g，1.25% 羟丙基甲基纤维素水溶液 312ml ③包衣液（每 500g 包隔离衣微丸用量）： Eudragit L30D-55 水分散体 500g，滑石粉 75g，水 250ml
	注解	奥美拉唑属苯并咪唑类，具有亚磺酰基，在酸性和中性介质中非常不稳定。因此将奥美拉唑制备成肠溶制剂可避免药物口服后被胃酸破坏而失效。在处方中选取的包衣材料为 Eudragit L30D-55，由于包衣液的 pH 在 4 左右，因此选用含滑石粉的羟丙基甲基纤维素混悬液作为隔离材料进行包衣。丸芯处方中甘露醇为稀释剂；十二烷基硫酸钠为表面活性剂；磷酸氢二钠为 pH 调节剂可增加奥美拉唑的稳定性；交联聚维酮可加速奥美拉唑在肠中的溶出速率；羟丙基甲基纤维素为黏合剂；滑石粉作为包隔离衣用辅料及包肠溶衣时的抗黏剂
	临床适应证	本品适用于胃溃疡、十二指肠溃疡、应激性溃疡、反流性食管炎和卓 - 艾综合征（胃泌素瘤）
氧氟沙星缓释胶囊	处方	①丸芯（每 1000 粒胶囊用量）： 氧氟沙星（120 目）200g，微晶纤维素（40 ～ 60 目空白丸核）45g，乳糖（120 目）30g，枸橼酸（120 目）15g ②包衣液（每 1000 粒胶囊用量）： Eudragit NE30D 5g，Eudragit L30D-55 40g，滑石粉 2g，PEG6000 2.7g，十二烷基硫酸钠 0.02g，水 100ml
	注解	氧氟沙星为主药。丸芯中枸橼酸为 pH 缓冲剂和渗透压调节剂；微晶纤维素和乳糖为稀释剂。包衣液处方中 PEG6000 为增塑剂，其用量不能过高，否则有致孔剂的作用，可加速药物释放；滑石粉为抗黏剂；Eudragit NE30D 和 Eudragit L30D-55 为主要缓释包衣材；水为溶剂，十二烷基硫酸钠为稳定剂
	临床适应证	本品主要用于革兰阴性菌所致的呼吸道、咽喉、扁桃体、泌尿道（包括前列腺）、皮肤及软组织、胆囊及胆管、中耳、鼻窦、泪囊、肠道等部位的急、慢性感染

六、口服滴丸剂

表 4-15　口服滴丸剂

<table>
<tr><th>要　点</th><th colspan="2">内　容</th></tr>
<tr><td>定　义</td><td colspan="2">滴丸剂（guttatepills）系指液体或固体药物与适宜的基质加热熔融混匀，再滴入互不作用、不相混溶的冷凝介质中制成的球形或类球形制剂，主要供口服用</td></tr>
<tr><td>特　点</td><td colspan="2">①设备简单、操作方便、工艺周期短、生产率高
②工艺条件易于控制，剂量准确，质量稳定，受热时间短，具挥发性及易氧化的药物溶于基质后，可增加其稳定性
③基质容纳液态药物的量大，故可使液态药物固形化
④用固体分散技术制备的滴丸具有吸收迅速、生物利用度高的特点
⑤发展了耳、眼科用药的新剂型，五官科制剂多为半固态或液态剂型，作用时间不持久，制成滴丸剂可起到延效作用</td></tr>
<tr><td>分　类</td><td colspan="2">①速释高效滴丸：此类滴丸是利用固体分散体的技术进行制备。当基质溶解时，体内药物以微细结晶、无定形微粒或分子形式释出，所以溶解快、吸收快、作用快、生物利用度高
②缓释、控释滴丸：缓释是使滴丸中的药物在较长时间内缓慢溶出，而达长效；控释是使药物在滴丸中以恒定速度溶出，其作用可达数日甚至更多，如氯霉素控释滴丸
③溶液滴丸：由于片剂所用的润滑剂、崩解剂多为水不溶性，通常不可配制成澄明溶液。而滴丸采用水溶性基质来制备，在水中可溶解为澄明溶液，如氯己定滴丸可用于饮用水消毒
④硬胶囊滴丸：硬胶囊中可装入不同溶出度的滴丸，以组成所需溶出度的缓释小丸胶囊
⑤包衣滴丸：同片剂、丸剂一样需包糖衣、薄膜衣等
⑥脂质体滴丸：是将脂质体在不断搅拌下加入熔融的聚乙二醇 4000 中形成混悬液，倾倒于模型中冷凝成型
⑦肠溶衣滴丸：采用在胃中不溶解的基质制备而成
⑧干压包衣滴丸：以滴丸为中心，压上其他药物组成的衣层，融合了两种剂型的优点</td></tr>
<tr><td rowspan="2">常用基质</td><td>水溶性基质</td><td>常用的有硬脂酸钠、聚乙二醇类（PEG4000、PEG6000 等）、甘油明胶、聚氧乙烯单硬脂酸酯（S-40）、泊洛沙姆等</td></tr>
<tr><td>脂溶性基质</td><td>常用的有硬脂酸、单硬脂酸甘油酯、氢化植物油、虫蜡、蜂蜡等</td></tr>
<tr><td>质量要求、包装与贮存</td><td colspan="2">（1）质量要求
①滴丸剂制成成品后，应进行性状检查，确保大小均匀，色泽一致
②一般还应进行丸重差异、圆整度和溶散时限的检查
③小剂量滴丸剂还应进行含量均匀度的检查
④根据药物性质与使用的要求，可将滴丸包糖衣或薄膜衣
⑤除另有规定外，应密封储存，防止受潮变质
（2）包装与贮存
滴丸剂一般用玻璃瓶、瓷瓶或塑料瓶包装。除另有规定外，丸剂应密封贮存，防止受潮、发霉、虫蛀、变质</td></tr>
</table>

（续表 4-15）

要　点	内　容
口服滴丸剂的举例	联苯双酯滴丸 【处方】联苯双酯 15g　　PEG6000　120g 液状石蜡适量　　吐温 80　5g 共制成 10000 粒 【注解】联苯双酯为主药，PEG6000 为基质，液状石蜡为冷凝液，吐温 80 为表面活性剂。处方中加入吐温 80 与 PEG6000 的目的是与难溶性药物联苯双酯形成固体分散体，从而增加药物溶出度，提高生物利用度 【临床适应证】用于慢性迁延型肝炎伴 ALT 升高者，也可用于化学毒物、药物引起的 ALT 升高
	元胡止痛滴丸 【处方】醋延胡索 86.6g　　白芷 43.4g PEG6000 适量　　二甲基硅油适量 制成 1000 粒 【注解】醋延胡索和白芷为主药，PEG6000 为基质，二甲基硅油作为冷凝剂 【临床适应证】理气、活血、止痛。用于行经腹痛、胃痛、胁痛、头痛
	复方丹参滴丸 【处方】丹参 450g　　三七 141g 冰片 8g　　PEG6000 适量 液状石蜡适量 【注解】丹参、三七、冰片为主药，PEG6000 为基质，液状石蜡为冷凝剂 【临床适应证】活血化瘀，理气止痛。用于气滞血瘀所致的胸痹，症见胸闷、心前区刺痛；冠心病心绞痛见上述证候者
	妇痛宁滴丸 【处方】当归油 100g　　聚乙二醇 6000　850g 硬脂酸 50g　　二甲基硅油适量 【注解】当归油为主药，聚乙二醇和硬脂酸为基质，二甲基硅油为冷凝剂。本品包肠溶衣，可减少当归油对胃的刺激。成膜材料选择丙烯酸树脂 L100，溶剂为 90% 乙醇 【临床适应证】解痉止痛，用于妇女痛经、产后宫缩痛、感染性腹泻引起的急性腹痛等
口服滴丸剂的临床应用与注意事项	滴丸剂舌下含服的较多，一般含服 5～15 分钟就能起效。部分滴丸剂加入了调释剂，可明显延长药物的半衰期，达到长效的目的，可供口服。滴丸技术适用于含液体药物，及主药体积小或有刺激性的药物的临床应用 常见的口服滴丸剂因药物性质不同，注意事项也不同，例如： ①清开灵滴丸，风寒感冒者不适用，高血压、心脏病患者慎服 ②穿心莲内酯滴丸，脾胃虚寒大便溏者慎用 ③麝香通心滴丸，含有毒性药材蟾酥，须按说明书规定剂量服用

七、口服膜剂

（一）口服膜剂的定义与特点

膜剂（films）系指药物溶解或均匀分散于成膜材料中加工成的薄膜制剂。口服膜剂则是供口服给药的膜剂品种，主要经胃肠道吸收。

膜剂的生产工艺简单，成膜材料用量较小，药物吸收快，体积小，质量轻，应用、携带及运输方便。根据需要还可以制备不同释药速度的膜剂，有速释膜剂和缓释、恒释膜剂之分。缺点是载药量小，只适合于小剂量的药物，膜剂的重量差异不易控制，收率不高。

（二）口服膜剂的质量要求、包装与贮存

1. 质量要求

（1）成膜材料及其辅料应无毒、无刺激性、性质稳定、与药物不起作用。常用的成膜材料有聚乙烯醇、丙烯酸树脂类、纤维素类及其他天然高分子材料。

（2）药物如为水溶性，应与成膜材料制成具一定黏度的溶液；如为不溶性药物，应粉碎成极细粉，并与成膜材料等混合均匀。

（3）膜剂外观应完整光洁，厚度一致，色泽均匀，无明显气泡。多剂量的膜剂，分格压痕应均匀清晰，并能按压痕撕开。

（4）膜剂所用的包装材料应无毒性，易于防止污染，方便使用，并不能与药物或成膜材料发生理化作用。

（5）除另有规定外，膜剂应密封贮存，防止受潮、发霉、变质。

2. 包装与贮存

膜剂所用包装材料应无毒性，易于防止污染，方便使用，并不能与药物或成膜材料发生理化作用。生产时，用聚乙烯薄膜、涂塑铝箔或金属箔等材料封装膜剂。膜剂应密封贮存，防止受潮、发霉、变质。

第四章

（三）口服膜剂的临床使用与注意事项

膜剂经口服后通过胃肠道吸收，起全身作用。药物分散在可溶性或水不溶性成膜材料中所形成的单层膜剂，临床应用较多。多层膜剂可解决药物之间配伍禁忌问题，也可制备成缓释和控释膜剂。如复方养阴生肌双层膜，底层为缓释层，外层为速释层。夹心膜剂通过不同材料的膜来控制药物释放速度，属于控释膜剂。但膜剂载药量小，不适用于剂量较大的药物。常见的口服膜剂因药物性质不同，注意事项也不同。例如，地西泮膜剂，严重慢性阻塞性肺部病变和急性或隐性闭角型青光眼患者不适宜。

（四）口服膜剂的举例

地西泮膜剂

【处方】

①内层含主药的药膜（500 张膜剂用量）：

地西泮微粉 1g　　PVA（17-88）3.9g

水 15ml

②外层避光包衣膜：

PVA（17-88）4.5g
甘油 0.1g
二氧化钛 0.1g
糖精 0.005g
食用蓝色素 0.005g
液状石蜡 0.005g
水 12ml

【注解】处方中地西泮为主药，内层是含主药的药膜，内层中 PVA 为成膜材，水为溶剂；上下两层为避光包衣膜，其中 PVA 为成膜材料，甘油为增塑剂，二氧化钛为遮光剂，食用蓝色素为着色剂，糖精为矫味剂，液状石蜡为脱膜剂，水作为溶剂。主药难溶于水，为了使它能均匀分散在成膜材料 PVA 的溶液中，故将其微粉化。

【临床适应证】本品适用于治疗焦虑症及各种功能性神经症。如失眠，尤对焦虑性失眠疗效极佳；癫痫；各种原因引起的惊厥；脑血管意外或脊髓损伤性中枢性肌强直或腰肌劳损、内镜检查等所致肌肉痉挛；偏头痛、肌紧张性头痛、呃逆、炎症引起的反射性肌肉痉挛、惊恐症、酒精戒断综合征；家族性、老年性和特发性震颤。

第二节 口服液体制剂

一、概 述

（一）口服液体制剂的定义

液体制剂系指药物分散在适宜的分散介质中制成的液体形态的制剂。

口服液体制剂则是液体制剂中供内服用的品种，经胃肠道给药、吸收发挥全身治疗作用，如糖浆剂、乳剂、混悬液等。

（二）口服液体制剂的特点

表 4-16 口服液体制剂的特点

要 点	内 容
优 点	①药物以分子或微粒状态分散在介质中，分散程度高，吸收快，作用较迅速 ②易于分剂量，使用方便，尤其适用于婴幼儿和老年患者 ③药物分散于溶剂中，能减少某些药物的刺激性 ④给药途径广泛，可以内服、外用
缺 点	①药物分散度较大，易引起药物的化学降解，从而导致失效 ②液体制剂体积较大，携带运输不方便 ③非均相液体制剂的药物分散度大，分散粒子具有很大的比表面积，易产生一系列物理稳定性问题 ④水性液体制剂容易霉变，需加入防腐剂

（三）口服液体制剂的分类

口服液体制剂主要按分散系统进行分类：根据药物的分散状态，液体制剂可分为均相分散系统、非均相分散系统。在均相分散系统中药物以分子或离子状态分散，如低分子溶液剂、高分子溶液剂；在非均相分散系统中药物以微粒、小液滴、胶粒分散，如溶胶剂、乳剂、混悬剂。按分散系统分类见表4-17。

表4-17　分散系统分类

<table>
<tr><th colspan="2">类　型</th><th>分散相大小（nm）</th><th>特　征</th></tr>
<tr><td colspan="2">低分子溶液剂</td><td>＜1</td><td>真溶液；无界面，热力学稳定体系；扩散快，能透过滤纸和某些半透膜</td></tr>
<tr><td rowspan="2">胶体</td><td>高分子溶液剂</td><td rowspan="2">1～100</td><td>真溶液；热力学稳定体系；扩散慢，能透过滤纸，不能透过半透膜</td></tr>
<tr><td>溶胶剂</td><td>胶态分散形成多相体系；有界面，热力学不稳定体系；扩散慢，能透过滤纸而不能透过半透膜</td></tr>
<tr><td colspan="2">混悬剂</td><td>＞500</td><td>固体微粒分散形成多相体系，动力学和热力学均不稳定体系；有界面，显微镜下可见；为非均相系统</td></tr>
<tr><td colspan="2">乳　剂</td><td>＞100</td><td>液体微粒分散形成多相体系，动力学和热力学均不稳定体系；有界面，显微镜下可见；为非均相系统</td></tr>
</table>

（四）口服液体制剂的质量要求、包装与贮存

1. 口服液体制剂的质量要求

（1）均相液体制剂应是澄明溶液。

（2）非均相液体制剂的药物粒子应分散均匀。

（3）应外观良好，口感适宜。

（4）制剂应稳定、无刺激性，不得有发霉、酸败、变色、异物、产生气体或其他变质现象。

（5）包装容器适宜，方便患者携带和使用。

（6）根据需要可加入适宜的附加剂，如抑菌剂、分散剂、助悬剂、增稠剂、助溶剂、润湿剂、缓冲剂、乳化剂、稳定剂、矫味剂以及色素等。

2. 口服液体制剂的包装与贮存

（1）口服液体制剂的包装

液体制剂包装的选择，除了应符合国家药品管理法中有关包装的规定外，还应针对液体制剂的特点，特别注意所选包装的牢固性、密封性、化学稳定性、隔光性及对液体制剂运输与贮存的方便性等。

用于液体制剂的包装材料主要有：容器（如玻璃瓶、塑料瓶等）、瓶塞（如软木塞、塑料塞、橡胶塞等）、瓶盖（如金属盖、塑料盖、赛璐珞瓶帽等）、硬纸盒、塑料盒、纸箱、木箱、标签、说明书等。口服液体制剂、乳剂、含醇制剂及含芳香挥发性成分制剂等，常采用琥珀色玻璃瓶包装；洗剂、滴眼剂等，较多使用塑料容器包装。另外，医院液体制剂的投药瓶上还应根据其用途贴上不同颜色的标签，习惯上内服液体制剂标签为白底蓝字或黑字，外用液体制剂标签为白底红字或黄字。

（2）液体制剂的贮存

液体制剂在贮存中，应注意控制贮存室的温度、光线及卫生条件等。

液体制剂一般应密闭贮存于洁净、阴凉干燥的地方；一些量小、对热敏感的液体制剂，可置于冰箱冷藏；对光敏感者，则应避光贮存。液体制剂的贮存期，可根据各种制剂项下的规定实施。医院液体制剂应尽量临时配制或减少生产批量，以缩短存放时间而有利于保证液体制剂的质量。

二、口服液体制剂的溶剂和附加剂

表 4-18　口服液体制剂的溶剂和附加剂

<table>
<tr><th>要　点</th><th colspan="2">内　容</th></tr>
<tr><td>口服液体制剂的溶剂</td><td colspan="2">理想的溶剂应符合以下要求：
①毒性小、无刺激性、无不适的臭味
②化学性质稳定，不与药物或附加剂发生化学反应、不影响药物的含量测定
③对药物具有较好的分散性和溶解性
液体制剂的常用溶剂按极性大小分为：极性溶剂（如水、甘油、二甲基亚砜等）、半极性溶剂（如乙醇、聚乙二醇、丙二醇等）、非极性溶剂（液状石蜡、脂肪油、乙酸乙酯、油酸乙酯等）</td></tr>
<tr><td rowspan="4">口服液体制剂的附加剂</td><td>增溶剂</td><td>增溶是指难溶性药物在表面活性剂的作用下，在溶剂中增加溶解度并形成溶液的过程。增溶剂是指具增溶能力的表面活性剂，被增溶的药物称为增溶质。增溶量为每 1g 增溶剂能增溶药物的克数。以水为溶剂的液体制剂，增溶剂的最适 HLB 值为 15 ～ 18，常用增溶剂为聚氧乙烯脂肪酸酯类、聚山梨酯类等</td></tr>
<tr><td>助溶剂</td><td>难溶性药物与加入的第三种物质在溶剂中形成可溶性分子间的络合物、缔合物或复盐等，以增加药物在溶剂中的溶解度。这第三种物质称为助溶剂。助溶剂多为某些有机酸及其盐类如碘化钾、苯甲酸等，酰胺或胺类化合物如乙二胺等，一些水溶性高分子化合物如聚乙烯吡咯烷酮等</td></tr>
<tr><td>潜溶剂</td><td>潜溶剂系指能形成氢键以增加难溶性药物溶解度的混合溶剂。能与水形成潜溶剂的有乙醇、聚乙二醇、丙二醇、甘油等。如甲硝唑在水中的溶解度为 10%（W/V），使用水 - 乙醇混合溶剂，则溶解度可提高 5 倍</td></tr>
<tr><td>防腐剂</td><td>防腐剂（又称抑菌剂）系指具有抑菌作用，能抑制微生物生长繁殖的物质
理想的防腐剂应符合以下条件：
①物理化学性质稳定，不与制剂成分相互作用，不受温度、pH 的影响
②安全，无过敏性、刺激性，不影响药物的药效，对人体无害
③在水中的溶解度可以达到最小抑菌浓度
④抑菌谱广，对大多数微生物有较强的抑制作用等
常用的防腐剂有：
①苯甲酸与苯甲酸钠：在 pH 4 的介质中作用最好
②对羟基苯甲酸酯类：亦称尼泊金类。与苯甲酸（0.25%：0.05% ～ 0.1%）联合使用对发酵、防治霉变效果最佳。当和聚山梨酯类配伍时，防腐能力降低，因此在含聚山梨酯类的药液中不宜选用尼泊金类防腐剂。本品适用于内服液体制剂作防腐剂</td></tr>
</table>

（续表 4-18）

<table>
<tr><th>要　点</th><th colspan="3">内　容</th></tr>
<tr><td rowspan="7">口服液体制剂的附加剂</td><td>防腐剂</td><td colspan="2">③山梨酸与山梨酸钾：在 pH 4 时防腐效果最好
④其他防腐剂：乙醇、甲酸、苯甲醇、甘油、三氯甲烷、桉油、桂皮油、薄荷油等均可作防腐剂使用</td></tr>
<tr><td rowspan="5">矫味剂</td><td>概　述</td><td>矫味剂系指药品中用以屏蔽或改善药物不良味道和气味，使患者难以觉察药物的强烈苦味（或其他异味如刺激、辛辣等）的药用辅料。矫味剂分为芳香剂、甜味剂、泡腾剂、胶浆剂等类型</td></tr>
<tr><td>甜味剂</td><td>常用甜味剂包括天然甜味剂与合成甜味剂两大类
①天然甜味剂主要有单糖浆、蔗糖、桂皮糖浆、橙皮糖浆等，不仅能矫味，还能矫臭。甘露醇、山梨醇等也可作甜味剂
②合成甜味剂主要有糖精钠，常与蔗糖、单糖浆和甜菊苷合用；阿司帕坦，适用于肥胖症、糖尿病患者</td></tr>
<tr><td>芳香剂</td><td>香料和香精统称为芳香剂</td></tr>
<tr><td>胶浆剂</td><td>胶浆剂具有缓和、黏稠的性质，可以通过干扰味蕾的味觉达到矫味的目的，如羧甲基纤维素钠、阿拉伯胶、明胶、琼脂、甲基纤维素等的胶浆</td></tr>
<tr><td>泡腾剂</td><td>将碳酸氢钠与有机酸混合后，遇水产生大量二氧化碳，二氧化碳可以麻痹味蕾起矫味的作用</td></tr>
<tr><td>着色剂</td><td colspan="2">着色剂系指能够改善制剂的外观颜色从而识别制剂的品种、区分应用方法以及减少患者厌恶感的一类附加剂。着色剂分为合成色素和天然色素两大类。我国批准的合成色素有苋菜红、柠檬黄、胭脂红等，通常将其配成 1% 的贮备液使用</td></tr>
</table>

三、表面活性剂

表面活性剂系指具有很强的表面活性、加入少量就能使液体的表面张力显著下降的物质。表面活性剂分子是一种既亲水又亲油的两亲性分子。

（一）表面活性剂的分类

（1）根据来源可分为天然、合成两大类。

（2）根据极性基团的解离性质和分子组成特点，分为非离子型表面活性剂和离子型表面活性剂。根据离子型表面活性剂所带电荷，又可分为阴离子型表面活性剂、阳离子型表面活性剂和两性离子型表面活性剂。

（3）根据溶解性可分为水溶性表面活性剂和油溶性表面活性剂。

（4）高分子表面活性剂系指具有较强的表面活性的水溶性高分子，如羧甲基纤维素钠、海藻酸钠、甲基纤维素、聚维酮、聚乙烯醇等。

表 4-19　表面活性剂的分类

要　点	内　容
阴离子型表面活性剂	特征为起表面活性作用的部分是阴离子部分，带有负电荷，如硫酸化物、高级脂肪酸盐、磺酸化物等。该类表面活性剂具有一定的刺激性，多用于外用制剂，很少用于口服
阳离子型表面活性剂	起表面活性作用的为阳离子部分，带有正电荷，又称为阳性皂。其分子结构的主要部分是一个五价氮原子，所以又称为季铵化合物，特点是水溶性大，在碱性与酸性溶液中均较稳定，有良好的杀菌、防腐作用和表面活性作用，但与大分子的阴离子药物合用会产生结合而失去活性，甚至产生沉淀。此类表面活性剂由于其毒性较大，主要用于手术器材、皮肤和黏膜的消毒。常用的品种有苯扎溴铵、苯扎氯铵
两性离子型表面活性剂	系指分子中同时具有正、负电荷基团的表面活性剂 两性离子型表面活性剂有天然（卵磷脂类）、人工合成（氨基酸型和甜菜碱型）之分。其中天然的两性离子型表面活性剂，例如卵磷脂类可用于口服和注射
非离子型表面活性剂	系指在水溶液中不解离的一类表面活性剂，其分子的亲水基团是山梨醇、聚乙二醇和甘油等多元醇；其亲油基团是长链脂肪酸或长链脂肪醇以及烷基或芳基，它们以醚键或酯键与亲水基团结合。其毒性低、不受溶液 pH 的影响、不解离，能与大多数药物配伍，因此在制剂中应用广泛，常用作分散剂、增溶剂、混悬剂或乳化剂 该类表面活性剂如脂肪酸山梨坦类（司盘）、聚山梨酯（吐温）、蔗糖脂肪酸酯、聚氧乙烯脂肪酸酯、聚氧乙烯脂肪醇醚类、聚氧乙烯 - 聚氧丙烯共聚物（即泊洛沙姆）等，均可用于口服液体制剂

（二）表面活性剂的毒性

表面活性剂的毒性顺序为：阳离子型表面活性剂＞阴离子型表面活性剂＞非离子型表面活性剂。两性离子型表面活性剂的刺激性和毒性均小于阳离子型表面活性剂。非离子型表面活性剂口服通常认为无毒性。表面活性剂用于静脉给药的毒性大于口服。

阳离子型表面活性剂和阴离子型表面活性剂不仅毒性较大，而且还具有较强的溶血作用。非离子型表面活性剂的溶血作用较轻微，聚山梨酯类的溶血作用一般比其他含聚氧乙烯基的表面活性剂更小。溶血作用的顺序为：聚氧乙烯烷基醚＞聚氧乙烯芳基醚＞聚氧乙烯脂肪酸酯＞吐温 20 ＞吐温 60 ＞吐温 40 ＞吐温 80。

（三）表面活性剂在口服液体制剂中的应用

（1）增溶剂：可利用表面活性剂的增溶作用来提高药物的溶解度。这种起增溶作用的表面活性剂称为增溶剂。

（2）乳化剂：通常来说，亲水亲油平衡值（HLB 值）在 8 ～ 16 的表面活性剂可用作 O/W 型乳化剂；HLB 值在 3 ～ 8 的表面活性剂适用作 W/O 型乳化剂。

（3）润湿剂：润湿剂的最适 HLB 值通常为 7 ～ 9。

四、低分子溶液剂

低分子溶液剂，系指小分子药物以离子或分子状态分散在溶剂中形成的均匀的可供外用或内服的液体制剂。包括糖浆剂、溶液剂、芳香水剂、醑剂和涂剂等。

表 4-20　低分子溶液剂

<table>
<tr><th>要　点</th><th colspan="2">内　容</th></tr>
<tr><td rowspan="3">溶液剂</td><td>概　念</td><td>溶液剂系指药物溶解于溶剂中形成的澄明液体制剂</td></tr>
<tr><td>生产、贮藏规定</td><td>溶液剂在生产与贮藏期间均应符合下列有关规定：
①应澄清，具有原药的气味，不得有霉败、异臭、变色、浑浊及沉淀等
②为保证质量，配制时可适当加入抗氧剂、防腐剂、缓冲剂、矫味剂及着色剂等
③所加入的添加剂均不得影响主药的性能，也不得干扰药品检验
④应符合药品卫生标准的有关规定
⑤应密闭，置阴凉处保存</td></tr>
<tr><td>溶液剂的举例</td><td>（1）对乙酰氨基酚口服液
【处方】对乙酰氨基酚 30g　聚乙二醇 400　70ml
L- 半胱氨酸盐酸盐 0.3g　糖浆 200ml
甜蜜素 1g　香精 1ml
8% 羟苯丙酯：羟苯乙酯（1 ：1）
乙醇溶液 4ml　纯水加至 1000ml
【注解】对乙酰氨基酚为主药，甜蜜素、糖浆为矫味剂，香精为芳香剂，羟苯乙酯和羟苯丙酯为防腐剂，聚乙二醇 400 为稳定剂和助溶剂。对乙酰氨基酚在 pH 5 ～ 7 的溶液中稳定，故制备其口服液时需加入适量的枸橼酸，调节溶液的 pH 为 5.5 左右，使口服液口感更好，易于儿童服用。为加快药物的溶解，配制时需适当加热，但温度不得超过 55℃，温度过高，对乙酰氨基酚容易分解
【临床适应证】为乙酰苯胺类解热镇痛药，其毒副作用小，使用安全。退热速度快，效果好，临床多用于迅速解除儿童高热
（2）地高辛口服液
【处方】地高辛 0.2g　β- 环糊精 100g
羟苯乙酯 10g　蒸馏水适量
【注解】地高辛为主药，羟苯乙酯为防腐剂，蒸馏水为溶剂，β- 环糊精为增溶剂。地高辛是不溶于水的强心苷类药物，不能用水作溶剂直接制成口服液，β- 环糊精明显提高地高辛的溶解度，可能是其包合作用或增溶效应所致
【临床适应证】用于婴儿及儿童的充血性心力衰竭及某些室上性心律失常</td></tr>
<tr><td rowspan="2">芳香水剂</td><td>概念</td><td>芳香水剂系指芳香挥发性药物（多为挥发油）的近饱和或饱和水溶液，亦可用乙醇与水的混合溶剂制成浓芳香水剂</td></tr>
<tr><td>生产、贮藏规定</td><td>①芳香水剂应为澄明水溶液，必须具有与原有药物相同的气味，不得有异臭、沉淀和杂质
②一般浓度很低，可作矫味、矫臭和分散剂使用
③芳香水剂大多易分解、变质甚至霉变，所以不宜大量配制和久贮</td></tr>
</table>

（续表 4-20）

要点		内容
芳香水剂	芳香水剂的举例	（1）薄荷水 【处方】薄荷油 2ml　　滑石粉 15g 蒸馏水加至 1000ml 【注解】 ①薄荷油在水中溶解度为 0.05% ②滑石粉作为薄荷油的分散剂与薄荷油共研使其被吸附在滑石粉颗粒周围，加水振摇时，易使挥发油均匀分布于水中以增加溶解速度。滑石粉具有吸附作用，过量的挥发油过滤时因吸附在滑石粉表面而被滤除，起到助滤作用，因此，滑石粉不宜过细 【临床适应证】本品具有治感冒头痛，提神解郁，消炎止痒、疏热解毒、防腐去腥的功效 （2）金银花露 【处方】金银花 250g　　蒸馏水适量 全量 1000ml 【注解】金银花为主药，水为溶剂。金银花洗净润湿，加水适量，水蒸气蒸馏法收集馏液 1000ml 即得 【临床适应证】清热解毒，用于暑热烦渴
醑剂	概念	醑剂系指挥发性药物的浓乙醇溶液。挥发性药物多数为挥发油
	生产、贮藏规定	醑剂在生产与贮藏期间均应符合下列有关规定： ①醑剂中药物浓度通常为 5% ～ 20%，乙醇的浓度通常为 60% ～ 90%。当醑剂与水性制剂制备或混合过程中与水接触时，会因乙醇浓度降低而发生浑浊 ②由于醑剂中的挥发油易酯化、氧化或聚合，久贮会变色，甚至出现黏性树脂物沉淀，因此应贮于密闭容器中，且不易久贮
	醑剂的举例	薄荷醑 【处方】薄荷油 100ml　　90% 乙醇适量 全量 1000ml 【注解】薄荷油为主药，乙醇为溶剂 【临床适应证】祛风，可用于胃肠充气，一般作芳香矫味剂
酊剂	概念	系指药物用规定浓度的乙醇浸出或溶解而制成的液体制剂，也可用流浸膏稀释制得。酊剂中的药物浓度除另有规定外，含剧毒药品的酊剂，每 100ml 相当于原药物 10g，其他酊剂每 100ml 相当于原药物 20g
	生产、贮藏规定	①不同浓度的乙醇对药材中各成分的溶解性不同，制备时应根据有效成分的溶解性选择适宜浓度的乙醇，以减少杂质含量，酊剂中乙醇的最低含量为 30%（*V/V*） ②酊剂久贮会发生沉淀，可过滤除去，再测定乙醇含量、有效成分含量并调整至规定标准，仍可使用
	酊剂的举例	（1）颠茄酊 【处方】颠茄草粗粉 1000g　　85% 乙醇适量 水适量

（续表 4-20）

要 点		内 容
酊 剂	酊剂的举例	【注解】颠茄为抗胆碱药，可解除平滑肌痉挛，抑制胆碱分泌。颠茄草粗粉为主药，主要有效成分为莨菪碱，85% 乙醇为溶剂 【临床适应证】本品用于胃及十二指肠溃疡，胃肠道、肾、胆绞痛等 （2）橙皮酊 【处方】橙皮粗粉 100g　　60% 乙醇适量 全量 1000ml 【注解】干橙皮和鲜橙皮的含油量差异极大，本品规定用干橙皮。橙皮粗粉为主药，乙醇为溶剂 【临床适应证】芳香性苦味健胃药，一般作制剂的芳香矫味用
酏 剂	概念	系指药物溶解于稀醇中，形成澄明香甜的口服溶液剂。酏剂中含有芳香剂（香精、挥发油等）、甜味剂（单糖浆或甘油）和乙醇。酏剂中的乙醇含量以能使药物溶解即可，一般在 5% ～ 40%（*V/V*）之间
	酏剂的举例	地高辛酏剂 【处方】地高辛 50mg　　乙醇 100ml 单糖浆 200ml　　磷酸氢二钠 1.25g 磷酸二氢钠 0.4g　　对羟基苯甲酸乙酯醇溶液 5ml 蒸馏水加至 1000ml 【注解】地高辛为主药，乙醇和水为溶剂，对羟基苯甲酸乙酯为防腐剂，单糖浆为矫味剂，磷酸二氢钠和磷酸氢二钠组成缓冲系统作为 pH 调节剂 【临床适应证】用于婴儿及儿童的充血性心力衰竭及某些室上性心律失常
糖浆剂	概念	糖浆剂系指含有药物的浓蔗糖水溶液，供口服使用
	生产、贮藏规定	糖浆剂在生产与贮藏期间均应符合下列有关规定： ①含蔗糖量应不低于 45%（g/ml） ②用新煮沸过的水溶解药物（饮片应按各品种项下规定的方法提取、纯化、浓缩至一定体积），加入单糖浆；如直接加入蔗糖配制，则需煮沸，必要时需滤过，并在滤器上添加适量新煮沸过的水至处方规定量 ③可根据需要加入适宜的附加剂。如防腐剂，苯甲酸和山梨酸的用量不得超过 0.3%（其钠盐、钾盐的用量分别按酸计），羟苯酯类的用量不得超过 0.05%。如抑菌剂，其抑菌效力应符合抑菌效力检查法的规定。如需加入其他附加剂，其品种与用量须符合国家标准的有关规定，且不应影响成品的稳定性，并应避免对检验产生干扰。必要时可加入适量的甘油、乙醇或其他多元醇作稳定剂 ④除另有规定外，糖浆剂应澄清。在贮存期间不可有酸败、发霉、产生气体或其他变质现象，药材提取物糖浆剂允许有少量摇之易散的沉淀 ⑤一般应检查相对密度、pH 等 ⑥除另有规定外，糖浆剂应密封，置阴凉干燥处贮存 在服用糖浆剂时应注意以下几点： ①不宜饭前、睡前服用 ②不宜口对瓶直接服用

第四章

（续表 4-20）

要　点	内　容	
糖浆剂	生产、贮藏规定	③止咳糖浆剂服用后不宜立即饮水 ④有禁忌者忌服，药物糖浆含糖量大都在 80% 以上，服用后可使血糖浓度升高，因此有糖尿病者忌服
	糖浆剂的举例	（1）复方磷酸可待因糖浆 【处方】磷酸可待因 2g　　盐酸异丙嗪 1.25g pH 调节剂 24g　　维生素 C 0.125g 焦亚硫酸钠 1g　　防腐剂 2.5g 蔗糖 650g　　乙醇 70ml 水加至 1000ml 【注解】盐酸异丙嗪和磷酸可待因为主药，焦亚硫酸钠和维生素 C 为抗氧化剂，蔗糖为矫味剂，水和乙醇为溶剂。复方磷酸可待因糖浆是新型镇咳抗组胺药，内含盐酸异丙嗪和磷酸可待因，经临床研究两药联用，疗效协同作用明显，而毒副作用未见增强 【临床适应证】镇咳，祛痰平喘 （2）硫酸亚铁糖浆 【处方】硫酸亚铁 40g　　枸橼酸 2.1g 薄荷酊 2ml　　蔗糖 825g 水加至 1000ml 【注解】硫酸亚铁为主药，蔗糖和薄荷酊为矫味剂，枸橼酸为抗氧化剂，水为溶剂。硫酸亚铁易被氧化，蔗糖在酸性溶液中，部分可以转化为具有还原性的果糖和葡萄糖，防止硫酸亚铁的氧化变色 【临床适应证】抗贫血药，用于缺铁性贫血

五、高分子溶液剂与溶胶剂

表 4-21　高分子溶液剂与溶胶剂

要　点	内　容	
高分子溶液剂	概念	系指高分子化合物（如聚维酮、胃蛋白酶、羧甲基纤维素钠等）以单分子形式分散于分散介质中形成的均相体，属于热力学稳定体系。根据不同的溶剂可以分为以下两种： ①非水性高分子溶剂 ②亲水性高分子溶液剂
	特点	①荷电性：用电泳法可测得高分子化合物所带电荷的种类 ②渗透压：高分子溶液的渗透压较高，大小与浓度有关 ③黏度：高分子溶液是黏稠性流体，黏稠与高分子化合物的分子量有关 ④高分子的聚结特性：高分子化合物中的大量亲水基，能与水形成牢固的水化膜，阻滞高分子的凝聚，使高分子化合物保持在稳定状态 ⑤胶凝性：一些高分子水溶液，如明胶水溶液，在温热条件下呈黏稠流动的液体，当温度降低时则形成网状结构，成为不流动的半固体称为凝胶，这个过程称为胶凝，凝胶失去水分形成干燥固体，称为干胶

（续表 4-21）

<table>
<tr><th>要　点</th><th colspan="4">内　容</th></tr>
<tr><td rowspan="2">高分子溶液剂</td><td>特点</td><td colspan="3">⑥高分子溶液的陈化现象：高分子溶液在放置过程中也会自发地聚集而沉淀，称为陈化现象。陈化现象受光线、空气、盐类、pH、絮凝剂（如枸橼酸钠）、射线等因素的影响</td></tr>
<tr><td>高分子溶液剂的举例</td><td colspan="3">胃蛋白酶合剂
【处方】胃蛋白酶 2g　　单糖浆 10ml
5% 羟苯乙酯乙醇液 1ml　　橙皮酊 2ml
稀盐酸 2ml　　纯化水加至 100ml
【注解】胃蛋白酶为主药，橙皮酊、单糖浆为矫味剂，稀盐酸为 pH 调节剂，5% 羟苯乙酯为防腐剂，纯化水为溶剂。本品通常不宜过滤，因为胃蛋白酶带正电荷，而润湿的棉花或滤纸带负电荷，过滤时容易吸附胃蛋白酶
【临床适应证】本品为助消化药，消化蛋白质。用于胃蛋白酶缺乏或病后消化功能减退引起的消化不良</td></tr>
<tr><td rowspan="8">溶胶剂</td><td>概念</td><td colspan="3">溶胶剂系指固体药物以多分子聚集体形式分散于水中所形成的非均相液体制剂，也称为疏水胶体，其药物微粒在 1 ～ 100nm 之间，胶粒是多分子聚集体，有很大的分散度，属于热力学不稳定体系</td></tr>
<tr><td>特点</td><td colspan="3">①由于胶粒间相互聚结，从而降低了其表面能的趋势，使结构具有不稳定性；但带相同表面电荷的胶粒之间的静电斥力使胶粒不容易聚结，具有静电稳定性，这是溶胶剂稳定的主要因素
②溶胶剂中的胶粒在分散介质中有布朗运动
③光学性质，具有 Tyndall 效应，从侧面可以看到发亮浑浊的圆锥形光束，这是因为胶粒的光散射所引起的
④由于双电层离子具有较强水化作用而在胶粒周围形成水化膜，ζ- 电位越高，扩散层就越厚，水化膜越厚在一定程度上加大了胶粒的稳定性</td></tr>
<tr><td rowspan="5">基本性质</td><td>双电层结构</td><td colspan="2">ζ- 电位系指溶胶剂双电层之间的电位差。ζ- 电位愈大斥力愈大，胶粒愈不宜聚结，溶胶剂愈稳定</td></tr>
<tr><td>水化膜</td><td colspan="2">由于双电层中离子的水化作用，使胶粒外形成水化膜。胶粒的电荷愈多，扩散层就愈厚，水化膜也愈厚，溶胶亦愈稳定</td></tr>
<tr><td rowspan="3">添加剂的影响</td><td>电解质的作用</td><td>ζ- 电位随着电解质加入，胶粒的电荷变少，使水化膜也变薄，导致胶粒易合并聚集</td></tr>
<tr><td>高分子化合物对溶胶的保护作用</td><td>保护作用是指在溶胶中加入高分子溶液到一定浓度时，能显著地提高溶胶的稳定性，使其不容易发生聚集，形成的溶液称为保护胶体</td></tr>
<tr><td>溶胶的相互作用</td><td>胶粒带有相反电荷的溶胶互相混合，也会发生沉淀</td></tr>
<tr><td>溶胶剂的举例</td><td colspan="3">（1）氢氧化铝凝胶
【处方】明矾 4000g　　碳酸钠 1800g
蒸馏水适量　　薄荷油适量
苯甲酸钠适量　　糖精钠适量</td></tr>
</table>

第四章

（续表 4-21）

要　点		内　容
溶胶剂	溶胶剂的举例	【注解】取明矾、碳酸钠分别热水中溶解滤过；然后将明矾液缓缓加入碱液中，控制 pH 在 7.5 ～ 8.5，温度约 50℃；反应结束后将沉淀置于滤布袋中，用水洗涤至无 SO_4^{2-}，而后分出氢氧化铝颗粒分散于适量蒸馏水中，使氢氧化铝的含量为 3.6% ～ 4.4%，加入剩余辅料即得。制剂中若加入 0.5% 山梨醇，可防止贮藏期间发生增厚或硬化现象 【临床适应证】口服用于缓解胃酸过多引起的胃痛、胃灼热感（烧心）、反酸 （2）纳米银溶胶 【处方】1×10^{-3}mol/L$AgNO_3$ 溶液 500ml　1% 柠檬酸钠溶液 13ml 【注解】$AgNO_3$ 为主药，柠檬酸钠为还原剂，还原剂量的多少直接影响生成纳米银的量。一般反应温度为 50℃，反应时间为 60 分钟最宜 【临床适用证】本品为广谱抗菌、强效抗菌剂

六、口服混悬剂

表 4-22　口服混悬剂

要　点		内　容
概　念		难溶性固体药物以微粒状态分散于分散介质中形成的非均相的液体制剂称为混悬剂。混悬剂中药物微粒一般在 0.5 ～ 10μm 之间，根据需要药物粒径也可以小于 0.5μm 或大于 10μm，甚至达到 50μm。混悬剂属于动力学、热力学均不稳定体系
特　点		①有助于难溶性药物制成液体制剂，并提高药物的稳定性 ②相比于固体制剂更加便于服用 ③产生长效作用
质量要求	沉降容积比	沉降物的容积与沉降前混悬液的容积之比称为沉降容积比。将一定量混悬剂置于刻度量筒内，混合均匀，测定混悬剂在沉降前原始高度为 H_0，静置一定时间，观察沉降面不再改变时沉降物的高度 H，按下式计算沉降容积比 F: $F=H/H_0$ F 值在 0 ～ 1 之间，当 F 愈大时混悬剂就愈稳定。以 F 值为纵坐标，沉降时间为横坐标作图，可得到沉降曲线，可以根据沉降曲线的形状判断混悬剂处方的优劣。沉降曲线比较平和、降低缓慢，则可认为处方设计优良，但不适用于较浓的混悬剂
	重新分散性	优良的混悬剂在贮存后再振摇，沉降物应能很快重新分散，从而保证分剂量的准确性、服用时的均匀性
	微粒大小	测定混悬剂中微粒大小及分布情况，是评价混悬剂稳定性的重要指标
	絮凝度	絮凝度是比较混悬剂絮凝程度的重要参数，用下式表示： $\beta=F/F_\infty$ F 为絮凝混悬剂的沉降容积比，F_∞ 为去絮凝混悬剂的沉降容积比，β 为由絮凝所引起的沉降物容积增加的倍数。β 值愈大，则絮凝效果愈好，混悬剂的稳定性愈高

（续表 4-22）

<table>
<tr><th>要 点</th><th colspan="5">内 容</th></tr>
<tr><td>质量要求</td><td>流变学</td><td colspan="4">主要是用旋转黏度计测定混悬液的流动曲线，由流动曲线的形状确定混悬液的流动类型，以评价混悬液的流变学性质</td></tr>
<tr><td rowspan="7">常用稳定剂</td><td rowspan="2">润湿剂</td><td>概念</td><td colspan="3">润湿剂是指能增加疏水性药物微粒被水润湿能力的附加剂</td></tr>
<tr><td>作用</td><td colspan="3">润湿剂的作用主要是吸附于微粒表面使其界面张力降低，从而提高疏水性药物的亲水性，使之容易被润湿、分散。常用的润湿剂是HLB值在7～11之间的表面活性剂，如聚山梨酯类、磷脂类、泊洛沙姆、脂肪酸山梨坦类等。疏水性药物配制混悬剂时，必须加入润湿剂</td></tr>
<tr><td rowspan="4">助悬剂</td><td>概念</td><td colspan="3">是指能增加混悬剂中分散介质的黏度，增加微粒亲水性或降低药物微粒的沉降速度的附加剂</td></tr>
<tr><td rowspan="3">种类</td><td>低分子助悬剂</td><td colspan="2">如甘油、糖浆等</td></tr>
<tr><td rowspan="2">高分子助悬剂</td><td>天然高分子助悬剂</td><td>琼脂、果胶、西黄蓍胶、白芨胶、阿拉伯胶或海藻酸钠等。在使用天然高分子助悬剂时应加入防腐剂（如酚类、苯甲酸类或尼泊金类）</td></tr>
<tr><td>合成或半合成高分子助悬剂</td><td>纤维素类，如羟丙基甲基纤维素、甲基纤维素、聚维酮、羧甲基纤维素钠、聚乙烯醇等</td></tr>
<tr><td>絮凝剂与反絮凝剂</td><td colspan="4">混悬剂中加入适量电解质，可使ζ-电位降低到一定程度，即微粒间的排斥力稍低于吸引力，使微粒成疏松的絮状聚集体，经过振摇又可恢复成均匀的混悬剂，这个现象称为絮凝，所加入的电解质称为絮凝剂。一般通过控制ζ-电位在20～25mV来保证混悬剂的稳定性，使其能发生絮凝
反絮凝系指加入电解质后使ζ-电位升高，阻碍微粒之间的碰撞聚集的过程能起反絮凝作用的电解质称为反絮凝剂
同一电解质可因用量不同，在混悬剂中可以起反絮凝剂作用（升高ζ-电位），或起絮凝作用（降低ζ-电位）。通常阴离子的絮凝作用大于阳离子，离子的价数越高，反絮凝、絮凝作用越强</td></tr>
<tr><td>临床应用</td><td colspan="5">混悬剂主要适用于难溶性药物制成液体制剂，属于粗分散体系，所用分散介质可用植物油或水（通常情况大多数为水）</td></tr>
<tr><td>注意事项</td><td colspan="5">①使用前需要摇匀后才可使用
②混悬剂应放在低温避光的环境中保存，避免其发生不可逆的变化</td></tr>
<tr><td>口服混悬剂的举例</td><td colspan="5">（1）布洛芬口服混悬剂
【处方】布洛芬 20g　　羟丙基甲基纤维素 20g
山梨醇 250g　　甘油 30ml
枸橼酸适量　　蒸馏水加至 1000ml
【注解】布洛芬为主药，羟丙基甲基纤维素为助悬剂，甘油为润湿剂，山梨醇为甜味剂，枸橼酸为pH调节剂，水为溶剂。布洛芬口服容易吸收，但受饮食影响较大。混悬剂因颗粒分布均匀，对胃肠刺激小，受食物影响小，易于分剂量给药，患者顺应性好</td></tr>
</table>

（续表 4-22）

要　点	内　容
口服混悬剂的举例	【临床适应证】布洛芬是临床常用的一种解热镇痛抗炎药，主要用于风湿性关节炎 （2）复方磺胺甲噁唑混悬剂 【处方】磺胺甲噁唑 40g　　枸橼酸钠 10g 琼脂 10g　　甲氧苄啶 8g 单糖浆 500ml　　羟苯乙酯 0.3g 蒸馏水加至 1000ml 【注解】磺胺甲噁唑和甲氧苄啶为主药，琼脂和单糖浆为助悬剂，单糖浆兼有矫味剂的作用，枸橼酸钠为絮凝剂，羟苯乙酯为防腐剂，蒸馏水为溶剂 【临床适应证】用于呼吸道感染、泌尿道感染、皮肤及软组织感染、败血症、伤寒、菌痢、中耳炎等

七、口服乳剂

表 4-23　口服乳剂

<table>
<tr><th>要　点</th><th colspan="3">内　容</th></tr>
<tr><td>概　念</td><td colspan="3">乳剂系指互不相溶的两种液体混合，其中一种液体以细小的液滴均匀地分散在另一种液体中形成非均相液体分散体系。分散相（内相）系指分散的液滴状液体，分散介质（外相）系指包在外面的液体。液体分散相分散于不相混溶介质中形成乳剂的过程称为“乳化”</td></tr>
<tr><td>组　成</td><td colspan="3">油相（O）、水相（W）和乳化剂是构成乳剂的基本成分，三者缺一不可</td></tr>
<tr><td rowspan="7">分　类</td><td rowspan="2">按分散系统的组成分类</td><td>单乳</td><td>①水包油型乳剂（O/W 型）
②油包水型乳剂（W/O 型）</td></tr>
<tr><td>复乳</td><td>系指在 O/W 型或 W/O 型乳的基础上进一步乳化而形成，常以 O/W/O 或 W/O/W 表示，可通过二步法乳化完成</td></tr>
<tr><td rowspan="4">按乳滴大小分类</td><td colspan="2">乳剂可分为普通乳、亚微乳、纳米乳，一般属于 O/W 型乳剂</td></tr>
<tr><td>普通乳</td><td>普通乳，粒径在 1 ～ 100μm 之间，呈乳白色不透明液体。比表面积和表面自由能很高，属于热力学不稳定系统，受热等因素的影响容易出现破乳分层的现象</td></tr>
<tr><td>亚微乳</td><td>亚微乳，粒径在 0.1 ～ 0.6μm 之间，稳定性不如纳米乳，可热压灭菌，但灭菌时间太长或重复灭菌会导致分层，属于热力学不稳定系统。亚微乳多作为胃肠外给药的载体，尤其用于静脉注射乳剂（粒径控制在 0.25 ～ 0.4μm）</td></tr>
<tr><td>纳米乳</td><td>纳米乳，粒径在 10 ～ 100nm 之间，其乳滴多为球形，透明或半透明，大小比较均匀，属于热力学稳定系统，经热压灭菌或离心也不能使之分层。常用作对水解敏感药物和脂溶性药物的载体</td></tr>
<tr><td>特　点</td><td colspan="3">①乳剂中液滴的分散度很大，药物吸收快、药效发挥快及生物利用度高
② O/W 型乳剂可掩盖药物的不良气味，并可以加入矫味剂
③减少药物的刺激性及毒副作用</td></tr>
</table>

（续表 4-23）

<table>
<tr><th>要　点</th><th colspan="3">内　容</th></tr>
<tr><td>特　点</td><td colspan="3">④可增加难溶性药物的溶解度，如纳米乳，提高药物的稳定性，如对水敏感的药物
⑤油性药物制成乳剂后，其分剂量准确，使用方便
不足：乳剂大部分属热力学不稳定系统，在贮藏过程中易受环境因素影响，出现分层、破乳或酸败等现象</td></tr>
<tr><td rowspan="5">乳化剂</td><td>概念</td><td colspan="2">乳化剂是指乳剂制备时，除水相与油相外，还需加入的能促使分散相乳化并保持稳定的物质</td></tr>
<tr><td>作用</td><td colspan="2">①有效地降低界面张力，有利于乳滴形成并使液滴荷电形成双电层，使乳剂保持一定的稳定性和分散度
②能增加乳剂的黏度，无刺激性，无毒副作用
③在乳剂的制备过程中不必消耗更多的能量</td></tr>
<tr><td rowspan="3">分类</td><td>高分子化合物乳化剂</td><td>特点是亲水性强，黏度较大，可形成多分子乳化膜，稳定性较好。常用于制成 O/W 型乳剂，但易被微生物污染而变质，因此使用时需添加适当的防腐剂或新鲜配制。常见的有明胶、阿拉伯胶、卵黄、西黄蓍胶、杏树胶、果胶等</td></tr>
<tr><td>表面活性剂类乳化剂</td><td>这类乳剂中有较强的亲油基和亲水基，乳化能力强，显著降低了两相间的界面张力，并形成单分子膜，但稳定性不如高分子化合物乳化剂</td></tr>
<tr><td>固体粉末乳化剂</td><td>系指不溶性细微的固体粉末，乳化时吸附在油水界面形成固体微粒膜，不受电解质的影响，若与非离子型表面活性剂合用效果更佳。常用的如氢氧化铝、二氧化硅、硅皂土、氢氧化镁、白陶土等，能被水更多润湿，可用于制备 O/W 型乳剂；而氢氧化锌、氢氧化钙、硬脂酸镁等，能被油更多润湿，可用于制备 W/O 型乳剂</td></tr>
<tr><td rowspan="6">乳剂的稳定性</td><td>概述</td><td colspan="2">乳剂属于热力学不稳定的非均相分散体系，制成后在放置过程中常出现分层、絮凝、合并、破裂、转相、酸败等不稳定的现象</td></tr>
<tr><td>分层</td><td colspan="2">也称乳析，是指乳剂放置后出现分散相粒子下沉或上浮的现象
主要原因是由于分散相和分散介质之间的密度差造成的</td></tr>
<tr><td>絮凝</td><td colspan="2">指乳剂中分散相的乳滴因为某些因素的作用使其荷电减少，ζ- 电位降低，出现可逆性聚集现象。如果絮凝状态进一步发生变化也可引起乳剂的破裂或合并。乳剂中的离子型乳化剂和电解质是产生絮凝的主要原因</td></tr>
<tr><td>合并</td><td colspan="2">合并是指乳剂中乳滴周围的乳化膜出现部分破裂导致液滴合并变大的现象</td></tr>
<tr><td>破裂</td><td colspan="2">破裂是指液滴合并进一步发展，最后使得乳剂形成油相和水相两相的现象
破裂是一个不可逆过程
破裂的主要原因：
①微生物的污染
②温度过高或过低
③向乳剂中加入可与乳化剂发生作用的物质</td></tr>
<tr><td>转相</td><td colspan="2">转相（phase inversion）：又称为转型（type inversion）。O/W 型转变成 W/O 型或发生相反的变化。转相常常是由于乳化剂性质发生改变而引起的，</td></tr>
</table>

（续表 4-23）

要点		内容
乳剂的稳定性	转相	例如油酸钠本来为 O/W 型乳化剂，当加入足量的氯化钙后，转变为 W/O 型乳化剂，使乳剂转变成 W/O 型乳剂。当向乳剂中加入相反类型的乳化剂时也可使乳剂转相。转相时两种乳化剂的量比称为转相临界点（phase inversion critical point），只有大于临界点才发生转相
	酸败	酸败（rancidify）是指乳剂受微生物及外界因素的影响，使其中的油、乳化剂等发生变质的现象。可加入防腐剂与抗氧剂等延缓或防止酸败的发生
质量要求		口服乳剂一般要求乳剂分散相液滴大小均匀，粒径符合规定，外观乳白（普通乳、亚微乳）或半透明、透明（纳米乳），无分层现象；无异嗅味，内服口感适宜；有良好的流动性；具有一定的防腐能力，在贮存与使用中不易霉变
口服乳剂的举例		（1）鱼肝油乳 【处方】鱼肝油 500ml　　西黄蓍胶细粉 7g 阿拉伯胶细粉 125g　　糖精钠 0.1g 挥发杏仁油 1ml　　羟苯乙酯 0.5g 纯化水加至 1000ml 【注解】处方中鱼肝油为油相、药物，西黄蓍胶为稳定剂，阿拉伯胶为乳化剂，羟苯乙酯为防腐剂，糖精钠、杏仁油为矫味剂。本药与醋酸曲安奈德配成复方乳膏剂，具有消炎及快速缓解真菌感染症状的双重作用 【临床适应证】用于预防和治疗维生素 A 及维生素 D 的缺乏症。如夜盲症、小儿手足抽搐症及佝偻病 （2）榄香烯口服乳 【处方】榄香烯 10g　　大豆磷脂 15g 胆固醇 5g　　大豆油 100g 纯化水加至 1000ml 【注解】榄香烯为主药，是温莪术（郁金）提取物，并与大豆磷脂、胆固醇、大豆油组成油相，其中胆固醇、大豆磷脂为乳化剂 【临床适应证】广谱抗肿瘤药，用于胃癌、食管癌、贲门癌、肠癌等消化道肿瘤的治疗，以及消化道和呼吸道肿瘤围手术期化疗，术后复发转移的预防用药，并可用于抑制各种胃癌、食管癌、肠癌等的癌前病变
临床使用与注意事项		口服乳剂生物利用度较高。乳剂中的油脂可促进胆汁的分泌，油脂性药物可通过淋巴系统转运，这些作用都有助于药物的吸收。O/W 型乳剂中的油相有很大的表面积，能提高油相中药物在胃肠道中的分配速度，有利于药物的溶解吸收。另外，乳剂中含有的乳化剂，可以改变胃肠道黏膜的性能，亦可促进药物的吸收 乳剂在服用前需摇匀，不可仅服上清液，保证每次服用的有效药物相当。乳剂应放在低温避光的环境中保存，避免其发生不可逆的变化

第五章

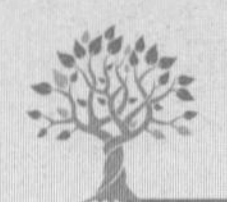

注射剂与临床应用

知识导图

注射剂与临床应用
- 注射剂的基本要求
- 普通注射剂
- 微粒制剂
- 其他注射剂

第一节 注射剂的基本要求

灭菌制剂（sterilized preparation）指用某一物理、化学方法杀灭或除去制剂中所有活的微生物的一类药物制剂。

无菌制剂（sterile preparation）指在无菌环境中采用无菌操作法或无菌技术制备不含任何活的微生物的一类药物制剂。

注射剂（injection）指原料药物或与适宜的辅料制成的供注入体内的无菌制剂。

一、注射剂的分类和特点

表 5-1 注射剂的分类和特点

要点	内容	
分类	注射液	系指原料药物或与适宜的辅料制成的供注入体内的无菌液体制剂。包括混悬型、乳状液型或溶液型等注射液。供静脉滴注用的大容量注射液（除另有规定外，一般不小于 100ml，生物制品一般不小于 50ml）也称为输液。中药注射剂一般不宜制成混悬型注射液
	注射用无菌粉末	系指原料药物或与适宜辅料制成的供临用前用无菌溶液配制成注射液的无菌块状物或无菌粉末
	注射用浓溶液	系指原料药物与适宜辅料制成的供临用前稀释后静脉滴注用的无菌浓溶液。生物制品通常不宜制成注射用浓溶液
特点	①药效迅速、剂量准确、作用可靠 ②可适用于不宜口服给药的患者和不宜口服的药物 ③可发挥局部定位作用。但注射给药不方便，注射时易引起疼痛 ④易发生交叉污染，安全性不及口服制剂 ⑤制造过程复杂，对生产的环境及设备要求高，生产费用较大，价格较高	

（续表 5-1）

要　点		内　容
质量要求	pH	注射剂的 pH 应和血液 pH 相等或相近。一般控制在 4 ～ 9 的范围内
	渗透压	对用量大、供静脉注射的注射剂应具有与血浆相同的或略偏高的渗透压
	稳定性	注射剂要具有必要的物理稳定性和化学稳定性
	安全性	注射剂必须对机体无毒性、无刺激性，降压物质必须符合规定，确保安全
	澄明	溶液型注射液应澄明，不得含有可见的异物或不溶性微粒
	无菌	注射剂内不应含有任何活的微生物
	无热原	注射剂内不应含热原，热原检查必须符合规定

二、注射剂的溶剂与附加剂

（一）制药用水

《中国药典》所收载的制药用水分为纯化水、饮用水、灭菌注射用水和注射用水。制药用水的原水一般为饮用水（天然水经净化处理所得的水，除另有规定，可作为饮片的提取溶剂）。

表 5-2　制药用水

要　点	内　容
纯化水	为饮用水经蒸馏法、离子交换法、反渗透法或其他合适方法制得的制药用水，不含任何附加剂。可作为配置普通药物制剂的溶剂或试验用水，口服、外用制剂配制用溶剂或稀释剂。纯化水不得用于注射剂的稀释与配制
注射用水	为纯化水经蒸馏所得的水。注射用水可以作为滴眼剂、注射剂等的稀释剂或溶剂及容器的清洗溶剂
灭菌注射用水	为注射用水按照注射剂生产工艺制备所得，不含任何添加剂。临床应用的灭菌注射用水一般按药品标准文号管理，主要用于注射剂的稀释剂或注射用灭菌粉末的溶剂。灭菌注射用水灌装规格应该适应临床需要，避免大规格、多次使用而造成污染
注射用水的质量要求	除一般蒸馏水的检查项目，如氨、pH、氯化物、硝酸盐与亚硝酸盐、硫酸盐与钙盐、二氧化碳、不挥发物、易氧化物及重金属等均应符合规定外，还必须通过无菌检查和细菌内毒素（热原）检查

（二）注射用油

常用的有茶油、大豆油、麻油等植物油。注射用大豆油的质量要求应符合《中国药典》的相关规定。

（三）其他注射用溶剂

表 5-3　其他注射用溶剂

要　点	内　容
乙　醇	本品与水、甘油、挥发油等可任意混溶，可供静脉或肌内注射

（续表 5-3）

要　点	内　容
丙二醇	本品与水、乙醇、甘油可混溶，能溶解多种挥发油。已广泛用作注射溶剂，供静脉注射或肌内注射
聚乙二醇	本品与水、乙醇相混溶，化学性质稳定，PEG300、PEG400 均可用作注射用溶剂
甘　油	本品与醇或水可任意混溶，但在脂肪油和挥发油中不溶。由于刺激性和黏度较大，不单独作注射剂溶剂用。常与水、乙醇、丙二醇等组成复合溶剂，如普鲁卡因注射液的溶剂为 95% 乙醇（20%）、甘油（20%）与注射用水（60%）

（四）注射剂的附加剂

附加剂主要用于以下几个方面：①增加药物溶解度；②增加药物稳定性；③调节渗透压；④抑菌；⑤调节 pH；⑥减轻疼痛或刺激。选择的附加剂及其使用的浓度应对机体无毒性，与主药无配伍禁忌，不影响主药的含量测定与疗效。常用的附加剂见表 5-4。

表 5-4　注射剂常用的附加剂

附加剂种类	附加剂名称	使用浓度（溶液总量 %）
抗氧剂	焦亚硫酸钠	0.1 ～ 0.2
	亚硫酸氢钠	0.1 ～ 0.2
	亚硫酸钠	0.1 ～ 0.2
	硫代硫酸钠	0.1
金属螯合剂	乙二胺四乙酸二钠（EDTA·2Na）	0.01 ～ 0.05
缓冲剂	醋酸，醋酸钠	0.22，0.8
	枸橼酸，枸橼酸钠	0.5，4.0
	乳酸	0.1
	酒石酸，酒石酸钠	0.65，1.2
	磷酸氢二钠，磷酸二氢钠	1.7，0.71
	碳酸氢钠，碳酸钠	0.005，0.06
助悬剂	羧甲基纤维素	0.05 ～ 0.75
	明胶	2.0
	果胶	0.2
增溶剂、润湿剂或乳化剂	聚氧乙烯蓖麻油	1 ～ 65
	聚山梨酯 20（吐温 20）	0.01
	聚山梨酯 40（吐温 40）	0.05
	聚山梨酯 80（吐温 80）	0.04 ～ 4.0
	聚维酮	0.2 ～ 1.0

（续表 5-4）

附加剂种类	附加剂名称	使用浓度（溶液总量 %）
增溶剂、润湿剂或乳化剂	聚乙二醇 -40- 蓖麻油	7.0 ～ 11.5
	卵磷脂	0.5 ～ 2.3
	脱氧胆酸钠	0.21
	普朗尼克 F-68（泊洛沙姆 188）	0.21
抑菌剂	苯酚	0.25 ～ 0.5
	甲酚	0.25 ～ 0.3
	氯甲酚	0.05 ～ 0.2
	苯甲醇	1 ～ 3
	三氯叔丁醇	0.25 ～ 0.5
	硝酸苯汞	0.001 ～ 0.002
	尼泊金类	0.01 ～ 0.25
局麻剂（止痛剂）	盐酸普鲁卡因	0.5 ～ 2
	利多卡因	0.5 ～ 1.0
等渗调节剂	氯化钠	0.5 ～ 0.9
	葡萄糖	4 ～ 5
	甘油	2.25
填充剂	乳糖	1 ～ 8
	甘露醇	1 ～ 10
	甘氨酸	1 ～ 10
保护剂	乳糖	2 ～ 5
	蔗糖	2 ～ 5
	麦芽糖	2 ～ 5
	人血红蛋白	0.2 ～ 2

三、热　原

表 5-5　热　原

要　点	内　容
概　念	热原是微生物产生的一种内毒素，是能使恒温动物体温异常升高的致热物质。革兰阴性杆菌致热能力最强
性　质	①水溶性　②不挥发性 ③耐热性：在 650℃ 1 分钟或 250℃ 30 ～ 45 分钟或 180℃～ 200℃干热 2 小时可使热原彻底破坏

（续表 5-5）

要　点	内　容	
性　质	④过滤性：活性炭可吸附热原，纸浆滤饼对热原也有一定的吸附作用 ⑤其他性质：热原能被强碱、强酸、强氧化剂如过氧化氢、高锰酸钾以及超声波破坏。热原在水溶液中带有电荷，也可被某些离子交换树脂所吸附	
污染途径	溶剂带入	这是注射剂被热原污染的主要途径。注射剂的配制，最好是新鲜制备的溶剂
	原辅料带入	原辅料本身质量不符合要求，尤其是用生物方法制造的辅料容易滋生微生物，包装不符合要求甚至破损或贮存时间过长，均容易受到微生物污染而导致热原产生
	容器或用具带入	在相关工艺过程中涉及的器皿、用具、容器及管道，均应严格按 GMP 要求认真清洗处理，合格后才能使用
	制备过程带入	在无菌制剂制备的各个环节，都必须严格按照 GMP 规定操作，并尽可能将生产周期缩短
	使用过程带入	输液在临床使用时所用的相关器具，必须无菌、无热原
除去方法	除去药液或溶剂中热原的方法	①吸附法：活性炭是常用的吸附剂 ②离子交换法：热原分子可以被弱酸性阳离子交换树脂吸附 ③凝胶滤过法：也称分子筛滤过法，是利用凝胶物质作为滤过介质，当溶液通过凝胶柱时，分子量较大的成分则沿凝胶颗粒间隙随溶剂流出，分子量较小的成分渗入到凝胶颗粒内部而被阻滞 ④超滤法：一般用 3 ～ 15nm 超滤膜除去热原 ⑤反渗透法：通过三醋酸纤维素膜或聚酰胺膜除去热原 ⑥其他方法：适当提高灭菌时间和温度，处理含有热原的葡萄糖或甘露醇注射液，或采用两次以上湿热灭菌法亦能得到热原合格的产品。微波也可破坏热原
	除去容器或用具上热原的方法	①高温法：对于耐高温的用具或容器，如注射用针筒及其他玻璃器皿，在洗涤干燥后，经过 250℃加热 30 分钟或 180℃加热 2 小时，可破坏热原 ②酸碱法：对于耐酸碱的瓷器、玻璃容器或塑料制品，可用强酸强碱溶液处理，能有效地破坏热原，常用的酸碱液为硝酸硫酸洗液、稀氢氧化钠溶液或重铬酸钾硫酸洗液

四、溶解度与溶出速度

（一）溶解度及其影响因素

表 5-6　溶解度及其影响因素

要　点	内　容
溶解度	药物的溶解度系指在一定温度（气体在一定压力）下，在一定量溶剂中达到饱和时溶解的最大药量

（续表 5-6）

要　点		内　容
影响溶解度的因素	药物分子结构与溶剂	根据“相似相溶”的原则，如果药物分子间的作用力大于药物分子与溶剂分子间作用，则药物溶解度小，反之，则溶解度大
	温度	温度对溶解度的影响取决于溶解过程是吸热过程还是放热过程 ① $\Delta H_f > 0$ 为吸热过程，溶解度随温度升高而升高 ② $\Delta H_f < 0$，为放热过程，溶解度随温度升高而降低
	药物的晶型	稳定型药物溶解度小，无定型药物溶解度大。通常情况下，溶出速度和溶解度的顺序排列为：有机溶剂化物＞无水物＞水合化物
	粒子大小	对于难溶性药物，当药物粒子很小（≤ 0.1μm）时，药物溶解度随粒径减小而增加
	加入第三种物质	溶液中加入溶剂、药物以外的其他物质时可能会改变药物的溶解度，如加入增溶剂、助溶剂可增加药物的溶解度，加入某些电解质可能因同离子效应而导致药物的溶解度降低

（二）增加药物溶解度的方法

1. 加入增溶剂：具有增溶作用的表面活性剂称为增溶剂。表面活性剂能增加难溶性药物在水中的溶解度，是由于表面活性剂在水中形成胶束。

2. 加入助溶剂：常用助溶剂可分为三类。

（1）某些有机酸及其钠盐：如苯甲酸钠、水杨酸钠、对氨基苯甲酸钠等。

（2）酰胺化合物：如乌拉坦、尿素、烟酰胺、乙酰胺等。

（3）无机盐：如碘化钾等。常见难溶性药物及其应用的助溶剂见表 5-7。

表 5-7　常见的难溶性药物及其应用的助溶剂

药　物	助溶剂
碘	碘化钾，聚乙烯吡咯烷酮
咖啡因	苯甲酸钠，水杨酸钠，对氨基苯甲酸钠，枸橼酸钠，烟酰胺
可可豆碱	水杨酸钠，苯甲酸钠，烟酰胺
茶　碱	二乙胺，其他脂肪族胺，烟酰胺，苯甲酸钠
盐酸奎宁	乌拉坦，尿素
核黄素	苯甲酸钠，水杨酸钠，烟酰胺，尿素，乙酰胺，乌拉坦
卡巴克络	水杨酸钠，烟酰胺，乙酰胺
氢化可的松	苯甲酸钠，邻、对、间羟苯甲酸钠，二乙胺，烟酰胺
链霉素	蛋氨酸，甘草酸
红霉素	乙酰琥珀酸酯，维生素 C
新霉素	精氨酸

3. 制成盐类。

4. 使用混合溶剂：混合溶剂是指能与水任意比例混合、与水分子能以氢键结合、能增加难溶性药物溶解度的溶剂，如乙醇、丙二醇、甘油、PEG300、PEG400 与水组成混合溶剂。

5. 制成共晶：提高温度、改变 pH 可促进药物的溶解；应用微粉化技术可减小粒径，促进药物溶解；固体分散体、包合技术等新技术的应用也可促进药物的溶解。

（三）溶出速度

药物的溶出速度是指单位时间药物溶解进入溶液主体的量。固体药物的溶出速度主要受扩散控制，可用 Noyes-Whitney 方程表示：

$$dC/dt = KS(C_s - C)$$

式中，dC/dt 为溶出速度，S 为固体的表面积，C_s 为溶质在溶出介质中的溶解度，C 为 t 时间溶液中溶质的浓度，K 为溶出速度常数。

同一重量的固体药物，其粒径越小，表面积越大；对同样大小的固体药物，孔隙率越高，表面积越大；当温度升高时，大多数药物的溶解度增大、扩散增强、黏度降低，溶出速度加快。少数药物则会随着温度的增加而导致溶解度下降，溶出速度也随之减慢。溶出介质的体积小，溶液中药物浓度高，溶出速度慢；反之则溶出速度快。

五、注射剂的配伍

表 5-8　注射剂的配伍

<table>
<tr><th>要　点</th><th colspan="2">内　容</th></tr>
<tr><td>注射剂的配伍及配伍禁忌</td><td colspan="2">①概述：输液作为一种特殊注射剂，常与其他注射液配伍，有时会发生输液与某些注射液的配伍变化，如出现浑浊、结晶、变色、沉淀、水解、效价下降等现象
②血液：与药物的注射液混合后可能引起血细胞凝集、溶血等现象
③甘露醇：若加入某些药物如氯化钠、氯化钾等溶液，会导致甘露醇结晶析出
④静脉注射用脂肪乳剂：加入其他药物配伍应慎重，有可能引起粒子的粒径增大，或产生破乳</td></tr>
<tr><td rowspan="5">注射剂配伍变化的主要原因及实例</td><td>溶剂组成改变</td><td>如地西泮注射液与 0.9% 氯化钠、5% 葡萄糖或 0.167mol/L 乳酸钠注射液配伍时，易析出沉淀</td></tr>
<tr><td>pH 的改变</td><td>如 5% 葡萄糖与新生霉素，氨苄西林与诺氟沙星配伍会发生沉淀；谷氨酸钠（钾）、磺胺嘧啶钠、氨茶碱等碱性药物可导致肾上腺素变色。葡萄糖注射液的 pH 为 3.2 ～ 5.5，若青霉素 G 与其配伍后 pH 为 3.6 时，其效价 1 小时即损失 10%，4 小时损失 40%；而 pH 为 4.5 时，4 小时损失 10%</td></tr>
<tr><td>缓冲容量</td><td>如 5% 硫喷妥钠 10ml 加入生理盐水或林格液 500ml 中不发生变化，但加入含乳酸盐的葡萄糖注射液时则会析出沉淀</td></tr>
<tr><td>离子作用</td><td>如乳酸根离子会加速青霉素 G 和氨苄西林钠的水解</td></tr>
<tr><td>直接反应</td><td>如四环素与含钙盐的输液在碱性或中性下，会产生不溶性螯合物。除 Ca^{2+} 外，四环素还能与 Al^{3+} 形成黄色、Fe^{3+} 形成红色、Mg^{2+} 形成绿色的螯合物</td></tr>
</table>

（续表 5-8）

要　点		内　容
注射剂配伍变化的主要原因及实例	盐析作用	如两性霉素 B 注射液，只能加入 5% 葡萄糖注射液中静脉滴注。若在大量电解质的输液中则会被电解质盐析出来，以致胶体粒子凝聚而产生沉淀
	配合量	如重酒石酸间羟胺注射液与氢化可的松琥珀酸钠注射液，在 5% 葡萄糖注射液或等渗氯化钠中各为 100mg/L 时，无变化。但浓度为 300mg/L 氢化可的松琥珀酸钠与 200mg/L 重酒石酸间羟胺混合时则会出现沉淀
	混合顺序	如 1g 氨茶碱与 300mg 烟酸配伍，先将氨茶碱用输液稀释至 100ml，再缓慢加入烟酸可得到澄明溶液，若两种药物先混合再稀释时则会析出沉淀
	反应时间	如葡萄糖输液与磺胺嘧啶钠注射液混合后，约在 2 小时左右出现沉淀
	氧与二氧化碳的影响	如苯妥英钠、硫喷妥钠注射剂因吸收二氧化碳而导致 pH 下降，也有可能析出沉淀
	光敏感性	如磺胺嘧啶钠、两性霉素 B、四环素、维生素 B_2、雌性激素等对光敏感药物应避光
	成分的纯度	如氯化钠原料中含有微量的钙盐，当与 25% 枸橼酸钠注射液配伍时常常因产生枸橼酸钙的悬浮微粒而导致浑浊。中药注射液中未除尽的高分子杂质也能在长久贮存过程中，或与输液配液配伍时出现沉淀或浑浊

六、包装与贮存

（一）注射用水及包装材料的处理

1. 水处理

将原水（自来水等）进行处理，可得到纯化水和注射用水。纯化水一般用于注射剂容器的初期冲洗；注射用水主要用于注射液的配制和注射剂容器的最后清洗。

2. 容器处理

表 5-9　容器处理

要　点		内　容
安　瓿	安瓿的材质和产品质量的关系	（1）应满足以下质量要求： ①应无色透明，以便检查药液的澄清度、杂质以及变质情况 ②应有优良的耐热性和低的膨胀系数，使之不易冷爆破裂 ③熔点低，易于熔封 ④不得有气泡、麻点及砂粒 ⑤应有足够的物理强度能耐受热压灭菌时产生的较高压力差和生产流通过程中造成的破损 ⑥对需要遇光的药物，可采用琥珀色玻璃安瓿，适用于光敏药物。琥珀色安瓿含氧化铁，若药液中含有的成分能被铁离子催化，则不适用

（续表 5-9）

要 点	内 容	
安 瓿	安瓿的材质和产品质量的关系	（2）安瓿的玻璃材质主要有中性玻璃、含钡玻璃与含锆玻璃 ①中性玻璃是低硼酸硅盐玻璃，有良好的化学稳定性，适合于近中性或弱酸性注射剂，如各种输液、葡萄糖注射液、注射用水等 ②含钡玻璃的耐碱性好，适用于碱性较强的注射液，如磺胺嘧啶钠注射液（pH10 ～ 10.5） ③含锆玻璃系含少量锆的中性玻璃，耐酸、碱，可用于乳酸钠、碘化钠、磺胺嘧定钠、酒石酸锑钠等
	安瓿的检查与洗涤	物理检查内容主要包括安瓿外观、尺寸、应力、清洁度、热稳定性等；化学检查内容主要有容器的耐酸、碱性中性检查等。目前国内药厂常用的洗涤方法有甩水洗涤法和加压喷射气水洗涤法
	安瓿的干燥与灭菌	安瓿洗涤后，一般置于 120℃～ 140℃烘箱内干燥。需无菌操作或低温灭菌的安瓿在 180℃干热灭菌 1.5 小时
玻璃瓶	玻璃瓶具有透明、耐压不变形、热稳定性好等优点，但口部密封性差、易碎。一般情况下，清洗玻璃瓶用硫酸重铬酸钾清洁液洗涤效果较好。碱洗法是用 2% 氢氧化钠溶液（50℃～ 60℃）冲洗，也可用 1% ～ 3% 碳酸钠溶液，碱液与玻璃接触时间不宜过长（数秒钟内），避免碱液对玻璃的腐蚀	
塑料瓶	此种输液瓶具有耐腐蚀、质轻无毒、耐热性好、机械强度高、化学稳定性好等优点。而且还有装入药液后口部密封性好、无脱落物、生产过程中受污染的概率减少、使用方便、一次性使用等优点	
塑料袋	软塑料袋具有重量轻、运输方便、不易破损、耐压等优点，在生产中可减少药液污染，提高工效。目前上市的非 PVC 新型输液软塑料袋是当今输液体系中较理想的输液形式	
橡胶塞	①富有弹性及柔软性 ②针头刺入和拔出后可立即团合并能耐受多次穿刺而无碎屑脱落 ③具有耐溶性，不会增加药液中的杂质　④可耐受高温灭菌 ⑤有高度的化学稳定性　⑥对药物或附加剂的作用应达最低限度 ⑦无毒性、无溶血作用 橡胶塞的处理：酸碱法处理	

3. 药液配置

表 5-10　药液配置

要 点	内 容
投料计算	投料量可按下式计算： 原料（附加剂）用量 = 实际配液量 × 成品含量 % 实际配液量 = 实际灌注量 + 实际灌注时损耗量
配液用具的选择与处理	配置用具的材料有：玻璃、耐酸碱搪瓷、不锈钢等。配置用具使用前要用硫酸清洗液或其他洗涤剂洗净，并用新鲜注射用水荡洗或灭菌后备用

（续表 5-10）

要　点	内　容	
配液方法	浓配法	系指将全部药物用部分处方量溶剂配成浓溶液，过滤后稀释至所需浓度的方法，此法优点是可滤除溶解度小的一些杂质
	稀配法	系指将全部药物用处方量的全部溶剂一次性加入，配成所需浓度后过滤的方法，此法适用于优质原料
	配液中应注意： ①在洁净的环境中进行配制，所用器皿、原料和附加剂尽可能无菌，以减少污染 ②应严格称量和校准剧毒药注射液，并防止交叉污染 ③应注意对不稳定药物的调配顺序，先加稳定剂或通惰性气体等，有时要控制温度并进行避光操作 ④对于不易滤清的药液可加 0.1% ～ 0.3% 活性炭处理，小量注射液可用纸浆混炭处理	

4. 灌装与封口及灭菌检漏

表 5-11　灌装与封口及灭菌检漏

要　点	内　容
注射液的滤过	注射剂过滤目的是除去各种不溶性微粒。生产中多采用二级过滤
注射液的灌封	（1）灌封包括灌装注射液和封口两步，灌注后应立即封口，以免污染。注入容器的量要比标示量稍多，以补偿在给药时的药液损失，保证用药剂量。封口方法有拉封和顶封两种 （2）灌装药液时应注意： ①剂量准确，可按《中国药典》要求适当增加药液量，以保证注射用量不少于标示量 ②药液不沾瓶口，活塞中心常设有毛细孔来防止灌注器针头“挂水”，应调节灌装速度，速度过快时药液易溅至瓶壁 ③通惰性气体时要避免药液溅至瓶颈，并要将安瓿内空气除尽
灭　菌	注射剂从配制到灭菌通常不超过 12 小时，目前大都采用湿热灭菌法，常用的灭菌条件为 121℃ 15min 或 116℃ 40min
安瓿检漏	有下列几种检查方法： ①灭菌后减压到常压开锅门，放进冷水降温，然后关紧锅门抽气，抽气完毕开启色水阀，使色液（0.05% 曙红或亚甲蓝）进入锅内直至淹没安瓿时止，开启气阀使锅内压力回复常压，此时色液被吸入漏气空瓶中，再将色液抽回贮器，开启锅门、用水淋洗安瓿后，清晰可见带色的漏气安瓿，便可剔除 ②灭菌后，趁热立即放颜色水于灭菌锅内，安瓿遇冷导致内部压力收缩，颜色水即从漏气的毛细孔进入而被检出 ③深色注射液的检漏，可将安瓿倒置进行热压灭菌，由于安瓿内气体膨胀，药液会从漏气细孔挤出，药液减少或成空安瓿可被剔除

（二）注射剂包装及贮存

表 5-12　注射剂包装及贮存

要　点	内　容
包　装	经印字后的安瓿即可放入纸盒内，盒外应贴标签，标明注射剂名称、内装支数、每支装量及主药含量、批号、制造日期与失效日期、制造厂家名称及商标、卫生主管部门批准文号、应用范围、用量禁忌、贮藏方法等。盒内应附详细说明书，以方便使用者及时参考
贮　存	注射剂要严格按照新修订的《药品经营质量管理规范》（GSP）中对药品贮存的规定进行贮存

第二节　普通注射剂

一、溶液型注射剂

溶液型注射剂：药物溶解于适宜溶剂中制成稳定的、可供注射给药的澄清液体制剂，包括水溶液、胶体溶液和油溶液。

（一）溶液型注射剂的临床应用与注意事项

表 5-13　溶液型注射剂的临床应用与注意事项

要　点	内　容
临床应用	通常在以下情况需使用注射剂： ①患者存在吞咽困难或明显的吸收障碍 ②口服生物利用度低的药物 ③患者疾病严重、病情进展迅速的紧急情况 ④没有合适的口服剂型的药物
注意事项	①由于药物配成溶液后的稳定性受到很多因素影响，因此一般提倡临用前配制以减少不良反应和保证疗效，且应注意 pH 对注射剂稳定性的影响。在其他给药途径能够达到治疗效果的情况下就尽量不要注射给药 ②应尽可能减少注射次数，应积极采取序贯疗法（即紧急情况下先用注射剂，病情控制后立刻改为口服给药） ③应尽量减少注射剂联合使用的种类，以避免配伍禁忌和不良反应的出现。在不同注射途径的选择上，能够肌内注射的就不静脉注射 ④应严格掌握注射剂量和疗程

（二）溶液型注射剂的举例

表 5-14　溶液型注射剂的举例

要　点	内　容		
维生素 C 注射液	处方	维生素 C 104g 碳酸氢钠 49g 注射用水加至 1000ml	依地酸二钠 0.05g 亚硫酸氢钠 2g

（续表 5-14）

要　点		内　容	
维生素 C 注射液	注解	维生素 C 是主药，显强酸性，因为注射时刺激性大，会产生疼痛，所以加碳酸钠或碳酸氢钠，中和部分维生素 C 成钠盐，以避免疼痛；同时由于碳酸氢钠的加入调节了 pH，增强了本品的稳定性。维生素 C 容易被氧化，依地酸二钠是金属螯合剂，用来络合金属离子，防止药品被氧化。亚硫酸氢钠是还原剂（抗氧剂），可以防止药品被氧化	
	临床适应证	用于治疗坏血病，也可用于紫癜及各种急慢性传染性疾病等辅助治疗；特发性高铁血红蛋白血症的治疗；慢性铁中毒的治疗	
苯妥英钠注射液	处方	苯妥英钠 50g 乙醇 100ml	丙二醇 400ml 注射用水加至 1000ml
	注解	苯妥英钠是主药，为避免药物溶液水解后析出游离的苯妥英结晶，处方中加入 40% 丙二醇和 10% 乙醇作为混合溶媒，以延缓苯妥英钠水解作用。同时为避免药物溶液吸收二氧化碳引起水解，需采用新鲜煮沸并放冷的注射用水溶解	
	临床适应证	用于治疗全身强直－阵挛性发作、复杂部分性发作（精神运动性发作、颞叶癫痫）、单纯部分性发作（局限性发作）和癫痫持续状态。也可用于治疗三叉神经痛、发作性舞蹈手足徐动症、发作性控制障碍、肌强直症及三环类抗抑郁药过量时心脏传导障碍等	
硫酸阿托品注射液	处方	硫酸阿托品 5g 0.1mol/L 盐酸溶液适量	氯化钠 85g 注射用水加至 10000ml
	注解	硫酸阿托品是抗胆碱药，处方中氯化钠除维持注射液等渗外，亦可防止硫酸阿托品水解。使用 0.1mol/L 盐酸溶液调节注射液 pH 在 4.0 ～ 4.5 之间，便于增加本品的稳定性	
	临床适应证	用于各种内脏绞痛，如胃肠绞痛及膀胱刺激症状，也用作全身麻醉前给药、抗休克，还可解救有机磷酸酯类中毒	

二、乳状液型注射剂

乳状液型注射剂：以脂溶性药物为原料，加入乳化剂和注射用水经乳化制成的油 / 水（O/W）型或复合（W/O/W）型的可供静脉注射给药的乳状液。

（一）乳状液型注射剂的特点与质量要求

表 5-15　乳状液型注射剂的特点与质量要求

要　点	内　容
乳状液型注射剂特点	①乳剂中液滴的分散度很大，药物吸收快、药效发挥快及生物利用度高 ②减少药物的刺激性及毒副作用 ③可增加难溶性药物的溶解度 ④静脉注射乳剂，可使药物具有靶向作用，提高疗效

（续表 5-15）

要　点	内　容
乳状液型注射剂质量要求	①静脉用乳状液型注射液中 90% 的乳滴粒径应在 1μm 以下，不得有大于 5μm 的乳滴 ②成品耐受高压灭菌，在贮存期内乳剂稳定，成分不变 ③无副作用，无抗原性，无降压作用与溶血作用
原料与乳化剂的选择	①原料一般选用植物油，如大豆油、麻油、红花油等，所用油必须符合《中国药典》的要求 ②乳化剂常用的有卵磷脂、豆磷脂及普朗尼克 F-68（Pluronic F-68）等。一般以卵磷脂为好 ③稳定剂常用油酸钠

（二）乳状液型注射剂临床应用与注意事项

乳状液型注射剂在贮藏过程中稳定性易受影响，出现分层、破乳或酸败等现象；乳状液型注射剂中加入其他药物配伍应慎重，有可能引起粒子的粒径增大，或产生破乳；乳状液型注射液，不得有相分离现象，不得用于椎管注射。

（三）乳状液型注射剂的举例

表 5-16　乳状液型注射剂的举例

要　点		内　容
罗拉匹坦静脉注射乳剂	处方	罗拉匹坦 0.5g　精制大豆油 50g 卵磷脂 45g　泊洛沙姆 4.0g 油酸钠 0.25g　甘油 22.5g 注射用水加至 1000ml
	注解	罗拉匹坦为主药，精制大豆油为油相溶剂、卵磷脂为常用乳化剂、泊洛沙姆作为稳定剂，可保证注射剂质量。油酸钠作为电位调节剂，使得乳滴表面带负电，从而相互排斥，不易聚集，维持良好的稳定性。此外甘油属于渗透压调节剂
	临床适应证	罗拉匹坦静脉注射乳剂，用于预防成人原发性和反复发作性成纤维细胞癌的迟发性化疗相关的恶心呕吐
氟比洛芬酯注射用乳剂	处方	氟比洛芬酯 10g　精制大豆油 100g 蛋黄卵磷脂 10g　二油酰基磷脂酰丝氨酸 0.1g 甘氨酸 25g　pH 调节剂适量 注射用水加至 1000ml
	注解	氟比洛芬酯为氟比洛芬的前体药物。精制大豆油为油相溶剂、蛋黄卵磷脂为常用乳化剂、二油酰基磷脂酰丝氨酸作为稳定剂，可维持注射剂质量。甘氨酸属于渗透压调节剂。pH 调节剂将初乳 pH 调至 6.0 ～ 7.0，可有效防止药物水解损失
	临床适应证	氟比洛芬酯属于非甾体抗炎药，具有解热、镇痛、抗炎的作用，主要用于术后和癌症的镇痛。临床上主要适用于类风湿关节炎、骨性关节炎、强直性脊柱炎等。也可用于软组织病（如扭伤及劳损）以及轻中度疼痛（如痛经和手术后疼痛、牙痛等）的对症治疗

三、混悬型注射剂

混悬型注射剂：将不溶性固体药物以微粒状态分散于液体介质中制成的一类供肌内注射用药剂称为混悬型注射剂。

（一）混悬型注射剂的特点与质量要求

表 5-17　混悬型注射剂的特点与质量要求

要　点	内　容
混悬型注射剂特点	①药物的结晶状态与粒径大小会影响药物吸收的快慢，微粉化可减小颗粒粒径，增加药物溶出速度 ②长效混悬型注射剂给药后可在局部形成贮库，缓慢释放药物，以达到长效目的 ③无适当溶媒可溶解的不溶性固体药物、需制成长效制剂或高含量的药物，常制成水或油的混悬型注射剂
混悬型注射剂质量要求	①混悬型注射液中原料药物粒径应控制在 15μm 以下，含 15 ～ 20μm（间有个别 20 ～ 50μm）者，不应超过 10% ②混悬型注射液中若有可见沉淀，振摇后应分散均匀 ③肌内混悬型注射剂，所用溶剂有水、复合溶剂或油等，容量一般为 2 ～ 5ml

（二）混悬型注射剂临床应用与注意事项

混悬型注射剂临用前需充分分散混匀，保证递送剂量的准确性；混悬型注射液不得用于静脉注射或椎管内注射。

（三）混悬型注射剂的举例

表 5-18　混悬型注射剂的举例

要　点	内　容	
黄体酮混悬型长效注射剂	处方	黄体酮 15g　PEG4000　3g 吐温 80　0.3g　氯化钠 2.7g 注射用水加至 300ml
	注解	黄体酮为主药，注射液通过混悬剂形式解决了难溶性药物给药问题。注射剂所用辅料少，载药量大，可以显著改善生物利用度，达到 1 周或更久的缓释效果，减少给药次数，且生物相容性好，刺激性小，同时提高患者顺应性。PEG4000 为初级稳定剂，用于增加制剂稳定性；吐温 80 为次级稳定剂；氯化钠为渗透压调节剂
	临床适应证	黄体酮是由卵巢黄体分泌的一种天然孕激素，是维持妊娠的重要激素。黄体酮混悬型长效注射剂，通过肌内或皮下注射给药，临床主要用于治疗先兆性流产及辅助生殖黄体支持
罗替戈汀长效混悬型注射剂	处方	罗替戈汀 10g　吐温 20　7.5g PEG4000　60g　磷酸二氢钠 0.4g 甘露醇 2g　柠檬酸 1g 注射用水加至 1000ml

（续表 5-18）

要　点	内　容	
罗替戈汀长效混悬型注射剂	注解	罗替戈汀为主药，吐温 20 为表面稳定剂，用于保持悬浮液稳定性；PEG4000 为助悬剂，用于增加分散介质的黏度，以降低微粒的沉降速度；磷酸二氢钠为 pH 调节剂；甘露醇为渗透压调节剂；柠檬酸为螯合剂，用于提高注射剂稳定性
	临床适应证	罗替戈汀长效混悬型注射剂，用于治疗早期和进展期的帕金森综合征，通过肌内或皮下注射，罗替戈汀于体内形成药物库，从而缓慢释放，达到长效治疗效果，能够维持两周或更长时间，同时减少给药次数，提高了患者顺应性。通过控制药物平均粒径实现药物缓慢或平稳释放

四、注射用无菌粉末

表 5-19　注射用无菌粉末

要　点	内　容	
概　念	注射用无菌粉末也称粉针，是指药物制成的供临用前用适宜的无菌溶液配制成注射液的无菌块状物或无菌粉末	
分　类	①注射用无菌粉末直接分装制品：将通过灭菌溶剂法或者喷雾干燥法精制所得无菌药物粉末在无菌条件下直接分装所得，主要用于抗生素药品，如青霉素等 ②注射用冻干无菌粉末制品：将灌装药液的安瓿经冷冻干燥后封口所得，主要用于生物制品，如辅酶类等	
特　点	注射用无菌粉末在临用前需经生理盐水或灭菌注射用水等溶解后才可注射，主要适用于水中不稳定药物，特别是对湿热敏感的生物制品和抗生素	
质量要求	注射用无菌粉末质量应符合以下规定： ①粉末无异物，配成溶液后可见异物检查合格 ②粉末细度或结晶度需适宜，便于分装 ③无菌、无热原或细菌内毒素 ④冻干制品是完整块状物或海绵状物 ⑤外形饱满，色泽均一，多孔性好，水溶解后能快速恢复冻干前状态 ⑥不溶性微粒、装量差异、含量均匀度等检查符合规定	
冻干制剂常见问题及产生原因	含水量偏高	真空度不够、装入液层过厚、干燥时间不够、干燥时供热不足、冷凝器温度偏高等均可出现
	喷瓶	预冻温度过高或时间太短、产品冻结不实、局部过热、升华供热过快等，可使部分内容物熔化为液体，在高真空条件下从已干燥的固体界面下喷出
	产品外观不饱满或萎缩	冻干过程首先形成的外壳结构较致密，水蒸气很难升华出去，导致部分药品潮解，引起体积收缩和外观不饱满。一般黏度较大的样品更易出现此类情况
临床应用	适用于水溶液中不稳定的药物，尤其是对湿热十分敏感的抗生素类药物（如先锋霉素、青霉素 G 类）及酶（如辅酶 A、胰蛋白酶等）或血浆等生物制品，可考虑制成固体形态的注射剂	

（续表 5-19）

<table>
<tr><th>要　点</th><th colspan="3">内　容</th></tr>
<tr><td>注意事项</td><td colspan="3">注射用无菌粉末生产必须在无菌环境中进行，特别是一些关键工序如灌封等需采用较高的层流洁净措施来确保环境的洁净度。另外需严格控制环境、处理方法和原料质量。为防止其吸潮变质，需检查橡胶塞的密封率，若是铝盖则需在压紧后进行烫蜡</td></tr>
<tr><td rowspan="6">注射用无菌粉末的举例</td><td rowspan="3">注射用辅酶 A 无菌冻干制剂</td><td>处方</td><td>辅酶 A 56.1 单位　　水解明胶 5mg
甘露醇 10mg　　葡萄糖酸钙 1mg
半胱氨酸 0.5mg</td></tr>
<tr><td>注解</td><td>处方中辅酶 A 为主药，甘露醇、葡萄糖酸钙、水解明胶是填充剂，半胱氨酸是稳定剂。辅酶 A 为微黄色或白色粉末，有吸湿性，易溶于水，不溶于乙醇、乙醚、丙酮，易被空气、高锰酸盐、碘、过氧化氢等氧化成无活性的二硫化物，所以在制剂中加入半胱氨酸等抗氧剂，用水解明胶、甘露醇等作为赋形剂。辅酶 A 在冻干工艺中易丢失效价，因此投料量应酌情增加</td></tr>
<tr><td>临床适应证</td><td>主要用于白细胞减少症，免疫性血小板减少性紫癜和功能性低热</td></tr>
<tr><td rowspan="3">注射用细胞色素 C 无菌冻干制剂</td><td>处方</td><td>细胞色素 C 15mg　　葡萄糖 15mg
亚硫酸钠 2.5mg　　亚硫酸氢钠 2.5mg
氢氧化钠适量　　注射用水 0.7ml</td></tr>
<tr><td>注解</td><td>细胞色素 C 为主药，葡萄糖为填充剂；细胞色素 C 易被空气等氧化，故在制剂中加入亚硫酸钠、亚硫酸氢钠等抗氧剂；制备时通过氢氧化钠调 pH 为 7.0 ～ 7.2，再冻干成无菌冻干制剂</td></tr>
<tr><td>临床适应证</td><td>本品为细胞呼吸激活剂，用于因组织缺氧所引起的一系列疾病</td></tr>
</table>

五、注射用浓溶液

注射用浓溶液（concentrated solution for injection）是指原料药物与适宜辅料制成的供临用前稀释后静脉滴注用的无菌浓溶液。

（一）注射用浓溶液的特点与质量要求

1. 注射用浓溶液的特点

（1）适用于水溶液中不稳定和（或）水溶液中溶解度低的药物；

（2）注射用浓溶液可解决水的引入导致的药物异构化或者有关物质增多的问题；

（3）可以扩大药物在临床上的适用范围。

2. 注射用浓溶液的质量要求：注射用浓溶液稀释后应符合注射液的要求。

（二）注射用浓溶液的举例

注射用丹参酮 $Ⅱ_A$ 磺酸钠浓溶液

【处方】丹参酮Ⅱ$_{A}$磺酸钠（以 $C_{18}H_{17}NaO_6S$ 计）40g

吐温 80 1000ml　　　　　　　　丙二醇 1000ml

制成 1000 支

【注解】将水溶性差的丹参酮Ⅱ$_{A}$制成注射用浓溶液，提高了丹参酮Ⅱ$_{A}$的稳定性，扩大了丹参酮类化合物的临床应用范围，使用更方便、更安全；丹参酮Ⅱ$_{A}$及其衍生物浓溶液可添加适量的抗氧化剂和稳定剂，提高其制剂中的稳定性：该制备方法强调避光操作，降低配置过程药物的降解。

【临床适应证】丹参酮Ⅱ$_{A}$磺酸钠是丹参中的主要活性成分之一，具有优良的抗炎抑菌和活血化瘀的药效作用。

六、输　液

输液是指由静脉滴注输入体内的大剂量（除另有规定外，一般不小于 100ml）注射液。

（一）输液的分类与特点

表 5-20　输液的分类与特点

要　点	内　容	
分　类	电解质输液	用于补充体内电解质、水分，纠正体内酸碱平衡等，如复方氯化钠注射液、氯化钠注射液、乳酸钠注射液等
	营养输液	用于不能口服吸收营养的患者。主要用来补充供给体内蛋白质、热量和人体必需的脂肪酸和水分等。如氨基酸输液、葡萄糖注射液、脂肪乳剂输液等
	胶体输液	可使水分较长时间在血液循环系统内保持，产生维持血压和增加血容量的效果。胶体输液有明胶类、多糖类、高分子聚合物等，如明胶、右旋糖酐、聚维酮、淀粉衍生物等
	含药输液	含有治疗药物的输液，如氧氟沙星葡萄糖输液
特　点	①输液能够补充营养、热量和水分，纠正体内电解质代谢紊乱 ②维持血容量以防治休克 ③调节体液酸碱平衡 ④解毒用以稀释毒素、促使毒物排泄 ⑤抗生素、强心药、升压药等多种注射液加入输液中静脉滴注，起效迅速，疗效好，且可避免高浓度药液静脉推注对血管的刺激	

（二）输液的质量要求

（1）无菌、无热原或细菌内毒素、不溶性微粒等项目必须符合规定。

（2）pH 与血液相近。

（3）渗透压应为等渗或偏高渗。

（4）不得添加任何抑菌剂，并在储存过程中质量稳定。

（5）使用安全，不引起血液一般检测或血液常规检测的任何变化，不引起变态反应，不损害肝、肾功能。

按照《中国药典》大体积注射液项下质量要求，逐项检查。主要有：可见异物、不溶性微粒检查、热原或细菌内毒素检查、无菌检查、含量测定、pH 测定及检漏等。

（三）输液存在的主要问题及解决方法

表 5-21　输液存在的主要问题及解决方法

要　点	内　容
输液存在的问题	①染菌问题 ②热原问题 ③可见异物与不溶性微粒的问题
解决办法	①按照输液用的原辅料质量标准，严格控制原辅料的质量 ②提高丁基胶塞及输液容器质量 ③尽量减少制备生产过程中的污染，严格灭菌条件，严密包装 ④合理安排工序，加强工艺过程管理，采取单向层流净化空气，及时除去制备过程中新产生的污染微粒，采用生产联动化和微孔滤膜滤过等措施，以提高输液的澄明度 ⑤在输液器中安置终端过滤器（0.8μm 孔径的薄膜），可解决使用过程中微粒污染问题

（四）输液的临床应用与注意事项

表 5-22　输液的临床应用与注意事项

要　点	内　容
临床应用	静脉输液速度随临床需求而改变
注意事项	①提倡临用前配制以保证疗效和减少不良反应 ②规范临床合理科学配伍用药，以降低患者与护理人员在多药“配伍试验”中的风险 ③规范和加强治疗室输液配制和病房输液过程的管理 ④加强输液器具管理，避免使用包装破损、密闭不严、超过使用期和漏气污染的输液器

（五）输液的举例

表 5-23　输液的举例

要　点	内　容					
葡萄糖注射液	处方	浓度	5%	10%	25%	50%
		注射用葡萄糖	50g	100g	250g	500g
		1% 的盐酸	适量	适量	适量	适量
		注射用水加至	1000ml	1000ml	1000ml	1000ml
	注解	葡萄糖为主药，盐酸为 pH 调节剂，配制时用盐酸调节 pH 至 3.8～4.0，同时严格控制受热时间和灭菌温度，使成品稳定				
	临床适应证	具有补充体液、营养、强心、利尿、解毒作用。用于大量失水、血糖过低等				

（六）营养输液及举例

患者所需一切营养完全由非胃肠途径输入体内，这种疗法称为胃肠外的全营养液。营养输液主要有静脉注射脂肪乳剂、糖的输液、复方氨基酸输液等。

表 5-24　营养输液及举例

要　点	内　容	
复方氨基酸输液	氨基酸是构成蛋白质的成分，也是生物合成激素和酶的原料，在生命体内具有特殊的生理作用	
	处方	L- 赖氨酸盐酸盐 19.2g　L- 缬氨酸 6.4g L- 精氨酸盐酸盐 10.9g　L- 苯丙氨酸 8.6g L- 组氨酸盐酸盐 4.7g　L- 苏氨酸 7.0g L- 半胱氨酸盐酸盐 1.0g　L- 色氨酸 3.0g L- 异亮氨酸 6.6g　L- 蛋氨酸 6.8g L- 亮氨酸 10.0g　甘氨酸 6.0g 亚硫酸氢钠 0.5g　注射用水加至 1000ml
	注解	氨基酸均为主药，亚硫酸氢钠是还原剂（抗氧剂），可防止主药被氧化
	临床适应证	用于大型手术前改善患者的营养状况，补充烧伤、创伤等引起的蛋白质严重损失的患者所需的氨基酸；提供消耗性疾病、恶性肿瘤、慢性、急性传染病患者的静脉营养；纠正肝病和肝硬化所致的蛋白紊乱，治疗肝性脑病
静脉注射用脂肪乳	处方	精制大豆油 50g　精制大豆磷脂 15g 注射用甘油 25g　注射用水加至 1000ml
	注解	精制大豆油是主药，也是油相，精制大豆磷脂是乳化剂，注射用甘油是等渗调节剂
	临床适应证	静脉注射脂肪乳是一种浓缩的高能量肠外营养液，可供静脉注射，能被机体完全吸收，其具有能量高、体积小、对静脉无刺激等优点。因此本品可供严重缺乏营养的（如外科手术后或大面积烧伤或肿瘤等）和不能口服食物患者使用
维生素和微量元素	对于静脉营养，微量元素、维生素是不可缺少的，因为它们是某些辅酶的组成部分，在物质代谢中有着重要的作用	

（七）血浆代用液及举例

血浆代用液在有机体内有代替血浆的作用，但是不能代替全血，对于血浆代用液的质量，除符合注射剂的有关质量要求外，代血浆还应不妨碍血型试验及红细胞的携氧功能，在血液循环系统内，可保留较长时间，易被机体吸收，不可在脏器组织中蓄积。

血浆代用液的举例：右旋糖酐输液

【处方】右旋糖酐 60g　　　　氯化钠 9g
　　　　注射用水加至 1000ml

【注解】右旋糖酐是一种葡萄糖聚合物，是目前最佳的血浆代用品之一。氯化钠为渗透压调节剂。

【临床适应证】本品为血管扩张药。能提高血浆胶体渗透压，增加血浆容量，维持血压。常用于治疗外科性休克、大出血、烫伤及手术休克等，用以代替血浆。

第三节　微粒制剂

一、概　述

微粒制剂，也称微粒给药系统（MDDS），系指药物或与适宜载体（一般为生物可降解材料），经过一定的分散包埋技术制得具有一定粒径（微米级和纳米级）的微粒组成的固态、液态或气态药物制剂，具有掩盖药物的不良气味与口味、液态药物固态化、减少复方药物的配伍变化，提高难溶性药物的溶解度，或提高药物的生物利用度，或改善药物的稳定性，或降低药物不良反应，或延缓药物释放、提高药物靶向性等作用的一大类新型药物制剂。

二、脂质体

脂质体（liposomes）是指将药物包封于类脂质双分子层内而形成的微小囊泡，又称类脂小球、液晶微囊。

（一）脂质体的分类

表 5-25　脂质体的分类

要　点	内　容	
按结构分类	单室脂质体	单室脂质体（unilamellar vesicles，ULV）：药物的溶液只被一层类脂质双分子层所包封，球径约≤ 25nm
	多室脂质体	多室脂质体（multilamellar vesicles，MLV）：药物溶液被几层类脂质双分子层所隔开，形成不均匀的聚集体，球径约≤ 500nm
	大多孔脂质体	大多孔脂质体（multivesicular vesicles，MVV）：直径约（130±6）nm，单层状，为细胞的良好模型，比单室脂质体多包封 10 倍的药物，多用于不耐酸抗生素类药物、锑剂、酶制剂及抗癌药物的载体
按性能分类	常规脂质体	系一类由磷脂和胆固醇组成，含有脂质双层包围水相的内囊泡结构的脂质体
	特殊性能脂质体	①热敏脂质体，为具有稍高于体温的相变温度的脂质体 ② pH 敏感脂质体，指对 pH（特别是低 pH）敏感的脂质体 ③多糖被覆脂质体，为结合了天然或人工合成的糖脂的脂质体 ④免疫脂质体，为类脂膜表面被抗体修饰的具有免疫活性的脂质体。另外还有光敏脂质体、磁性脂质体和超声波敏感脂质体等
按荷电性分类	①中性脂质体 ②负电性脂质体 ③正电性脂质体	

（二）新型靶向脂质体

表 5-26　新型靶向脂质体

要　点	内　容
前体脂质体	将脂质吸附在极细的水溶性载体如山梨醇、氯化钠等聚合糖类（增加脂质分散面积）制成前体脂质体，遇水时脂质溶胀，载体溶解并形成多层脂质体
长循环脂质体	PEG 修饰可增加脂质体的亲水性和柔顺性，从而降低与单核巨噬细胞的亲和力，延长循环时间，称为长循环脂质体（long-circulating liposome）
免疫脂质体	脂质体表面联接抗体，对靶细胞进行识别，提高脂质体的靶向性
热敏脂质体	利用在相变温度时，脂质体的类脂质双分子层膜从胶态过渡到液晶态，增加了脂质膜的通透性，增大了药物释放速度的原理制成热敏脂质体
pH 敏感性脂质体	由于肿瘤间质的 pH 比周围正常组织细胞的 pH 低，选用对 pH 敏感的类脂材料

（三）脂质体的组成、结构和膜材料

表 5-27　脂质体的组成、结构和膜材料

要　点	内　容
脂质体的组成与结构	脂质体由类脂质双分子层膜所构成（如下图所示）。类脂质膜的主要成分为胆固醇和磷脂。胆固醇属于两亲物质，其结构中亦具有亲水与疏水两种基团，其疏水性较亲水性强。磷脂亦具有两亲性，结构中含有一个季铵盐基和一个磷酸基，均为亲水性基团，另外还有两个较长的烃基为疏水链 图 5-1　脂质体结构示意图
脂质体的膜材料	脂质体的膜材主要由胆固醇与磷脂构成。磷脂包括天然的脑磷脂、卵磷脂、豆磷脂以及合成磷脂等。胆固醇具有调节膜流动性的作用，是脂质体的“流动性缓冲剂”

（四）脂质体的性质与特点

表 5-28　脂质体的性质与特点

要　点		内　容
理化性质	相变温度	当温度升高时脂质体双分子层中疏水链可从有序排列变为无序排列，从而导致一系列变化，如流动性增加，膜的厚度减小等。转变时的温度称为相变温度（phase transition temperature），它取决于磷脂的种类

（续表 5-28）

<table>
<tr><th>要　点</th><th colspan="2">内　容</th></tr>
<tr><td>理化性质</td><td>荷电性</td><td>①酸性脂质如磷脂酰丝氨酸（PS）和磷脂酸（PA）等的脂质体荷负电
②含碱基（氨基）脂质如十八胺等的脂质体荷正电
③不含离子的脂质体显电中性</td></tr>
<tr><td>特　点</td><td colspan="2">脂质体作为一种具有多种功能的药物载体，可包封脂溶性和水溶性两种类型的药物。药物被脂质体包封后具有以下特点：
①靶向性和淋巴定向性：药物脂质体静脉注射后，主要聚集在脾、肝、肺、骨髓、淋巴结等网状内皮系统中
②缓释和长效性　③细胞亲和性与组织相容性
④降低药物毒性　⑤提高药物稳定性</td></tr>
</table>

（五）脂质体的质量要求

除应符合《中国药典》有关制剂通则规定外，还需控制以下项目：

表 5-29　脂质体的质量要求

<table>
<tr><th>要　点</th><th colspan="3">内　容</th></tr>
<tr><td>形态、粒径及其分布</td><td colspan="3">根据给药途径不同其粒径要求也不同。如注射给药脂质体的粒径应小于 200nm，且分布均匀，跨距宜小，呈正态性</td></tr>
<tr><td>包封率</td><td colspan="3">包封率 =[脂质体中的药量 /（介质中的药量 + 脂质体中的药量）]×100%，通常要求脂质体的药物包封率达 80% 以上</td></tr>
<tr><td>载药量</td><td colspan="3">载药量 =[脂质体中药物量 /（脂质体中药量 + 载体总量）]×100%</td></tr>
<tr><td rowspan="4">脂质体的稳定性</td><td>物理稳定性</td><td colspan="2">主要用渗漏率表示
渗漏率 =（贮存后渗漏到介质中的药量 / 贮存前包封的药量）×100%</td></tr>
<tr><td rowspan="3">化学稳定性</td><td>磷脂氧化指数</td><td>氧化指数 =A_{233nm}/A_{215nm}
一般规定磷脂氧化指数应小于 0.2</td></tr>
<tr><td>磷脂量的测定</td><td>基于每个磷脂分子中仅含 1 个磷元素，通过化学法将样品中磷脂转变为无机磷后测定磷摩尔量（或重量），即可推算出磷脂量</td></tr>
<tr><td>防止氧化的措施</td><td>①充入氮气，添加抗氧剂
②也可直接采用氢化饱和磷脂</td></tr>
</table>

（六）脂质体的作用机制和作为药物载体的用途

表 5-30　脂质体的作用机制和作为药物载体的用途

要　点	内　容
作用机制	由于其结构与细胞膜组成相似，亲和性好，能显著增强细胞摄取，延缓和克服耐药性
作为药物载体的应用	①抗肿瘤药物的载体：美国 FDA 已批准上市了阿霉素、两性霉素 B、柔红霉素脂质体 ②抗寄生虫药物载体：例如利什曼病和疟疾 ③抗生素类药物载体 ④抗结核药物的载体

（续表 5-30）

要　点	内　容
作为药物载体的应用	⑤激素类药物的载体 ⑥酶类药物的载体 ⑦解毒剂的载体 ⑧免疫增强剂 ⑨基因治疗载体

（七）脂质体存在的问题

表 5-31　脂质体存在的问题

要　点	内　容
靶向性问题	一般脂质体的靶向性主要集中在网状内皮系统，要达到特异靶向性，需要在脂质体上结合糖链、抗体或使脂质体在受到光、热及靶器官特定的 pH 作用后才释放药物
稳定性问题	①脂质体对某些水溶性药物包封率较低，药物易从脂质体中渗漏出来 ②用常规方法制得的脂质体易于融合和聚集，可采用膜修饰方法制成聚合膜脂质体或使膜带电子 ③脂质体存在贮存稳定性差，静注给药后因血中酶、蛋白等因素作用造成其破裂及包封药物的快速渗漏等不足，极大地限制了其临床应用

（八）脂质体的举例

表 5-32　脂质体的举例

要　点		内　容
注射用紫杉醇脂质体	处方	紫杉醇 6.0g　卵磷脂 72g 胆固醇 10.8g　赖氨酸 1.4g 5% 葡萄糖适量
	注解	以卵磷脂与胆固醇为脂质体制备材料，脂质体作为药物载体，具有靶向性，可以增强药物治疗作用又可以减低药物毒性
	临床适应证	可以抑制肿瘤细胞有丝分裂，阻碍肿瘤生长，适用于卵巢癌的一线化疗及以后卵巢转移性癌的治疗，亦可与其他化疗药物联合应用
两性霉素 B 脂质体冻干制品	处方	两性霉素 B 50mg　氢化大豆卵磷脂（HSPC）213mg 胆固醇（Chol）52mg　二硬脂酰磷脂酰甘油（DSPG）84mg α- 维生素 E 640mg　蔗糖 1000mg 六水琥珀酸二钠 30mg
	注解	两性霉素 B 为主药，氢化大豆卵磷脂与二硬脂酰磷脂酰甘油为脂质体制备材料，胆固醇用于改善脂质体膜流动性，提高制剂稳定性。蔗糖配制成溶液用于制备脂质体。维生素 E 为抗氧化剂，六水琥珀酸二钠用作缓冲剂
	临床适应证	适用于系统性真菌感染者，病情呈进行性发展或其他抗真菌药治疗无效者，如败血症、心内膜炎、脑膜炎（隐球菌及其他真菌）、腹腔感染（包括与透析相关者）、肺部感染、尿路感染等

（续表 5-32）

要　点		内　容
阿霉素脂质体	处方	阿霉素 20g　　HSPC 95.8g 胆固醇 31.9g　　MPEG2000-DSPE 31.9g 硫酸铵 20g　　蔗糖适量 注射用水定容至 1000ml
	注解	阿霉素作为主药，HSPC 和胆固醇是脂质体的组成材料；MPEG2000-DSPE 使脂质体发挥长循环的作用，增加脂质体的稳定性，延长脂质体在体内循环时间，有利于阿霉素药效的发挥；用硫酸铵梯度法制备脂质体时，用硫酸铵水化后用蔗糖透析
	临床适应证	用于治疗白血病、恶性淋巴瘤、多发性骨髓瘤、乳腺癌、肺癌等疾病，是一种经典的抗生素类光谱抗肿瘤药物

三、微　球

表 5-33　微　球

要　点		内　容
概　念	微球（microsphere）是指药物分散或者溶解在高分子材料基质中形成的微小球状实体，属于基质型骨架微粒。微球粒径范围一般为 1 ～ 500μm，粒径小于 500nm 的，属于胶体范畴，通常亦被称为纳米球（nanosphere）	
分　类	普通注射微球	1 ～ 15μm 微球静脉或腹腔注射后，可被网状内皮系统巨噬细胞所吞噬
	栓塞性微球	微球随血流可阻滞于瘤体周围的毛细血管内，甚至可以引起小动脉暂时栓塞，提高局部浓度，延长作用时间。栓塞性微球一般粒径较大，粒径大小可有 30 ～ 800μm 不等
	磁性微球	在制备微球过程中将磁性微粒包入其中，用空间磁场在体外定位，使其具靶向性
	生物靶向性微球	带正电荷的微球首先聚集于肺，而带负电荷的微球可大量地被肝摄取，疏水性微球可被网状内皮系统巨噬细胞所摄取
特　点	①缓释性；②靶向性：静脉注射的微球，粒径 3μm 以下的微球大部分在肝、脾部停留，7 ～ 14μm 的微球主要停留于肺部，而小于 1.4μm 者全部通过肺循环；③降低毒副作用	
质量要求	①粒子大小与粒度分布：微球的外观、粒径及其分布的要求是：形态为球形，表面光滑、圆整，粒径分布在较窄范围内。粒径分布的表示法有：体积分布、质量分布和数目分布等。粒径的分布还可以采用跨度（Span）评价，定义公式如下： $\text{Span}=(D_{90\%}-D_{10\%})/D_{50\%}$ $D_{90\%}$、$D_{10\%}$、$D_{50\%}$ 分别指一定体积百分率的微球的粒径，Span 越大，粒径分布越广 ②载药量：是指单位重量或单位体积微球所负载的药量，其中能释放的药量为有效载药量 ③有机溶剂残留检查 ④体外释放度	

（续表 5-33）

要 点	内 容		
载体材料和用途	微球的载体材料	概述	作为注射型或埋植型缓释微球制剂的可生物降解的骨架材料主要有两大类
		天然聚合物	如淀粉、白蛋白、明胶、壳聚糖、葡聚糖等
		合成聚合物	如聚丙交酯、聚乳酸（PLA）、聚丙交酯－乙交酯（PLCG）、聚乳酸－羟乙酸（PLGA）、聚羟丁酸、聚己内酯等
	药物在微球中的分散状态	①溶解在微球内 ②以结晶状态镶嵌在微球内 ③吸附或镶嵌在微球表面	
	微球的用途	①抗肿瘤药物载体　②多肽载体 ③疫苗载体　④局部麻醉药实现长效缓释	
存在的问题	①微球载药量有限，对用药量大的药物不易制成微球注射剂 ②载体材料和药物本身性质，以及制备工艺（如成球方法的选择、溶剂、药物与材料的比例、附加剂、搅拌速度等）会影响微球质量 ③微球产业化问题，如无菌或灭菌条件，突释现象的控制，有机溶剂残留等		
举 例	注射用利培酮微球	处方	利培酮 1g　PLGA 适量
		注解	利培酮为主药，PLGA 为生物可降解载体材料。利培酮是抗精神病药物的代表药，注射用利培酮微球具有长效缓释作用，可以减少用药次数，便于临床用药
		临床适应证	用于治疗慢性和急性精神分裂症以及其他各种精神病性状态的明显的阳性症状（如妄想、幻觉、怀疑、敌视、思维紊乱）和明显的阴性症状（如少语、情绪淡漠、社交淡漠及反应迟钝）。可减轻与精神分裂症有关的情感症状（如焦虑、负罪感、抑郁）

四、微　囊

表 5-34　微　囊

要 点	内 容
概 念	微囊（microcapsules）系指将液态或固态药物（称为囊心物）包裹于合成的或天然的高分子材料（称为囊材）中而形成的微小囊状物，称为微型胶囊，简称微囊，其粒径在 1 ～ 250μm
药物微囊化的特点	①提高药物的稳定性。如 β- 胡萝卜素、阿司匹林以及挥发油类等药物 ②掩盖药物的不良臭味。如大蒜素、鱼肝油以及氯贝丁酯等药物 ③防止药物在胃内失活，减少药物对胃的刺激性。如尿激酶、红霉素以及氯化钾 ④控制药物的释放。如复方甲地孕酮微囊注射剂和美西律微囊骨架片等 ⑤使液态药物固态化。如油类、香料和脂溶性维生素 ⑥减少药物的配伍变化。如阿司匹林、氯苯那敏 ⑦使药物浓集于靶区。如抗肿瘤药物

（续表 5-34）

要　点	内　容		
质量要求	微囊的囊形		微囊形态应为圆球形或类球形的密封囊状物
	粒径		不同微囊制剂对粒径的要求不同
	载药量与包封率		微囊中所含药物的重量百分率称为载药量（drug loading rate），载药量可通过下式计算： 微囊的载药量 = 微囊内的药量 / 微囊的总重量 ×100% 对处于液态介质中的微囊，可采用滤过或离心等方法分离微囊，再计算载药量和包封率，包封率可由下式计算： 包封率 = 微囊内的药量 /（微囊内封药量 + 介质中的药量）×100% 微囊重量占投药量和投材料量的百分比率称为微囊的收率；微囊内药量占投药量的百分比率称为药物的收率，即药物的包封产率
	微囊中药物释放速率		通常采用桨法进行测定，也可将试样置薄膜透析管内用转篮法测定。在条件允许的情况下，可采用流通池法测定
药物微囊化的材料	囊心物		微囊的囊心物除主药外可以加入附加剂。囊心物可以是固体，也可以是液体
	囊　材	天然高分子囊材	最常用的囊材与载体材料是天然高分子囊材，无毒、稳定、成膜性好，包括：阿拉伯胶、明胶、壳聚糖、海藻酸盐
		半合成高分子囊材	半合成高分子囊材多系纤维素衍生物，其特点：成盐后溶解度增大、黏度大、毒性小 ①羧甲基纤维素盐：如羧甲基纤维素钠（CMC-Na）常与明胶配合作复合囊材 ②醋酸纤维素酞酸酯（CAP）③乙基纤维素 ④甲基纤维素（MC）　⑤羟丙基甲基纤维素（HPMC）
		合成高分子囊材	合成高分子囊材有生物降解和非生物降解两类。不受 pH 影响的非生物降解囊材有硅橡胶、聚酰胺等。可在一定 pH 条件下溶解的非生物降解囊材有聚乙烯醇、聚丙烯酸树脂等
微囊中药物的释放	微囊中药物释药机制		①药物透过囊壁扩散：属于物理过程 ②囊壁的消化降解：属于生化过程 ③囊壁的破裂或溶解：属于物理化学过程
	影响微囊中药物释放速率的因素		①药物的理化性质：囊材相同时，药物在介质中的溶解度愈小，释放愈慢 ②囊材的类型及组成：常用囊材形成的囊壁释药速率依次如下：聚酰胺＜苯乙烯 - 马来酸酐共聚物＜乙基纤维素＜明胶 ③微囊的粒径：囊膜材料和厚度相同时，微囊粒径越小表面积越大，释药越快 ④囊壁的厚度：囊材相同时，囊壁越厚释药越慢 ⑤工艺条件 ⑥释放介质

（续表 5-34）

要点	内容		
微囊的举例	复方甲地孕酮微囊注射液	处方	甲地孕酮 15mg　戊酸雌二醇 5mg 阿拉伯胶粉适量　明胶适量 羧甲基纤维素钠（钠含量 6.98% ～ 8.5%，黏度 300 ～ 600 厘泊）适量 硫柳汞（注射用）适量
		注解	复方甲地孕酮微囊注射液的囊材是明胶和阿拉伯胶，复方甲地孕酮微囊注射液为主药，系由甲地孕酮与戊酸雌二醇二者配伍，其配伍最适量为 3 ∶ 1，即甲地孕酮 15mg，戊酸雌二醇 5mg，微囊化后制成微囊注射液。甲地孕酮与戊酸雌二醇配伍为囊心物，用明胶和阿拉伯胶作囊材，以复凝聚法包囊，羧甲基纤维素钠作助悬剂，硫柳汞作抑菌剂
		临床适应证	甲地孕酮具有显著的排卵抑制作用，还能影响宫颈黏液稠度和子宫内膜正常发育，从而阻止精子穿透，孕卵不易着床。微囊化药物能达到降低主药剂量，减少副作用，延长避孕效果的目的

五、其他微粒制剂

（一）纳米乳

纳米乳（nanoemulsion）系由油、水、乳化剂和助乳化剂组成，具有各向同性、外观澄清的热力学稳定体系。纳米乳粒径大多小于 100nm。

纳米乳的举例：前列地尔纳米乳注射剂

【处方】前列地尔 0.5mg　　注射用大豆油 3.0g
泊洛沙姆 188 1.0g　　注射用卵磷脂 1.0g
注射用水加至 100g

【注解】前列地尔纳米乳注射剂增加了药物的溶解度和稳定性，可改变药物在体内的分布，提高药物的疗效。前列地尔为主药，因其水溶性差，不易制备普通注射剂。采用乳化手段，将前列地尔包封入纳米乳滴，使其可以选择性地在创伤部位蓄积，达到靶向作用，既减少了药物用量，又在一定程度上降低了血管刺激性，并增强了药物稳定性。

【临床适应证】前列地尔别名前列腺素 E1，具有扩血管、降低外周阻力的作用，可用于治疗慢性动脉闭塞症引起的四肢溃疡及微循环障碍引起的四肢静息疼痛。

（二）亚微乳

亚微乳（submicroemulsion）乳滴粒径在 100 ～ 1000nm 范围。

亚微乳的举例：16- 妊娠双烯醇酮亚微乳注射剂

【处方】16- 妊娠双烯醇酮 300mg　　大豆油 10g
蛋黄卵磷脂 E-80 1.5g　　维生素 E 0.01g
泊洛沙姆 0.3g　　甘油 2.5g
注射用水稀释至 100ml

【注解】16- 妊娠双烯醇酮是主药，大豆油和蛋黄卵磷脂 E-80 是乳化剂，泊洛沙姆是助乳化剂，维生素 E 是抗氧化剂，甘油为等渗调节剂。作为给药载体，脂肪亚微乳可以保护被包封药物 16- 妊娠双烯醇酮，载药量高、稳定性好、延长药物作用时间、降低毒副作用、使药物具有缓控释和靶向等作用。

【临床适应证】主要用于宫颈癌疾病的治疗。

（三）纳米粒

纳米粒（nanoparticles）的粒径在 10 ～ 100nm 范围，药物可以溶解、包裹与高分子材料中形成载体纳米粒。

纳米粒制剂的举例：紫杉醇白蛋白纳米粒

【处方】无菌紫杉醇（纳米级）0.5g　　人血清白蛋白（纳米级）20g
大豆磷脂 20g　　橄榄油 20g
甘露醇 30g　　亚硫酸钠 3g
无水乙醇 15ml　　注射用水 150ml

【注解】白蛋白结合型紫杉醇纳米粒可提高紫杉醇的稳定性和安全性，延长药效，提高靶向能力。选择适宜配比的白蛋白为载体能够保护药物免受环境影响，隔离活性成分，降低挥发性和毒性，可获得适宜的释药速度，起到作用和缓而持久、不良反应较少的结果。其中，橄榄油作为油相，甘露醇作为冻干骨架剂，亚硫酸钠为稳定剂。

【临床适应证】治疗卵巢癌、乳腺癌、肺癌、鼻咽癌等实体肿瘤的一线用药。

第四节　其他注射剂

一、生物技术药物注射剂

（一）生物技术药物的特点和挑战

分子量大是其物理化学性质的一大特点。由巨大分子量所带来的直接挑战就是大多数生物技术药物都难以自由地透过体内屏障，这个问题一方面表现在生物技术药物通过口服、透皮或黏膜吸收的生物利用度很低，另一方面表现在难以作用于中枢神经系统、脑组织中和各类细胞内的药物靶点，难以透过体内屏障，所以几乎都必须采用注射给药方式，这就大大限制了药物的应用和病人的顺应性。

生物分子的结构和功能对温度、pH、离子强度及酶等条件极为敏感，很容易被降解或失活。

（二）生物技术药物注射剂的临床应用与注意事项

1. 临床应用

目前生物技术药物制剂主要是以注射剂为主，市售的并且销售量比较好的有：伊那西普冻干粉针剂、英夫利昔单抗冻干粉针剂、贝伐珠单抗注射液、利妥昔单抗注射液、阿达木单抗注射液、阿法依伯汀注射液、曲妥珠单抗冻干粉针剂、甘精胰岛素注射液、培非司亭注射液等。

2. 注意事项

（1）溶液的 pH 和缓冲盐：由于多肽和蛋白质分子在溶液中的稳定性与溶液的 pH 密切相关，所以在制剂研究中需要选择最能保证蛋白稳定性的溶液 pH 范围及缓冲体系。

（2）加入小分子稳定剂和抗氧化剂：组成蛋白质的部分氨基酸易被氧化，可加入甘露醇、山梨醇、蔗糖、葡萄糖等稳定剂，也可以加入EDTA等螯合剂抑制氧化发生。

（3）使用表面活性剂：为防止蛋白的变性，可以在制剂中添加少量的表面活性剂分子，如吐温80等。

（三）生物技术药物注射剂的举例

胰岛素注射液

【处方】中性胰岛素40IU/ml　　氯化锌46μg/ml
甘油17mg/ml　　间甲酚2.7mg/ml
氢氧化钠适量　　盐酸适量
注射用水加至1000ml

【注解】中性胰岛素为主药，氯化锌为络合剂，与胰岛素反应生成水不溶的锌络合物，甘油为等渗调节剂，氢氧化钠和盐酸为pH调节剂，间甲酚为抑菌剂。

【临床适应证】本品用于糖尿病的治疗。通过基因重组技术生产中性胰岛素，与氯化锌发生络合反应，生成水不溶的锌络合物，有效延长注射剂作用时间至36小时，提高患者顺应性。用量剂量应根据患者的病情个体化。

二、中药注射剂

中药注射剂（traditional Chinese injections）是指将饮片经提取、纯化等过程制得的可注入人体内的溶液、乳状液及临用前配成溶液的无菌粉末或浓缩液的无菌制剂。

（一）中药注射剂的处方设计与质量要求

中药注射剂的处方组成分为单方和复方，处方宜少而精，可以是有效成分、有效部位、净药材等。处方设计的目的是为了解决药用成分的溶解性、制剂稳定性及生理适应性等问题，应尽量依照种类少、含量低、质量优的原则。

中药注射剂质量应符合以下规定：①性状：包括色泽、澄清度等。中药注射剂由于受其原料的影响，允许有一定的色泽，但同一批号成品的色泽必须保持一致，在不同批号的成品之间，应控制在一定的色差范围内。②鉴别：处方中全部药味均应作主要成分的鉴别，也可选用能鉴别处方药味的特征图谱。③检查：中药注射剂除按《中国药典》中规定项目检查外，还应控制工艺过程可能引入的其他杂质。④含量测定：注射剂中所含成分应基本清楚。

（二）中药注射剂的举例

复方柴胡注射液

【处方】北柴胡2500g　　细辛250g
氯化钠8g　　吐温80 40ml
注射用水加至1000ml

【注解】处方中北柴胡、细辛为主药，吐温80是增溶剂，增加挥发油在水中的溶解度。氯化钠起到调节等渗的作用。

【临床适应证】本品为解热镇痛药。用于感冒、流行性感冒等上呼吸道感染。

第六章

皮肤和黏膜给药途径制剂与临床应用

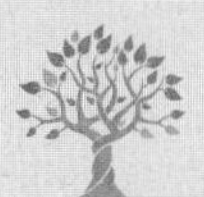

知识导图

皮肤和黏膜给药途径制剂与临床应用 { 皮肤给药制剂 / 黏膜给药制剂 }

第一节　皮肤给药制剂

一、概　述

（一）皮肤给药制剂的分类

皮肤给药途径制剂分为局部作用的传统制剂和现代经皮给药系统（transdermal drug delivery systems，TDDS）。前者包括软膏剂、乳膏剂、糊剂、凝胶剂、贴膏剂、涂膜剂、搽剂、洗剂、涂剂、酊剂、气雾剂、喷雾剂等，后者一般指贴剂。

（二）皮肤给药制剂的特点

（1）可直接作用于疾病部位，发挥局部治疗作用。

（2）避免肝脏的首关效应和胃肠因素的干扰。

（3）避免药物对胃肠道的副作用。

（4）长时间维持恒定的血药浓度，避免峰－谷现象，降低药物的不良反应。

（5）减少给药次数，患者可自主用药，特别适合于儿童、老人及不易口服给药的患者，提高患者的用药依从性。

（6）发现副作用时可随时中断给药。

（7）可通过给药面积调节给药剂量，提高治疗剂量的准确性。

（三）局部治疗用皮肤给药制剂的选用原则

1. 皮肤疾病急性期。无渗透液时，用洗剂或粉雾剂。不能使用糊剂及软膏剂，因为会阻滞水分蒸发，增加局部的温度，使皮疹加剧。有大量渗液时，用溶液湿敷促使其炎症消退。

2. 皮肤疾病亚急性期。若皮肤糜烂，有少量渗液时，可选择外用糊剂；如有皮损呈丘疹或小片增厚无渗液时，可选择乳膏剂、洗剂与软膏剂。有痂皮时先涂以软膏剂软化后拭去，再外用药物更易吸收。

3. 皮肤疾病慢性期。浸润增厚为主时，可选用乳膏剂及软膏剂；苔藓样变为主时，可选用软膏剂、酊剂等。

二、软膏剂、乳膏剂与糊剂

软膏剂系指原料药物与油脂性或水溶性基质混合制成均匀的半固体外用制剂。分为溶液型软膏剂和混悬型软膏剂。

乳膏剂系指原料药物溶解或分散于乳状液型基质中形成的均匀的半固体制剂。分为水包油型（O/W 型）乳膏剂和油包水型（W/O 型）乳膏剂。

糊剂系指大量的原料药物固体粉末（一般 25% 以上）均匀地分散在适宜的基质中所组成的半固体外用制剂。分为含水凝胶性糊剂和脂肪糊剂。

（一）软膏剂、乳膏剂与糊剂的特点和质量要求

1. 软膏剂、乳膏剂与糊剂的特点：软膏剂、乳膏剂与糊剂具有热敏性和触变性的特点。软膏剂、乳膏剂可长时间黏附或铺展于用药部位，主要使药物在局部发挥润滑皮肤、保护创面和治疗作用，用于抗感染、消毒、止痒、止痛和麻醉等局部疾病的治疗；也可通过皮肤吸收后发挥全身治疗作用。糊剂的稠度较软膏剂高，吸水能力较强，一般不妨碍皮肤的正常功能，具有收敛、消毒、吸收分泌液的作用。

2. 软膏剂、乳膏剂与糊剂的质量要求

①基质应均匀、细腻，涂于皮肤或黏膜上无刺激性。

②具有适当的黏稠度，不融化，且不易受季节变化影响。

③性质稳定，有效期内应无酸败、异臭、变色、变硬等变质现象，乳膏剂不得出现油水分离及胀气现象。

④必要时可加入防腐剂、抗氧剂、增稠剂、保湿剂及透皮促进剂。

⑤无刺激性、过敏性；无配伍禁忌；用于烧伤、创面与眼用乳膏剂应无菌。

⑥软膏剂、糊剂应遮光密闭贮存；乳膏剂应避光密封，置 25℃以下贮存，不得冷冻。

（二）常用基质与附加剂种类

1. 软膏剂常用基质与附加剂种类：软膏剂基质可分为油脂性基质和水溶性基质。油脂性基质包括烃类、动植物油脂、类脂及硅酮类物质。常用的油脂性基质有凡士林、石蜡、液状石蜡、硅油、蜂蜡、硬脂酸、羊毛脂等。水溶性基质主要有聚乙二醇、卡波姆、甘油、明胶等。

2. 乳膏剂常用基质与附加剂种类：乳膏剂主要组分有水相、油相和乳化剂。常用的油相基质有：硬脂酸、石蜡、蜂蜡、高级脂肪醇、凡士林、液状石蜡、植物油等。常用的乳化剂可分为 O/W 型和 W/O 型。O/W 型乳化剂有钠皂、三乙醇胺皂类、脂肪醇硫酸（酯）钠类（十二烷基硫酸钠）和聚山梨酯类等；W/O 型乳化剂有钙皂、羊毛脂、单硬脂酸甘油酯、脂肪醇等。

（三）软膏剂、乳膏剂与糊剂的临床应用与注意事项

1. 临床应用

①保护、滋润皮肤，并对皮肤有保温作用。

②保护创面、促进肉芽生长、恢复上皮和消炎收敛作用。

③防腐杀菌、软化痂皮。忌用于糜烂渗出性及分泌物较多的皮损。

乳膏剂适用于各种急、慢性炎症性皮肤病，如湿疹、皮炎、皮肤瘙痒症等。糊剂多用于痂皮脓疱性、鳞屑性皮肤病，以及亚急性或慢性炎症性皮肤损害。

2. 注意事项：避免接触眼睛及黏膜（如口、鼻黏膜）；用药部位如有烧灼感、红肿等情况应停药，并将局部药物洗净；在药物性状发生改变时禁止使用等。

软膏剂、乳膏剂应在外用后多加揉擦，对局限性苔藓化肥厚皮损可采用封包疗法。贴敷或封包时间不宜过久，以免因皮肤被浸软，易招致皮肤不适或继发毛囊炎。对广泛性皮损，药物的浓度应适当减低，以免发生刺激现象。用药要考虑患者年龄、性别、皮损部位，以及是否为儿童、孕妇及哺乳期妇女禁用的药品。在皮肤病患处使用，用药量和用药次数应适宜，用药疗程应根据治疗效果确定，不宜长期用药，糜烂及有较多渗出液的皮损忌用。糊剂不宜用于毛发较长较多处，如必须使用，应剪去毛发或在糊剂中加入20%软皂，也不宜于渗液较多处使用。

软膏剂、乳膏剂用于烧伤治疗，如为非无菌制剂的，应在标签上标明“非无菌制剂”。

（四）软膏剂、乳膏剂与糊剂的举例

表6-1　软膏剂、乳膏剂与糊剂的举例

要点		内容
水杨酸乳膏	处方	水杨酸50g，硬脂酸甘油酯70g，硬脂酸100g，白凡士林120g，液状石蜡100g，甘油120g，十二烷基硫酸钠10g，羟苯乙酯1g，蒸馏水480ml
	注解	①本品为O/W型乳膏，液状石蜡、硬脂酸和白凡士林为油相成分，十二烷基硫酸钠及硬脂酸甘油酯（1∶7）为混合乳化剂，其HLB值为11，接近本处方中油相所需的HLB值12.7，制得的乳膏剂稳定性较好 ②在O/W型乳膏剂中加入白凡士林可以克服应用上述基质时干燥的缺点，有利于角质层的水合而有润滑作用 ③甘油为保湿剂，羟苯乙酯为防腐剂 ④加入水杨酸时，基质温度宜低，以免水杨酸挥发损失，而且温度过高，当本品冷凝后常会析出粗大药物结晶。还应避免与铁或其他重金属器皿接触，以防水杨酸变色
	临床适应证	本品用于治疗手、足癣及体、股癣，忌用于糜烂或继发性感染部位
冻疮软膏	处方	樟脑30g，薄荷脑20g，硼酸50g，羊毛脂20g，液状石蜡10ml，凡士林适量
	注解	本品采用油脂性基质软膏，加适量羊毛脂可增加药物在皮肤内的扩散。处方中樟脑与薄荷脑共研即可液化，又由于都易溶于液状石蜡，所以加入少量液状石蜡有助于分散均匀，而使软膏更细腻。待基质温度降至50℃再加入药物，可防止樟脑、薄荷脑遇热挥发
	临床适应证	本品用于轻度未破溃的冻疮、手足皲裂
氧化锌糊	处方	氧化锌250g，淀粉250g，羊毛脂250g，凡士林250g
	注解	①由于本品中固体粉末成分占50%，在体温下软化而不熔化，可在皮

（续表 6-1）

要　点	内　容	
氧化锌糊	注解	肤中保留较长时间，吸收分泌液而呈现干燥，大量粉末在基质中形成孔隙，有利于保持皮肤的正常生理状态，可用于亚急性皮炎与湿疹。处方中的羊毛脂可使成品细腻，也有吸收分泌物的作用 ②处方中固体成分多，硬度大，故采用热熔法配制，氧化锌与淀粉加入前需干燥，以免结块，加入时基质温度不能超过 60℃，以防淀粉糊化（淀粉糊化温度为 68℃～72℃）后降低其吸水性。冬季时可用 5% 液状石蜡代替部分凡士林调节硬度
	临床适应证	本品具有保护、收敛作用，适用于有少量渗出液的亚急性皮炎、湿疹

三、凝胶剂

凝胶剂系指原料药物与能形成凝胶的辅料制成的具凝胶特性的稠厚液体或半固体制剂。

（一）凝胶剂的分类、基质和特点

1. 凝胶剂的分类

凝胶剂根据分散系统可分为单相凝胶与两相凝胶，单相凝胶又可分为水性凝胶与油性凝胶。凝胶剂根据形态不同还可分为：①乳胶剂；②胶浆剂；③混悬型凝胶剂。

2. 凝胶剂的基质

凝胶剂基质有水性与油性之分。水性凝胶基质一般由水、甘油或丙二醇与纤维素衍生物、卡波姆和海藻酸盐、西黄蓍胶、明胶、淀粉等构成；油性凝胶基质由液状石蜡与聚乙烯或脂肪油与胶体硅或铝皂、锌皂等构成。

3. 凝胶剂的特点

凝胶具有良好的生物相容性，对药物释放具有缓释、控释作用，制备工艺简单且形状美观，易于涂布使用，局部给药后易吸收、不污染衣物，稳定性较好。

（二）凝胶剂的质量要求

1. 混悬型凝胶剂中胶粒应分散均匀，不应下沉、结块。

2. 凝胶剂应均匀、细腻，在常温时保持胶状，不干涸或液化。

3. 凝胶剂根据需要可加入保湿剂、抑菌剂、抗氧剂、乳化剂、增稠剂和透皮促进剂等。抑菌剂的抑菌效力应符合抑菌效力检查法的规定。

4. 凝胶剂一般应检查 pH。

5. 凝胶剂基质与药物间均不应发生理化作用。

6. 除另有规定外，凝胶剂应避光，密闭贮存，并应防冻。

（三）凝胶剂的临床应用与注意事项

1. 临床应用：混悬型凝胶剂给药前要充分摇匀，否则有效成分可能分布不均，会影响给药剂量，从而影响药效发挥。凝胶剂是常用于无渗出的急、慢性皮肤损害的外用制剂，如加入维甲酸制成的凝胶，可用于治疗银屑病、痤疮等疾病。

2. 注意事项

（1）皮肤破损处不宜使用。

（2）避免接触眼睛和其他黏膜（如口、鼻等）。

（3）用药部位如有烧灼感、瘙痒、红肿等情况应停药，并将局部药物洗净，必要时向医师咨询。

（4）如正在使用其他药品，使用本品前请咨询医师或药师。

（5）根据药品说明书规定的用药途径和部位正确使用凝胶剂。

（6）皮肤外用凝胶剂使用前需先清洁皮肤表面患处，按患处面积使用剂量，用手指轻柔反复按摩直至均匀涂展开。

（7）当凝胶剂性质发生改变时禁止使用。

（四）凝胶剂的举例

表 6-2　吲哚美辛软膏

要　点	内　容
处　方	吲哚美辛 10.0g，交联型聚丙烯酸钠（ SDB-L400） 10.0g，PEG4000 80.0g，甘油 100.0g，苯扎溴铵 10.0ml，蒸馏水加至 1000g
注　解	吲哚美辛为主药，PEG4000 透皮吸收促进剂，SDB- L400 是一种高吸水性树脂材料，表观密度 0.6 ～ 0.8cm，粒径 38 ～ 200um 的 SDB-LA400 在 90 秒内吸水量为自重的 200 ～ 300 倍，膨胀成胶状半固体，具有保湿、增稠、皮肤浸润等作用，甘油为保湿剂，苯扎溴铵为杀菌防腐剂
临床适应证	本品具有消炎止痛作用，用于风湿性关节炎、类风湿关节炎、痛风等

四、贴　剂

表 6-3　贴　剂

要　点	内　容	
概　念	贴剂或称经皮给药系统系指药物与适宜的材料制成的供贴敷在皮肤上的，可产生全身性或局部作用的一种薄片状柔性制剂	
特　点	优点	①避免了口服给药可能发生的肝首关效应及胃肠灭活效应，提高了治疗效果 ②维持恒定有效的血药浓度，增强了治疗效果，减少了胃肠给药的副作用 ③延长作用时间，减少用药次数，改善患者用药顺应性 ④患者可自主用药，适用于老人、婴幼儿和不宜口服给药及需长期用药的患者 ⑤发现副作用可随时中断给药
	局限性	①起效慢 ②大面积给药，可能会对皮肤产生刺激性和过敏性 ③存在皮肤的代谢与贮库作用 ④药物吸收的个体差异和给药部位的差异较大

（续表 6-3）

<table>
<tr><th>要　点</th><th colspan="3">内　容</th></tr>
<tr><td rowspan="10">质量要求</td><td>材料及辅料</td><td colspan="2">贴剂所用材料及辅料应符合国家标准有关规定，并应考虑到对贴剂局部刺激性和药物性质的影响</td></tr>
<tr><td>外观</td><td colspan="2">应完整光洁，有均一的应用面积，冲切口应光滑，无锋利的边缘</td></tr>
<tr><td>残留溶剂含量测定</td><td colspan="2">使用有机溶剂涂布的贴剂应照《中国药典》残留溶剂测定方法检查，应符合规定</td></tr>
<tr><td>释放度测定</td><td colspan="2">照《中国药典》释放度测定方法测定，应符合规定</td></tr>
<tr><td>含量均匀度测定</td><td colspan="2">照《中国药典》含量均匀度测定方法测定，应符合规定</td></tr>
<tr><td>贮存条件</td><td colspan="2">除另有规定外，贴剂应密封贮存</td></tr>
<tr><td rowspan="4">黏附力测定</td><td colspan="2">通常压敏胶与皮肤作用的黏附力可以通过 3 个指标来衡量，即初黏力、持黏力及剥离强度</td></tr>
<tr><td>初黏力</td><td>表示压敏胶与皮肤轻轻地快速接触时表现出对皮肤的黏结能力，即通常所谓的手感黏性</td></tr>
<tr><td>持黏力</td><td>表示压敏胶内聚力的大小，即压敏胶抵抗持久性剪切力而导致蠕变破坏的能力</td></tr>
<tr><td>剥离强度</td><td>表示压敏胶黏结力的大小</td></tr>
<tr><td rowspan="7">贴剂的基本结构与类型</td><td rowspan="5">贴剂的基本结构</td><td>背衬层</td><td>主要由不易渗透的玻璃纸、铝塑复合膜、醋酸纤维素或尼龙等材料制成，用来避免药物的流失和挥发</td></tr>
<tr><td>药物贮库层</td><td>是由厚为 0.01 ～ 0.7mm 的聚乙烯醇或聚醋酸乙烯酯或其他高分子材料制成的一层膜。将治疗的药物溶解在一定的溶液中，制成过饱和混悬液存放在这层膜内，药物可以透过这层膜缓慢地向外释放</td></tr>
<tr><td>控释膜</td><td>具有一定的渗透性，利用膜的厚度和它的渗透性可以控制药物的释放速率，是透皮贴剂的关键组成部分</td></tr>
<tr><td>胶黏膜</td><td>是由无刺激性和无过敏性的黏合剂组成，如天然树胶、合成树脂等</td></tr>
<tr><td>保护层</td><td>是一种可剥离衬垫膜，起防粘和保护制剂的作用，通常为防粘纸、塑料或金属材料</td></tr>
<tr><td rowspan="2">贴剂的类型</td><td colspan="2">按结构不同，分为黏胶分散型、周边黏胶骨架型与贮库型</td></tr>
<tr><td colspan="2">①黏胶分散型贴剂：是将药物分散于压敏胶中，铺于背衬材料上面，加防黏层而成，与皮肤接触的表面都可输出药物
②周边黏胶骨架型贴剂：将含药的骨架涂上压敏胶，贴于背衬材料上，加上防黏层即成
③贮库型贴剂：是将药物和透皮吸收促进剂通过高分子包裹材料包裹成贮库，主要利用包裹材料的性质控制药物的释放速率。药物溶解或分散在半固体基质中组成药物贮库</td></tr>
</table>

（续表 6-3）

要点	内容		
贴剂的处方材料	骨架材料		一些合成与天然的高分子材料都可作为聚合物骨架材料，如亲水性的聚乙烯醇与疏水性的聚硅氧烷
	控释膜材料		贴剂中的控释膜可分为微孔膜和均质膜。微孔膜有聚丙烯拉伸微孔膜等。用作均质膜的高分子材料主要有聚硅氧烷和乙烯－醋酸乙烯共聚物等
	压敏胶		压敏胶即压敏性胶黏材料，系指在轻微压力下（例如指压）即可实现粘贴同时又易剥离的一种胶黏材料，其作用是保证释药面与皮肤紧密接触，有时又作为药物的贮库或载体材料，用于调节药物的释放速率 主要包括：硅橡胶类、聚丙烯酸类和聚异丁烯类
	背衬材料、防黏材料与药库材料	背衬材料	常用的背衬材料是多层复合铝箔，其他可使用的背衬材料还有聚苯乙烯、高密度聚乙烯，聚对笨二甲酸二乙酯等
		防黏材料	常用的防黏材料有聚苯乙烯、聚乙烯、聚碳酸酯、聚丙烯、等高聚物的膜材
		药库材料	可用单一材料，也可用多种材料配制的油膏、溶液、水凝胶、乳剂、软膏等，如羟丙基甲基纤维素、聚乙烯醇、卡波姆等均较为常用，各种骨架膜材和压敏胶也同时可以是药库材料

（一）贴剂的临床应用与注意事项

1. 给药部位应当为清洁、干燥、几乎无毛发的皮肤，避免使用皮肤洗剂。
2. 贴剂使用前不可撕破或割破单位剂量。
3. 透皮贴剂应当贴在不被衣服经常摩擦或移动的位置。
4. 透皮贴剂应根据产品说明书所示的推荐使用时间，到时应立即除去。
5. 如果对透皮贴剂有过敏、不能耐受或有较强的皮肤刺激时，应当暂时中断使用。
6. 贴剂不可切割使用。

（二）贴剂的举例

表 6-4　可乐定控释贴剂

要点	内容
处方	（1）贮库层： 可乐定 2.9%　　聚异丁烯 MML- 100 5.2% 聚异丁烯 LM-MS　6.5%　　液状石蜡 10.4% 庚烷 75%　　液态二氧化硅适量 （2）胶黏层： 可乐定 0.9%　　聚异丁烯 MML- 100 5.7% 聚异丁烯 LM- MS　7%　　液状石蜡 11.4%， 庚烷 75%　　液态二氧化硅适量

（续表 6-4）

要　点	内　容
注　解	本品为贮库型透皮贴剂。可乐定为主药，聚异丁烯为压敏胶和贮库材料，液状石蜡与液态二氧化硅为贮库材料，庚烷为溶剂
临床适应证	中枢神经强效降压药

五、贴膏剂

贴膏剂系指将原料药物与适宜的基质制成膏状物、涂布于背衬材料上供皮肤贴敷，可产生全身性或局部作用的一种薄片状柔性制剂。

（一）贴膏剂的分类、基质和特点

1. 贴膏剂的分类与基质：贴膏剂包括凝胶贴膏（原巴布膏剂或凝胶膏剂）和橡胶膏剂。凝胶膏剂系指原料药物与适宜的亲水性基质混匀后涂布于背衬材料上制成的贴膏，常用基质有聚丙烯酸钠、羧甲基纤维素钠、明胶、甘油和微粉硅胶等。橡胶膏剂系指原料药物与橡胶等基质混匀后涂布于背衬材料制成的贴膏剂，常用基质有橡胶、热可塑性橡胶、松香、松香衍生物、凡士林、羊毛脂和氧化锌等。

2. 贴膏剂的特点：与橡胶膏剂相比，凝胶膏剂具有良好的皮肤生物相容性、透气性、无致敏性以及刺激性、载药量大、释药性能好、血药浓度平稳、使用方便以及生产过程不使用有机溶剂的特点。

（二）贴膏剂的质量要求

（1）贴膏剂所用材料及辅料应符合国家标准有关规定，并应考虑到对贴膏剂局部刺激性和药物性质的影响。

（2）根据需要可加入透皮促进剂、表面活性剂、稳定剂、保湿剂、防腐剂、抗过敏剂或抗氧剂。

（3）膏料应涂布均匀，膏面应光洁，色泽一致，无脱膏、失黏现象；背衬面应平整、洁净、无漏膏现象。涂布中若使用有机溶剂，必要时应检查有机溶剂残留量。

（4）除另有规定或来源于动植物多组分且难以建立测定方法的贴膏剂外，贴膏剂的含量均匀度、释放度、黏附力等应符合要求。

（5）除另有规定外，贴膏剂应密封贮存。

（三）贴膏剂的临床应用与注意事项

1. 临床应用：贴膏剂可用在皮肤上，起固定敷料，保护创伤的作用。用于全身治疗作用，主要是通络止痛、祛风散寒，多用于治疗跌打损伤、风湿痹痛等。局部治疗作用主要用于：①神经性皮炎、慢性湿疹、结节性痒疹、局限性银屑病、扁平苔藓等病症。②局限性、孤立性、角化性皮肤病，如鸡眼、疣、胼胝等。

2. 注意事项：禁用于急性、亚急性炎症及糜烂渗出性皮肤病以及水疱、结痂和溃疡性病变等多毛部位不宜使用。

（四）贴膏剂的举例

表 6-5　伤湿止痛膏

要　点	内　容
处　方	伤湿止痛用流浸膏 50g，水杨酸甲酯 15g，颠茄流浸膏 30g，芸香浸膏 12.5g，薄荷脑 10g，冰片 10g，樟脑 20g，基质 600g
注　解	本品为橡胶膏剂。制备方法：7 味中药粉碎成粗粉，用 90% 乙醇制成相对密度约为 1.05 的流浸膏；按处方量称取各药，另加 3.7 ～ 4.0 倍重的由橡胶、松香、羊毛脂、凡士林、液状石蜡等制成的基质，制成涂料，进行涂膏，切段，盖衬，切成小块，即得
临床适应证	祛风湿，活血止痛。用于风湿性关节炎、肌肉疼痛、关节肿痛

六、皮肤给药的液体制剂

表 6-6　皮肤给药的液体制剂

要　点		内　容
搽　剂	概念	搽剂系指原料药用油、乙醇或适宜的溶剂制成的溶液、混悬液或乳状液，供无破损皮肤揉擦用的液体制剂
	生产、贮藏规定	①搽剂常用的溶剂有水、乙醇、液状石蜡、甘油或植物油等 ②搽剂在贮藏时，混悬液若出现沉淀物，经振摇应易分散，并具有足够的稳定性，以确保给药剂量的准确；乳状液若出现油相与水相分离，经振摇后应能重新形成乳状液。易变质的搽剂应在临用前配制 ③搽剂用时可加在绒布或其他柔软物料上（所用的绒布或其他柔软物料须洁净），轻轻涂裹患处 ④除另有规定外，以稀乙醇或水为溶剂的通常应检查 pH、相对密度；以油为溶剂的应无酸败等变质现象，并应检查折光率；以乙醇为溶剂的应检查乙醇量 ⑤搽剂应稳定，可根据需要加入抗氧剂或抑菌剂。抑菌剂的抑菌效力应符合抑菌效力检查法的规定 ⑥除另有规定外，搽剂应遮光，密闭贮存
	举例	复方苯海拉明搽剂 【处方】苯佐卡因 20g　　盐酸苯海拉明 10g 薄荷脑 50g　　樟脑 50g 乙醇适量　　水适量 【注解】本搽剂为绿色溶液，在该复方制剂中，苯佐卡因为局部麻醉药，有止痛、止痒作用；盐酸苯海拉明为抗组胺药，可缓解组胺所致的变态反应；薄荷脑、樟脑能促进血液循环，有消炎、止痒、止痛作用
涂　剂	概念	涂剂系指含原料药物的水性或油性溶液、混悬液、乳状液，供临用前用棉球或消毒纱布等柔软物料蘸取涂于口腔与喉部黏膜或皮肤的液体制剂，也可为临用前用无菌溶剂制为溶液的无菌冻干制剂，供创伤面涂抹治疗用

（续表 6-6）

要　点		内　容
涂　剂	生产、贮藏规定	①涂剂大多为消炎或消毒药物的甘油溶液，也可用植物油、乙醇等作溶剂，如所用原料药物为生物制品原液，则其原液、半成品和成品的质量及生产控制应符合相关品种项下的要求。以油为溶剂的应无酸败等变质现象，并应检查折光率 ②涂剂在贮藏时，若混悬液出现沉淀物，经振摇应易分散，并具足够稳定性，以确保给药剂量的准确；乳状液若出现油相与水相分离，经振摇后应能重新形成乳状液。易变质的涂剂应在临用前配制 ③涂剂应稳定，可根据需要加入抗氧剂或抑菌剂，抑菌剂的抑菌效力应符合抑菌效力检查法的规定 ④除另有规定外，应密闭贮存，遮光，对热敏感的品种，如生物制品，应置 2℃～8℃避光贮藏和运输 ⑤除另有规定外，涂剂在启用后最多可使用 4 周
	举例	地塞米松涂剂 【处方】地塞米松 0.5g　　二甲基亚砜 600ml 蒸馏水加至 1000ml 【注解】本品具有消炎、止痒、抗过敏和抑制角化异常作用。处方中二甲基亚砜作为皮肤吸收促进剂，蒸馏水为溶剂 【临床适应证】用于神经性皮炎、慢性湿疹、扁平苔藓、局限性硬皮病等
涂膜剂	概念	涂膜剂系指原料药分散或溶解于含有膜材料溶剂中，涂搽患处后形成薄膜的外用液体制剂
	生产、贮藏规定	涂膜剂在生产与贮藏期间均应符合下列有关规定： ①涂膜剂一般用于无渗出液的损害性皮肤病等。涂膜剂使用时涂布于患处，有机溶剂迅速挥发，形成薄膜保护患处，并缓慢释放出药物起到治疗作用 ②涂膜剂常用的成膜材料有聚乙烯醇缩甲乙醛、乙基纤维素、聚乙烯吡咯烷酮和聚乙烯醇等；增塑剂有丙二醇、乙酸甘油酯、甘油等；溶剂为乙醇等。必要时可添加其他附加剂，但所加附加剂对黏膜或皮肤应无刺激性 ③涂膜剂应稳定，可根据需要加入抗氧剂或抑菌剂。抑菌剂的抑菌效力应符合抑菌效力检查法的规定 ④除另有规定外，应遮光，密闭贮存 ⑤除另有规定外，涂膜剂在启用后最多可使用 4 周
	举例	痤疮涂膜剂 【处方】沉降硫 3.0g　　硫酸锌 3.0g 氯霉素 2.0g　　樟脑醑 25ml 甘油 10. 0g　　PVA（05-88）2.0g 乙醇适量　　蒸馏水加至 100ml

（续表 6-6）

要　点		内　容
涂膜剂	举例	【注解】硫酸锌、沉降硫、樟脑醑、氯霉素为主药，甘油为增塑剂，PVA 为成膜材料，蒸馏水、乙醇为溶剂。使用时应避免接触眼睛和其他黏膜（如口、鼻等）；用药部位如有红肿、瘙痒、烧灼感等情况出现应停药，并洗净局部药物 【临床适应证】凉血解毒，清热燥湿，化瘀散结。用于血热瘀滞、湿热蕴结型寻常痤疮的辅助治疗
洗　剂	概念	系指含原料药的乳状液、溶液、混悬液，供涂抹或清洗无破损皮肤或腔道用的液体制剂
	生产、贮藏规定	洗剂在生产与贮藏期间均应符合下列有关规定： ①洗剂在贮藏时，混悬液放置后的沉淀物，经振摇应易分散，并具足够稳定性，以确保给药剂量的准确；乳状液若出现油相与水相分离，但经振摇易重新形成乳状液。易变质的洗剂应于临用前配制 ②除另有规定外，以稀乙醇或水为溶剂的洗剂一般应检查 pH、相对密度 ③除另有规定外，洗剂应密闭贮存
	举例	复方硫黄洗剂 【处方】沉降硫黄 30g　　硫酸锌 30g 樟脑醑 250ml　　羧甲基纤维素钠 5g 甘油 100ml　　纯化水加至 1000ml 【注解】硫黄为强疏水性药物，甘油作为润湿剂，使硫黄能在水中分散均匀；羧甲基纤维素钠作为助悬剂，可增加混悬液的动力学稳定性；樟脑醑为 10% 樟脑乙醇溶液，在加入时应急剧搅拌，以免樟脑因溶剂改变而析出大颗粒；可加聚山梨酯 80 作为润湿剂，使成品质量更佳，但是不宜使用软肥皂，因为软肥皂会与硫酸锌生成不溶性的二价锌皂 【临床适应证】本品用于治疗痤疮、疥疮、皮脂溢出及酒糟鼻
冲洗剂	概念	系指用于冲洗开放性伤口或腔体的无菌溶液
	生产、贮藏规定	①原辅料的选择应考虑可能引起的毒性和局部刺激性 ②冲洗剂可由原料药物、电解质或等渗调节剂按无菌制剂制备。冲洗剂也可以是注射用水，但在标签中应注明供冲洗用。通常冲洗剂应调节至等渗 ③冲洗剂在适宜条件下目测应澄清，可见异物应符合规定 ④冲洗剂的容器应符合注射剂容器的规定 ⑤除另有规定外，冲洗剂应严封贮存 ⑥冲洗剂开启后应立即使用，未用完的应弃去 ⑦除另有规定外，冲洗剂应进行装量、无菌、细菌内毒素或热原检查
	举例	生理氯化钠溶液 【处方】氯化钠　　4.5g 注射用水　　加至 500ml

（续表 6-6）

要　点		内　容
冲洗剂	举例	【注解】本品为冲洗剂。本品使用前仔细检查包装，应完好无损、密封良好，内装液体应澄清，无可见微粒。如不符合，禁止使用。本品仅供一次性使用，打开包装后应尽快使用，余液废弃。如有需要，可放置于接近体温的温度下水浴或者恒温箱内加热，但不能超过45℃。高渗透性脱水症、低钾血症、高钠血症、高氯血症、限制钠摄入的患者应慎用本品 【临床适应证】本品用于手术、伤口、眼部、黏膜等冲洗

第二节　黏膜给药制剂

黏膜给药制剂系指将药物与适宜的载体材料制成供人体腔道黏膜部位给药，起局部作用或吸收进入体循环而起全身治疗作用的制剂。

一、黏膜给药制剂的分类与特点

（一）黏膜给药制剂的分类

1. 吸入制剂：系指原料药物溶解或分散于合适介质中，以气溶胶或蒸汽形式递送至肺部发挥局部或全身作用的液体或固体制剂，可分为吸入气雾剂、吸入喷雾剂、吸入粉雾剂、吸入液体制剂、可转变为蒸汽的制剂，其中吸入喷雾剂和吸入液体制剂应为无菌制剂。

2. 眼用制剂：系指直接用于眼部发挥治疗作用的无菌制剂，如滴眼液、眼用膜剂、眼膏剂和眼用凝胶剂等。

3. 直肠黏膜给药制剂：系指药物经肛门给药经直肠黏膜吸收发挥局部或全身治疗作用的制剂，如栓剂、灌肠剂。

4. 阴道黏膜给药制剂：系指将药物置于阴道内，通过阴道黏膜吸收发挥局部或全身治疗作用的制剂，如阴道片、阴道栓、阴道泡腾片、阴道凝胶剂等。

5. 口腔黏膜给药制剂：系指通过口腔黏膜吸收发挥局部或全身治疗作用的制剂，如溶液型或混悬型漱口剂、气雾剂、膜剂、舌下片、黏附片、贴片等。

6. 鼻用制剂：系指直接用于鼻腔，发挥局部或全身治疗作用的制剂，如滴鼻剂、洗鼻剂、鼻用喷雾剂、鼻用软膏剂、鼻用凝胶剂、鼻用粉雾剂等。

7. 耳用制剂：系指原料药物与适宜辅料制成的直接用于耳部发挥局部治疗作用或用于洗耳用途的制剂，如滴耳剂、洗耳剂，耳塞、耳用喷雾剂、耳用软膏剂、耳用乳膏剂、耳用凝胶剂、耳用丸剂，耳用散剂等。

（二）黏膜给药制剂的特点

1. 可有效避免药物的首关效应，提高药物生物利用度。

2. 实现药物局部定位给药，发挥局部或全身治疗作用。

3. 减少药物给药剂量、降低药物不良反应和提高药物治疗效果。

4. 拓展了大分子多肽及蛋白质类药物的给药途径。

二、气雾剂

表 6-7　气雾剂

要　点	内　容		
概　念	系指原料药物或原料药和附加剂与适宜的抛射剂共同装封于具有特制阀门系统的耐压容器中，使用时借助抛射剂的压力将内容物呈雾状物喷出，用于直接喷至腔道黏膜及皮肤或肺部吸入的制剂		
分　类	按分散系统分类	溶液型气雾剂	药物（固体或液体）溶解在抛射剂中，形成均匀溶液，喷出后抛射剂挥发，药物以液体或固体微粒状态达到作用部位
		混悬型气雾剂	药物（固体）以微粒状态分散在抛射剂中，形成混悬液，喷出后抛射剂挥发，药物以固体微粒状态达到作用部位
		乳剂型气雾剂	药物溶液和抛射剂按一定比例混合形成 W/O 型或 O/W 型乳剂。W/O 型乳剂，喷出时形成液流。O/W 型乳剂以泡沫状态喷出，因此又称为泡沫气雾剂
	按给药途径分类	①吸入气雾剂：系指使用时将内容物呈雾状喷出并吸入肺部的气雾剂，可发挥全身或局部治疗作用 ②非吸入气雾剂：系指使用时直接喷到腔道黏膜（鼻腔、口腔、阴道等）的气雾剂	
	按处方组成分类	二相气雾剂	一般指溶液型气雾剂
		三相气雾剂	指混悬型和乳剂型气雾剂
	按给药定量与否分类	①定量气雾剂（MDIs） ②非定量气雾剂	
特　点	优　点	①简洁、便携、耐用、方便、多剂量 ②比雾化器容易准备，治疗时间短，吸收迅速，无首关效应 ③良好的剂量均一性 ④气溶胶形成与病人的吸入行为无关 ⑤所有 MDIs 的操作和吸入方法相似 ⑥高压下的内容物可防止病原体侵入	
	缺　点	①若患者无法正确使用，就会造成肺部剂量较低和（或）不均一 ②通常不是呼吸触动，即使吸入技术良好，肺部沉积量通常较低 ③阀门系统对药物剂量有所限制，无法递送大剂量药物 ④大多数现有的 MDIs 没有剂量计数器	

（续表 6-7）

<table>
<tr><th>要　点</th><th colspan="3">内　容</th></tr>
<tr><td>质量要求</td><td colspan="3">（1）气雾剂的一般质量要求：
①无毒性、无刺激性
②抛射剂为适宜的低沸点液体
③气雾剂容器应能耐受所需的压力，每压一次，必须喷出均匀的细雾状的雾粒或雾滴，并释放出准确的剂量
④泄露和压力检查应符合规定，确保安全使用
⑤烧伤、创伤、溃疡用气雾剂应无菌
⑥气雾剂应置凉暗处保存，并避免暴晒、受热、敲打、撞击
（2）吸入气雾剂的特殊质量要求：
①吸入气雾剂的微细粒子剂量应采用空气动力学特性测定法进行控制
②定量气雾剂应进行递送剂量均一性检查，评价气雾剂罐内和罐间的剂量均一性。罐内剂量均一性必须采集各吸入剂标示次数的前、中、后揿次的释药样本
③定量气雾剂标签中应标明总揿次，每揿主药含量，临床最小推荐剂量的揿数；如有抑菌剂，应标明名称</td></tr>
<tr><td rowspan="5">气雾剂的抛射剂与附加剂</td><td rowspan="3">抛射剂</td><td colspan="2">是喷射药物的动力，有时兼有药物的溶剂作用</td></tr>
<tr><td>分　类</td><td>①氢氟烷烃：是目前最有应用前景的一类氯氟烷烃的替代品，主要为 HFA-134a（四氟乙烷）和 HFA-227（七氟丙烷）
②碳氢化合物：主要品种有丙烷、正丁烷和异丁烷。此类抛射剂虽然稳定、毒性不大、密度低及沸点较低，但易燃、易爆，不宜单独应用，常与其他抛射剂合用
③压缩气体：主要有二氧化碳、氮气、一氧化氮等。其化学性质稳定，不与药物发生反应，不燃烧</td></tr>
<tr><td>要　求</td><td>①在常温下的蒸气压力大于大气压
②无毒、无致敏反应和刺激性
③惰性，不与药物发生反应
④不易燃、不易爆
⑤无色、无臭、无味
⑥价廉易得。但一个抛射剂不可能同时满足以上所有要求，所以应根据用药目的适当的选择</td></tr>
<tr><td>潜溶剂</td><td colspan="2">为提高难溶性药物的溶解度常使用的混合溶剂。在混合溶剂中各溶剂达到一定比例时，药物的溶解度会出现极大值，此现象称为潜溶，这种混合溶剂称为潜溶剂。常与水形成潜溶剂的有甘油、乙醇、聚乙二醇和丙二醇等</td></tr>
<tr><td>润湿剂</td><td colspan="2">系指能够增加疏水药物微粒被水润湿能力的物质，以提高固体药物微粒在体系中的分散性。常用的润湿剂为表面活性剂</td></tr>
</table>

（一）气雾剂的临床应用与注意事项

表 6-8　气雾剂的临床应用与注意事项

要　点	内　容
临床应用	气雾剂可用于呼吸道吸入给药，或直接喷至腔道黏膜、皮肤给药，也可用于空间消毒
注意事项	①使用前应充分摇匀储药罐，使罐中抛射剂和药物充分混合。距上次使用超过 1 周或首次使用前时，先向空中试喷一次 ②患者吸药前需张口、头略后仰、慢慢地呼气，直到不再有空气可从肺中呼出。垂直握住雾化吸入器，用嘴唇包绕住吸入器口开始深而缓慢吸气并按动气阀，尽量使药物随气流方向进入支气管深部，然后闭口并屏气 10 秒钟后用鼻慢慢呼气。如果需要多次吸入，在休息 1 分钟后可重复操作 ③吸入结束后用清水漱口，以清除口腔残留的药物。如使用激素类药物应刷牙，避免药物对牙齿和口腔黏膜的损伤 ④气雾剂药物使用耐压容器、阀门系统，有一定的内压。抛射剂多为液化气体，在常温下蒸气压高于大气压，常压下沸点低于室温。气雾剂药物受撞击和遇热有可能发生爆炸，贮存时应注意避冷冻、避热、避光、避摔碰，即使药品已用完的小罐也不可燃烧、刺穿或弄破

（二）气雾剂的举例

表 6-9　气雾剂的举例

要　点	内　容
丙酸倍氯米松气雾剂	【处方】丙酸倍氯米松 0.068g　四氟乙烷 18.2g　乙醇 0.182g 【注解】本品为溶液型气雾剂，四氟乙烷为抛射剂，乙醇为潜溶剂。 【临床适应证】用于治疗和预防支气管哮喘及过敏性鼻炎
异丙托溴铵气雾剂	【处方】异丙托溴铵 0.374g　无水乙醇 150g　HFA- 134a 844.6g　枸橼酸 0.04g　蒸馏水 5.0g 【注解】本品为溶液型气雾剂，无水乙醇作为潜溶剂增加药物和赋形剂在制剂中的溶解度，使药物溶解达到有效治疗量；枸橼酸调节体系 pH，抑制药物分解；加入少量水可以降低药物因脱水引起的分解。 【临床适应证】用于慢性阻塞性支气管炎伴或不伴有肺气肿、轻到中度支气管哮喘

三、喷雾剂

表 6-10　喷雾剂

要　点	内　容
概　念	系指原料药物或与适宜辅料填充于特制的装置中，使用时借助手动泵的压力或其他方法将内容物呈雾状物释出，用于直接喷至腔道黏膜及皮肤或肺部吸入等的制剂

（续表 6-10）

<table>
<tr><th>要　点</th><th colspan="2">内　容</th></tr>
<tr><td rowspan="2">分　类</td><td>喷雾剂按内容物组成分</td><td>①溶液型
②乳状液型
③混悬型</td></tr>
<tr><td>按给药定量与否分</td><td>①定量喷雾剂
②非定量喷雾剂</td></tr>
<tr><td>特　点</td><td colspan="2">①药物呈细小雾滴能直达作用部位，局部浓度高，起效迅速
②给药剂量准确，给药剂量比注射或口服小，因此毒副作用小
③药物呈雾状直达病灶，形成局部浓度，可减少疼痛，且使用方便</td></tr>
<tr><td>质量要求</td><td colspan="2">①喷雾剂应在相关品种要求的环境配制，如一定的洁净度、灭菌条件和低温环境等
②根据需要可加入抗氧剂、助溶剂、表面活性剂、抑菌剂等附加剂。所加附加剂对黏膜或皮肤应无刺激性。抑菌剂的抑菌效力应符合抑菌效力检查法的规定
③喷雾剂装置中各组成部件均应采用无刺激性、性质稳定、无毒，且与药物不起作用的材料制备
④溶液型喷雾剂的药液应澄清；乳状液型喷雾剂的液滴在液体介质中应分散均匀；混悬型喷雾剂应将药物细粉和附加剂充分混匀、研细，制成稳定的混悬液
⑤吸入喷雾剂应为无菌制剂，应进行微细粒子剂量、递送剂量均一性、每瓶总喷数和每喷药物含量的检查</td></tr>
<tr><td>临床应用</td><td colspan="2">喷雾剂多数是根据病情需要临时配制而成</td></tr>
<tr><td>注意事项</td><td colspan="2">①喷雾剂用于经呼吸道黏膜吸收治疗全身性疾病或呼吸系统疾病，药物是否能经黏膜吸收，亦或能否达到或留置在肺泡中，主要取决于雾粒的大小。对肺的局部作用，其雾化粒子以 3 ～ 10μm 大小为宜，如果要迅速吸收发挥全身作用，其雾化粒径最好为 0.5 ～ 5μm 大小
②用药前先擤鼻涕，并将药罐充分晃动 5 次以上
③喷雾剂多为临时配制而成，保存时间不宜过久，否则容易变质，吸入剂因肺部吸收干扰因素较多，通常不能充分吸收</td></tr>
<tr><td>喷雾剂的举例</td><td colspan="2">莫米松喷雾剂
【处方】莫米松糠酸酯 3g　　聚山梨酯 80 适量
注射用水适量　　制成 1000 瓶
【注解】
本品是混悬型喷雾剂，用于鼻腔给药。每揿可喷射莫米松糠酸酯混悬液 0.1ml，莫米松糠酸酯含量为 50μg。莫米松糠酸酯是一种皮质激素类抗变态反应药，用于治疗成年或季节性鼻炎，有较好的预防过敏性鼻炎的作用。处方中加入聚山梨酯 80 有利于主药的润湿，但每次用药前需充分振摇
【临床适应证】
本品适用于治疗成人、青少年和 3 ～ 11 岁儿童季节性或常年性鼻炎，对于曾有中至重度季节性过敏性鼻炎症状的患者，在花粉季节开始前 2 ～ 4 周用本品作预防性治疗</td></tr>
</table>

四、粉雾剂

表 6-11　粉雾剂

<table>
<tr><th>要　点</th><th colspan="2">内　容</th></tr>
<tr><td rowspan="4">分　类</td><td>吸入
粉雾剂</td><td>系指微粉化药物或与载体以泡囊、胶囊或多剂量贮库形式，采用特制的干粉吸入装置，由患者主动吸入雾化药物至肺部的制剂</td></tr>
<tr><td>非吸入
粉雾剂</td><td>系指药物或与载体以胶囊或泡囊形式，采用特制的干粉给药装置，将雾化药物采用特制的干粉给药装置喷至腔道黏膜的制剂</td></tr>
<tr><td>外用
粉雾剂</td><td>系指药物或与适宜的附加剂灌装于特制的干粉给药器具中，使用时借助外力将药物喷至黏膜或皮肤的制剂</td></tr>
<tr><td colspan="2">吸入粉雾剂的优点：
①患者主动吸入药粉，不存在给药协同配合困难，但操作要求较高
②无抛射剂，可避免对环境的污染和呼吸道的刺激
③药物可以胶囊或泡囊形式给药，剂量准确
④一般不含防腐剂及乙醇等，对病变黏膜无刺激性，但应关注处方原辅料对肺泡的损伤和过敏性
⑤给药剂量大，尤其适用于多肽和蛋白质类药物的给药</td></tr>
<tr><td>特　点</td><td colspan="2">①无胃肠道降解作用
②无肝脏首关效应
③药物吸收迅速，给药后起效快
④大分子药物的生物利用度可以通过吸收促进剂或其他方法的应用来提高
⑤小分子药物尤其适用于呼吸道直接吸入或喷入给药
⑥药物吸收后直接进入体循环，达到全身治疗的目的
⑦可用于胃肠道难以吸收的水溶性大的药物
⑧顺应性好，特别适用于原需进行长期注射治疗的患者
⑨起局部作用的药物，给药剂量明显降低，不良反应小</td></tr>
<tr><td>质量要求</td><td colspan="2">（1）配制粉雾剂时，为改善粉末的流动性，可加入适宜的载体和润滑剂。吸入粉雾剂中所有附加剂均应为生理可接受物质，且对呼吸道纤毛和黏膜无毒性、无刺激性。外用粉雾剂及非吸入粉雾剂中所有附加剂均应对黏膜或皮肤无刺激性
（2）粉雾剂给药装置使用的各组成部件均应采用无刺激性、无毒、性质稳定及与药物不起作用的材料制备
（3）吸入粉雾剂中药物粒度大小应控制在 10μm 以下，其中大多数应在 5μm 以下。吸入粉雾剂中微细粒子应采用空气动力学评价方法进行控制。多剂量吸入粉雾剂应进行递送剂量均一性检查
（4）粉雾剂应置凉暗处贮存，防止吸潮
（5）胶囊型、泡囊型吸入粉雾剂应标明：
①每粒胶囊或泡囊中药物含量
②胶囊应置于吸入装置中吸入，而非吞服
③有效期</td></tr>
</table>

（续表 6-11）

要 点	内 容
质量要求	④贮藏条件。多剂量贮库型吸入粉雾剂应标明： a. 每瓶总吸次 b. 每吸主药含量
举 例	色甘酸钠粉雾剂 【处方】色甘酸钠 20g　　乳糖 20g 制成 1000 粒 【注解】本品为胶囊型粉雾剂，使用时需装入相应的装置中，供患者吸入使用。本品为抗变态反应药，可用于各种类型哮喘发作的预防。色甘酸钠在胃肠道仅吸收 1% 左右，而肺部吸收较好，吸入 10 ～ 20 分钟后血药浓度即可达峰。处方中的乳糖为载体 【临床适应证】用于预防和治疗支气管哮喘、过敏性哮喘及过敏性鼻炎

五、眼用制剂

（一）眼用制剂的分类与质量要求

表 6-12　眼用制剂的分类与质量要求

要 点	内 容
分 类	①眼用液体制剂（滴眼剂、洗眼剂、眼内注射溶液） ②眼用半固体制剂（眼膏剂、眼用乳膏剂、眼用凝胶剂） ③眼用固体制剂（眼膜剂、眼丸剂、眼内插入剂）
质量要求	①滴眼液中可加入调节渗透压、pH、黏度以及增加药物溶解度和制剂稳定的辅料，所用辅料不应降低药效或产生局部刺激。 ②除另有规定外，滴眼剂、洗眼剂和眼内注射溶液应与泪液等渗 ③多剂量眼用制剂一般应加入适宜的抑菌剂，尽量选用安全风险小的抑菌剂，产品标签应标明抑菌剂种类和标示量。除另有规定外，在制剂确定处方时，该处方的抑菌效力应符合抑菌效力检查法 ④眼用半固体制剂的基质应过滤灭菌，不溶性药物应预先制成极细粉。眼膏剂、眼用软膏剂、眼用凝胶剂应均匀、细腻、无刺激性，并易涂抹于眼部，便于原料药物分散和吸收。除另有规定外，每个容器的装量应不超过 5g ⑤眼内注射溶液、眼内插入剂、供外科手术用和急救用的眼用制剂，均不得加入抑菌剂或抗氧剂或不适当的附加剂，且应采用一次性使用包装 ⑥除另有规定外，滴眼剂每个容器的装量不得超过 10ml；洗眼剂每个容器的装量应不得超过 200ml。包装容器应不易破裂、无菌，其透明度应不影响对可见异物的检查 ⑦眼用制剂贮存应密封避光，启用后最多可用 4 周

（二）眼用液体制剂的附加剂

1. 调整 pH 的附加剂

表 6-13　调整 pH 的附加剂

要　点	内　容
概　述	常选用适当的缓冲液作溶剂，使眼用溶液剂的 pH 稳定在一定的范围内
常用的缓冲液	①磷酸盐缓冲液：pH 5.9 ～ 8.0 ②硼酸缓冲液：pH 为 5 ③硼酸盐缓冲液：pH 6.7 ～ 9.1 缓冲溶液贮备液灭菌贮藏，并添加适量抑菌剂抑制微生物生长

2. 调节渗透压的附加剂　滴眼剂处于低渗溶液时应调整成等渗溶液，但若治疗需要也可采用高渗溶液，而洗眼剂则应要求等渗。调整渗透压的附加剂常用的包括葡萄糖、氯化钠、硼砂、硼酸等。

3. 抑菌剂

表 6-14　常用抑菌剂及其使用浓度

抑菌剂	浓　度
三氯叔丁醇	0.35% ～ 0.5%
对羟基苯甲酸甲酯与丙酯混合物	甲酯 0.03% ～ 0.1%；丙酯 0.01%
氯化苯甲羟胺	0.01% ～ 0.02%
硝酸苯汞	0.002% ～ 0.004%
硫柳汞	0.005% ～ 0.01%
苯乙醇	0.5%

4. 调整黏度的附加剂　常用的包括甲基纤维素、聚乙二醇、聚维酮、聚乙烯醇等。

5. 其他附加剂　根据眼用溶液剂中主药性质可酌情添加增溶剂、助溶剂、抗氧剂等。

（三）眼用制剂的临床应用与注意事项

表 6-15　眼用制剂的临床应用与注意事项

要　点	内　容
临床应用	①尽量单独使用一种滴眼剂，若有需要需间隔 10 分钟以上再使用两种不同的滴眼剂。若同时使用滴眼剂和眼膏剂需先使用滴眼剂 ②主要用于治疗眼部疾病
注意事项	①使用滴眼剂前后需要清洁双手，并将部分泪液和眼内分泌物用已消毒棉签拭去，可避免减少药物浓度 ②眼用半固体制剂涂布之后需按摩眼球以便药物扩散 ③使用滴眼剂时需轻压泪囊区，以减少药物引发的全身效应 ④使用混悬型滴眼剂前需充分混匀 ⑤制剂性状发生改变时禁止使用 ⑥眼用制剂应一人一用

（四）眼用制剂的举例

表 6-16　眼用制剂的举例

要　点	内　容
醋酸可的松滴眼液	【处方】醋酸可的松（微晶）5.0g　吐温 80　0.8g 硝酸苯汞 0.02g　硼酸 20.0g 羧甲基纤维素钠 2.0g　蒸馏水加至 1000ml 【注解】本品为混悬型滴眼液 ①醋酸可的松微晶的粒径应在 5 ～ 20μm 之间，过粗则容易产生刺激性，降低疗效，甚至会损伤角膜 ②羧甲基纤维素钠为助悬剂，配液前需精制。由于与羧甲基纤维素钠有配伍禁忌，所以本滴眼液中不能加入阳离子型表面活性剂 ③硼酸为 pH 与等渗调节剂，因氯化钠能使羧甲基纤维素钠黏度显著下降，使结块沉降，改用 2% 的硼酸后，不仅改善黏度降低的缺点，且能减轻药液对眼黏膜的刺激性。本品 pH 为 4.5 ～ 7.0 【临床适应证】本品用于治疗急性和亚急性虹膜炎、交感性眼炎、小泡性角膜炎及角膜炎等
氧氟沙星眼膏	【处方】氧氟沙星 0.3g　卡波姆 0.6g 氯化钠 0.5g　硼酸 1.0g 氢化硬化蓖麻油 1.0g　羟苯乙酯 0 .025g 丙二醇 1.0g　透明质酸钠 0.05g 蒸馏水加至 100g 【注解】本品为凝胶型眼膏剂。氧氟沙星是主药，氢化硬化蓖麻油、卡波姆是基质，硼酸是 pH 调节剂，氯化钠是渗透压调节剂，羟苯乙酯是防腐剂、透明质酸钠、丙二醇是保湿剂。氧氟沙星在酸性条件下（pH 5.0 ～ 6.5）溶解，与辅料成分混合加热溶解（温度范围保持在 60℃～ 80℃）是保证形成透明膏体的关键 【临床适应证】治疗细菌性结膜炎、泪囊炎、角膜炎、角膜溃疡、术后感染等外眼感染
薁磺酸钠眼用膜剂	【处方】薁磺酸钠 0.1g　聚乙烯醇 30g 液状石蜡 2g　甘油 5ml 灭菌水加至 1000ml 【注解】薁磺酸钠是主药，聚乙烯醇是成膜剂，无刺激、无毒且不易被微生物污染。液状石蜡是脱模剂，甘油是增塑剂 【临床适应证】主要用于治疗角膜炎和结膜炎

六、栓　剂

表 6-17　栓　剂

要　点	内　容	
概　念	系指药物与适宜基质等制成供腔道给药的固体外用制剂	
分　类	按给药途径分类	直肠栓、阴道栓、尿道栓

（续表 6-17）

要点	内容		
分类	按制备工艺与释药特点分类	双层栓	①一种是内外层含不同药物 ②一种是上下两层，分别使用水溶或脂溶性基质，将不同药物分隔在不同层内，控制各层的溶化，使药物具有不同的释放速度
		中空栓	可达到快速释药的目的。中空部分填充各种不同的液体或固体药物，溶出速度快于普通栓剂
		缓、控释栓	微囊型、骨架型、渗透泵型、凝胶缓释型
特点	局部作用栓剂		例如用于通便的甘油栓和用于治疗阴道炎的蛇黄栓均为局部作用的栓剂
	全身作用栓剂		栓剂作用于全身的主要途径是直肠栓，如吗啡栓、苯巴比妥钠栓等
质量要求	①药物与基质应混合均匀，栓剂外形应完整光滑，无刺激性 ②塞入腔道后，应能软化、融化或溶解，并与分泌液混合，逐渐释放出药物，产生全身或局部作用 ③有适宜的硬度，以免在包装或贮存时变形 ④供制备栓剂用的固体药物，应预先用适宜的方法制成细粉或最细粉 ⑤栓剂所用内包装材料应无毒性，并不得与原料药物或基质发生理化作用 ⑥阴道膨胀栓内芯应符合有关规定，以保证其安全性 ⑦除另有规定外，栓剂应进行重量差异、融变时限的检查；阴道膨胀栓应进行膨胀值的检查；栓剂的微生物限度应符合规定		
栓剂的常用基质与附加剂种类、作用	基质的要求	优良基质应符合以下要求： ①在室温下应有适当的硬度，塞入腔道时不致碎裂或变形，在体温下易融化、软化或溶解，凝固点与熔点的差距小 ②性质稳定，不与药物反应，不妨碍主药的含量测定与作用，贮藏中不发生理化性质的变化，不影响其生物利用度，不易生霉变质等 ③对黏膜无刺激性和无毒性，无致敏性，释放速率良好 ④适用于热熔法及冷压法制备栓剂，易于脱模 ⑤油脂性基质还应要求酸价在 0.2 以下，碘价低于 7，皂化价 200 ～ 245	
	基质的分类	基质主要分水溶性基质和油脂性基质两大类	
		水溶性基质	甘油明胶：系用甘油、明胶与水制成，有弹性，不易折断，但塞入腔道后可缓慢溶于分泌液中，延长药物的疗效。其溶出速率可随水、明胶、甘油三者的比例改变而改变，甘油与水的含量越高，越易溶解。甘油能防止栓剂干燥，一般配比为水：明胶：甘油 =10 ： 20 ： 70。明胶是胶原的水解物，凡与蛋白质能产生配伍变化的药物，如重金属盐、鞣酸等均不能用甘油明胶作基质
			聚乙二醇（PEG）：为乙二醇的高分子聚合物总称，为难

（续表 6-17）

<table>
<tr><th>要　点</th><th colspan="4">内　容</th></tr>
<tr><td rowspan="11">栓剂的常用基质与附加剂种类、作用</td><td rowspan="5">基质的分类</td><td rowspan="2">水溶性基质</td><td colspan="2">溶性药物的常用载体。PEG 基质不宜与氯碘喹啉、乙酰水杨酸、奎宁、银盐、磺胺类、苯佐卡因等药物配伍</td></tr>
<tr><td colspan="2">泊洛沙姆，本品为乙烯氧化物和丙烯氧化物的嵌段聚合物（聚醚）。是一种表面活性剂，易溶于水，可与许多药物形成空隙固溶体。较常用的型号有泊洛沙姆 188（商品名普朗尼克 F68）；泊洛沙姆 407（商品名普朗尼克 F127）</td></tr>
<tr><td rowspan="2">油脂性基质</td><td>可可豆脂</td><td>主要组分为棕榈酸、硬脂酸、油酸、月桂酸和亚油酸等的甘油酯</td></tr>
<tr><td>半合成或全合成脂肪酸甘油酯</td><td>这类基质不易酸败，具有适宜的熔点，是目前取代天然油脂的较理想的栓剂基质
①椰油酯系由椰油加硬脂酸再与甘油酯化而成
②棕榈酸酯系由棕榈油酸加甘油与硬脂酸酯化而成，对阴道黏膜和直肠黏膜均无不良影响，抗热能力强，碘值和酸价低，为较好的半合成脂肪酸酯
③混合脂肪酸甘油酯为月桂酸与硬脂酸的甘油酯混合物</td></tr>
<tr><td colspan="3">栓剂一般采用揉捏法、冷压法和热熔法制备。搓捏法适宜于脂肪型基质小量制备；冷压法适宜于大量生产脂肪性基质栓剂；热压法适宜于脂肪性基质和水溶性基质栓剂的制备</td></tr>
<tr><td rowspan="6">附加剂</td><td>表面活性剂</td><td colspan="2">能增加药物的亲水性</td></tr>
<tr><td>抗氧剂</td><td colspan="2">如2,6-二叔丁基对甲酚（BHT）、叔丁基羟基茴香醚（BHA）、没食子酸酯类等</td></tr>
<tr><td>防腐剂</td><td colspan="2">当栓剂中含有水性溶液或植物浸膏时，可使用抑菌剂或防腐剂，如对羟基苯甲酸酯类。使用防腐剂时应验证其有效剂量、溶解度、直肠对其耐受性以及配伍禁忌</td></tr>
<tr><td>硬化剂</td><td colspan="2">如白蜡、鲸蜡醇硬脂酸、巴西棕榈蜡等</td></tr>
<tr><td>增稠剂</td><td colspan="2">常用作增稠剂的物质有：氢化蓖麻油、单硬脂酸甘油酯、硬脂酸铝等</td></tr>
<tr><td>吸收促进剂</td><td colspan="2">非离子型表面活性剂、脂肪醇、脂肪酸和脂肪酸酯类、水杨酸钠、尿素、苯甲酸钠、环糊精类衍生物、羟甲基纤维素钠等</td></tr>
<tr><td rowspan="2">临床应用</td><td colspan="4">阴道栓和直肠栓是外科常用药</td></tr>
<tr><td>阴道栓</td><td colspan="3">用来治疗妇科炎症。使用阴道栓时应注意：
①先清洗阴道内外，清除过多的分泌物。用清水或润滑剂涂在栓剂的尖端部
②患者仰卧床上，双膝屈起分开，露出会阴部，将栓剂尖端部塞入阴道口并用手以向前、向下的方向轻轻推入阴道深处。置入栓剂后患者</td></tr>
</table>

（续表 6-17）

要　点	内　容	
临床应用	阴道栓	应合拢双腿保持约 20 分钟的仰卧姿势 ③在给药后 1 ～ 2 小时内尽量不排尿，以免影响药效 ④宜在临睡前给药，以便药物充分吸收，并防止药栓遇热溶解后外流。月经期停用，有过敏史者慎用
	直肠栓	常用于治疗痔疮。使用直肠栓时要注意： ①使用前尽量排空大小便，并洗清肛门内外 ②剥去栓剂外裹的聚乙烯膜或铝箔，在栓剂的顶端蘸少许植物油、凡士林或润滑油 ③塞入时患者取侧卧位，小腿伸直，大腿向前屈曲，贴着腹部 ④放松肛门，把栓剂的尖端插入肛门，并用手指缓慢推进，深度距肛门口成人约 3cm，幼儿约 2cm，合拢双腿并保持侧卧姿势 15 分钟，以防栓剂被压出 ⑤在用药后 1 ～ 2 小时内，尽量不要大小便，以保持药效
	尿道栓	尿道栓使用与阴道栓类似
注意事项	①除另有规定外，栓剂应在 30℃以下密闭贮存和运输，防止因受热、受潮而变形、发霉、变质 ②栓剂受热易变形，气温高时，使用前最好置于冷水或冰箱中冷却后再剪开取用 ③本品性状发生改变时禁止使用 ④用药部位如有烧灼感、红肿等情况应停药，并将局部药物洗净 ⑤用药期间注意个人卫生，防止重复感染等	
举　例	甲硝唑栓 【处方】甲硝唑细粉 4.5g　　磷酸二氢钠 1.6g 碳酸氢钠 1.4g　　香果脂适量 共制成阴道栓 10 枚 【注解】 ①甲硝唑为主药，香果脂为基质 ②磷酸二氢钠和碳酸氢钠为泡腾剂，以便使主药深入阴道并均匀分布。也可根据情况使磷酸二氢钠稍过量，以降低阴道的 pH，恢复其自净能力，提高药效 ③本品属于中空栓剂，药物分速效和缓释两部分。与普通栓剂相比，作用时间长，疗效好 【临床适应证】用于治疗滴虫性阴道炎。亦可用于防治妇科小手术后厌氧菌感染	

七、口腔黏膜给药制剂

口腔黏膜给药制剂系指通过口腔黏膜吸收发挥局部或全身治疗作用的制剂。

（一）口腔黏膜给药制剂的分类与特点

1. 口腔黏膜给药制剂的分类

（1）口腔用液体制剂：用于口腔、咽喉清洗、消炎的液体制剂。

（2）口腔用片（膜）剂

①含片：系指含在口腔或颊膜内缓缓溶解而不吞下，产生局部或全身作用的片剂。

②舌下片：系指置于舌下能迅速溶化，药物经舌下黏膜吸收发挥全身作用的片剂。

③含漱片：系指临用前溶解于水中用于含漱的片剂。

④口腔贴片：系指贴于口腔，药物溶出经黏膜吸收后起局部或全身作用的片剂。

⑤口腔贴膜：系指贴于口腔，药物溶出经黏膜吸收后起局部或全身作用的膜状柔软固体。

（3）口腔用喷雾剂：用于口腔舌下发挥局部或全身作用的一类气溶胶制剂。

（4）口腔用软膏剂：药物与适于口腔黏膜应用的软膏基质混匀制得的口腔用软膏剂。

2. 口腔黏膜给药制剂的特点

（1）起效快，适用于急诊的治疗。

（2）口腔黏膜具有较强的对外界刺激的耐受性，不易损伤，修复功能强。

（3）给药方便，可随时进行局部调整，患者顺应性高。

（4）口腔黏膜处的酶活性较低，可避开肝脏首关效应及胃肠道的破坏。

（5）即可治疗局部病变，又可发挥全身治疗作用。

（二）口腔黏膜给药制剂的质量要求

1. 使用方便，容易给药和无口腔异物感。

2. 药物及辅料对口腔黏膜应无毒性和刺激性，包括不刺激唾液的分泌。

3. 口腔贴片应体积小，柔性好且黏附性强，能保证与黏膜紧密接触，能避免唾液对药物的影响以及对舌和颊运动的干扰。

4. 含片按崩解时限检查法检查时不应在10min内全部崩解或溶化，按需要可加入矫味剂、芳香剂和着色剂；舌下片在5min内全部崩解或溶化。

5. 口腔贴片（膜），应进行释放度检查，并应符合释放度测定法的有关规定。

6. 含片和口腔贴片（膜）按需要可加入矫味剂、芳香剂和着色剂。

（三）临床应用及注意事项

1. 临床应用

（1）口腔用片剂：含片含于口中使其溶化，不要咀嚼或吞下，并且在药物溶化后的一段时间内，不要吃食物或喝饮料。舌下片应置于舌下，使药物迅速起效，不可吞服。口腔贴片（膜）如需要发挥局部作用，贴在口腔黏膜的患处；如需发挥全身作用，需在给药部位保留较长时间。

（2）口腔用喷雾剂

①将喷雾剂瓶盖直接拔出。

②使用前不要摇动喷剂，垂直拿住喷瓶，喷头向上。

③在向口腔喷药之前，按动喷头数下，将药液喷向空中（按动喷头时，要迅速完全按下，然后放开）至喷出均匀喷雾。

④将喷头上的喷嘴尽量靠近口腔，向舌下喷射，每次间隔30秒（剂量遵医嘱）。

⑤注意：向口腔喷射时，必须尽量屏住呼吸，不要将药液吸入。

（3）口腔用软膏剂

①将药膏少量挤出，置于清洁的棉棒上。

②小心涂于口腔患处，使完全覆盖而形成一薄层，以达最佳疗效，忌用大力擦患处。

③应在睡前使用，如症状严重，有时一日需涂搽2～3次（以餐后为宜）。

2. 注意事项

患者用药前应仔细阅读药品标签和说明书，特别应注意用法与用量、禁忌证、注意事项、有效期、贮藏等项目，并要检查制剂质量。

（四）口腔黏膜给药制剂的举例

表 6-18　口腔黏膜给药制剂的举例

要点	内容
复方硼砂漱口液	【处方】硼砂 15g　碳酸氢钠 15g 液化苯酚 3ml　甘油 35ml 蒸馏水加至 1000ml 【注解】本品亦称朵贝尔溶液，采用化学反应法制备。硼砂与甘油反应生成硼酸甘油（酸性）；硼酸甘油再与碳酸氢钠反应生成甘油硼酸钠。甘油硼酸钠与液化苯酚具有消毒作用；含量测定后可加适量 1% 伊红着色，以警示不可内服，仅供含漱用 【临床适应证】消毒防腐药。用于口腔炎、咽喉炎及扁桃体炎等
硝酸甘油舌下片	【处方】硝酸甘油 0.3g　微晶纤维素 21g 乳糖 5.25g　聚维酮 0.3g 硬脂酸镁 0.15g　含水乙醇适量 共制 1000 片 【注解】硝酸甘油为主药，微晶纤维素、乳糖作为稀释剂，聚维酮为稳定剂，乙醇为溶剂。由于硝酸甘油具有较强的挥发性，极易受温度、湿度等因素的影响。加入聚维酮或 PEG 类可使硝酸甘油的蒸气压下降，挥发减慢，提高药物稳定性 【临床适应证】直接松弛血管平滑肌，减少心肌耗氧量。用于防治心绞痛

八、鼻用制剂

鼻用制剂系指直接用于鼻腔发挥局部或全身治疗作用的制剂。

（一）鼻用制剂的分类和特点

1. 鼻用制剂的分类

鼻用制剂可分为鼻用液体制剂（滴鼻剂和洗鼻剂），鼻用气溶胶制剂（鼻用气雾剂、鼻用粉雾剂和鼻用喷雾剂），鼻用半固体制剂（鼻用软膏剂、鼻用乳膏剂、鼻用凝胶剂），鼻用固体制剂（鼻用散剂和鼻用棒剂）。

2. 鼻用制剂的特点

（1）药物吸收迅速，起效快。

（2）药物由鼻腔毛细血管进入体循环，不经门静脉进入肝脏，可避免肝首关效应，可提高某些药物的生物利用度。

（3）给药方便，免除了药物对胃肠道的刺激，患者的顺应好，适于急救、自救。

（4）一部分药物可经嗅觉神经绕过血－脑屏障直接进入脑组织，有利于中枢神经系统疾病的治疗。

（5）制剂可能会对鼻黏膜造成刺激。

（6）鼻腔给药的体积较小，限制了单次用药剂量。

（二）鼻用制剂的质量要求

1. 鼻用制剂通常含有如调节黏度、控制pH、增加药物溶解、提高制剂稳定性或能够赋形的辅料。除另有规定外，多剂量水性介质鼻用制剂应当添加适宜浓度的抑菌剂。

2. 鼻用制剂多剂量包装容器应配有完整的滴管或适宜的给药装置。容器应无毒并清洗干净，不应与药物或辅料发生理化作用，容器的瓶壁要有一定的厚度且均匀，除另有规定外，装量应不超过10ml或5g。

3. 鼻用溶液剂应澄清，不得有沉淀和异物；鼻用混悬液可能含沉淀物，经振摇应易分散；鼻用乳状液若出现油相与水相分层，经振摇应易恢复成乳状液；鼻用半固体制剂应柔软细腻，易涂布。

4. 鼻用粉雾剂中药物及所用附加剂的粉末粒径大多应在30～150μm之间。鼻用气雾剂和鼻用喷雾剂喷出后的雾滴粒子绝大多数应不大于10μm。

5. 鼻用制剂应无刺激性，对鼻黏膜及其纤毛不应产生不良反应。

6. 除另有规定外，鼻用制剂应密闭贮存。

7. 除鼻用气雾剂、鼻用喷雾剂和鼻用粉雾剂外，多剂量包装的鼻用制剂在开启后使用期一般不超过4周。

8. 混悬型滴鼻剂应作沉降体积比检查；单剂量包装的鼻用固体或半固体制剂应做装量差异检查；定量鼻用气雾剂、鼻用喷雾剂及多剂量贮库型鼻用粉雾剂应做递送剂量均一性检查。

（三）鼻用制剂临床应用与注意事项

1. 临床应用：主要用于鼻腔急、慢性鼻炎和鼻窦炎，过敏性鼻炎，萎缩性鼻炎、干性鼻炎；用于镇痛与解热镇痛药、心血管病、激素代谢紊乱等疾病的治疗。

2. 注意事项：从外观看，包装完好，没有过期失效，霉坏变质。如使用某种滴鼻剂无效或发生过敏等不良反应，应停药。为避免滴鼻剂被污染，用同一容器给药的时间不应超过1周。为避免交叉感染，一支滴鼻剂（或一瓶鼻喷剂）仅供一位患者使用。

（四）鼻用制剂的举例

表6-19　鼻用制剂的举例

要　点	内　容
盐酸麻黄碱滴鼻液	【处方】盐酸麻黄碱 10g　　氯化钠 6g 羟苯乙酯 0.3g　　蒸馏水加至 1000ml 【注解】①在本处方中，氯化钠用于调节渗透压，羟苯乙酯为防腐剂；②本品不宜长期使用，患有高血压、冠状动脉病和甲状腺功能亢进者，以及萎缩性鼻炎患者忌用 【临床适应证】有收缩血管作用，用于鼻黏膜充血，急性鼻炎、鼻窦炎及慢性肥大性鼻炎
富马酸酮替芬喷鼻剂	【处方】富马酸酮替芬 0.11g　　亚硫酸氢钠 0.50g 三氯叔丁醇 0.10g　　蒸馏水加至 100ml 【注解】①在本处方中，富马酸酮替芬为主药；亚硫酸氢钠为抗氧剂，三氯叔丁醇为防腐剂；②本品采用手动泵喷雾瓶，剂量准确，药液分布面积广，起效快，可迅速缓解鼻塞、流涕等临床症状 【临床适应证】用于过敏性鼻炎

九、耳用制剂

（一）耳用制剂的分类与质量要求

1. 耳用制剂的分类：耳用制剂可分为耳用液体制剂（滴耳剂、洗耳剂、耳用喷雾剂等）、耳用半固体制剂（耳用软膏剂、耳用乳膏剂、耳用凝胶剂、耳塞等）、耳用固体制剂（耳用散剂、耳用丸剂等）。

2. 耳用制剂的质量要求

（1）耳用制剂的辅料应无毒性或局部刺激性。溶剂（如水、甘油、脂肪油等）不应对耳膜产生不利的压迫。除另有规定外，多剂量包装的水性耳用制剂，应含有适宜浓度的抑菌剂，如制剂本身有足够抑菌性能，可不加抑菌剂。用于伤口或手术前使用的耳用制剂应无菌，除另有规定外，应不含抑菌剂，并以单剂量供应。

（2）耳用制剂多剂量包装容器应配有完整的滴管或适宜材料组合成套，一般应配有橡胶乳头或塑料乳头的螺旋盖滴管。容器应无毒并清洗干净，且应与药物或辅料具有良好的相容性，容器的器壁要有一定的厚度且均匀，装量应不超过 10ml 或 5g。单剂量包装的洗耳剂，应能保证从容器中可倾倒出足够体积的制剂。

（3）耳用溶液剂应澄清，不得有沉淀和异物；耳用混悬液放置后的沉淀物，经振摇应易分散，其最大粒子不得超过 50μm；耳用乳液如发生油与水相分离，振摇后应易恢复成乳液。

（4）用于手术、耳部伤口或耳膜穿孔的滴耳剂与洗耳剂，须为灭菌制剂。

（5）除另有规定外，耳用制剂应密闭贮存。

（6）除另有规定外，多剂量包装的耳用制剂在开启后使用期最多不超过 4 周。

（二）耳用制剂的常用溶剂与附加剂

1. 常用溶剂：一般常以水、乙醇、甘油为溶剂。

2. 附加剂：抗氧剂：有依地酸二钠、亚硫酸氢钠等。抑菌剂：有硫柳汞、对羟基苯甲酸酯的混合物等。药物分散剂：溶酶菌、透明质酸酶等。

（三）临床应用与注意事项

1. 临床应用：耳用制剂一般用于耳内的清洁、消毒、止痒、收敛、抗感染、抗炎、止痛及润滑等作用。

2. 注意事项：对剂型要求：溶液型滴耳剂，应澄明，不浑浊，不沉淀，无颗粒和异物；混悬型滴耳剂，颗粒应细腻，分布均匀，振摇后数分钟内不应分层，放置后颗粒不结块。滴耳剂产生的灼烧感或刺痛感不应长于几分钟，如疼痛时间长或有过敏等不良反应，应停药，请医生更换。新霉素具有耳毒性，如耳部有皮肤破损或鼓膜穿孔，药液易被吸收，长期使用可能引起神经性耳聋，应禁止长时间使用。

（四）耳用制剂的举例

氧氟沙星滴耳液

【处方】氧氟沙星 3g，甘油 200ml，醋酸适量，70% 乙醇适量。

【注解】氧氟沙星为主药，甘油为溶剂，醋酸为 pH 调节剂，乙醇为溶剂。氧氟沙星为两性物质，碱性较强，故加醋酸使其成盐溶解。若加碱使其成钠盐，也可溶解，但稳定性差，故应避免采用后法。外耳道的正常 pH 为弱酸性，若其 pH 升高至 7 以上，常与炎症有关。本品的 pH 为 4.5 ～ 6.0，有助于抑制炎症发展。

【临床适应证】本品为广谱抗菌药，用于治疗化脓性中耳炎、鼓膜炎。

第七章

生物药剂学与药代动力学

知识导图

生物药剂学与药代动力学
- 药物体内过程的基本原理
- 药物的吸收
- 药物的分布、代谢和排泄
- 药代动力学模型及应用
- 给药方案设计与个体化给药
- 生物利用度与生物等效性

第一节 药物体内过程的基本原理

一、机体对药物的作用

（一）药物在体内的基本过程

1. 吸收：药物从给药部位进入体循环的过程。

2. 分布：药物进入体循环后向各组织、器官或者体液转运的过程。

3. 代谢：药物在吸收过程或进入体循环后，受体内酶系统的作用，结构发生转变的过程。

4. 排泄：药物及其代谢产物排出体外的过程。

药物的吸收、分布和排泄过程统称为转运，而分布、代谢和排泄过程称为处置，代谢与排泄过程合称为消除。吸收过程决定药物进入体循环的速度与量，分布过程影响药物是否能及时到达与疾病相关的组织和器官，代谢与排泄过程影响药物在体内存在的时间。药物的体内过程决定药物的血液浓度和靶部位的浓度，进而影响疗效。

（二）药物体内动力学过程及药代动力学

1. 动力学的概念

通常某个过程的动力学（kinetics）是指该过程的速度规律，可用微分形式 dX/dt 表示，这里 t 表示时间，是自变量：X 表示随时间改变的因变量，dX/dt 则表示因变量 X 随时间变化的动态过程。根据变化速率 dX/dt 与 X 之间的关系，常分为零级动力学、一级动力学、二级动力学等。

零级动力学的数学表达式为：$\frac{dX}{dt}=k\cdot X^0=k$。说明 X 的变化速率与 X 本身大小没有关系，是个定值。

一级动力学的数学表达式为：$\frac{dX}{dt}=k\cdot X^1=kX$。表示 X 随时间 t 成指数形式变化。

二级动力学的数学表达式为：$\frac{dX}{dt}=k\cdot X^2$，表示 X 的变化速率 dX/dt 与 X 的二次方成正比。

2. 药物的体内动力学过程

一级动力学就是通常说的线性动力学，目前临床上应用的大多数小分子药物，其体内的吸收、分布、代谢、排泄过程都遵循一级动力学特征，即大多数药物在临床应用时具有线性动力学特征，因此线性动力学是多种药动学模型的主要假设和客观存在。极少数药物或机体发生疾病（如肝肾功能下降时）等情况下，药物在上述某个或多个体内过程中可能因饱和现象而出现非线性动力学特征。

3. 药代动力学（pharmacokinetics，PK）

简称药动学。是应用动力学原理和数学方法，研究药物在体内的吸收、分布、代谢、排泄等过程的速度规律的科学。

药动学研究体内药物浓度（主要是血药浓度，多指血浆药物浓度）的时间过程，体现在血药浓度 - 时间曲线（图 7-1）上，反映了药物在体内的速度过程。

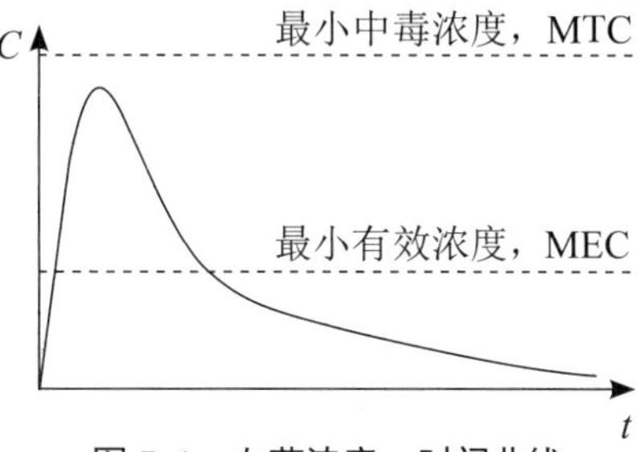

图 7-1　血药浓度 - 时间曲线

在血药浓度 - 时间曲线中，MEC 表示药物的最小有效浓度，MTC 则表示药物最小中毒浓度。血药浓度只有达到MEC，才会发挥药物效应；但当浓度达到MTC时，药物对机体会发生毒副作用。

（三）药动学参数及临床意义

表 7-1　药动学参数及临床意义

要　点	内　容
速率常数	速率常数用来描述体内各过程的快慢，它是药动学的特征参数，如表征药物吸收过程的吸收速率常数 k_a，表征药物在尿中排泄快慢的肾排泄速率常数 k_e 等，表征药物消除过程的消除速率常数 k。速率常数的单位是时间的倒数，如 min^{-1}、h^{-1} 等 k 代表单位时间从体内消除的分数（如 k=0.1h^{-1}，表示每小时消除体内药量的 10%），其数值越大，表示药物从体内消除越快 如果药物具有一级消除过程，则某一个体在一定期间内药物的 k 值保持不变，与给药途径、药物剂型和剂量无关，它反映药物本身的性质，体现在体内被代谢和 / 或排泄的快慢，是药物的特征参数。药物的 k 值有改变表明消除器官的功能有变化，肝、肾功能低下时 k 值减小，此时用药应注意剂量调整
生物半衰期	指药物在体内的量或血药浓度降低一半所需要的时间，常以 $t_{1/2}$ 表示，单位是“时间”。$t_{1/2}$=0.693/k，生物半衰期表示药物从体内消除的快慢。代谢快、排泄快的药物，其 $t_{1/2}$ 小。代谢慢、排泄慢的药物，其 $t_{1/2}$ 大。$t_{1/2}$ 是药物的特征参数，不因药物剂型、给药途径或剂量而改变。药物的 $t_{1/2}$ 改变则表明消除器官的功能有变化，肝、肾功能低下时 $t_{1/2}$ 会延长，此时用药应注意剂量调整
表观分布容积	表观分布容积是体内药量与血药浓度间的一个比例常数，用“V”表示。其单位通常是“体积”或“体积 / 千克体重”，如 L、ml 或 L/kg、ml/kg，它可以设想为体内的药物按血浆浓度分布时，所需要体液的理论容积。$V=X/C$ 式中，X 为体内药量，V 为表观分布容积，C 为血药浓度。V 没有生理学与解剖学上的意义，不代表生理空间，仅仅是反映药物在体内分布程度的一项比例常数，因此是“表观”的。V 也是药物的特征参数，对某一个体，某一药物的 V 是个确定值（常数），其值的大小能够表示出该药物的分布特性。当药物的 V 远大于体

（续表 7-1）

要　点	内　容
表观分布容积	液总体积时，表示其血中药物浓度很小，说明分布到组织中的药物多，提示药物在某些组织或器官可能存在蓄积，一般排泄较慢，在体内能保持较长时间 血液中水溶性或极性大的药物通常不易进入细胞内或脂肪组织中，血药浓度较高，表观分布容积较小；亲脂性药物在血液中浓度较低，表观分布容积通常较大，往往超过体液总体积
清除率	清除率又称为体内总清除率，是机体在单位时间内清除的含有药物的血浆体积，清除率常用“*Cl*”表示，单位用“体积 / 时间”表示，如 L/min、ml/min、L/h 等。 总清除率等于总的消除速度与血药浓度之比，计算公式为：$Cl = \frac{dX_E/dt}{C}$ 总清除率与消除速率常数 *k* 和表观分布容积 V 之间的关系为：$Cl = kV$ 清除率也是重要的药动学特征参数，对某一正常个体，清除率是一定的（常数），当机体的肝脏或肾脏功能出现障碍时，*Cl* 会变小，用药时应注意剂量调整 *Cl* 具有加和性，药物的 *Cl* 等于肝清除率 Cl_h 与肾清除率 Cl_r 之和，即 $Cl=Cl_h+Cl_r$

二、药物的跨膜转运

表 7-2　药物的跨膜转运

<table>
<tr><th>要　点</th><th colspan="3">内　容</th></tr>
<tr><td>生物膜的结构</td><td colspan="3">生物膜主要由蛋白质、类脂质和少量糖类所组成。由脂质构成双分子层。生物膜的液晶镶嵌模型把生物膜看成是球形蛋白和脂质的二维排列的流体膜（图 7-2）。膜结构具有半透性，脂溶性药物容易透过，脂溶性很小的药物难以通过，小分子水溶性药物可经含水性小孔吸收

图 7-2　生物膜液晶流动镶嵌模式图</td></tr>
<tr><td rowspan="2">药物的转运方式</td><td>被动转运</td><td colspan="2">物质从高浓度区域向低浓度区域的转运。转运过程不需要载体，不需要消耗能量。药物大多数以这种方式通过生物膜。被动转运包括滤过和简单扩散
滤过：水溶性的小分子物质依靠膜两侧的流体静压或渗透压通过孔道，如药物通过肾小球膜的滤过过程
简单扩散：脂溶性药物。药物的扩散速度取决于膜两侧药物的浓度梯度、药物的脂水分配系数及药物在膜内的扩散速度。药物大多数以这种方式通过生物膜</td></tr>
<tr><td>载体转运</td><td>主动转运</td><td>（1）概述：药物通过生物膜转运时，可借助载体或酶促系统，从膜的低浓度一侧向高浓度一侧转运
（2）特点
①逆浓度梯度转运
②需要消耗机体能量
③转运速度与载体量有关，往往可出现饱和现象
④可与结构类似的物质发生竞争现象
⑤受抑制剂的影响</td></tr>
</table>

（续表 7-2）

要　点	内　容		
药物的转运方式	载体转运	主动转运	⑥主动转运还有部位特异性，例如胆酸和维生素 B_2 的主动转运只在小肠上段进行，维生素 B_{12} 在回肠末端部位吸收 ⑦具有结构特异性，如单糖、氨基酸、嘧啶及某些维生素都有本身独立的主动转运特性
		易化扩散	又称中介转运，是指一些物质在细胞膜载体的帮助下，由膜的高浓度一侧向低浓度一侧转运的过程。易化扩散具有载体转运的各种特征：对转运物质有结构特异性要求，可被结构类似物竞争性抑制；也有饱和现象。与主动转运的区别：易化扩散不需要消耗能量，而且是顺浓度梯度转运，转运的速率远远快于被动扩散
	膜动转运	指生物膜利用自身的流动性通过主动变形——膜凹陷吞没液滴或微粒，将某些物质摄入细胞内或从细胞内释放到细胞外的过程。细胞通过膜动转运摄取液体称为胞饮，摄取的是微粒或大分子物质称吞噬，大分子物质从细胞内转运到细胞外称为胞吐。膜动转运是蛋白质和多肽的重要吸收方式，并且有一定的部位特异性（如蛋白质在小肠下段的吸收最为明显）。微粒给药系统可通过吞噬作用进入细胞	
	药物跨膜转运机制及其特点见表 7-3		

表 7-3　药物跨膜转运机制及其特点

转运机制	转运形式	膜蛋白	能　量	膜变形
被动转运	滤过	无	不需要	无
	简单扩散（脂质途径）	无	不需要	无
	简单扩散（通道介导）	通道蛋白	不需要	无
载体转运	易化扩散	转运体	不需要	无
	主动转运	载体蛋白	需要	无
膜动转运	胞饮作用	（受体）	需要	有
	吞噬作用	（受体）	需要	有

第二节　药物的吸收

一、药物的胃肠道吸收

（一）胃肠道的结构与功能

胃肠道主要包括胃、小肠和大肠三部分。

口服的药物剂型在胃内的停留过程中大部分可被分散、崩解和溶解。除一些弱酸性药物有较好吸收外，大多数药物吸收较差。

小肠液的 pH 为 5 ～ 7，是弱碱性药物吸收的理想环境。大多数药物的最佳吸收部位是小肠上部或十二指肠。药物可以通过被动扩散途径吸收，小肠也是药物主动转运吸收的特异性部位。

结肠是治疗结肠疾病的释药部位，多肽类药物可以结肠作为口服的吸收部位。直肠血管丰富，是栓剂给药的吸收部位。

（二）影响药物吸收的生理因素

表 7-4　影响药物吸收的生理因素

<table>
<tr><th>要　点</th><th colspan="2">内　容</th></tr>
<tr><td>胃肠液的成分和性质</td><td colspan="2">胃液的 pH 为 1.0 左右，有利于弱酸性药物的吸收，小肠的 pH 较胃液高得多，通常为 5 ～ 7，有利于弱碱性药物的吸收，肠液中含有胆盐，能促进难溶性药物的溶解，可提高药物的吸收程度和速率。胆盐也会与一些药物形成难溶性盐，降低药物的吸收。如新霉素、制霉菌素和多黏菌素 E 等口服不吸收，只用于治疗肠道疾病</td></tr>
<tr><td rowspan="2">胃肠道运动</td><td>胃肠道蠕动</td><td>胃蠕动可使药物和食物充分混合，具有分散和搅拌的作用，使与胃黏膜充分接触，有利于胃中药物的吸收，同时将内容物往十二指肠方向推进。肠的运动可促进固体制剂进一步崩解，使之与肠液充分混合溶解，增加已溶解的药物与吸收黏膜表面的接触，有利于药物的吸收</td></tr>
<tr><td>胃排空</td><td>（1）概念：指胃内容物从胃幽门部排至小肠上部的过程
（2）胃排空速率快对药物吸收可能产生的影响
①主要在胃吸收的药物吸收会减少，例如水杨酸盐
②在胃内易破坏的药物破坏减少，吸收增加，如红霉素、左旋多巴
③作用点在胃的药物，作用时间会缩短，疗效可能下降，如氢氧化铝凝胶、三硅酸镁、胃蛋白酶、硫糖铝等
④需要在胃内溶解的药物和某些难以溶解的药物吸收会减少，例如螺内酯、氢氯噻嗪等
⑤主要在肠道吸收的药物吸收会加快或增多，如阿司匹林、地西泮、左旋多巴等
⑥在肠道特定部位吸收的药物，由于入肠过快，缩短它们在肠中特定部位的吸收时间，会导致吸收减少
（3）胃排空速率慢则相反，需立即产生作用的药物，如止痛药，胃排空延迟会影响药效的及时发挥
（4）胃排空速率随胃内容物体积的增大而增大
（5）影响胃排空速率的因素
①食物的物理性状和化学组成
②胃内容物的黏度、渗透压
③服药时的饮水量
④一些药物，如抗胆碱药溴丙胺太林、麻醉药吗啡、解热镇痛药阿司匹林等，能减小胃排空速率，而 β 受体拮抗药普萘洛尔能增加胃排空速率</td></tr>
<tr><td>循环系统转运</td><td colspan="2">①药物在消化道的淋巴系统转运是药物吸收途径之一。经淋巴系统吸收的药物不经肝脏，不受肝脏首过效应的影响
②胃肠道吸收的药物通过门静脉，进入肝脏继而进入体循环，药物进入体循环前的降解或失活的过程，称为“首关代谢”或“首关效应”，药物的首关效应越大，药物被代谢越多，其血药浓度也越小，药效受到明显的影响
③在胃的吸收中，血流量可影响胃的吸收速度，服药同时饮酒，药物吸收量可能增加</td></tr>
</table>

（续表 7-4）

要 点	内 容
食 物	食物可以使药物的吸收减少或吸收速度减慢，也可以二者均有之（表 7-5）。食物影响药物吸收的因素有： ①延长胃排空时间 ②食物改变胃肠道 pH，影响弱酸弱碱性药物吸收 ③食物与药物产生物理或化学相互作用，影响吸收 ④食物（特别是脂肪）促进胆汁分泌，能增加一些难溶性药物的吸收量 ⑤食物要消耗胃肠内水分，使胃肠道内的体液减少，固体制剂的崩解、药物的溶出变慢 ⑥食物的存在增加胃肠道内容物的黏度，妨碍药物向胃肠道壁的扩散，使药物吸收变慢
胃肠道代谢作用	胃液中含有胃蛋白酶，小肠中含有胰腺分泌的各种淀粉酶、脂肪酶和蛋白酶，胃蛋白酶和胰蛋白酶消化食物，可降解多肽与蛋白类药物，使其口服无效。结构与营养物质类似的药物，如核苷类与脂肪酸类药物，对这些酶也较敏感
疾病因素	胃酸缺乏、腹泻、甲状腺功能不足、部分或全部胃切除、肝脏疾病等都影响药物从消化道吸收

表 7-5 食物对药物吸收的影响

影响结果	相关药物
增加吸收量	维生素 C、头孢呋辛、维生素 B_2、异维 A 酸、对氯苯氧基异丁酸、普萘洛尔、更昔洛韦、地丙苯酮、三唑仑、咪达唑仑、特非拉定
降低吸收速率	非诺洛芬、吲哚美辛
降低吸收速率与吸收量	卡托普利、乙醇、齐多夫定、利福平、 普伐他汀、林可霉素、异烟肼、溴苄胺托西酸盐、卡托普利、头孢菌素、红霉素
降低吸收速率，不影响吸收量	阿司匹林、卡普脲、头孢拉定、克林霉素、氯巴占、地高辛、甲基地高辛、奎尼丁、西咪替丁、格列苯脲、氧氟沙星、环丙沙星
降低吸收速率，增加吸收量	呋喃妥因、酮康唑
不影响吸收速率，增加吸收量	芬维 A 胺
无影响	保泰松、甲基多巴、磺胺异二甲嘧啶、丙基硫胺嘧啶

（三）影响药物吸收的剂型（广义）因素

1. 影响药物吸收的物理化学因素

表 7-6 影响药物吸收的物理化学因素

要 点	内 容
脂溶性和解离度	通常弱碱类药物在胃液中解离程度高，吸收差；弱酸性药物在胃液中几乎不解离，故有较好的吸收。药物在小肠中的吸收情况则与胃相反，碱性药物吸收较好，酸性药物吸收较差。$pK_a > 3.0$ 的酸及 $pK_a < 7.8$ 的碱容易吸收，在这些限度以外的酸及碱的吸收都相应地迅速下降

（续表 7-6）

要 点		内 容
溶出速度	粒子大小	相同重量的药物粉末，其表面积随粉末粒子直径的减少而增加。药物粒子越小，则与体液的接触面积越大，药物的溶出速度增大，吸收也加快。因此，可采用药物微粉化技术增加某些难溶性药物的溶出速度和吸收速率，如研磨、机械粉碎、气流粉碎或制成固体分散体等 通过减小药物粒子以增加药物吸收的方法适用于在消化道中吸收受溶出速度影响的药物 弱碱性药物的吸收受胃排空速率支配，而不受溶出速度的影响。对胃液中不稳定的药物如艾司奥美拉唑镁、胰酶等，粒子直径越小越易分解，反而降低其疗效，故不宜应用微粉化技术来增加药物溶出速度。对胃有刺激性的药物如非甾体抗炎药物，虽然微粉化能提高吸收，但为避免对胃肠刺激过大，也不宜用过细的粉末制备口服制剂
	湿润性	设计制剂时往往加入表面活性剂促进粉末表面的润湿，提高药物的溶出
	多晶型	多晶型中有稳定型、亚稳定型和无定型。一般来说，稳定型的结晶熵值最小、熔点高、溶解度小、溶出速度慢；而无定型与此相反，但易转化成稳定型。亚稳定型介于上述二者之间，熔点较低，具有较高的溶解度和溶出速度 降压药尼群地平有 3 种晶型，分别为Ⅰ、Ⅱ、Ⅲ。3 种晶型的稳定性Ⅰ＞Ⅱ＞Ⅲ、光稳定性Ⅲ＞Ⅰ＞Ⅱ、活化能Ⅱ＞Ⅰ＞Ⅲ、热稳定性最好为晶型Ⅱ
	溶剂化物	在多数情况下，药物在水中的溶解度和溶解速度是以水合物＜无水物＜有机溶剂化物的顺序增加
	提高溶出速度的方法	①粉末纳米化 ②使用表面活性剂 ③制成盐或亲水性前体药物、固体分散体、环糊精包合物、磷脂复合物
药物在胃肠道中的稳定性		利用包衣技术能防止不稳定药物在胃酸中的降解和失效。制成药物的前体药物或衍生物能提高药物在胃肠道的稳定性

2. 剂型与制剂因素对药物吸收的影响

表 7-7 剂型与制剂因素对药物吸收的影响

要 点		内 容
剂型对药物吸收的影响		一般认为口服剂型药物的生物利用度的顺序为：溶液剂＞混悬剂＞胶囊剂＞片剂＞包衣片
	溶液型制剂	口服溶液型制剂药物的吸收比口服其他制剂快且完全，生物利用度高
	乳剂	能使油相高度分散，有利于药物的溶解和吸收
	混悬剂	混悬剂中的难溶性药物在胃肠道中的吸收比溶液剂慢，但比片剂、丸剂、胶囊剂等固体制剂的吸收要好
	散剂	容易分散，比表面积大，服用后不经过崩解和分散过程，通常生物利用度比其他固体制剂好

（续表 7-7）

要　点	内　容	
剂型对药物吸收的影响	片剂	影响片剂中药物吸收的因素除生物因素外，还有药物颗粒的晶型、pK_a、大小、脂溶性、片剂的崩解度及溶出等剂型因素
	胶囊剂	胶囊剂的药物吸收优于片剂
	口服缓控释制剂是指制剂以缓慢速率或接近零级释放动力学规律在体内释放药物，可减少血药浓度波动情况，增加患者的服药顺应性。临床常用的有骨架型缓释制剂和膜控型缓释制剂，此类制剂的制备工艺较复杂，医生特别是患者不易理解，甚至当普通片剂看待，临床应用时常常发生差错	

3. 制剂处方对药物吸收的影响

（1）液体制剂中的药物和辅料的理化性质对吸收的影响

①增黏剂：通常药物的溶出度和扩散速度与黏度呈反比关系。

②络合物与络合作用：络合物中被络合的药物是以不能被吸收的形式存在的，使药物的有效浓度比总浓度低，但络合作用是可逆的，药物与络合物间存在平衡。

③吸附剂与吸附作用：许多药用辅料可能具有“活性”固体表面或吸附剂的作用，因而可能影响药物的吸收。吸附物的解离趋势大，可能不影响药物的吸收，有的可能只影响药物的吸收快慢，而不影响药物的吸收总量。

④表面活性剂：当表面活性剂浓度达到临界胶束浓度以上时，由于形成胶团使溶液中游离的药物浓度降低，可使药物吸收速度变小。另外，表面活性剂能溶解消化道上皮细胞膜的脂质，改变通透性，能影响药物的吸收。

（2）固体制剂中的药物和辅料的理化性质对吸收的影响

①药物颗粒大小：减小药物粒径可加快溶出速率和吸收。

②固体制剂辅料。

③制剂包衣：包衣制剂中药物的吸收过程需要衣层的溶解，包衣材料和衣层的厚度影响药物吸收。

（3）制剂制备工艺对药物吸收的影响

制剂的制备工艺对成品的质量有很大影响。片剂制备过程比较复杂，影响疗效的因素很多，各个制备工艺都可能影响药物的吸收。

（四）生物药剂学分类系统与制剂设计

生物药剂学分类系统（BCS）是依据药物的水溶性和肠壁的渗透性将药物分成四大类。

1. BCS Ⅰ类药物的溶解度和渗透性均较大，药物的吸收通常是很好的，只要处方中没有显著影响药物吸收的辅料，通常无生物利用度问题，易于制成口服制剂。

2. BCS Ⅱ类药物的溶解度较低，药物的溶出是吸收的限速过程，可通过增加溶解度和溶出速度的方法，改善药物的吸收。

3. BCS Ⅲ类药物有较低的渗透性，生物膜是吸收的屏障，药物的跨膜转运是药物吸收的限速过程，可能存在主动转运和特殊转运过程。可通过增加药物的脂溶性来改善药物的渗透性，或选用渗透促进剂及合适的微粒给药系统增加药物的吸收。

4. BCS Ⅳ类药物的溶解度和渗透性均较低，可考虑采用微粒给药系统靶向给药，或制备前体药物改善药物溶解度或（和）渗透性。

二、药物的非胃肠道吸收

（一）注射给药

表 7-8　注射给药

要　点	内　容
给药部位与吸收途径	口服不吸收、首关效应大、在胃肠道降解、胃肠道刺激性大的药物常以注射给药，不能吞咽或急救用药的患者也往往采用注射给药。注射途径有静脉、皮下、肌内、鞘内与关节腔内注射等 ①静脉注射药物直接进入血液循环，无吸收过程，生物利用度为 100% ②肌内注射有吸收过程，药物经结缔组织扩散，再由毛细血管和淋巴吸收进入血液循环，容量一般为 2 ～ 5ml ③皮下注射的吸收较肌内注射慢，一些需延长作用时间的药物可采用皮下注射，如治疗糖尿病的胰岛素。植入剂常植入皮下 ④皮内注射是将药物注射到真皮中，注射量在 0.2ml 以内，只用于诊断与过敏试验 ⑤动脉内注射将药物或诊断药直接输入靶组织或器官，如抗肿瘤药经动脉作区域性滴注
影响注射给药吸收的因素	①影响药物吸收的因素：注射部位的生理因素、制剂处方组成、药物理化性质等 ②药物的理化性质：分子量很大的药物只能以淋巴系统为主要吸收途径，很难通过毛细血管的内皮细胞膜和毛细血管壁的细孔 ③各种注射剂中药物的释放速率按以下次序排列：水溶液＞水混悬液＞油溶液＞ O/W 型乳剂＞ W/O 型乳剂＞油混悬液

（二）吸入给药

吸入给药能产生局部或全身治疗作用，剂型有吸入气雾剂、供雾化用的液体制剂和吸入粉雾剂等。

表 7-9　吸入给药

要　点	内　容
呼吸器官的结构与生理	人体的呼吸器官由鼻、咽、喉、气管、支气管、细支气管、终末细支气管、呼吸细支气管、肺泡管及肺泡囊组成。肺泡腔至毛细血管腔间的距离仅约 1μm，是气体交换和药物吸收的部位。巨大的肺泡表面积、丰富的毛细血管和极小的转运距离，决定了肺部给药的迅速吸收，吸收后的药物直接进入血液循环，不受肝首关效应的影响
影响肺部药物吸收的因素	（1）生理因素 ①上呼吸道气管壁上的纤毛运动可使停留在该部位的异物在几小时内被排出 ②呼吸道的直径影响药物粒子到达的部位。药物粒子向肺深部运动中，由于支气管分支的增加、易受撞击等原因而被截留 ③药物可能在肺部上皮组织被代谢，失去活性 （2）药物的理化性质 呼吸道上皮细胞为类脂膜，药物的脂溶性（脂水分配系数）影响药物的吸收。小分子药物吸收快，大分子药物吸收相对慢。肺部给药时，药物粒子大小影响药物到达的部位，大于 10μm 的粒子沉积于气管中，2 ～ 10μm 的粒子可到达支气管与细支气管，2 ～ 3μm 的粒子可到达肺泡。粒径太小的粒子不能停留在呼吸道，容易通过呼气排出 （3）制剂因素

（三）鼻腔给药

表 7-10　鼻腔给药

要　点	内　容	
鼻黏膜给药的优点	①鼻腔内给药方便易行 ②鼻黏膜内的丰富血管和鼻黏膜的渗透性大有利于吸收 ③某些药物吸收程度和速度有时可与静脉注射相当 ④可避开肝脏首关效应、消化道黏膜代谢和药物在胃肠液中的降解	
鼻腔的结构与生理	鼻腔主要吸收部位是位于鼻中隔和鼻甲黏膜表面的一层具纤毛的柱状上皮细胞，药物吸收快、渗透性能高	
影响鼻黏膜吸收的因素	生理因素	鼻黏膜吸收有两种途径：经细胞的脂质通道和细胞间的水性孔道。其中以脂质途径为主，但许多离子型药物或亲水性药物可从水性孔道吸收
	剂型因素	①鼻黏膜给药常采用溶液剂、凝胶剂、混悬剂、气雾剂、喷雾剂以及吸入剂等，发挥局部或全身治疗作用 ②大于 50μm 的粒子一进入鼻腔即沉积，不能到达鼻黏膜主要吸收部位，小于 2μm 的粒子又可能被气流带入肺部 ③凝胶剂和生物黏附性微球因黏性较大，能降低鼻腔纤毛的清除作用，延长与鼻黏膜的接触时间，改善药物的吸收

（四）口腔黏膜给药

表 7-11　口腔黏膜给药

要　点	内　容
口腔黏膜的结构与生理	①口腔黏膜给药可发挥局部或全身治疗作用，能够避免药物在胃肠道中的酸解、酶解作用以及避开肝脏的首关效应 ②局部作用剂型：多为溶液型或混悬型漱口剂、气雾剂、膜剂 ③全身作用剂型：常采用贴片、舌下片、黏附片等
影响口腔黏膜吸收的因素	口腔黏膜的结构与性质具有分布区域差别，给药部位不同，药物吸收速度和程度也不同 口腔黏膜作为全身用药途径主要指舌下黏膜吸收和颊黏膜吸收 ①舌下黏膜：给药方便，渗透能力强，药物吸收迅速，许多口服首关效应强或在胃肠道中易降解的药物，如甾体激素和硝酸甘油舌下给药能显著提高生物利用度 ②颊黏膜：表面积较大，但药物渗透能力比舌下黏膜差，一般药物吸收和生物利用度不如舌下黏膜。颊黏膜受口腔中唾液冲洗作用影响小，能够在黏膜上保持相当长时间，有利于多肽、蛋白质类药物吸收，有利于控释制剂的释放 ③药物制剂本身可能改变口腔局部环境的 pH ④药物的理化性质影响透过途径，亲脂性药物分配系数大，膜渗透系数较高，透过脂质膜吸收速度较快。亲水性药物由于分配系数小，很难透过细胞脂质屏障，只能通过细胞间亲水性孔道，由于细胞间质表面积小，渗透路径曲折，药物渗透速度较低，吸收较慢

（五）直肠与阴道给药

表 7-12　直肠与阴道给药

要　点	内　容
直肠的解剖与生理	人的直肠长 12 ～ 20cm，最大直径为 5 ～ 6cm。与小肠黏膜相比，直肠黏膜无绒毛，褶皱也少，液体量低，吸收面积较小（200 ～ 400cm^2）。有些药物可以制成栓剂或灌肠剂，用于局部治疗或全身作用
影响直肠吸收的因素	（1）药物经直肠吸收主要有两条途径：①一条是通过直肠上静脉，经门静脉入肝，再转运至全身；②一条是通过直肠中、下静脉和肛管静脉进入下腔静脉，绕过肝而直接进入血液循环。因此，栓剂引入直肠的深度影响药物的吸收，距肛门口 2cm 处给药生物利用度远高于距肛门口 4cm 处给药 （2）直肠吸收主要适用于直肠能较多吸收并且无刺激性的药物；溶液型灌肠剂比栓剂吸收迅速且完全。药物在栓剂中常以溶液或混悬状态分散在油脂性或水性基质中，基质本身的理化性质也影响其释放与吸收。脂溶性好、非解离型药物能够迅速从直肠吸收，非脂溶性、解离的药物不易吸收。水溶性药物混悬于油脂性基质中，或脂溶性药物分散在水溶性基质中，有利于药物的释放和吸收。一般来说，栓剂中药物吸收的限速过程是基质中药物释放到体液的速度，而不是药物在体液中的溶解度
阴道的解剖与生理	阴道表面覆盖着一层黏液，由子宫颈和阴道本身的分泌液组成，受月经周期影响。由于卵巢激素影响，阴道 pH 维持在酸性环境，pH 为 4 ～ 5，有利于防御病原微生物的繁殖
影响阴道黏膜吸收的因素	①阴道黏膜上皮受月经周期影响而发生周期性变化。特别是水溶性药物，受月经周期影响导致吸收波动性大，重现性差 ②阴道给药制剂多为局部作用，如阴道栓剂、膜剂、凝胶剂、泡腾片剂、气雾剂。常用于抗炎、杀菌、灭滴虫、杀精子等作用

（六）眼部给药

眼部给药主要用于发挥局部治疗作用，如缩瞳、散瞳、抗感染、降低眼压。常用制剂有各类灭菌的水溶液、水混悬液、眼膏、眼用膜剂、油溶液和油混悬液等。

表 7-13　眼部给药

要　点		内　容
眼部药物吸收途径		①角膜渗透：药物主要被局部血管网摄取，发挥局部作用 ②结膜渗透：药物在吸收过程中可经结膜血管网进入体循环
影响眼部吸收的因素	角膜的通透性	角膜上皮层是一个有效的屏障，损伤的角膜使得药物通透性增大，可造成局部浓度过高，导致不良反应的发生。药物分子需具有适宜的亲水亲油性才容易透过角膜
	制剂角膜前流失	①滴眼剂：滴眼后大部分溢出眼外，部分药液经鼻泪导管从口、鼻流失或经胃肠道吸收进入体循环，只有一部分药物能透过角膜进入眼内部 ②眼用膜剂：在结膜囊内被泪液缓慢溶解，形成黏稠溶液，不容易流失，且可黏附在角膜上延长接触时间，维持较长的药效
	药物理化性质	脂溶性药物容易经角膜渗透吸收，亲水性药物及多肽蛋白质类药物不易通过角膜，主要通过结膜途径吸收

（续表 7-13）

要　点		内　容
影响眼部吸收的因素	制剂的pH和渗透压	①滴眼液 pH 在中性时刺激性小，泪液分泌少，所以不论解离型或分子型药物在 pH 中性附近吸收都增加 ②高渗溶液容易导致泪液分泌增加，从而使药物损失的比例提高，影响其生物利用度。等渗和低渗溶液对流泪无明显影响，但低渗溶液易引发角膜组织膨胀而引起疼痛

（七）皮肤给药

表 7-14　皮肤给药

要　点		内　容
皮肤结构与生理	皮肤的结构	皮肤由表皮、真皮和皮下组织组成。角质层细胞富含类脂，是皮肤屏障的主要所在部位
	药物在皮肤内的转运	①应用到皮肤上的药物，先从制剂中释放到皮肤表面，溶解的药物分配进入角质层，扩散通过角质层到达活性表皮，继续扩散到达真皮，被毛细血管吸收进入血液循环 ②表皮途径：指药物渗透通过角质层和活性表皮进入真皮，被毛细血管吸收进入血液循环的途径 ③药物通过皮肤的另一条途径：皮肤的附属器毛囊、皮脂腺和汗腺
影响药物经皮渗透的因素	生理因素	身体各部位皮肤渗透性的大小为阴囊＞耳后＞腋窝区＞头皮＞手臂＞腿部＞胸部 不同个体相同解剖部位皮肤的渗透性可能相差很大，同一个体药物经皮渗透速率亦随身体部位而异，这种渗透性的差异主要是由于角质层厚度及附属器密度不同引起
	剂型因素	低熔点的药物容易渗透通过皮肤；脂溶性大的药物，即脂水分配系数大的药物容易分配进入角质层，透皮速率大；药物分子体积大，通过角质层的扩散系数小；分子型药物容易渗透通过皮肤，而离子型药物分配进入角质层困难，其透皮速率小。常用的经皮给药剂型有乳膏、凝胶、涂剂和透皮贴片等

第三节　药物的分布、代谢和排泄

一、药物分布

表 7-15　药物分布

要　点	内　容
概　念	药物的分布是指药物从给药部位吸收进入血液后，由循环系统运送至体内各脏器组织的过程

（续表 7-15）

要　点		内　容
影响分布的因素	药物与组织的亲和力	药物的脂溶性、分子量、解离度以及与蛋白质结合能力等理化性质显著影响药物的体内分布。亲脂性药物容易从水性血浆环境中分布进入脂肪组织
	血液循环系统	血液循环好、血流量大的器官与组织，药物的转运速度快，转运量大，反之药物的转运速度慢，转运量小
	药物与血浆蛋白结合的能力	药物与血浆蛋白结合是可逆过程，有饱和现象，游离型和结合型之间存在着动态平衡关系。血浆药物浓度通常指血浆中的药物总浓度，即包括游离药物与结合药物，但药物的疗效取决于其游离型浓度
	微粒给药系统	将药物制成胶束、微乳、脂质体、纳米粒等微粒给药系统，静脉注射后可明显改变原药物在体内的分布情况，如两性霉素 B 肾脏毒性大，制成脂质体改变体内分布，降低了肾脏毒性。大于 7μm 的粒子被肺毛细血管滞留，小于 7μm 的粒子则大部分被肝和脾中的单核－巨噬细胞摄取
淋巴系统转运		淋巴循环可使药物避免肝脏的首关效应；脂肪和蛋白质等大分子物质的转运依赖于淋巴系统。传染病、炎症、癌转移等使淋巴系统成为靶组织时，药物需向淋巴系统转运
脑内分布		①血－脑屏障：指血液与脑组织之间存在的对外来物质有选择性摄取能力的屏障 ②药物的亲脂性是药物透过血－脑屏障的决定因素 ③脑内的药物不能直接从脑内排出体外，须先从中枢神经系统向血液排出，才能通过体循环排出至体外。另一条排出途径为从脑脊液经脉络丛的主动转运机制进入血液
胎儿内分布		在母体循环系统与胎儿循环系统之间存在着胎盘屏障。胎盘转运机制包括被动转运和主动转运。大部分药物以被动转运通过胎盘。非解离型药物脂溶性越大越易透过。大分子水溶性药物则难以透过

二、药物代谢

表 7-16　药物代谢

要　点	内　容
药物代谢与药理作用	药物代谢，又称生物转化，药物在体内吸收、分布的同时可能伴随着化学结构上的转变，这就是药物的代谢过程。药物被代谢后通常失去治疗活性。有些药物的代谢产物具有比原药弱的活性，也有些比原药的药理作用更强，前者如氯丙嗪代谢为氯丙嗪亚砜，后者如非那西汀代谢为对乙酰氨基酚。有的药物本身没有药理活性，如前体药物，在体内经代谢后产生有活性的代谢产物。也有代谢后形成有毒物质的药物
药物代谢的部位	药物代谢的主要部位是在肝脏，胃肠道也是常见的代谢部位
首关效应	指药物在尚未吸收进入血液循环之前，在肠黏膜和肝脏被代谢而使进入血液循环的原形药量减少的现象

（续表 7-16）

要　点	内　容	
药物代谢酶和代谢的类型	药物代谢酶系统	参加药物代谢反应的酶系通常分为微粒体酶系和非微粒体酶系两类，前者主要存在于肝脏，后者除肝脏外也存在于血液及其他组织。常见的代谢酶及其存在部位见表 7-17 ①微粒体药物代谢酶系统称为肝微粒体混合功能氧化酶系统，也称细胞色素 P450 酶系，参与药物在肝内降解的第Ⅰ相反应 ②非微粒体酶：只有少数药物是由非微粒体酶代谢的，凡是结构类似于体内正常物质、脂溶性较小水溶性较大的药物都由这组酶系代谢
	药物代谢反应的类型	药物代谢所涉及的化学反应通常可分为两大类：第Ⅰ相反应与第Ⅱ相反应。第Ⅰ相反应是引入官能团的反应，通常是脂溶性药物经氧化、还原、水解和异构化，引入氨基、羟基或羧基等极性基团。第Ⅱ相反应是结合反应，含极性基团的原型药物或第Ⅰ相反应生成的代谢产物与机体内源性物质结合生成结合物，增加药物的极性和水溶性，有利于药物的排泄。内源性结合剂有硫酸、醋酸、甘氨酸、蛋氨酸、谷胱甘肽、葡萄糖醛酸等
影响药物代谢的因素	（1）给药剂量的影响。药物代谢是在酶参与下完成，当体内药物量超过酶的代谢反应能力时，代谢反应会出现饱和现象。在硫酸结合和甘氨酸结合的代谢反应中，较小的剂量就能达到饱和作用 （2）给药途径和剂型的影响。给药途径和方法影响药物代谢，进而影响疗效 （3）代谢反应的立体选择性。手性药物在人体内的代谢过程存在立体选择性，肝药酶与药物不同对映体的亲和力存在差异，尤其肝摄取率高的消旋体药物对映体生物利用度差异相当明显，导致不同异构体具有不同的药理活性和副作用 （4）酶诱导作用和抑制作用 ①某些化学物质能提高肝药酶活性，增加自身或其他药物的代谢速率，此现象称酶诱导。具有酶诱导作用的物质叫酶诱导剂（表 7-18）。如苯巴比妥、苯妥英钠等有肝药酶诱导作用 ②能抑制肝药酶活性，减慢其他药物的代谢速率称酶抑制。具有酶抑制作用的物质叫酶抑制剂（表 7-19），如氯霉素具抑制肝微粒体酶的作用，能抑制甲苯磺丁脲的代谢，引起低血糖昏迷 ③有的药物对某一药物是诱导剂，对另一药物却可能是抑制剂。如保泰松对洋地黄毒苷等药物的代谢起诱导作用，而对苯妥英钠、甲苯磺丁脲起抑制作用 （5）基因多态性 （6）生理因素：影响药物代谢的生理性因素有性别、年龄、个体、疾病等	

表 7-17　常见的药物代谢酶及其存在部位

药物代谢酶	存在部位	参与的代谢反应
混合功能氧化酶系	肝内质网（微粒体酶）	大多数药物的氧化、还原反应
醇脱氢酶	肝细胞质	醇氧化反应
单胺氧化酶	肝、肾、肠和神经细胞中线粒体	各种内源性胺类如儿茶酚胺、5-羟色胺及外源性胺如酪胺等氧化脱胺生成醛

（续表 7-17）

药物代谢酶	存在部位	参与的代谢反应
酯酶和酰胺酶	肝、血浆及其他组织	酯、硫酯和酰胺的水解
葡萄糖醛酸转移酶	肝内质网（微粒体酶）	葡萄糖醛酸结合反应
磺酰基转移酶、谷胱甘肽 S-转移酶、甲基转移酶、乙基转移酶	肝细胞质、内质网、线粒体以及许多器官组织的细胞质	形成硫酸酯、硫醚氨酸、氧或氮原子的甲基化、氮原子的乙酰化

表 7-18　常见的药物代谢酶诱导剂

诱导剂	受影响的药物
乙　醇	双香豆素类
巴比妥类	氯丙嗪、皮质类固醇、双香豆素、多西环素、口服避孕药、苯妥英、巴比妥类
利福平	双香豆素、甲苯磺丁脲、口服避孕药
氯醛比林	华法林
格鲁米特	双香豆素类
灰黄霉素	华法林
苯妥英	皮质类固醇、双香豆素类、口服避孕药、甲苯磺丁脲
保泰松	皮质类固醇、双香豆素类、氨基比林
甲苯海拉明	氯丙嗪

表 7-19　常见的药物代谢酶抑制剂

抑制剂	受影响的药物
双香豆素类	苯妥英、甲苯磺丁脲
华法林	甲苯磺丁脲
磺胺苯吡唑	甲苯磺丁脲
甲苯磺丁脲	华法林
羟布宗	双香豆素
别嘌醇	6- 巯基嘌呤
西咪替丁	环孢素
氯霉素	巴比妥类、苯妥英、甲苯磺丁脲、双香豆素
地昔帕明	苯丙胺
去氧甲睾酮	羟布宗
5- 氨基水杨酸	异烟肼
单胺氧化酶抑制剂	酪胺、 巴比妥类

药物代谢在临床中的应用

1. 大多数药物代谢酶均产生具有临床意义的遗传多态性。代谢酶编码基因的多态性通常会导致酶的活性的降低或丧失，偶尔可导致酶活性增加，可能改变对底物特异性识别。如氯吡格雷，该药为前体药物，主要依赖 CYP2C19 代谢生成活性代谢产物，发挥抗血小板凝聚作用。常规剂量的氯吡格雷，在慢代谢型患者中产生的活性代谢产物少，抑制血小板聚集作用下降，形成血栓的风险增加；而在超快代谢患者中，出血风险增加。

2. 临床上联合用药或应用数种药物的联合疗法已越来越常见。黑点叶金丝桃是治疗抑郁症的常用中药，其活性成分贯叶金丝桃素是 CYP3A4 的诱导剂。当与 CYP3A4 底物如环孢素、口服避孕药、抗惊厥药物及羟甲基戊二酰辅酶 A 还原酶抑制剂等合用时，会因血药浓度低于有效浓度而失去疗效。药物的相互作用有可能产生毒性。如特非那丁与酮康唑合用时，酮康唑可以显著地抑制特非那丁的代谢，造成特非那丁的血药浓度显著升高，导致致命性的室性心律失常。

3. 对于经肝脏代谢的药物，肝功能不全时，药物的清除率可能下降、升高或不变，半衰期可能延长、缩短或不变。甲苯磺丁脲在急性病毒性肝炎患者中的清除率增加、半衰期缩短，而在肝硬化患者中清除率和半衰期均不变。临床可根据药动学参数的变化估算给药剂量，如利多卡因的半衰期在肝硬化患者中延长 3 倍，清除率下降 70%，肝硬化患者的药物剂量为正常剂量的 1/3 ～ 1/2。表 7-20 为肝脏疾病患者用药剂量调整。

表 7-20　肝脏疾病患者用药剂量调整

剂量变化范围	条　件
不变或 仅少量调整	①轻度肝脏疾病 ②药物主要经肾脏排泄，患者无肾功能障碍 ③肝脏疾病不影响由代谢途径对药物的消除 ④药物肝提取率低（E ＞ 0.3），用药时间短 ⑤药物肝提取率高（E ＞ 0.7），静脉给药且用药时间短 ⑥无药物敏感性改变
降低 25% 剂量	①由肝消除的药物量低于剂量的 40%，无肾功能障碍 ②药物肝提取率高（E ＞ 0.7），静脉给药，药物蛋白结合无大的变化 ③药物肝提取率低（E ＞ 0.3），用药时间短 ④药物有较大的治疗指数
降低 25% 以上剂量	①药物代谢受肝脏疾病影响，用药时间长 ②药物治疗范围窄，药物蛋白结合有显著变化 ③药物肝提取率高（E ＞ 0.7），由胃肠道给药 ④药物由肾排泄，肾功能有严重损害 ⑤由于肝脏疾病使药物敏感性降低

三、药物排泄

药物及其代谢产物可以通过肾脏、胆汁、消化道、呼吸系统、唾液腺、汗腺、乳汁、泪腺等途径排泄。

表 7-21　药物排泄

要点		内容
药物的肾排泄	概述	肾脏是人体排泄药物及其代谢物的最重要器官。药物的肾排泄是指肾小球滤过、肾小管分泌和肾小管重吸收的总和
药物的肾排泄	肾小球滤过	除与血浆蛋白结合的药物与代谢产物外，游离药物可以膜孔扩散方式滤过
药物的肾排泄	肾小管分泌	指将药物转运至尿中排泄的过程，主要发生在近曲小管。肾小管分泌是主动转运过程，可分两类，即有机酸转运系统和有机碱转运系统，分别转运弱酸性药物和弱碱性药物（表 7-22）
药物的肾排泄	肾小管重吸收	肾小管重吸收有主动重吸收和被动重吸收两种，身体必需物质如葡萄糖等，在近曲小管处由主动转运几乎被全部重吸收。药物在肾小管重吸收主要是被动重吸收。脂溶性的非解离型药物重吸收大，大多数弱酸性、弱碱性药物在肾小管中的重吸收易受尿的 pH 和药物 pK_a 的影响
药物的肾排泄	影响肾排泄的因素	药物的脂溶性影响肾小管的重吸收。在尿液中，药物的解离分数受 pK_a 和尿液 pH 影响，继而影响重吸收。血浆蛋白结合率影响肾小球滤过。尿量、合并用药及疾病等也会影响肾排泄
药物的肾排泄	肾清除率	代表在一定时间内（通常以每分钟为单位）肾脏能使多少容积（通常以毫升为单位）的血浆中药物被清除的能力。肾清除率能反映药物排泄的机制。若一个药物有肾小球滤过而没有肾小管分泌或者重吸收，肾清除率的正常值为 120ml/min，低于此值表示有肾小球滤过和肾小管重吸收两个过程；高于此值时表示有肾小管分泌作用参与，故肾清除率应为： 肾排泄率（每分钟肾排泄率）= 血浆浓度（C）× 肾清除率（Cl_r）
药物的胆汁排泄	胆汁排泄	通过胆汁排泄也是主要的消除途径。如维生素 A、D、E、B_{12}、性激素、甲状腺素及这些药物的代谢产物都有从胆汁排泄 成年人一昼夜分泌的胆汁为 800 ～ 1000ml。药物从血液向胆汁排泄时，首先由血液进入肝细胞再向毛细胆管转运
药物的胆汁排泄	肠 - 肝循环	肠 - 肝循环是指随胆汁排入十二指肠的药物或其代谢物，在肠道中被重新吸收，经门静脉返回肝脏，重新进入血液循环的现象。有肠 - 肝循环的药物在体内能停留较长时间。氯霉素、螺内酯、己烯雌酚、卡马西平、吲哚美辛等药物口服后都存在肠 - 肝循环
药物排泄的其他途径		大多数药物能从乳汁排出。药物也可以由血液向唾液转运，从唾液排出。药物可随汗液向外界排泄。吸入麻醉剂主要从肺泡吸收并从肺呼气排出

表 7-22　经肾小管分泌的部分药物

要点	内容
有机弱酸类	对氨基马尿酸、水杨酸、氨基水杨酸、酚磺酞、呋喃西林、磺胺类药、溴丙胺太林、呋塞米、吲哚乙酸、乙酰唑胺、对氯苯基 -8- 氨基戊酸、青霉素、苯磺酸酯、氯噻嗪、保泰松、草酸、乳清酸、千金藤碱、靛胭脂、氨苯砜、氯磺丙脲、甲苯磺丁脲、磺胺吡嗪、双香豆素、香豆素等

（续表 7-22）

要　点	内　容
有机弱碱类	多巴胺、六甲季铵、胆碱、*N*-甲基烟酰胺、维生素 B_1、胰岛素、哌乙啶、妥拉唑林、美卡拉明、普鲁卡因、米帕林等

第四节　药代动力学模型及应用

一、房室模型

（一）单室及双室模型结构及特征

房室并不代表特定的解剖组织或器官，它是为区分各种分布特征而设置的抽象概念。每个房室具有动力学“均一”性，凡在同一房室内的各部位中的药物，均处于动态平衡。给药后，同一房室中各个部位的药物浓度变化速率相近，但不代表浓度一定相等。这种按照房室概念建立起来的、用以说明药物在体内吸收、分布、代谢、排泄过程特征的模型，称为房室模型。

单室模型是一种最简单的药动学房室模型。单室模型并不意味着身体各组织药物浓度都一样，而是指同一隔室内不同组织、器官和体液中的药物浓度成比例变化。

双室模型假设身体由两部分组成，即药物分布速率比较大的中央室与分布较慢的周边室。

（二）单室模型静脉注射

表 7-23　单室模型静脉注射

要　点	内　容
血药浓度与时间（*C*-*t*）的关系	单室模型药物静脉注射给药后，其体内过程的动力学模型如图 7-3 所示： X_0 → $X(t)$，V → k 图 7-3　静脉注射给药单室模型示意图 图中，X_0 为静脉注射的给药剂量，X 为 t 时体内药量。静脉注射给药后，体内药物的消除速度与体内药量呈正比： $$\frac{dX}{dt}=-kX \quad (7\text{-}1)$$ 式中，dX/dt 为药物的消除速度，k 为消除速率常数，负号表示体内药量 X 随时间 t 的减少 $X=X_0e^{-kt}$　（7-2） $C=C_0e^{-kt}$　（7-3） $\lg C=-\frac{k}{2.303}t+\lg C_0$　（7-4） 其中 C_0 为时间是零时的初始血药浓度。 （7-3）和（7-4）式分别表示单室模型静脉注射给药，血药浓度随时间变化的指数函数和对数函数表达式，血药浓度 - 时间曲线如图 7-4 所示 C　0　t 图 7-4　单室模型静脉注射给药血药浓度 - 时间曲线

（续表 7-23）

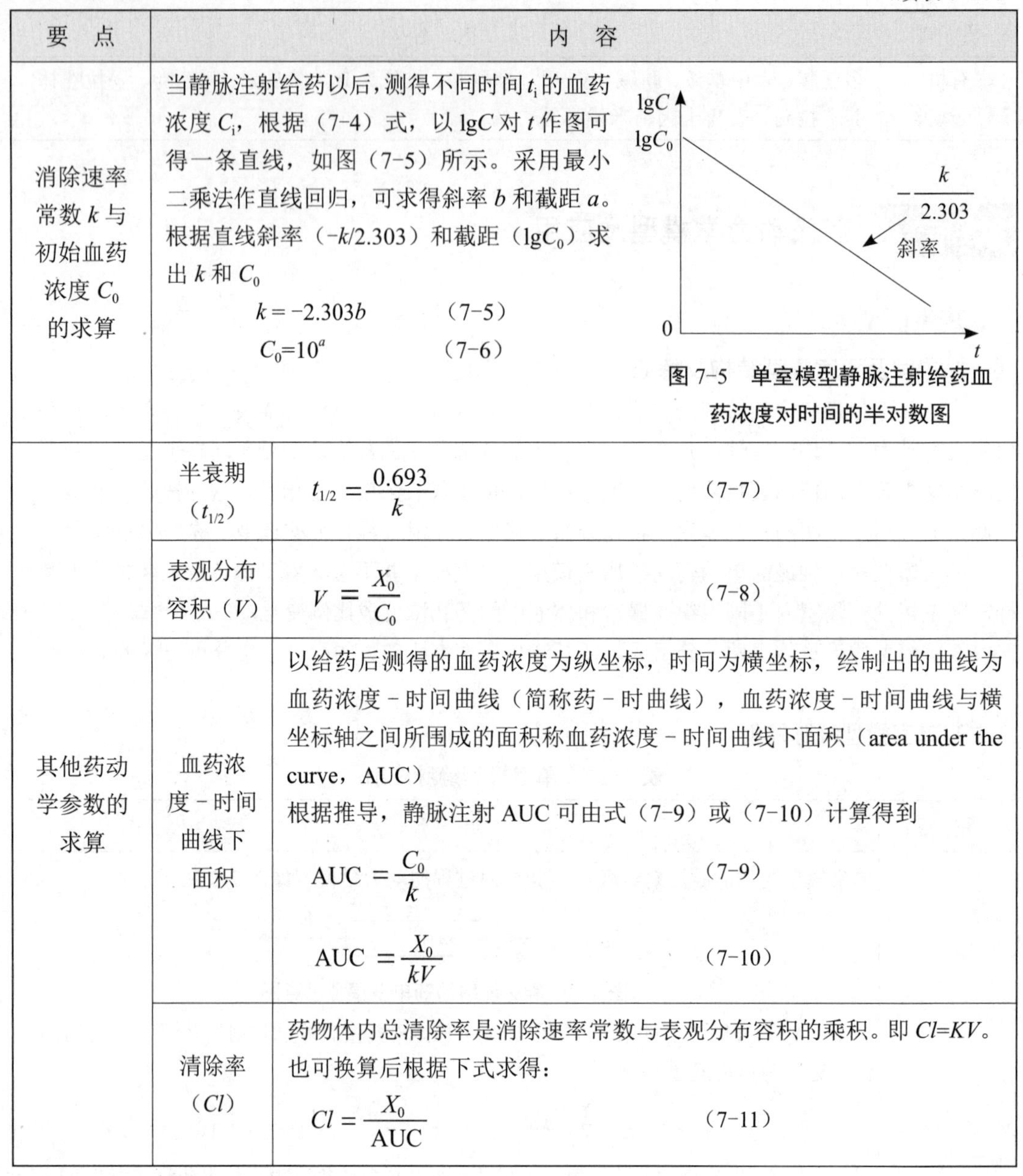

要　点	内　容	
消除速率常数 k 与初始血药浓度 C_0 的求算	当静脉注射给药以后，测得不同时间 t_i 的血药浓度 C_i，根据（7-4）式，以 $\lg C$ 对 t 作图可得一条直线，如图（7-5）所示。采用最小二乘法作直线回归，可求得斜率 b 和截距 a。根据直线斜率（$-k/2.303$）和截距（$\lg C_0$）求出 k 和 C_0 $k=-2.303b$　（7-5） $C_0=10^a$　（7-6） 图 7-5　单室模型静脉注射给药血药浓度对时间的半对数图	
其他药动学参数的求算	半衰期（$t_{1/2}$）	$t_{1/2}=\dfrac{0.693}{k}$　（7-7）
	表观分布容积（V）	$V=\dfrac{X_0}{C_0}$　（7-8）
	血药浓度－时间曲线下面积	以给药后测得的血药浓度为纵坐标，时间为横坐标，绘制出的曲线为血药浓度－时间曲线（简称药－时曲线），血药浓度－时间曲线与横坐标轴之间所围成的面积称血药浓度－时间曲线下面积（area under the curve，AUC） 根据推导，静脉注射 AUC 可由式（7-9）或（7-10）计算得到 $\text{AUC}=\dfrac{C_0}{k}$　（7-9） $\text{AUC}=\dfrac{X_0}{kV}$　（7-10）
	清除率（Cl）	药物体内总清除率是消除速率常数与表观分布容积的乘积。即 $Cl=KV$。也可换算后根据下式求得： $Cl=\dfrac{X_0}{\text{AUC}}$　（7-11）

（三）单室模型静脉滴注

1. 血药浓度与时间（C-t）关系

静脉滴注是以恒定速度向血管内给药的方式。当滴注完成后，体内才只有消除过程。静脉滴注给药的模型框图如图 7-6 所示。

$$k_0 \longrightarrow \boxed{X(t),\ V} \xrightarrow{k}$$

图 7-6　单室模型静脉滴注给药示意图

在 $0\leqslant t\leqslant T$ 时间内，体内药物的变化速率是药物进入体内的速率（体现在 k_0 上）和从体内的消除速率（体现在 $-kX$ 上）这两部分的代数和，用微分方程表示为：

$$\frac{dX}{dt}=k_0-kX \quad (7\text{-}12)$$

式中，dX/dt 为体内药量的瞬时变化速率，K_0 为零级静脉滴注速度，k 为一级消除速率常数。该微分方程积分后，得到滴注期间体内药量 X 与时间 t 的关系式为：

$$X=\frac{k_0}{k}(1-e^{-kt}) \quad (7\text{-}13)$$

方程左右两边同时除以表观分布容积 V，得到血药浓度 C 与时间 t 的关系式为：

$$C=\frac{k_0}{kV}(1-e^{-kt}) \quad (7\text{-}14)$$

从上式可以看出，对某一个体，由于 k 和 V 是常数，C 在滴注期间随着滴注速度 k_0 的增大而增大。

滴注 T 时间后（$t>T$）停止滴注，之后药物在体内只有一级消除过程，血药浓度随时间（$t-T$）呈指数下降，T 时刻的药物浓度相当于静脉注射时的 C_0，药物滴注时间 T 内以及滴注停止后的血药浓度时间曲线如图 7-7 所示，表现为血药浓度在滴注期间逐渐上升，滴停后又下降的过程，且药－时曲线并非平滑曲线，C_T 是曲线改变的拐点。

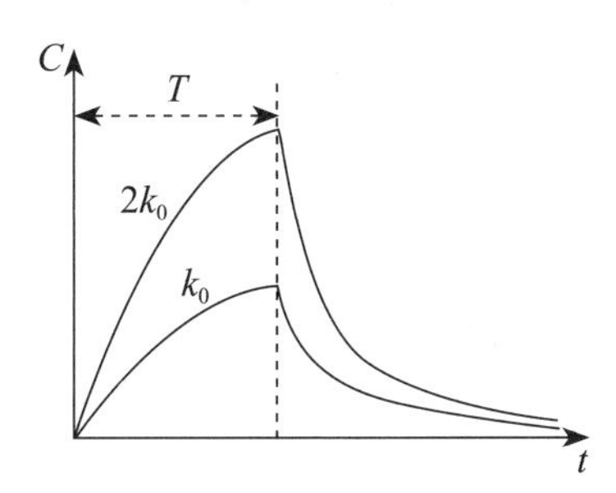

图 7-7 滴注时间为 T 的静脉滴注血药浓度－时间曲线

2. 稳态血药浓度与达稳分数

静脉滴注期间，血药浓度一开始逐渐上升，当滴注时间充分大（$t\rightarrow\infty$），则 $e^{-kt}\rightarrow 0$，根据式（7-14），血药浓度趋近于恒定水平，此时的血药浓度值称为稳态血药浓度或坪浓度，常用 C_{ss} 表示。

$$C_{ss}=\frac{k_0}{kV} \quad (7\text{-}15)$$

从式中可以看出，稳态血药浓度的大小与静滴速度 k_0 成正比。当 k_0 增加 1 倍，C_{SS} 也会增加 1 倍，如图 7-8 所示。达到稳态血药浓度时，药物的消除速度等于药物的滴注速度 k_0。

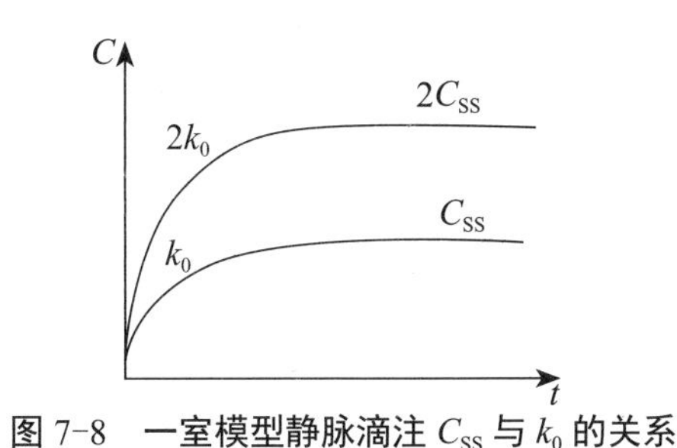

图 7-8 一室模型静脉滴注 C_{SS} 与 k_0 的关系

第七章

在单室模型静脉滴注时，药物浓度在达到稳态之前均小于 C_{SS}，因此任一时间 t 的 C 值可用稳态血药浓度 C_{SS} 的某一分数表示，即达稳（坪）分数 f_{SS}，计算公式为：

$$f_{SS}=1-e^{-kt} \quad (7-16)$$

从式（7-16）可见，k 越大，f_{SS} 趋近于 1 越快，达到坪浓度越快，即药物 $t_{1/2}$ 越短，到达坪浓度越快。

当静脉滴注达到 C_{SS} 某一分数（f_{SS}）所需的时间以 $t_{1/2}$ 的个数 n 来表示时，则：

$$n=-3.32\lg(1-f_{SS}) \quad (7-17)$$

由此式即可求出任何药物达 C_{SS} 某一分数 f_{SS} 所需的时间（即半衰期的个数），见表 7-24。如达到 C_{SS} 的 90% 需 3.32 个 $t_{1/2}$，达到 C_{SS} 的 99% 需 6.64 个 $t_{1/2}$。

表 7-24　静脉滴注半衰期个数与达坪浓度分数的关系

半衰期个数（n）	达坪浓度（C_{SS}%）	半衰期个数（n）	达坪浓度（C_{SS}%）
1	50.00	5	96.88
2	75.00	6	98.44
3	87.50	6.64	99.00
3.32	90.00	7	99.22
4	93.75	8	99.61

3. 负荷剂量

在临床应用中为了能迅速达到或接近稳态血药浓度 C_{SS} 以便快速发挥药效，在静脉滴注开始时往往需要静脉注射一个负荷剂量（loading dose），同时联合静脉滴注来维持 C_{SS}。负荷剂量亦称为首剂量，常用 X_0^* 表示，可由式（7-18）求得。

$$X_0^*=C_{SS}V \quad (7-18)$$

（四）单室模型血管外给药

1. 血药浓度与时间（C-t）关系

血管外给药存在吸收过程，即药物先进入吸收部位，然后逐渐进入血液循环，同时伴有消除过程。假设药物的吸收和消除均符合一级动力学过程，其模型框图如图 7-9 所示。

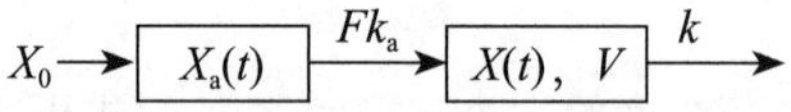

$$X_0 \rightarrow \boxed{X_a(t)} \xrightarrow{Fk_a} \boxed{X(t),\ V} \xrightarrow{k}$$

图 7-9　单室模型血管外给药示意图

图中，X_0 是给药剂量，F 为吸收系数（表示口服等血管外给药的吸收分数，即生物利用度，$0 \leqslant F \leqslant 1$），$X_a$ 为 t 时刻吸收部位的药量，k_a 为吸收速率常数，X 为 t 时体内药量，k 为消除速率常数。

在血管外给药的模型中，如果是一级过程，则吸收部位药物的变化速度与吸收部位的药量成正比，即

$$\frac{dX_a}{dt}=-k_aX_a\ (X_a(0)=X_0) \tag{7-19}$$

当药物进入体内的吸收分数为 F 时，体内药物的变化速度 dX/dt 应等于：

$$\frac{dX}{dt}=Fk_aX_a-kX\ (X_a(0)=X_0) \tag{7-20}$$

通过对微分方程进行积分变换，推导出体内药量 X 随时间变化的公式为：

$$X=\frac{k_aFX_0}{k_a-k}(e^{-kt}-e^{-k_at}) \tag{7-21}$$

由于 $C=X/V$，由此得到血药浓度与时间的定量关系为：

$$C=\frac{k_aFX_0}{V(k_a-k)}(e^{-kt}-e^{-k_at}) \tag{7-22}$$

上式也可简写为以下形式：

$$C=A(e^{-kt}-e^{-k_at}) \tag{7-23}$$

$$A=\frac{Fk_aX_0}{(k_a-k)V} \tag{7-24}$$

单室模型血管外给药的药－时曲线如图 7-10 所示。血管外给药的药－时曲线通常呈现浓度先升高后下降的特点。

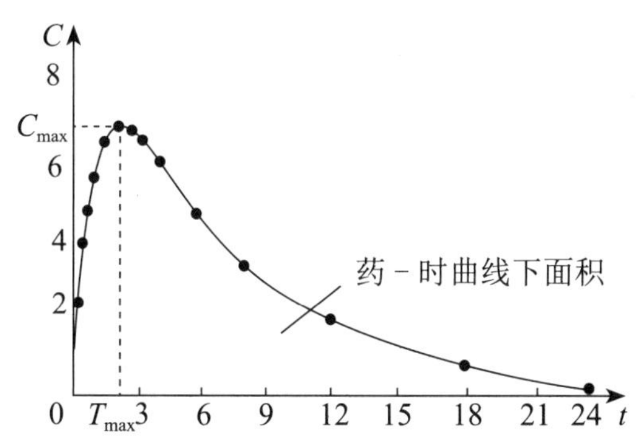

图 7-10　**单室模型血管外给药的血药浓度－时间曲线**

2. 药动学参数的计算

（1）消除速率常数、吸收速率常数和吸收半衰期

假设 $k_a>k$，若 t 充分大时，e^{-k_at} 首先趋于零，即此时药物的吸收过程已经完成，体内只存在消除过程，则式（7-23）简化为：

$$C=Ae^{-kt} \tag{7-25}$$

等式两端取对数得：

$$\log C=-\frac{kt}{2.303}+\log A \tag{7-26}$$

以血药浓度的对数对时间作图得二项指数曲线，其尾端（消除相）为一条直线，直线的斜率为 $-k/2.303$，该直线外推至零时间的截距为 $\lg A$，见图 7-11。

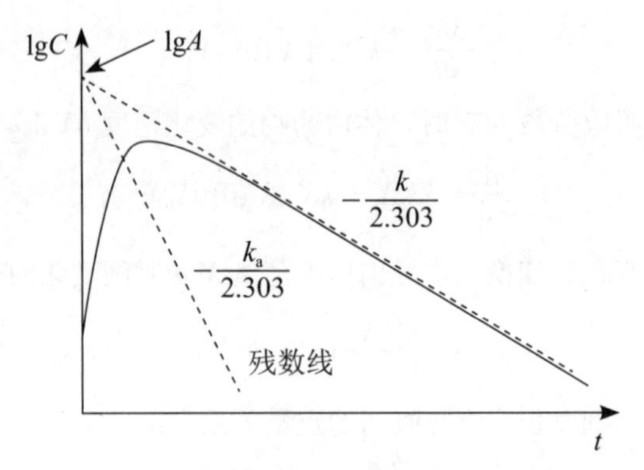

图 7-11　单室模型血管外给药 lgC-t 图

根据血管外给药的药－时曲线，可用残数法计算吸收速率常数 k_a，具体步骤如下：

药物在吸收相（通常在 t 达到 T_{max} 以前），假设药物的残数浓度 $C_r = Ae^{-kt} - C$，其中 Ae^{-kt} 表示 lg$C$-t 图中由消除相直线外推到吸收相各时间点的外推浓度，C 表示吸收相的实测浓度，那么根据式（7-23），可得：

$$C_r = Ae^{-kt} - C = Ae^{-k_a t} \qquad (7\text{-}27)$$

式中，C_r 为残数浓度，以 lg$C$ 对 t 作图，得到残数线，该直线的斜率为 $-\frac{k_a}{2.303}$，截距为 lg$A$，从残数线斜率可求出 k_a；从截距可得 A，即 $A=10^{截距}$。

（2）表观分布容积和清除率

在已知给药剂量和 F 情况下，通过上述方法得到 k、k_a 和 A，便可计算药物的表观分布容积：

$$V=\frac{Fk_aX_0}{(k_a-k)A} \qquad (7\text{-}28)$$

血管外给药的总清除率仍然等于消除速率常数与表观分布容积的乘积，即 $Cl=kV$。

（3）峰浓度、达峰时间与曲线下面积的计算

$$T_{max}=\frac{2.303}{k_a-k}\lg\frac{k_a}{k} \qquad (7\text{-}29)$$

$$C_{max}=\frac{FX_0}{V}e^{-kT_{max}} \qquad (7\text{-}30)$$

AUC 的求算是在静脉注射给药 AUC 的公式中加入 F 的影响，单室模型血管外给药后时间从零至无穷大的 AUC 计算公式为：

$$\text{AUC}=\frac{FX_0}{kV} \qquad (7\text{-}31)$$

（五）双室模型

1. 静脉注射血药浓度与时间（C-t）的关系

双室模型药物静脉注射后，首先进入中央室并在中央室达到分布平衡，同时发生与周边室之间的可逆转运（分布），药物从中央室进行消除，其模型框图如图 7-12 所示。

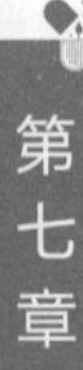

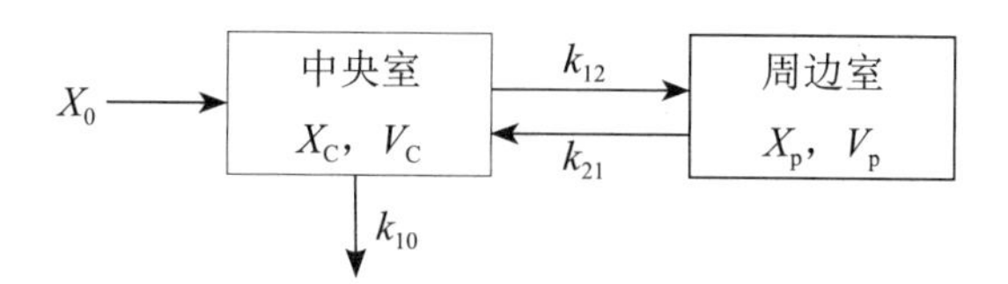

图 7-12　双室模型静脉注射给药示意图

图中，X_0 为静脉注射给药剂量，X_C 为中央室的药量，X_P 为周边室的药量，V_C 为中央室分布容积，V_P 为周边室分布容积，k_{12} 为药物从中央室向周边室转运的一级速率常数，k_{21} 为药物从周边室向中央室转运的一级速率常数，k_{10} 为药物从中央室消除的一级速率常数。

双室模型药物血药浓度与时间的关系为：

$$C=\frac{X_0(\alpha-k_{21})}{V_C(\alpha-\beta)}\cdot e^{-\alpha t}+\frac{X_0(k_{21}-\beta)}{V_C(\alpha-\beta)}\cdot e^{-\beta t} \quad (7-32)$$

简化后为：

$$C=Ae^{-\alpha t}+Be^{-\beta t} \quad (7-33)$$

α 称为分布速率常数或快配置速率常数，β 称为消除速率常数或慢配置速率常数。α 和 β 分别代表两个指数项即药物体内分布相（α 相）和消除相（β 相）的特征。

以血药浓度的对数对时间作图，即作 lg$C$- t 图，得到一条二项指数曲线，如图 7-13 所示。

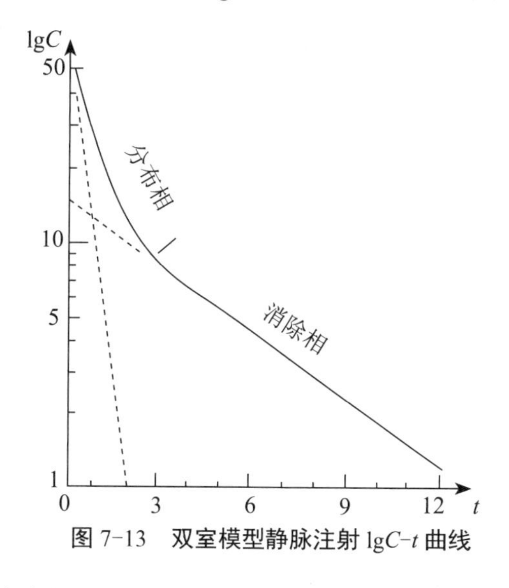

图 7-13　双室模型静脉注射 lg$C$-t 曲线

2. 血管外给药血药浓度与时间（C-t）关系

双室模型药物以血管外途径给药时，药物首先通过胃肠道或肌肉等吸收之后，才能进入中央室，然后进行分布和消除。血管外给药的双室模型示意图见图 7-14。

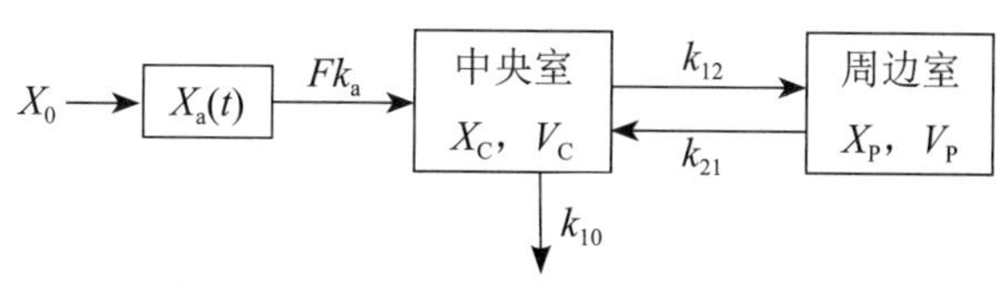

图 7-14　双室模型血管外给药示意图

图中，X_0 为给药剂量，F 为吸收分数，X_a 为吸收部位的药量，X_C 为中央室内药物量，X_P

为周边室内药物量，V_C 为中央室分布容积，V_P 为周边室分布容积，k_a 为吸收速率常数，k_{12} 为药物从中央室向周边室转运的速率常数，k_{21} 为药物从周边室向中央室转运的速率常数，k_{10} 为药物从中央室消除的速率常数。

双室模型血管外给药的药物浓度与时间关系的简化式为：

$$C = Ne^{-k_a t} + Le^{-\alpha t} + Me^{-\beta t} \qquad (7\text{-}34)$$

（六）多剂量给药

1. 多剂量给药血药浓度与时间（C-t）关系

多剂量给药又称重复给药或多次给药。在重复给药时，如果连续两次给药的时间间隔大于 7 个药物半衰期，则在下次给药前体内药物已经消除完全，药物在体内的经时过程与单剂量给药相同。如果药物的给药间隔时间较短或者药物的半衰期较长，下次给药前体内药物尚未完全消除，体内药量在重复给药后逐渐蓄积。随着不断给药，体内药物量不断增加，经过一定时间后体内药量不再增加，达到稳态。

（1）单室模型静脉注射多剂量给药

单室模型静脉注射多剂量给药的血药浓度与时间的关系为：

$$C_n = \frac{X_0}{V}\left(\frac{1-e^{-nk\tau}}{1-e^{-k\tau}}\right)e^{-kt} \qquad (7\text{-}35)$$

式中，X_0 为每次给药剂量（又称维持剂量），τ 为给药间隔，k 为消除速率常数，V 为表观分布容积，n 为给药次数，t 为第 n 次给药后所经过的时间，C_n 为 n 次给药后 t 时刻的血药浓度。式（7-35）可简写成：

$$C_n=C_0 \cdot r \cdot e^{-kt} \qquad (7\text{-}36)$$

（2）单室模型血管外多剂量给药

血管外重复给药的血药浓度与时间的关系为：

$$C_n=A(re^{-kt} - r_a e^{-k_a t}) \qquad (7\text{-}37)$$

$$C_n=\frac{k_a F X_0}{V(k_a-k)}\left(\frac{1-e^{-nk\tau}}{1-e^{-k\tau}}e^{-kt}-\frac{1-e^{-nk_a\tau}}{1-e^{-k_a\tau}}e^{-k_a t}\right) \qquad (7\text{-}38)$$

2. 多剂量给药稳态血药浓度

在多次给药过程中，随着给药次数 n 的增加，药物浓度逐渐升高，C_{max} 和 C_{min} 也逐渐增大；当给药次数足够多时，C_{max} 和 C_{min} 不再变化，药物浓度在两者之间有规律地波动，此时达到稳态，药物浓度为稳态血药浓度或称为坪浓度，通常简写为 C_{SS} 或 C_{∞}，稳态时的最大和最小浓度常分别简写成 C_{max}^{ss} 和 C_{min}^{ss}。

单室模型药物多次静脉注射时，当 n 足够大，$e^{-nkt} \to 0$，根据式（7-35），可得稳态血药浓度为：

$$C_{SS}=\frac{X_0}{V}\left(\frac{1}{1-e^{-k\tau}}\right)e^{-kt} \qquad (7\text{-}39)$$

式中，C_{SS} 为达稳态后在一个给药间隔（$0 \leqslant t \leqslant \tau$）中血药浓度，是时间 t 的函数。当一个时间间隔中，t=0 时，静脉注射的 C_{SS} 达到最大，是 C_{max}^{SS}，计算如下：

$$C_{max}^{SS}=\frac{X_0}{V}\cdot\frac{1}{1-e^{-k\tau}} \tag{7-40}$$

当 $t=\tau$ 时，稳态时浓度为最小稳态血药浓度，C_{min}^{SS} 按如下公式计算：

$$C_{min}^{SS}=\frac{X_0}{V}\cdot\left(\frac{1}{1-e^{-kt}}\right)e^{-k\tau} \tag{7-41}$$

3. 平均稳态血药浓度

平均稳态血药浓度的定义为：重复给药达稳态后，在一个给药间隔时间内，血药 - 时曲线下面积除以给药间隔时间 τ 的商值，它常用符号"C_{av} 或 $\overline{C_{SS}}$"表示。

$$C_{av}=\frac{\int_0^{\tau}C_{SS}dt}{\tau} \tag{7-42}$$

式中，$\int_0^{\tau}C_{SS}\,dt$ 是达稳态时，在一个给药间隔范围内（即 $0\rightarrow\tau$）血药浓度曲线下的面积。

单室模型药物静脉注射多次给药达稳态时，其平均稳态血药浓度为：

$$C_{av}=\frac{X_0}{kV\tau} \tag{7-43}$$

血管外给药存在吸收过程（吸收分数为 F），多次给药时的平均稳态血药浓度为：

$$C_{av}=\frac{FX_0}{kV\tau} \tag{7-44}$$

4. 多剂量给药的波动度

药物多次给药达到稳态后，血药浓度在一定范围内波动，其波动程度通常可以用波动度（degree of fluctuation，DF）表示。波动度是指稳态时峰浓度 C_{max}^{SS} 与谷浓度 C_{min}^{SS} 之差对平均稳态血药浓度的百分比，即：

$$DF=\frac{C_{max}^{SS}-C_{min}^{SS}}{C_{av}}\times100\% \tag{7-45}$$

经过推导，多次静脉注射的波动度可以表示为：

$$DF=k\tau\times100\% \tag{7-46}$$

波动程度是评价缓控释制剂质量的重要指标之一。

5. 多剂量给药体内药量的蓄积

蓄积系数又称蓄积因子或积累系数，可以表示为稳态最小血药浓度 C_{min}^{ss} 与第一次给药后的最小血药浓度 $(C_1)_{min}$ 的比值：

$$R=\frac{C_{min}^{SS}}{(C_1)_{min}} \tag{7-47}$$

二、非线性药动学

（一）非线性药动学产生的原因及临床影响

药物在体内的动力学过程不能用一级速率过程或线性过程表示，这种药动学称为非线性动力学。

当药物消除具有非线性药动学特征时，在较高剂量时的表观消除速率常数比低剂量时的要小。一旦消除过程在高浓度下达到饱和，则血药浓度会急剧增大；当血药浓度下降到一定值时，药物消除速度与血药浓度成正比，表现为线性动力学特征。这种非线性药代动力学通常又称为剂量依赖性（dose-dependent）药代动力学。

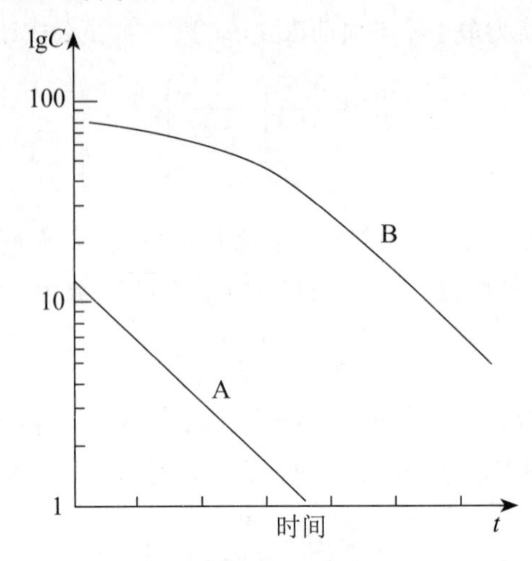

图 7-15　非线性药动学药物静脉注射后 logC-t 曲线

A. 低剂量　B. 高剂量

图 7-15 显示了非线性药动学药物静脉注射后血药浓度 - 时间曲线。曲线 A 为低剂量给药后呈线性动力学消除的药 - 时曲线：曲线 B 为高剂量给药后呈非线性动力学特征的药 - 时曲线，开始时药物消除较慢，随着血药浓度的降低，消除加快，药物在体内消除一定时间后，曲线末端血药浓度较低，呈现与曲线 A 平行的具线性动力学特征的药 - 时曲线。

（二）米氏方程、参数及特点

非线性药动学过程通常用米氏方程来表征。其方程式如下：

$$-\frac{dC}{dt}=\frac{V_m \cdot C}{K_m+C} \tag{7-48}$$

式中，$-dC/dt$ 为药物浓度在 t 时间的下降速度，V_m 为药物消除过程的理论最大速度，K_m 为 Michaelis 常数，简称米氏常数，是指药物消除速度为 V_m 一半时的血药浓度。

根据米氏方程，浓度与时间关系有以下三种情况：

（1）当 C 远小于 K_m 时，式（7-48）可简化为：

$$-\frac{dC}{dt}=\frac{V_m}{K_m} \cdot C \tag{7-49}$$

该式表明血药浓度很低时，其下降速度与血药浓度一次方成正比，表现为一级消除过程，此时曲线近似直线，具有线性动力学特征。

（2）当 C 远大于 K_m 时，式（7-48）可以简化为：

$$-\frac{dC}{dt}=V_m \tag{7-50}$$

该式表明血药浓度很高时，药物浓度下降的速度 V 不再随着药物浓度的升高发生改变，此

时 V 与药物浓度无关，达到药物的最大消除速度 V_m，表现为零级动力学。如图 7-16 所示，此时速度曲线近似为一水平直线。

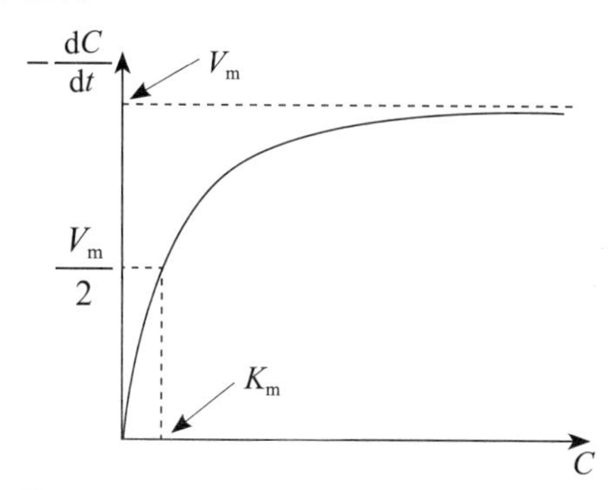

图 7-16　非线性药动学消除速率与浓度之间关系

（3）当药物浓度不是极端的高或低时，药物浓度下降的速度则需要用完整的米氏方程来表示，此时 $-\frac{dC}{dt}$ 与 C 的关系不呈直线，表现为一条曲线。

（三）非线性药动学的特点与识别

1. 线性及非线性药动学的特点

线性动力学，主要特征有：①药物的消除符合一级动力学特征；②当剂量增加时，药物的消除速率常数、半衰期和清除率保持不变；③ AUC 和平均稳态血药浓度与剂量呈正比；④剂量改变时，原药与代谢产物的组成比例不会发生变化。

非线性动力学特征药物的体内过程有以下特点：①药物的消除不呈现一级动力学特征，遵从米氏方程；②当剂量增加时，药物消除速率常数变小、半衰期延长、清除率减小；③ AUC 和平均稳态血药浓度与剂量不呈正比；④原药与代谢产物的组成比例随剂量改变而变化；⑤其他可能竞争酶或载体系统的药物，影响其动力学过程。

2. 非线性药动学的识别

分别静脉注射高、中、低三个剂量的药物，得到各剂量下的血药浓度 - 时间数据，可按如下方法识别：

（1）通过 $\log C-t$ 图形进行观察：若 $\log C-t$ 曲线呈明显的上凸形状时，可视为非线性药动学。

（2）不同剂量的 $\log C-t$ 曲线相互平行，表明在该剂量范围内为线性动力学过程；反之则为非线性动力学过程。

（3）以剂量对相应的血药浓度进行归一化，得到单位剂量下的血药浓度，将其对时间作图，所得的曲线如明显不重叠，则可能存在非线性过程。

（4）AUC 分别除以相应的剂量，如果所得比值明显不同，则可能存在非线性过程。

（5）将每个剂量的血药浓度 - 时间数据按线性动力学模型处理，若所求得的动力学参数（$t_{1/2}$、k、Cl 等）明显地随剂量大小而改变，则可能存在非线性过程。

三、统计矩分析在药动学中的应用

（一）统计矩分析的基本原理与特点

统计矩分析是一种非房室分析（NCA）方法，是根据统计矩原理研究药物在体内吸收、分布、代谢及排泄过程，它不受房室模型的限制，不必考虑药物的体内房室模型特征，其分析结果更加客观。

（二）零阶矩、一阶矩、平均滞留时间及临床意义

1. 零阶矩

血药浓度－时间曲线下面积（时间从零到无限大）定义为药－时曲线的零阶矩。

$$AUC=\int_0^{\infty} C\mathrm{d}t \tag{7-51}$$

通常，血药浓度的测定受到检测灵敏度的限制，只能测定到某一时间 t^* 为止，此时血药浓度记为 C^*，时间从 $t^* \to \infty$ 的面积可由外推公式 C^*/k 计算，k 为药－时曲线末端几点数据求得的速率常数（即末端 $\ln C$ 对 t 作图所得的斜率），则时间 $0 \to \infty$ 的总面积为：

$$AUC=\int_0^{t^*} C\mathrm{d}t+\frac{C^*}{k} \tag{7-52}$$

2. 一阶矩

药－时曲线的一阶矩定义为时间与血药浓度的乘积－时间曲线下的面积（AUMC），即以 $t \cdot C$ 对 t 作图，所得的曲线下面积。

$$AUMC=\int_0^{\infty} tC\mathrm{d}t \tag{7-53}$$

同样，可由梯形法计算求得时间从 $0 \to t^*$ 的 AUMC，则时间 $0 \to \infty$ 的总面积为：

$$\begin{aligned}AUMC&=\int_0^{t^*} tC\mathrm{d}t+\int_{t^*}^{\infty} tC\mathrm{d}t\\&=\int_0^{t^*} tC\mathrm{d}t+\left(\frac{C^*}{k^2}+\frac{t^*C^*}{k}\right)\end{aligned} \tag{7-54}$$

3. 平均滞留时间（MRT）

平均滞留时间是指所有药物分子在体内滞留的平均时间，即单次给药后所有药物分子在体内滞留时间的平均值。

$$MRT=\frac{AUMC}{AUC} \tag{7-55}$$

在线性药代动力学中，零阶矩 AUC 和给药剂量成正比，它是一个反映药物进入体内的量的函数；一阶矩 AUMC 与零阶矩 AUC 的比值得到 MRT，MRT 代表了药物在体内的平均滞留时间的长短，是一个反映速度的函数。

（三）统计矩分析估算药动学参数

1. 消除速率常数或半衰期

静脉注射后的 MRT 代表给药后机体消除体内药量的 63.2%（而不是 50%）所需要的时间，即：

$$MRT_{iv}=t_{0.632} \tag{7-56}$$

推导可得：

$$\mathrm{MRT_{iv}}=\frac{1}{k} \tag{7-57}$$

因此，从 $\mathrm{MRT_{iv}}$ 得到 k 之后，根据 $t_{1/2}=0.693/k$，便可求得药物的半衰期，推导可得：

$$t_{1/2}=0.693\mathrm{MRT_{iv}} \tag{7-58}$$

2. 吸收速率常数

口服制剂的平均吸收时间为：

$$\mathrm{MAT_{ni}}=\frac{\mathrm{AUMC}}{\mathrm{AUC}}-\frac{1}{k}=\frac{1}{k_a} \tag{7-59}$$

3. 清除率

清除率定义为静脉注射给药后剂量标准化的血药浓度－时间曲线的零阶矩的倒数，即静脉注射时给药剂量与相等剂量下 AUC 的比值。

$$Cl=\frac{(X_0)_{\mathrm{iv}}}{(\mathrm{AUC})_{\mathrm{iv}}} \tag{7-60}$$

4. 稳态表观分布容积

药物静脉注射后，稳态表观分布容积（V_{SS}）为清除率与静脉注射时的平均滞留时间的乘积。

$$V_{\mathrm{SS}}=Cl\cdot\mathrm{MRT_{iv}} \tag{7-61}$$

第五节　给药方案设计与个体化给药

一、给药方案设计

（一）给药方案设计的一般原则

为达到安全有效的治疗目的，根据患者情况和药物的药效学与药动学特点而拟订的药物治疗计划称给药方案（dosage regimen）。它包括药物与剂型、给药剂量、给药间隔和疗程等。影响给药方案的因素有：药物的药理活性、药动学特性和患者的个体因素等。

（二）给药方案的设计

1. 根据半衰期制定给药方案

当给药间隔 $\tau=t_{1/2}$ 时，药物按一定剂量多次给药后，体内药物浓度经 5 ～ 7 个半衰期达到稳态水平。在多次给药总药剂量相同情况下，当 $\tau>t_{1/2}$ 时，血药浓度波动相对较大；在多次给药每次给药剂量相同情况下，当 $\tau<t_{1/2}$ 时，药物在体内可能会有较大蓄积。维持剂量（X_0）与首剂量（X_0^*）的关系为：

$$X_0^*=\frac{1}{1-\mathrm{e}^{-k\tau}}X_0 \tag{7-62}$$

若维持量 X_0 为有效剂量，且 $\tau=t_{1/2}$ 时，将 $k=0.693/t_{1/2}$ 代入上式，求得负荷剂量：

$$X_0^*=2X_0 \tag{7-63}$$

这是一些药品说明书中注明首剂加倍的原因，当首剂量等于维持剂量的 2 倍时，血药浓度迅速能够达到稳态血药浓度。

2. 根据平均稳态血药浓度制定给药方案

平均稳态血药浓度与给药剂量 X_0 和给药间隔 τ 的关系为：

$$C_{av}=\frac{FX_0}{kV\tau} \tag{7-64}$$

则给药间隔和给药剂量的制订为：

$$\tau=\frac{FX_0}{C_{av}kV} \tag{7-65}$$

$$X_0=\frac{C_{av}kV\tau}{F} \tag{7-66}$$

3. 根据稳态血药浓度范围制定给药方案

对于治疗窗很窄的药物，需要同时控制C_{max}^{ss}和 C_{min}^{ss}，才能使药物在临床使用安全有效。单室模型药物多次静脉注射时 C_{min}^{ss} 与C_{max}^{ss}之间的关系：

$$C_{min}^{ss}=C_{max}^{ss}\cdot e^{-k\tau} \tag{7-67}$$

可以推导出最佳给药间隔 τ，即

$$\tau=\frac{1}{k}\cdot \ln\frac{C_{max}^{ss}}{C_{min}^{ss}} \tag{7-68}$$

再根据下式可得出给药剂量 X_0。

$$C_{max}^{ss}=\frac{X_0}{V}\cdot\frac{1}{1-e^{-k\tau}} \tag{7-69}$$

4. 根据最小稳态血药浓度制定给药方案

一般情况下药物的稳态血药浓度很少能触及药物的 MTC，其给药方案可以根据其最小稳态血药浓度（C_{min}^{ss}）进行设计，此时设定 MEC 为 C_{min}^{ss}。一室模型静脉注射多次给药的 C_{min}^{ss} 可根据下式求算。

$$C_{min}^{ss}=\frac{X_0}{V}\cdot\left(\frac{1}{1-e^{-k\tau}}\right)e^{-k\tau} \tag{7-70}$$

二、个体化给药

（一）血药浓度与给药方案个体化

通常治疗指数窄的药物、药动学或药效学特征个体差异非常大的药物以及在治疗剂量下就表现出非线性动力学特征的药物，均需要给药方案个体化。

给药方案个体化的步骤根据诊断结果及患者的身体状况等具体因素，选择适合的药物及给药途径，再拟定初始给药方案。按初始方案用药后，随时观察临床效果并按一定时间采取血样

标本，测定血药浓度，由血药浓度－时间数据，求出患者的药动学参数。根据患者的临床表现、药动学数据，结合临床经验和文献资料对初始给药方案做必要的修改，制订出调整后给药方案，用于患者疾病的治疗。根据具体情况，可重复上述过程，反复调整给药方案。常用的给药方案个体化方法包括比例法、一点法和重复一点法等。

（二）肾功能减退患者的给药方案设计

临床上对肾功能减退患者给药方案的设计，主要根据患者的肾功能状况，预测药物的清除率或消除速度常数，进行剂量调整。

肌酐清除率是判断肾小球滤过功能的指标。

临床治疗时，若肾功能减退患者的给药间隔（$\tau_{(d)}$）与肾功能正常患者的给药间隔相同，即 $\tau=\tau_{(d)}$；则肾功能减退患者的给药剂量（$X_{0(d)}$）应为：

$$X_{0(d)}=\frac{k_{(d)}}{k}\cdot X_0 \qquad (7\text{-}71)$$

若给药剂量不变，即 $X_0=X_{0(d)}$，则肾功能减退患者的给药间隔（$\tau_{(d)}$）为：

$$\tau_{(d)}=\frac{k}{k_{(d)}}\cdot \tau \qquad (7\text{-}72)$$

三、治疗药物监测

（一）治疗药物监测的目的和临床意义

治疗药物监测（ therapeutic drug monitoring，TDM）的主要目的是通过灵敏可靠的方法，检测患者血液或其他体液中的药物浓度，获取有关药动学参数，应用药动学理论，指导临床合理用药方案的制定和调整，以及药物中毒的诊断和治疗，以保证药物治疗的有效性和安全性。

其临床意义简单归纳如下：

（1）指导临床合理用药、提高治疗水平。

（2）确定合并用药的原则。临床上合并用药引起药源性疾病或导致药物中毒的报道不少，开展 TDM 研究药物的相互作用，对确定合并用药原则具有重要意义。

（3）用于药物过量中毒的诊断。开展 TDM 对防止药物过量中毒和药物急性过量中毒的诊断具有重要意义。

（4）作为医疗差错或事故的鉴定依据及评价患者用药依从性的手段。

（二）治疗药物监测的适用范围

下列情况需进行血药浓度监测：

（1）个体差异很大的药物，即患者间有较大的药动学差异，如三环类抗抑郁药。

（2）具非线性动力学特征的药物，尤其是非线性特征发生在治疗剂量范围内，如苯妥英钠。

（3）治疗指数小、毒性反应强的药物，如强心苷类药、茶碱、锂盐、普鲁卡因胺等。

（4）毒性反应不易识别、用量不当或用量不足的临床反应难以识别的药物，如用地高辛控制心律失常时，药物过量也可引起心律失常。

（5）特殊人群用药。患有心、肝、肾、胃肠道疾病者，婴幼儿及老年人的动力学参数与正常人会有较大的差别，如肾功能不全的患者应用氨基糖苷类抗生素。

（6）常规剂量下没有疗效或出现毒性反应的药物，测定血药浓度有助于分析原因。

（7）合并用药出现异常反应，药物之间的相互作用使药物在体内的吸收或消除发生改变，需要通过监测血药浓度对剂量进行调整。

（8）血药浓度因长期用药可能受到各种因素的影响而发生变化。有的可在体内逐渐蓄积而发生毒性反应：有的血药浓度随时间降低而导致无效。此时需测定血药浓度，调整剂量。

（9）用于诊断和处理药物过量或中毒。

血药浓度测定常用的方法有高效液相色谱法（HPLC）、气相色谱法（GC）、液－质联用法（LC-MS）、放射免疫法（RIA）、荧光偏振免疫法（FPLA）、酶联免疫法（ELISA）等。

第六节 生物利用度与生物等效性

一、生物利用度

（一）生物利用度、绝对生物利用度和相对生物利用度的计算及临床意义

生物利用度（BA）是指药物被吸收进入血液循环的速度与程度。它是反映药物及其制剂临床治疗效果内在质量的重要指标。

生物利用度包括两方面内容：药物吸收速度与药物吸收程度。吸收速度即药物进入血液循环的快慢。常用血药浓度－时间曲线的达峰时间 T_{max} 来表示，达峰时间短，则药物吸收快。峰浓度 C_{max} 亦与吸收速度有关，但它还与吸收程度（量）有关。

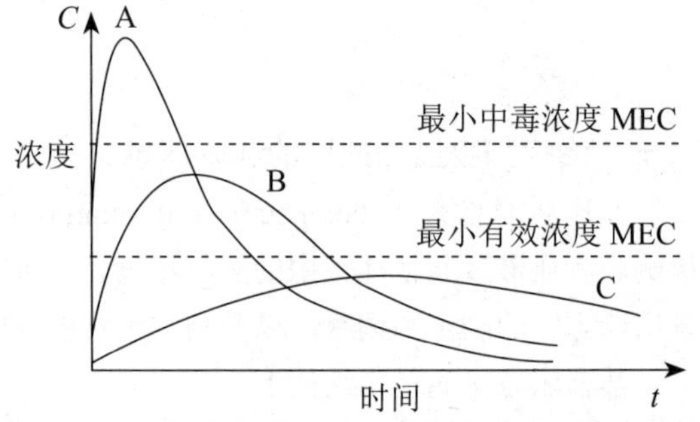

图 7-17　三种制剂的血药浓度－时间曲线的比较

图 7-17 中 A、B、C 三种制剂具有相同的 AUC，但制剂 A 吸收快，达峰时间短，峰浓度大，已超过最小中毒浓度，临床上可能会出现中毒反应。制剂 B 达峰比制剂 A 稍慢，血药浓度有较长时间落在最小中毒浓度与最小有效浓度之间，因此可以得到较好的疗效。制剂 C 的血药浓度一直在最小有效浓度以下，在临床上可能无效。因此，制剂的生物利用度应该用 C_{max}、T_{max} 和 AUC 三个指标全面地评价，它们也是制剂生物等效性评价的三个主要参数。

生物利用度可分绝对生物利用度与相对生物利用度。绝对生物利用度是以静脉制剂为参比制剂获得的药物活性成分吸收进入血液循环的相对量，通常用于原料药和新剂型的研究。

绝对生物利用度的计算公式如下：

$$F=\frac{AUC_{(po)}/Dose_{(po)}}{AUC_{(iv)}/Dose_{(iv)}}\times 100\% \qquad (7-73)$$

以口服制剂为例，$AUC_{(po)}$ 为口服血药浓度－时间曲线下的面积，$AUC_{(iv)}$ 为静脉注射血药浓度－时间曲线下的面积，$Dose_{(po)}$ 为口服剂量，$Dose_{(iv)}$ 为静脉注射剂量。

相对生物利用度的计算公式如下：

$$F_r=\frac{AUC_{(T)}/Dose_{(T)}}{AUC_{(R)}/Dose_{(R)}}\times 100\% \qquad (7-74)$$

$AUC_{(T)}$ 为试验制剂药 - 时曲线下面积，$Dose_{(T)}$ 为试验制剂剂量，$AUC_{(R)}$ 为参比制剂的药 - 时曲线下面积，而 $Dose_{(R)}$ 为参比制剂的剂量。

（二）生物利用度的研究方法及影响因素

生物利用度的研究方法有血药浓度法、尿药数据法和药理效应法等。

血药浓度法是生物利用度研究最常用的方法。

影响生物利用度的因系包括：

1. 药物本身的理化性质：药物 pK_a、分子量、解离度、脂溶性、晶型、旋光度等。
2. 药物制剂因素：主要包括剂型及处方工艺。
3. 生理因素。
4. 药物在胃肠道内的代谢分解。
5. 肝脏首关效应。

二、生物等效性

（一）生物等效性及研究方法

生物等效性（BE）是指在相似的试验条件下单次或多次给予相同剂量的试验药物后，受试制剂中药物的吸收速度和吸收程度与参比制剂的差异在可接受范围内，反映其吸收程度和速度的主要药动学参数无统计学差异。生物等效性也是评价药物或制剂质量的重要指标。

药动学方法研究 BE 时，通过测定设定时间点下的血药浓度，取得药动学参数作为终点指标，借此反映药物释放并被吸收进入循环系统的速度和程度。通常采用药动学终点指标 C_{max}、T_{max} 和 AUC 进行评价。

（二）生物等效性研究的基本要求

表 7-25　生物等效性研究的基本要求

要　点	内　容
研究总体设计	对于一般药物，推荐选用两制剂、单次给药、交叉试验设计。对于半衰期较长的药物，可选择两制剂、单次给药、平行试验设计。此外还有重复试验设计，它是前两种的备选方案
受试者选择	受试者的选择一般应符合以下要求： ①年龄在 18 周岁以上（含 18 周岁） ②应涵盖一般人群的特征，包括年龄、性别等 ③如果研究药物拟用于两种性别的人群，研究入选的受试者应有适当的性别比例 ④如果研究药物主要拟用于老年人群，应尽可能多地入选 60 岁以上的受试者 ⑤入选受试者的例数应使生物等效性评价具有足够的统计学效力 筛选受试者时的排除标准应主要基于安全性方面的考虑
参比制剂的选择	仿制药生物等效性试验应尽可能选择原研产品作为参比制剂，以保证仿制药质量与原研产品一致
单次给药研究	通常推荐采用单次给药药代动力学研究方法评价生物等效性

（续表 7-25）

要　点	内　容
稳态研究	若出于安全性考虑，需入选正在进行药物治疗，且治疗不可间断的患者时，可在多次给药达稳态后进行生物等效性研究
餐后生物等效性研究	①对于口服常释制剂，通常需进行空腹和餐后生物等效性研究。但如果参比制剂说明书中明确说明该药物仅可空腹服用（饭前 1 小时或饭后 2 小时服用）时，则可不进行餐后生物等效性研究 ②对于仅能与食物同服的口服常释制剂，除了空腹服用可能有严重安全性方面风险的情况外，通常均进行空腹和餐后两种条件下的生物等效性研究。如有资料充分说明空腹服药可能有严重安全性风险，则仅需进行餐后生物等效性研究 ③对于口服调释制剂（包括延迟释放制剂和缓释制剂），需进行空腹和餐后生物等效性研究
生物样品分析	用于生物等效性研究的生物样品分析方法在选择性、灵敏度、精密度、准确度、重现性等方面应符合要求
用于评价生物等效性的药动学参数	（1）吸收速度 通常采用实测药物峰浓度 C_{max} 评价吸收速度 （2）吸收程度 / 总暴露量 对于单次给药研究，通常采用如下两个参数评价吸收程度： ①从 0 时到最后一个浓度可准确测定的样品采集时间 t 的药物浓度 - 时间曲线下面积（$AUC_{0\to t}$） ②从 0 时到无限时间（∞）的药物浓度 - 时间曲线下面积（$AUC_{0\to\infty}$） 对于多次给药研究，常采用达稳态后给药间隔期（τ）内的药 - 时曲线下面积 $AUC_{0\to\tau}$ 评价吸收程度 （3）部分暴露量 特定情况下可能需要增加部分暴露量指标来观测早期暴露值。部分暴露量测定的时间设置应符合临床疗效评价要求

（三）常见剂型的生物等效性研究

1. 口服溶液剂

对于口服溶液、糖浆等溶液剂型，如果不含可能显著影响药物吸收或生物利用度的辅料，则可豁免人体生物等效性试验。

2. 常释制剂（常释片剂和胶囊）

采用申报的最高规格进行单次给药的空腹及餐后生物等效性研究。

3. 口服混悬剂

通常需进行生物等效性研究。

4. 调释制剂（包括延迟释放制剂和缓释制剂）

采用申报的最高规格进行单次给药的空腹及餐后生物等效性研究。

5. 咀嚼片

咀嚼片生物等效性研究的给药方法应参照说明书。如说明书中要求吞咽之前先咀嚼，则进行生物等效性研究时，受试者需咀嚼后吞咽给药。如说明书中说明该药可以咀嚼也可以整片吞服，则生物等效性研究时，要求以 240ml 水整片送服。

（四）生物等效性研究一般试验设计和数据处理原则

表 7-26　生物等效性研究一般试验设计和数据处理原则

要　点	内　容
试验的实施	正式试验开始之前，可在少数志愿者中进行预试验 ①空腹试验：试验前夜至少空腹 10 小时。一般情况下，在空腹状态下用 240ml 水送服受试制剂和参比制剂 ②餐后试验：受试者试验当日给药前 30 分钟时开始进食标准餐，并在 30 分钟内用餐完毕，在开始进餐后 30 分钟时准时服用试验药，用 240ml 水送服 ③服药前 1 小时至服药后 1 小时内禁止饮水，其他时间可自由饮水。服药后 4 小时内禁食 ④通常最高规格的制剂可以一个单位（单片或单粒）服用 ⑤试验给药之间应有足够长的清洗期（一般为待测物 7 倍半衰期以上） ⑥应说明受试制剂和参比制剂的批号、参比制剂的有效期等信息。受试制剂与参比制剂药物含量的差值小于 5%
餐后生物等效性研究标准餐的组成	建议采用对胃肠道生理功能和药物生物利用度影响大的餐饮进行餐后生物等效性研究，如高脂（提供食物中约 50% 的热量）高热（800 ～ 1000 千卡）饮食
样品采集	通常采集血液样品。多数情况下检测血浆或血清中的药物或其代谢产物浓度。应恰当地设定样品采集时间，使其包含吸收、分布、消除相。一般建议每位受试者每个试验周期采集 12 ～ 18 个样品，其中包括给药前的样品。采样时间不短于 3 个末端消除半衰期。末端消除相应至少采集 3 ～ 4 个样品以确保准确估算末端消除相斜率。除可用 $AUC_{0\to72h}$ 来代替 $AUC_{0\to t}$ 或 $AUC_{0\to\infty}$ 的长半衰期药物外，$AUC_{0\to t}$ 至少应覆盖 $AUC_{0\to\infty}$ 的 80%
给药前血药浓度不为零的情况	如果给药前血药浓度小于 C_{max} 的 5%，则该受试者的数据可以不经校正而直接参与药动学参数计算和统计分析。如果给药前血药浓度大于 C_{max} 的 5%，则该受试者的数据不应纳入等效性评价
因出现呕吐而需剔除数据的情况	如果受试者服用常释制剂后，在 T_{max} 中位数值两倍的时间以内发生呕吐，则该受试者的数据不应纳入等效性评价。对于服用调释制剂的受试者，如果在服药后短于说明书规定的服药间隔时间内发生呕吐，则该受试者的数据不应纳入等效性评价
试验报告中提交的药动学相关信息	①受试者编号、给药周期、给药顺序、制剂种类 ②血药浓度和采血时间点 ③单次给药：$AUC_{0\to t}$、$AUC_{0\to\infty}$、C_{max}，以及 T_{max}、k 和 $t_{1/2}$；C^{SS}_{max} 和 C^{SS}_{min} ④稳态研究：$AUC_{0\to\tau}$、C^{SS}_{max}、C_{av}、T^{SS}_{max}、C^{SS}_{min}，以及波动系数和波动幅度 ⑤药动学参数的个体间、个体内和 / 或总的变异（如果有）
有关数据统计计算的要求	提供 $AUC_{0\to t}$、$AUC_{0\to\infty}$、C_{max}（稳态研究提供 C^{SS}_{max}、$AUC_{0\to\tau}$）几何均值、算术均值、几何均值比值及其 90% 置信区间（CI）等

（五）生物等效性判断标准

生物等效的接受标准为：受试制剂和参比制剂的 PK 参数（AUC 和 C_{max}）的几何均值比值（Geometric mean ratio，GMR）的 90% 置信区间数值均应不低于 80.00%，且不超过 125.00%，即均在 80% ～ 125% 范围内。

第八章

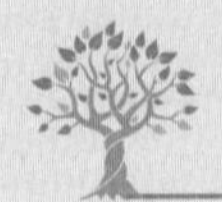

药物对机体的作用

知识导图

药物对机体的作用
- 药物作用的两重性
- 药物作用的量－效和时－效规律与评价
- 药物的作用机制与受体
- 药效学方面的药物相互作用
- 遗传药理学与临床合理用药
- 时辰药理学与临床合理用药
- 药物应用的毒性问题

第一节 药物作用的两重性

一、药物的作用与效应

1. 药效学：研究药物对机体的作用及作用机制。

2. 药物作用是指药物对机体的初始作用。

3. 药物效应或药理效应是药物初始作用引起的机体原有生理、生化等功能或形态的变化，是药物作用的结果。

4. 影响药物作用的因素包括药物方面和机体方面的因素。

（1）药物方面：影响药物作用的因素，包括药物的理化性质、药物剂量、给药时间和方法、疗程、药物剂型和给药途径等。

（2）机体方面：影响药物作用的因素主要包括生理因素（如年龄、性别、体重）、精神因素（包括精神状态和心理活动）、疾病因素（主要包括心脏疾病、肝脏疾病、肾脏疾病、胃肠疾病、营养不良、酸碱平衡失调、电解质紊乱和发热等）、遗传因素（主要包括药物作用靶点、转运体和代谢酶的遗传多态性，表现为种属差异、种族差异、个体差异和特异体质）、时辰因素（主要是指生物节律变化对药物作用的影响）以及生活习惯与环境（主要包括饮食和环境物质通过影响机体而实现对药物作用的影响）。

二、药物作用的特异性和选择性

1. 药物作用的特异性是指药物作用于特定的靶点。多数药物通过化学反应而产生药理效应，化学反应的专一性使药物作用具有特异性。药物作用的特异性取决于药物的化学结构，决定于构效关系。

2. 药理作用的选择性是指在一定的剂量下，药物对不同的组织器官作用的差异性。有些药物可影响机体的多种功能，有些药物只影响机体的一种功能，前者选择性低，后者选择性高。药物作用特异性强并不一定引起选择性高的药理效应，即二者不一定平行。

三、药物的治疗作用

表 8-1　药物的治疗作用

要　点	内　容
概　念	药物的治疗作用是指患者用药后所产生的符合用药目的达到防治疾病的作用。根据药物所达到的治疗效果，可将治疗作用分为对因治疗、对症治疗和补充（替代）治疗
对因治疗	指用药后能消除原发致病因子，治愈疾病的药物治疗。例如，使用抗生素杀灭病原微生物，达到控制感染性疾病
对症治疗	指用药后能改善患者疾病的症状。如硝酸甘油缓解心绞痛；应用解热镇痛药降低高热患者的体温、缓解疼痛；抗高血压药降低患者过高的血压等属于对症治疗
补充疗法	指补充体内营养或代谢物质不足，又称替代疗法。例如，补充铁制剂治疗缺铁性贫血；补充胰岛素治疗糖尿病。补充疗法也可以纠正发病原因，但引起缺乏症的原发病因并未去除，因此严格讲与对因治疗并不相同

四、药物的不良反应

表 8-2　药物的不良反应

<table>
<tr><th>要　点</th><th colspan="2">内　容</th></tr>
<tr><td>药品
不良反应
的定义</td><td colspan="2">凡是不符合用药目的并给患者带来不适或痛苦的反应统称为药品不良反应（ADR）。世界卫生组织对药品不良反应的定义：为了预防、诊断、治疗疾病或改变人体的生理功能，在正常用法、用量下服用药物后机体所出现的非期望的有害反应。我国《药品不良反应报告和监测管理办法》对药品不良反应的定义：指合格药品在正常用法用量下出现的与用药目的无关的或意外的有害反应。另外，在药物治疗过程中所发生的任何不良医学事件可称为药物不良事件（亦称不良药物事件，ADE）</td></tr>
<tr><td rowspan="3">药物
不良反应
的分类
（按性质）</td><td>副作用</td><td>指在药物按正常用法用量使用时，出现的与治疗目的无关的不适反应。副作用是由于药物作用的选择性低、作用广泛引起的。例如阿托品用于解除胃肠痉挛时，会引起口干、心悸、便秘等副作用</td></tr>
<tr><td>毒性反应</td><td>指在剂量过大或药物在体内蓄积过多时发生的危害机体的反应。毒性反应通常比较严重，一般也是可以预知的，应该避免发生。短期内过量用药引起的毒性称急性毒性反应，多损害循环、呼吸及神经系统功能。长期用药时由于药物在体内蓄积而逐渐发生的毒性称为慢性毒性，多损害肝、肾、骨髓、内分泌等功能。致癌、致畸胎和致突变反应也属于慢性毒性范畴</td></tr>
<tr><td>后遗效应</td><td>指在停药后，血药浓度已降低至最低有效浓度以下时残存的药理效应。如长期应用肾上腺皮质激素，可引起肾上腺皮质萎缩，一旦停药，可出现肾上腺皮质功能低下，数月难以恢复；服用巴比妥类催眠药物后，在次晨仍有乏力、困倦等“宿醉”现象</td></tr>
</table>

（续表 8-2）

要　点	内　容	
药物不良反应的分类（按性质）	停药反应	是指患者长期应用某种药物，突然停药后出现原有疾病加剧的现象，又称回跃反应或反跳。例如，长期应用普萘洛尔治疗高血压、心绞痛等，如突然停药，则会出现血压升高或心绞痛发作；长期服用可乐定治疗高血压，突然停药，次日血压明显升高
	继发反应	是继发于药物治疗作用之后的不良反应，是治疗剂量下治疗作用本身带来的间接结果。例如，长期应用广谱抗生素，使敏感细菌被杀灭，而非敏感菌（如厌氧菌、真菌）大量繁殖，造成二重感染
	变态反应	又称为过敏反应，是指机体受药物刺激所发生异常的免疫反应，引起机体生理功能障碍或组织损伤。某些生物制品则是全抗原，从而引起变态反应。变态反应常见于过敏体质患者，反应性质与药物原有效应和剂量无关，用药理性拮抗药解救无效
	特异质反应	是指少数特异体质患者对某些药物反应异常敏感。反应性质也可能与常人不同，但与药物固有的药理作用基本一致，反应严重程度与剂量成比例，药理性拮抗药救治可能有效。现已知道特异质反应多是先天遗传异常所致的反应。例如，先天性葡萄糖-6-磷酸脱氢酶缺乏的疟疾患者服用伯氨喹后，容易发生急性溶血性贫血和高铁血红蛋白血症；假性胆碱酯酶缺乏者，应用琥珀胆碱后出现呼吸暂停反应
	依赖性	是在长期应用某种药物后所造成的一种强迫要求连续或定期使用该药的行为或其他反应 ①精神依赖性：也称为成瘾性 ②生理依赖性：又称躯体依赖性，是指中枢神经系统对长期使用的药物所产生的一种身体适应状态；一旦停药，将发生一系列生理功能紊乱，称为戒断综合征

第二节　药物作用的量-效和时-效规律与评价

一、药物的量-效关系

药物剂量与效应关系，简称量-效关系，指在一定剂量范围内，药物的剂量（或浓度）增加或减少时，其效应随之增强或减弱，两者间有相关性。量-效关系可用量-效曲线或浓度-效应曲线表示，定量地反映药物作用特点，为临床用药提供参考。

药理效应按性质可分为量反应和质反应。

量反应：药理效应的强弱呈连续性量的变化，可用数或量或最大反应的百分率表示。例如：血压、心率、尿量、血糖浓度等，研究对象为单一的生物个体。

以药理效应强度为纵坐标，药物剂量或浓度为横坐标进行作图，得到直方双曲线。将药物浓度或剂量改用对数值作图，则呈现典型的S形曲线，即量反应的量-效曲线（图 8-1）。

质反应：药理效应不是随着药物剂量或浓度的增减呈连续性量的变化，而是反应的性质变化，一般以阳性或阴性、全或无的方式表示。例如：存活与死亡、惊厥与不惊厥、睡眠与否等，研究对象为一个群体。

从量反应和质反应的两种量－效曲线衍生出一些药理学基本概念，有重要的临床意义。

药物的剂量与效应关系见表 8-3。

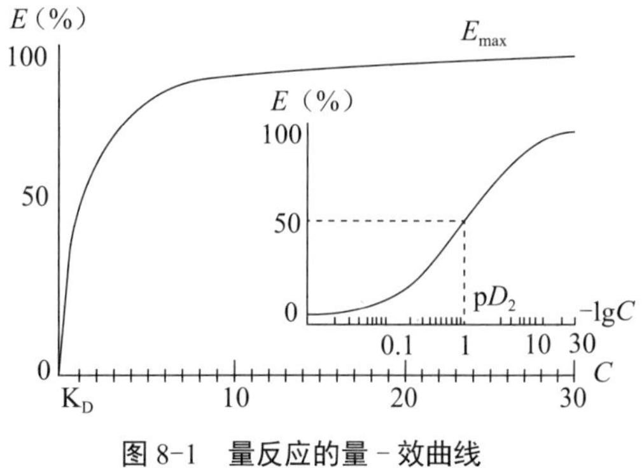

图 8-1　量反应的量－效曲线

E：效应强度；*C*：药物浓度

表 8-3　药物的剂量与效应关系

要　点	内　容
斜　率	斜率（slope）的大小在一定程度上反映了临床用药的剂量安全范围，斜率较陡的提示药效较剧烈，较平坦的则提示药效较温和
最小有效量	是指引起药理效应的最小药量，也称阈剂量（threshold dose）；同样，最低有效浓度（minimal effective concentration）是指引起药理效应的最低药物浓度，亦称阈浓度（threshold concentration）
最大效应	是指在一定范围内，增加药物剂量或浓度，其效应强度随之增加，但效应增至一定程度时，继续增加剂量或浓度，效应不再继续增强，此效应为一极限，称为最大效应，也称效能。效能反映了药物的内在活性
效价强度	是指能引起等效反应（一般采用50%效应量）的相对剂量或浓度。效价强度用于作用性质相同的药物之间的等效剂量或浓度的比较，其值越小则强度越大。例如，利尿药以每日排钠量为效应指标进行比较，环戊噻嗪的效价强度约为氢氯噻嗪的30倍（图8-2） 图 8-2　各种利尿药的效价强度及最大效应比较
半数有效量	①半数有效量（median effective dose，ED_{50}）是指引起 50% 阳性反应（质反应）或 50% 最大效应（量反应）的浓度或剂量，分别用半数有效量（ED_{50}）及半数有效浓度（EC_{50}）表示 ②半数致死量（LD_{50}）：效应指标为死亡 ③治疗指数（therapeutic index，TI）：以药物 LD_{50} 与 ED_{50} 的比值表示药物的安全性，此数值越大药物相对越安全 ④药物安全范围（margin of safety）：指 ED_{95} 和 LD_5 之间的距离，其值越大越安全

第八章

（续表 8-3）

要　点	内　容
半数有效量	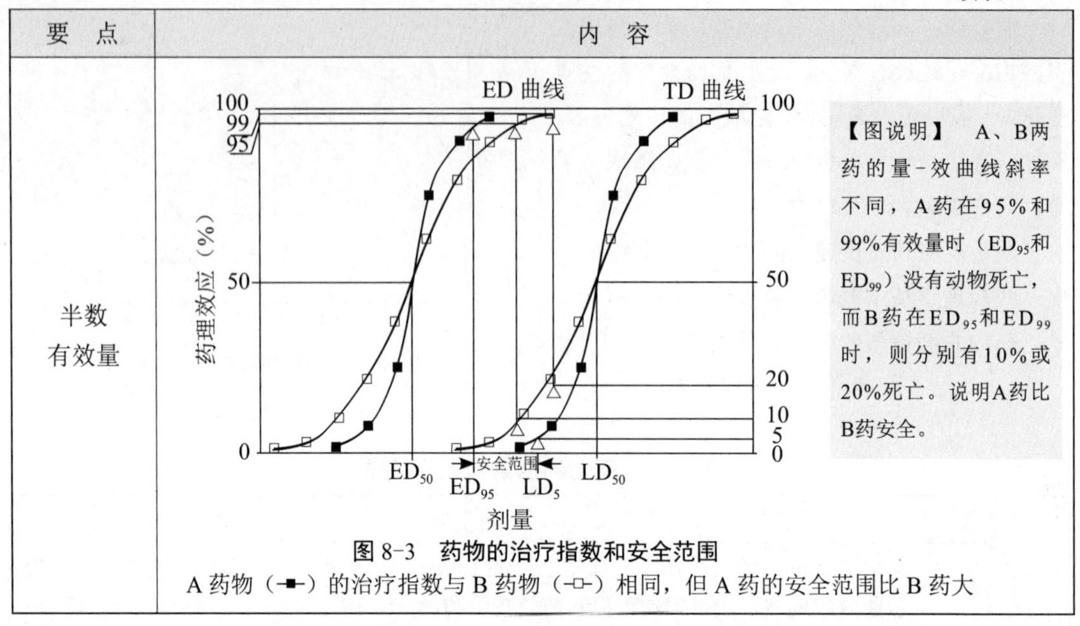 **图 8-3　药物的治疗指数和安全范围** A 药物（-■-）的治疗指数与 B 药物（-□-）相同，但 A 药的安全范围比 B 药大

二、药物的时 - 效关系

时 - 效关系是指用药之后随时间的推移，由于体内药量（或血药浓度）的变化，药物效应随时间呈现动态变化的过程。以时间为横坐标、血药浓度或药理效应为纵坐标作图，可分别得到时 - 量曲线（图 8-4）和时 - 效曲线（图 8-5）。在时 - 效曲线的坐标图上，在治疗有效的效应强度处及在出现毒性反应的效应强度处分别各作一条与横轴平行的横线，分别称为有效效应线和中毒效应线。

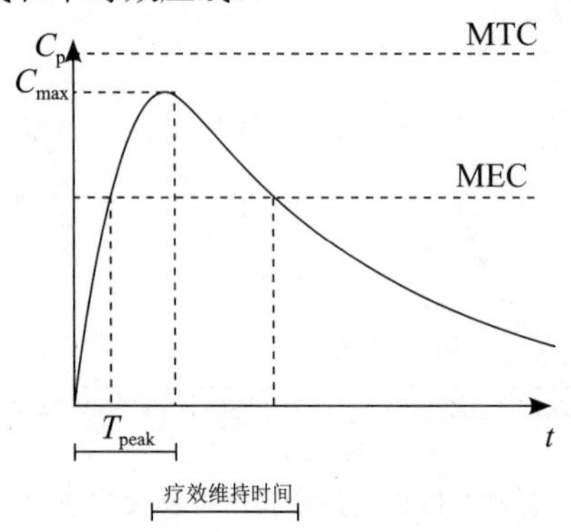

图 8-4　单次用药的时 - 量曲线图

C_p：血药浓度；C_{max}：峰浓度；MTC：最小中毒浓度；
MEC：最小有效浓度

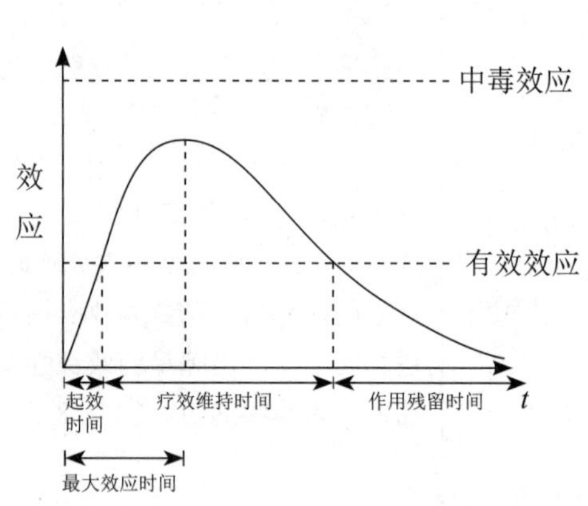

图 8-5　单次用药的时 - 效曲线

1. 起效时间

指给药至时 - 效曲线与有效效应线首次相交点的时间，代表药物发生疗效以前的潜伏期。

2. 最大效应时间

即给药后作用达到最大值的时间。

3. 疗效维持时间

指从起效时间开始到时－效曲线下降到与有效效应线再次相交点之间的时间。这一参数对连续多次用药时选择用药的间隔时间有参考意义。

4. 作用残留时间

指曲线从降到有效效应线以下到作用完全消失之间的时间。如在此段时间内第二次给药，则须考虑前次用药的残留作用。

第三节　药物的作用机制与受体

一、药物的作用机制

药物作用机制是研究药物如何与机体细胞结合而发挥作用。

药物作用的靶点：指药物与机体结合的部位。已知药物作用靶点涉及酶、受体、核酸、离子通道、免疫系统、基因等。此外，有些药物通过理化作用或补充体内所缺乏的物质而发挥作用。

表 8-4　药物的作用机制

要　点	内　容
作用于受体	大多数药物作用于受体发挥药理作用，如胰岛素激活胰岛素受体；阿托品阻断副交感神经末梢支配效应器细胞上的 M 胆碱受体；肾上腺素激活 α、β 受体等
影响酶的活性	体内酶的种类多、分布广，有些药物以酶为作用靶点，对酶产生激活、诱导、抑制或复活等作用。许多药物是通过抑制酶活性产生治疗作用，例如解热、镇痛、抗炎药阿司匹林抑制环氧合酶（COX）；抗高血压药物依那普利抑制血管紧张素Ⅰ转化酶；治疗充血性心力衰竭药地高辛抑制 Na^+，K^+-ATP 酶。有些药物会对药物代谢酶产生作用，引起药物－药物相互作用，例如，氯霉素抑制肝药酶，苯巴比妥诱导肝药酶，而影响药物在体内的代谢；甚至有些药物本身就是酶，如胃蛋白酶、胰蛋白酶等。有些药物是通过激活酶的活性产生治疗作用，例如碘解磷定使有机磷酸酯抑制的胆碱酯酶复活，尿激酶激活血浆纤溶酶原
影响细胞膜离子通道	有些药物可以直接作用于这些通道，产生药理作用。如抗心律失常药可分别影响 Na^+、K^+ 或 Ca^{2+} 通道，纠正心律失常；局麻药利多卡因抑制 Na^+ 通道，阻断神经冲动的传导，产生局麻作用；钙通道阻滞药硝苯地平可以阻滞 Ca^{2+} 通道，降低细胞内 Ca^{2+} 浓度，致血管舒张，产生降压作用；阿米洛利阻滞肾小管 Na^+ 通道，米诺地尔激活血管平滑肌 ATP 敏感的 K^+ 通道等
干扰核酸代谢	有些药物化学结构与体内正常代谢物非常相似，虽参与机体代谢过程，却往往不能引起代谢的生理效果，最后导致抑制或阻断代谢的后果，称为伪品掺入，亦称抗代谢药。一些抗肿瘤药就是通过干扰肿瘤细胞 DNA 和 RNA 的代谢过程而发挥作用的。例如磺胺类抗菌药通过抑制敏感细菌体内叶酸的代谢而干扰核酸的合成；氟尿嘧啶结构与尿嘧啶相似，掺入肿瘤细胞 DNA、RNA 中后，干扰蛋白质合成而发挥抗肿瘤作用；喹诺酮类通过抑制细菌 DNA 螺旋酶和拓扑异构酶Ⅳ发挥抗菌作用；而抗人类免疫缺陷病毒（HIV）药齐多夫定则是通过抑制核苷逆转录酶，抑制 DNA 链的增长，阻碍 HIV 病毒的复制，治疗艾滋病
补充体内物质	如补充铁剂治疗缺铁性贫血、补充胰岛素治疗糖尿病等

（续表 8-4）

要　点	内　容
改变细胞周围环境的理化性质	如静脉注射甘露醇，其在肾小管内产生高渗透压而利尿；口服氢氧化铝、三硅酸镁等抗酸药中和胃酸，可用于治疗胃溃疡；二巯基丁二酸钠等络合剂可将汞、砷等重金属离子络合成环状物，促使其随尿排出以解毒
影响生理活性物质及其转运体	例如噻嗪类利尿药抑制肾小管 Na^+-Cl^- 转运体，从而抑制 Na^+-K^+、Na^+-H^+ 交换而发挥排钠利尿作用。丙磺舒竞争性抑制肾小管对弱酸性代谢物的转运体，抑制原尿中尿酸再吸收，可用于痛风的治疗
影响机体免疫功能	作用于免疫系统影响免疫功能的药物统称为免疫调节药，包括免疫抑制药和免疫增强药。免疫抑制药泛指具有免疫抑制作用的药物，包括肾上腺皮质激素类药物、钙调磷酸酶抑制药、抗增殖 / 抗代谢药和抗体制剂。免疫增强药则是指具有免疫刺激、兴奋和恢复作用的药物，包括免疫佐剂、免疫恢复药和免疫替代药 免疫抑制药环孢素及免疫调节药左旋咪唑通过影响机体免疫功能发挥疗效，前者用于器官移植的排斥反应，后者用于免疫缺陷性疾病的治疗
非特异性作用	有些药物并无特异性作用机制，而主要与理化性质有关 如消毒防腐药对蛋白质有变性作用，因此只能用于体外杀菌或防腐，不能内服。另外，还有酚类、醇类、醛类和重金属盐类等蛋白沉淀剂。有些药物利用自身酸碱性，产生中和反应或调节血液酸碱平衡，如碳酸氢钠、氯化铵等

二、药物的作用与受体

表 8-5　药物的作用与受体

<table>
<tr><th>要　点</th><th colspan="2">内　容</th></tr>
<tr><td>受体的概念</td><td colspan="2">①受体：一类介导细胞信号转导功能的大分子蛋白质，能识别周围环境中的某些微量化学物质，首先与之结合，并通过中介的信息放大系统，触发后续的药理效应或生理反应
②配体（ligand）：指能与受体特异性结合的物质
③受体对相应的配体具有极高的识别能力</td></tr>
<tr><td>受体的特性</td><td colspan="2">①饱和性：受体数量是有限的，其能结合的配体量也是有限的，在药物的作用上反映为最大效应
②特异性：特定的受体只能与其特定的配体结合，产生特定的生物学效应
③可逆性：受体与配体所形成的复合物可以解离，也可被另一种特异性配体所置换，少数是通过共价键结合，后者形成的结合难以逆转
④灵敏性：只要很低浓度的配体就能与受体结合而产生显著的效应
⑤多样性：同一受体可广泛分布于不同组织或同一组织不同区域，受体密度不同</td></tr>
<tr><td>药物与受体相互作用学说</td><td colspan="2">占领学说、速率学说、二态模型学说</td></tr>
<tr><td>受体的类型和性质</td><td>G- 蛋白偶联受体</td><td>G- 蛋白偶联受体：与三磷酸鸟苷结合调节蛋白相偶联的受体。现已发现 40 余种神经递质或激素的受体，如许多激素的受体、M 胆碱受体、</td></tr>
</table>

（续表 8-5）

要　点	内　容	
受体的类型和性质	G- 蛋白偶联受体	肾上腺素受体、多巴胺受体、5-HT 受体、前列腺素受体以及一些多肽类受体等，通过 G- 蛋白偶联机制产生作用
	配体门控离子通道受体	通道按生理功能分类，可分为配体门控离子通道及电压门控离子通道。属于配体门控的离子通道有 N 型乙酰胆碱受体、γ - 氨基丁酸（GABA）受体等
	酪氨酸激酶受体	胰岛素及一些生长因子的受体本身具有酪氨酸蛋白激酶的活性，称为酪氨酸蛋白激酶受体
	细胞内受体	甾体激素、甲状腺激素、维生素 D 及维生素 A 受体是可溶性的 DNA 结合蛋白，其作用是调节某些特殊基因的转录。细胞核激素受体本质上属于转录因子，激素则是这种转录因子的调控物
	其他酶类受体	鸟苷酸环化酶（GC）也是一类具有酶活性的受体，存在两类 GC，一类为膜结合酶，另一类存在于胞质中。心钠肽可兴奋 GC，使 GTP 转化为 cGMP 而产生生物效应
受体作用的信号转导	药物（配体）与受体相互作用所引起的效应主要有赖于细胞内的信号转导系统	
	第一信使	指神经递质、细胞因子、多肽类激素及药物等细胞外信使物质
	第二信使	①环磷腺苷（cAMP），是最早发现的第二信使；② cGMP；③ DAG 和 IP_3；④钙离子；⑤廿碳烯酸类；⑥一氧化氮（NO）属于第一信使和第二信使
	第三信使	指负责细胞核内外信息传递的物质，包括生长因子、转化因子等
受体的激动药和拮抗药	激动药	指既有亲和力又有内在活性的药物。激动药能与受体结合并激活受体而产生效应。根据内在活性的不同，激动药又能分为完全激动药和部分激动药 完全激动药：对受体有很高的亲和力和内在活性（α=1）。部分激动药：对受体有很高的亲和力，但内在活性不强（$\alpha<1$）。量 - 效曲线高度（E_{max}）较低，即使增加剂量，也不能达到完全激动药的最大效应。反向激动药：指与受体结合后引起与激动药相反效应的药物
	拮抗药	虽与受体具有较强的亲和力，但缺乏内在活性（α=0），故不能产生效应，可由于其占据了一定数量受体，反而有拮抗激动药的作用。有些药物以拮抗作用为主，但有一定的激动受体的效应，则为部分拮抗药 拮抗药分为竞争性拮抗药和非竞争性拮抗药。由于激动药与受体的结合是可逆的，竞争性拮抗药可与激动药互相竞争与相同受体结合，产生竞争性抑制作用，可通过增加激动药的浓度使其效应恢复到原先单用激动药时的水平，使激动药的量 - 效曲线平行右移，但其最大效应不变，这是竞争性抑制的重要特征（图 8-6A） 竞争性拮抗药与受体的亲和力可用拮抗参数（pA_2）表示，其含义是：在拮抗药存在时，若 2 倍浓度的激动药所产生的效应恰好等于未加入拮抗药时激动药的效应，则所加入的拮抗药的摩尔浓度的负对数称为 pA_2 值。药物的 pA_2 值越大，其拮抗作用越强。非竞争性拮抗药与受

（续表 8-5）

要 点	内 容	
受体的激动药和拮抗药	拮抗药	体形成比较牢固的结合，因而解离速度慢，或者与受体形成不可逆的结合而引起受体构型的改变，阻止激动药与受体正常结合。因此，增加激动药的剂量也不能使量 - 效曲线的最大强度达到原来水平，使 E_{max} 下降（图 8-6B） 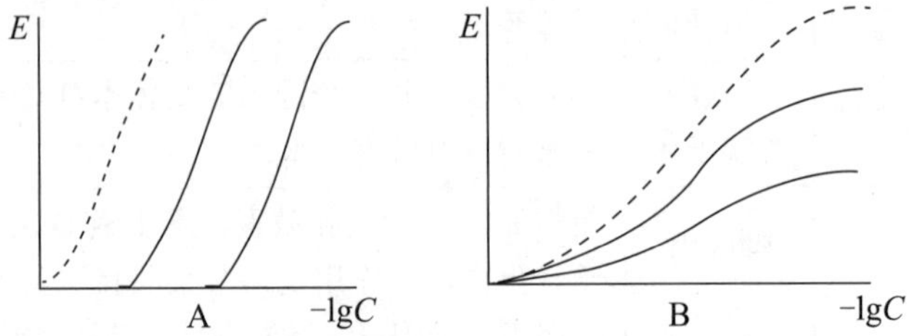 **图 8-6　竞争性拮抗药（A）和非竞争性拮抗药（B）对激动药量 - 效曲线的影响** 图中虚线表示单用时激动药的量 - 效曲线； 实线表示在拮抗药存在时激动药的量 - 效曲线 *E*：效应强度；*C*：药物浓度
受体的调节	受体的调节是维持机体内环境稳定的一个重要因素，其调节方式有脱敏和增敏两种类型 受体脱敏是指在长期使用一种激动药后，组织或细胞的受体对激动药的敏感性和反应性下降的现象。如临床长期应用异丙肾上腺素治疗哮喘，可以引起异丙肾上腺素疗效逐渐变弱 根据产生的机制不同，可将受体脱敏分为同源脱敏和异源脱敏。同源脱敏是指只对一种类型的受体激动药的反应下降，而对其他类型受体激动药的反应性不变，因此又称特异性脱敏。异源脱敏是指受体对一种类型的激动药脱敏，而对其他类型受体的激动药也不敏感，因此又称非特异性脱敏 受体增敏是与受体脱敏相反的一种现象，可因长期应用拮抗药造成受体数量或敏感性提高。例如高血压患者长期应用 β 受体拮抗药普萘洛尔的，突然停药可以由于 β 受体的敏感性增高而引起“反跳”现象，导致血压升高 若受体脱敏或增敏仅涉及受体数量或密度的变化，则分别称为受体下调或上调	

第四节　药效学方面的药物相互作用

一、药物效应的协同作用

药物效应的协同作用指两药同时或先后使用，可使原有的药效增强，包括相加作用、增强作用和增敏作用。

1. 相加作用：指两药合用的作用是两药单用时的作用之和。例如，阿司匹林与对乙酰氨基酚合用可使解热、镇痛作用相加；在高血压的治疗中，常采用两种作用环节不同的药物合用，可使降压作用相加，而各药剂量减少，不良反应降低，如 β 受体拮抗药阿替洛尔与利尿药氢氯噻嗪合用。

2. 增强作用：指两药合用时的作用大于单用时的作用之和，或一种药物虽无某种生物效应，却可增强另一种药物的作用。例如甲氧苄啶与磺胺甲噁唑合用（TMP+SMZ），其抗菌作用增加 10 倍，由抑菌变成杀菌；普鲁卡因注射液中加入少量肾上腺素，使其局麻作用延长，毒性降低。

3. 增敏作用：指某药可使组织或受体对另一药的敏感性增强。例如，钙增敏药作用于心肌收缩蛋白，增强心肌收缩力。

二、药物效应的拮抗作用

药物效应的拮抗作用指两种或两种以上药物联合用药时的效果小于单用效果之和，或一种药物部分或全部抵抗另一种药物的作用，引起药效降低，包括生理性拮抗、生化性拮抗、化学性拮抗和药理性拮抗。

1. 生理性拮抗：指两个激动药分别作用于生理作用相反的两个特异性受体。如组胺和肾上腺素合用。

2. 生化性拮抗：是指两药联合用药时一个药物通过诱导生化反应而使另外一个药物的药效降低。例如，苯巴比妥使避孕药代谢加速，效应降低，使避孕失败。

3. 化学性拮抗：是指两药联合用药时一个药物通过诱导化学反应形成合用药物的无活性复合物而使另外一个药物的药效降低。例如，肝素过量可引起出血，用静注鱼精蛋白注射液解救，因后者是带有强大阳电荷的蛋白，能与带有强大阴电荷的肝素形成稳定的复合物，使肝素的抗凝血作用迅速消失。

4. 药理性拮抗：是指当一种药物与特异性受体结合后，阻止激动药与其结合，从而降低药效。例如，组胺 H_1 受体拮抗药苯海拉明可阻断组胺 H_1 受体激动药的作用；β 受体拮抗药可阻断异丙肾上腺素的 β 受体激动作用。上述两药合用时的作用完全消失又称抵消作用，而两药合用时其作用小于单用时的作用则称为相减作用。

第五节　遗传药理学与临床合理用药

遗传药理学研究机体遗传变异引起的药物反应性个体差异。其研究目的在于：

（1）解释和控制药物和毒物反应的变异性，确定药物异常反应与遗传的关系；

（2）研究这种异常反应的分子基础及其临床意义；

（3）研究基因对药物作用的影响及遗传病的药物治疗，为阐明药物反应个体差异找到理论根据，对提高疗效、减少和避免药物不良反应，实现个体化（精确）医疗提供理论基础；

（4）利用遗传病患者对某些药物的异常反应来诊断某些遗传病的基因携带者，以及鉴别不同的遗传病。

一、遗传变异对药物作用的影响

（一）药物反应差异与遗传因素的关系

1. 遗传因素在药物反应中的作用首先通过同卵双生子和异卵双生子对药物代谢或反应的显著差异而被证实，例如，异卵双生子安替比林和香豆素半衰期的变异程度比同卵双生子高 6 ～ 22 倍。

2. 遗传因素通过影响药动学或药效学两方面的变化，从而导致药物反应性的个体差异。遗传因素对药动学的影响表现为通过引起药物代谢酶、药物转运体以及药物结合蛋白等的表达或功能发生改变，从而导致药物在体内的吸收、分布、代谢和排泄发生改变，最终影响药物在作用部位的浓度。遗传因素对药效学的影响主要改变药物作用靶点（包括受体）对药物的反应性或敏感性以及下游信号分子的遗传多态性对药物效应的影响。

（二）基因多态性与药物反应差异

基因多态性是自然选择的基础和人类进化的原始材料，同时也是决定人体对疾病的易感性、疾病临床表现多样性以及药物反应差异性的重要因素。

人类基因组多态性通常分为三种形式：①限制性片段长度多态性；② DNA 重复序列的多态性；③单核苷酸多态性。

1. 药动学差异

表 8-6　药动学差异

<table>
<tr><th>要　点</th><th colspan="2">内　容</th></tr>
<tr><td>乙酰化作用</td><td colspan="2">按对异烟肼灭活的快慢，人群中可分两类：一类称为快代谢者；另一类称为慢代谢者。异烟肼乙酰化速度的个体差异对结核病疗效有一定影响。慢代谢者有 80% 发生多发性神经炎，而快代谢者仅 20% 有此不良反应。这是由于异烟肼在体内可与维生素 B_6 反应，使后者失活，从而导致维生素 B_6 缺乏性神经损害，故一般服异烟肼需同时服用维生素 B_6 以减轻此不良反应。此外，少数患者服用异烟肼后可发生肝炎，甚至肝坏死。发生肝损害者中 86% 是快代谢者，其原因是乙酰化异烟肼在肝中可水解为异烟酸和乙酰肼，后者对肝有毒性作用
对这些药物慢代谢者，在服用肼苯哒嗪和普鲁卡因胺时可引起红斑狼疮，苯乙肼可引起镇静和恶心；快代谢者由于毒性代谢产物乙酰肼屈嗪在体内积聚，更易发生肝脏毒性</td></tr>
<tr><td>水解作用</td><td colspan="2">血浆假性胆碱酯酶缺乏的人（约 1 ： 1500）对琥珀胆碱水解灭活能力减弱，常规剂量应用时可以引起呼吸肌麻痹时间延长</td></tr>
<tr><td rowspan="2">氧化作用</td><td>异喹胍氧化多态性</td><td>异喹胍 4'- 羟化代谢由 CYP2D6 催化，PM 不能对异喹胍进行 4'- 羟化代谢。异喹胍 4- 羟化酶存在种族变异。异喹胍 PM 者服用其治疗高血压时，会增加中毒危险（如直立性低血压）。异喹胍 PM 者对很多其他药物也是弱代谢者，这些药物包括 β 受体拮抗药、抗心律失常药等</td></tr>
<tr><td>S- 美芬妥英代谢多态性</td><td>与 S- 美芬妥英 4- 羟化代谢多态性相关的药物，均为经过 CYP2C19 氧化代谢的药物，例如地西泮、萘普生、普萘洛尔、奥美拉唑、甲苯磺丁脲、苯妥英钠、双氯芬酸、S- 华法林、四羟基大麻酚、替诺昔康、吡罗昔康、布洛芬、氯喹、丙米嗪等</td></tr>
<tr><td>葡萄糖 -6- 磷酸脱氢酶缺乏</td><td colspan="2">G-6-PD 缺乏症使用氧化性药物时容易发生药物性溶血。G-6-PD 缺乏症也是新生儿黄疸、某些感染性溶血（如病毒性肝炎、流感、大叶性肺炎、伤寒、腮腺炎等）发生的遗传背景，其中新生儿黄疸引起核黄疸可导致患儿智力低下，甚至死亡</td></tr>
<tr><td>乙醛脱氢酶与乙醇脱氢酶异常</td><td colspan="2">乙醛脱氢酶缺乏者饮酒后血中乙醛水平明显升高，导致儿茶酚胺介导的血管扩张以及营养障碍症状，出现面部潮红、心率增快、出汗、肌无力等不良反应。约 85% 亚洲人群、5% ～ 10% 的英国人、9% ～ 14% 的法国人及 20% 的瑞士人，乙醇脱</td></tr>
</table>

（续表 8-6）

要　点	内　容
乙醛脱氢酶与乙醇脱氢酶异常	氢酶（乙醇代谢的另一种酶）所起作用约比通常的快 5 倍，这类人饮酒后也导致乙醛累积，引起广泛的血管扩张、面部潮红，以及代偿性心动过速

2. 药效学差异

（1）华法林活性降低

某些个体在应用治疗量的华法林后表现出非常低的抗凝血活性，要产生期望的药理效应，剂量需高达正常量的 20 倍。

（2）胰岛素耐受性

胰岛素耐受性分两种：一种为胰岛素受体缺陷病，亦称胰岛素 A 型受体病：另一种是胰岛素自身抗体引起的胰岛素耐受性，称为 B 型胰岛素耐受。胰岛素受体基因突变可引起机体对胰岛素产生耐受性。根据对胰岛素功能的影响，突变可分受体合成障碍与受体转运障碍。

（3）血管紧张素Ⅰ转化酶抑制药疗效降低

血管紧张素Ⅰ转化酶（ACE）是 ACE 抑制药的主要作用靶点。ACE 基因第 16 号内含子存在 287 碱基的插入 / 缺失（I/D）多态性。肾病患者应用 ACE 抑制药依那普利后，该插入型纯合子基因型（Ⅱ）患者蛋白尿和血压可得到明显改善，而缺失型基因型患者的蛋白尿和血压无明显改善。

二、遗传药理学与个体化用药

不同个体对某一药物可能产生不同的反应，甚至可能出现严重的不良反应，这种现象称为个体对药物的特应性。

表 8-7　遗传药理学与个体化用药

要　点	内　容
合理选择药物	某些基因型检测已开始用于临床。例如癌症的化疗，由于绝大多数化疗药物都有强烈的毒副作用，应用遗传药理学信息可明显提高化疗的安全性。在用硫鸟嘌呤为癌症患者进行化疗时，由于红细胞中转甲基酶活性降低，使药物不能代谢降低其毒性，一些患者出现了严重的由于血药浓度的急剧升高而发生的毒性反应，甚至有死亡病例。通过基因型检测可以筛选出 PM，为患者选择其他的药物进行治疗或调整治疗剂量，从而降低不良反应的发生率
合理调整药物治疗剂量	借助遗传药理学的研究结论，可以帮助临床了解如何通过调整药物剂量来降低临床用药不良反应的发生，提高疗效。奥美拉唑是细胞色素酶 CYP2C19 的作用底物，近 20% 的亚洲人为 CYP2C19 的突变纯合子形式，为弱代谢型，因此对于亚洲患者中的弱代谢型及肝功受损的患者，应调低剂量进行治疗
肿瘤分子靶向治疗中基因检测的临床意义	肿瘤分子靶向治疗是指通过检测肿瘤中是否存在导致肿瘤生长的基因突变或基因谱变化，以此确定针对特异性驱动基因突变的治疗方法 肿瘤分子靶标的出现使得靶标药物能够针对癌细胞本身进行治疗，不会对正常细胞产生重大伤害，在保障疗效的同时，尽可能减少（减轻）不良反应

第六节 时辰药理学与临床合理用药

一、时辰药理学的研究内容

（一）时间生物学与时辰药理学

时间生物学是一门以研究生物节律，即生命活动的周期规律及其产生机制与应用的新兴交叉性生命学科。

时辰药理学研究药物与生物的内源性周期节律变化的关系，是在对药物治疗效果进行研究的基础上，根据机体生物节律，选择合理药物用药时间的药理学分支学科。

（二）时辰药效学和时辰毒理学

时辰药效学和时辰毒理学是研究机体对药物效应呈现的周期性节律变化规律的学科，分别以有效性或毒性作为研究重点。机体胆固醇的合成有昼夜节律，夜间合成增加。研究表明，夜间给予他汀类降脂药降低血清胆固醇的作用更强，推荐临睡前给药。

（三）时辰药动学

时辰药动学是研究药物在体内过程中的节律变化。铁剂的吸收有明显的昼夜节律，在其他条件相同的情况下，19: 00 服用较 07: 00 服用的吸收率增加一倍，因此为保证吸收，铁剂的服用选择在 19: 00 比较合理：茶碱 5: 00 给药比 22: 00 给药 C_{max} 明显升高：卡马西平 22: 00 时给药比 8: 00 时给药 C_{max} 明显升高。

（四）药物作用昼夜节律机制

表 8-8　药物作用昼夜节律机制

要　点	内　容
组织敏感性机制	许多药物疗效及毒效的昼夜节律，可能是取决于药物的组织敏感性的昼夜差异。呼吸道对组胺反应的敏感性在 0: 00 ～ 20: 00 最高，因此哮喘患者易在凌晨发作，赛庚啶的抗组胺作用在 07: 00 时给药疗效可持续 15 ～ 17 小时，而 19: 00 时给药则只能维持 6 ～ 8 小时
受体机制	受体的敏感性、受体与药物的最大亲和力以及受体的浓度均呈现昼夜节律性变化。如吗啡 15: 00 时给药的镇痛作用最弱，21: 00 时给药最强
药动学机制	药物在体内的吸收、分布、代谢及排泄的每一过程都有可能存在着昼夜节律性变化，而这种药动学过程的昼夜节律使药物在体内药物浓度的变化也出现相应的昼夜节律。肾脏排泄能力，包括对电解质、尿酸及其他物质的排泄均有昼夜节律性变化

二、时辰药理学与药物应用

在实际药物治疗中，应用时辰药理学的知识来提高疗效，减少不良反应的治疗方法称为时间治疗。

（一）心血管药物的时辰应用

1. 硝苯地平对心肌缺血昼夜节律的影响

日平均剂量 80mg 的硝苯地平对心肌缺血有明显的改善作用，几乎可完全取消通常于上午 6 ～ 12 时发生的心肌缺血高峰，对下午 21 ～ 24 时的心肌缺血保护作用强度明显不如前者。

2. 阿司匹林对心肌梗死昼夜节律的影响

隔日口服阿司匹林 325mg 可以明显抑制上午 6 ～ 9 时的心肌梗死的发作高峰，使该时段的发作率降低 59.3%，但对其他时段发作率仅降低 34.1%。

3. 抗高血压药对血压昼夜节律的影响

兼有 α、β 阻断作用的拉贝洛尔，对控制血压波动有较好的效果。拉贝洛尔 100 ～ 200mg，每日 2 ～ 3 次，可有效控制单纯性收缩压增高的高血压患者的 24 小时收缩压，而舒张压下降不明显，早晨 06:00 时给药，可见血压、心率的昼夜节律曲线变得平坦。钙通道阻滞药硝苯地平对血压的昼夜波动影响较强，口服 20 ～ 60mg，每日 2 次，可有效降低血压，并可明显控制血压的节律性波动，但不影响心率的昼夜节律。

（二）平喘药物的时辰应用

$β_2$ 受体激动药可采取剂量晨低夜高的给药方法，有利于药物在清晨呼吸道阻力增加时达到较高血浓度。例如，特布他林 08:00 时口服 5mg，20:00 时服 10mg，可使该药的血药浓度昼夜保持相对稳定，有效控制哮喘发作；晚间临睡前口服沙丁胺醇缓释片 16mg，测得次日早晨 6 时的血药浓度为（17.3±5.3）ng/ml，而其有效浓度为 20ng/ml，因此可获较好疗效。茶碱类药物白天吸收快，而晚间吸收较慢，根据这一特点，也可采取日低夜高的给药剂量。

（三）糖皮质激素类药物的时辰应用

正常人外周白细胞糖皮质激素受体呈现晨高晚低的昼夜节律特征，而此受体反应性的昼夜节律与血中的糖皮质激素浓度无关，应用糖皮质激素治疗疾病时，08: 00 时 1 次予以全天剂量比 1 天多次给药效果好，不良反应也少；皮质激素治疗肾上腺性征异常症，早晨不给药而中午给以小剂量，下午给予 1 次大剂量，夜间给予最大剂量，这种方法既可避免由于每日剂量过多而产生的不良反应，又可将对脑垂体的抑制作用提到最高。

（四）胰岛素的时辰应用

胰岛素对正常或糖尿病患者的降糖作用都有昼夜节律，即上午（峰值时间为 10: 00 时）的作用较下午强。尽管如此，糖尿病患者早晨需要胰岛素的量还是要更多一些，因糖尿病患者的致糖尿病因子昼夜节律在早晨也有一峰值，而且其作用增强的程度较胰岛素早晨的增强作用更大。因此主张用胰岛素控制血糖后，继续用药观察，以尿钾排泄节律恢复正常为指标。胰岛素自控给药装置植入体内，可按血糖浓度的昼夜节律定量给药。另外，对病情复杂的难治性糖尿病患者，其 24 小时内血糖浓度变化很大，常用给药方法对血糖控制效果不好。胰岛素泵则可根据这类患者的血糖变化情况，按预定的程序在不同时间内增加或减少胰岛素药泵的释放量，维持血糖水平的相对稳定。

（五）抗肿瘤药物的时辰应用

不同类型的肿瘤对化学药物有特定的时间敏感性，即在一天中的某一时刻，相同剂量的药物可以杀灭的肿瘤细胞要比其他时刻更多。另外，正常人体组织对化学药物毒性的耐受程度也存在着时间差异性。

第七节 药物应用的毒性问题

药物的毒性通常是在治疗疾病时（或者误服、自杀服用等）因用药剂量过高、用药时间过长或用药者为过敏体质、遗传异常时才会出现毒性作用。

一、药物毒性作用机制及影响因素

（一）药物毒性作用机制

表 8-9 药物毒性作用机制

要 点	内 容
药物直接与靶点分子作用产生毒性	①药物通过抑制或者激活受体（如阿托品抑制 M 胆碱受体，吗啡激活阿片受体） ②药物进入机体后对酶系统具有直接作用 ③药物与机体内功能蛋白相互作用而改变其构象或结构时可导致蛋白功能受到损伤。如长春碱（或紫杉醇）与微管蛋白结合 ④药物影响 DNA 的模板功能，阿霉素造成 DNA 模板功能错误
药物引起细胞功能紊乱导致的毒性	①激素类药物可与转录因子结合并活化从而导致基因表达失调而产生毒性，如地塞米松作为外源性配基活化糖皮质激素受体及下游信号通路，导致淋巴细胞凋亡及致畸；贝特类降脂药氯贝丁酯激活过氧化物酶增殖体活化受体导致大鼠肝癌的发生等。细胞与药物形成共价加成后，信号转导受到干扰，发生基因表达改变，如烷化剂诱导的胸腺细胞凋亡 ②有些药物可影响细胞的电兴奋活动，如利血平耗竭去甲肾上腺素（NA）、5-羟色胺和多巴胺等递质引起相应毒性反应
药物对组织细胞结构的损害作用	普卡霉素（光辉霉素）、非那西丁和呋塞米等对肝脏的毒性，就是由于其对肝细胞产生化学损伤，进而使肝组织出现变性和坏死
药物干扰代谢功能产生毒性	四环素通过干扰肝细胞的代谢过程，抑制三酰甘油从肝内析出，抑制脂肪受体蛋白的合成而导致肝内脂肪堆积形成脂肪肝
药物影响免疫功能导致的毒性	药物对机体免疫功能的影响可分为两个方面：一方面是诱导兴奋，出现超常免疫反应，如变态反应、自身反应。这些过强的免疫反应，可对机体产生不同程度的损害，重者可危及生命。另一方面则是引起消退抑制，使免疫监视功能低下，导致机体对感染和其他疾病抵抗能力下降
药物抑制氧的吸收、运输和利用导致的毒性	如磺胺类、伯氨喹等药物可使红细胞中的血红蛋白转变成高铁血红蛋白引起高铁血红蛋白血症，红细胞内血红蛋白的再生跟不上，导致血液输氧能力明显降低

（二）影响药物毒性作用的因素

1. 药物方面的因素

（1）药物的结构和理化性质

药物的结构决定药物的效应和毒性。例如，在药物结构中增加卤素会使分子的极化程度增加，更易与酶系统结合使毒性增加。如甲烷无致癌作用，而碘甲烷、溴甲烷均有致癌作用。药物的脂水分配系数、电离度、溶解度等理化性质都与毒性有关。如红霉素，作为乳糖酸红霉素时，无明显肝毒性；制成酯化物，如依托红霉素（红霉素丙酸酯的十二烷基硫酸盐），可引起肝毒性。

（2）药物的剂量、剂型与给药途径

药物在治疗剂量时，主要表现为治疗作用，当达到或超过最小中毒量时，就会引起毒效应，随着剂量的进一步增加而加强。如呼吸中枢兴奋药，在治疗剂量时，可缓解呼吸抑制，但剂量过大时，可引起惊厥。

在治疗疾病时，同一种药物采用不同给药途径，所需剂量可能不同。如硝酸甘油不同途径给药的剂量分别为：静脉注射 5 ～ 10μg，舌下含服 0.2 ～ 0.4mg，口服 2.5 ～ 5mg，贴皮 10mg。

2. 机体方面的因素

表 8-10　机体方面的因素

要　点	内　容
营养条件	机体的血浆白蛋白水平减少，肝药酶活性降低，游离药物浓度明显升高，药物的治疗作用与毒性作用均会增强。比如营养不良的条件下，巴比妥类药物睡眠时间明显延长，扑热息痛的肝毒性显著增加
年　龄	婴幼儿，新生儿肝脏葡萄糖醛酸结合能力尚未发育，应用氯霉素可导致灰婴综合征；婴儿血－脑屏障功能较差，对吗啡特别敏感，易引起呼吸中枢抑制
性　别	月经期不宜服用泻药和抗凝药，以免盆腔充血、月经增多。孕妇应用氨基糖苷类抗生素可使婴儿听力丧失，抗甲状腺药可致新生儿甲状腺功能减退，妊娠晚期应用氯霉素可致灰婴综合征；临产前禁用吗啡等可抑制胎儿呼吸的镇痛药
遗传因素	如Ⅱ相代谢酶 N- 乙酰化转移酶 2（NAT2）存在遗传多态性，故其底物异烟肼等在体内的乙酰化代谢呈多态性，人群可分为快代谢型（EM）及慢代谢型（PM） 一些遗传缺陷或遗传病与药物毒性作用易感性有密切关系。如着色性干皮病（XP）、共济失调性毛细血管扩张（AT）和先天性全血细胞减少症（FA）均是常染色体隐性遗传病，存在 DNA 损伤修复缺陷，XP、AT、FA 的杂合子个体对烷化剂或某些化学致癌物的敏感性较正常核型个体高。又如 G-6-PD 缺乏者应用伯氨喹、磺胺药、氨苯砜等药物易发生溶血反应
种族差异的影响	异烟肼的乙酰化代谢，EM 和 PM 的发生率有明显的种族差异
病理状态	小肠或胰腺疾病或心力衰竭等导致小肠黏膜水肿时可导致药物吸收不完全；肝肾功能不全时，可影响在肝转化及肾排泄药物的清除率，导致药物半衰期延长，血药浓度提高甚至中毒；巴比妥类中毒导致中枢神经功能抑制时，机体能耐受较大剂量中枢兴奋药而不致惊厥

二、药物对机体各系统的毒性作用

（一）药物对消化系统的毒性作用及常见药物

表 8-11　药物对消化系统的毒性作用及常见药物

要　点	内　容
上消化道毒性作用	对口、咽和食管直接刺激的药物主要是强酸（如盐酸吗啉胍）或强碱药物（如对二甲胺基苯重氮磺酸钠，又称敌克松）。如非甾体抗炎药阿司匹林、吲哚美辛、双氯芬酸等对胃黏膜有直接刺激作用，同时抑制胃黏膜 COX-1 而减少 PGI_2 和 PGE_2 的合成，从而引起上消化道出血和溃疡。其中，阿司匹林引起的消化道出血比溃疡更常见
胃毒性作用	口服药物经过胃部可引起急性胃中毒，主要表现为呕吐，呕吐之前常伴有唾液分泌过多、恶心、腹部肌肉紧缩等表现 呕吐物的性状可提示药物中毒的性质：绿色呕吐物显示含有从小肠反流的胆汁；亮绿色或黄色呕吐物提示含有经过消化的药物或其他毒物；亮红色或黑色、咖啡色呕吐物显示含有在胃部潴留的血液。异味可以协助判断中毒药物的种类（如磷化锌所致磷化氢异味，砷等所致的蒜味）
肠毒性作用	肠道黏膜细胞具有高度生长功能，对细胞周期特异性抗肿瘤药物如阿糖胞苷、羟基脲、甲氨蝶呤、长春新碱等均敏感，在用药数小时内即可出现毒性反应。药物可通过影响肠道分泌肠液、改变肠腔 pH 及酸碱平衡、肠壁肌肉收缩（蠕动）引起腹泻等毒性反应，如抗胆碱药、抗精神失常药物等。某些抗生素如林可霉素、克林霉素、四环素、头孢菌素、红霉素等使用后引起肠道内菌群生态平衡失调而导致假膜性肠炎

（二）药物对肾脏的毒性作用及常见药物

肾脏是人体最主要的排泄器官。

表 8-12　药物对肾脏的毒性作用及常见药物

要　点	内　容
急性肾小管损伤或坏死	引起肾小管坏死或急性肾小管损伤的药物中以氨基糖苷类最为常见。其他如头孢菌素、两性霉素 B、万古霉素、造影剂、重金属（汞、铅等）、顺铂、阿昔洛韦等也可引起
急性间质性肾炎	引起急性间质性肾炎的药物以抗生素及非甾体抗炎药较为常见，其中半合成青霉素最常见。其他如头孢菌素、卡托普利、青霉胺、利福平、西咪替丁、别嘌呤醇、喹诺酮类等也可引起急性间质性肾炎
慢性间质性肾炎	引起慢性间质性肾炎最为常见的药物是非甾体类抗炎药。某些金属制剂（顺铂、锂、铅、汞、镉等）、环孢素、甲氨蝶呤等也可引起。近年发现含马兜铃酸的中药如关木通、马兜铃也可引起慢性间质性肾炎
肾小球肾炎	引起肾小球肾炎的药物主要包括非甾体抗炎药、海洛因、青霉胺、血管紧张素转化酶抑制药等
梗阻性急性肾功能衰竭	常见药物有磺胺类、甲氨蝶呤、阿昔洛韦、造影剂、二甲麦角胺新碱等。这些药物的结晶可阻塞肾小管或集合管，造成“肾内阻塞性”急性肾功能衰竭

（续表 8-12）

要 点	内 容
慢性肾功能衰竭	常见于长期使用非甾体抗炎药、锂盐、环孢素、抗生素等药物
肾血管损害	有些药物可引起肾小动脉和毛细血管损害，致血压升高和肾功能损伤，如环孢素等。而氟尿嘧啶、丝裂霉素、环孢素等可引起微血管病变和溶血性贫血
其 他	肼屈嗪、普鲁卡因胺、苯妥英钠、甲巯咪唑等可致狼疮样综合征。有的药物可致抗利尿激素过多综合征，远曲小管水重吸收过多引起水肿、低钠血症等，如巴比妥类、苯妥英钠、长春新碱、环磷酰胺和某些麻醉药等

（三）药物对肝脏的毒性作用及常见药物

表 8-13 药物性肝损害类型及常见诱发药物

肝损害类型	诱发药物
脂肪肝	乙醇、丙戊酸钠、甲氨蝶呤、四环素，α- 甲基多巴、胺碘酮
肝坏死	乙醇、对乙酰氨基酚、抗代谢药、烷化剂、异烟肼、苯妥英钠、丙基硫氧嘧啶、氟烷、维拉帕米、摇头丸等
胆汁淤积	氯丙嗪、环孢素、同化类固醇、甲基睾丸素、红霉素脂化剂、复方新诺明等
纤维化及肝硬化	乙醇、维生素 A、吩噻嗪类、甲磺丁脲、同化类固醇等
慢性坏死性肝炎	氟烷、左旋多巴、异烟肼、磺胺药、氯丙嗪、呋喃妥因等

导致肝细胞的脂肪变性的因素：①游离脂肪酸供应过多，某些肝脏毒物如 DDT、尼古丁与肼类，甚至高血压病等，刺激垂体 - 肾上腺内分泌系统，通过使儿茶酚胺大量释放，导致脂肪组织释放游离脂肪酸入肝过多，最终形成脂肪肝；②三酰甘油合成增加，如异丙醇、巴比妥类可使肝内三酰甘油合成增加导致脂肪肝；③脂蛋白合成障碍，常由于合成脂蛋白的原料如磷脂或组成磷脂的胆碱等物质缺乏，或由于肝脏毒物（如乙醇、四氯化碳或霉菌毒素）破坏内质网结构或抑制某些酶的活性，使脂蛋白及组成脂蛋白的磷脂、蛋白质合成发生障碍，以致不能将脂肪运输出去，造成脂肪在肝细胞内堆积；④脂肪酸氧化减少，如机体摄入大量乙醇后，损害线粒体，使线粒体肿胀，氧化磷酸化解偶联，ATP 含量下降，脂肪酸氧化能力下降，脂肪在肝细胞内沉积。

（四）药物对神经系统的毒性作用及常见药物

表 8-14 药物对神经系统的毒性作用及常见药物

要 点	内 容
血 - 脑屏障	脂溶性高、非离子型化合物可通过血 - 脑屏障。疾病、营养缺乏、射线照射可以加重毒物对神经系统的损害。如脑膜炎可造成血 - 脑屏障功能下降，增加神经毒物进入大脑
能量需求	大脑主要依靠利用葡萄糖有氧代谢来满足旺盛的能量要求，故脑组织不仅可受到毒物直接损害，也受到氧、血液和葡萄糖的供应的影响而间接受到损害

（续表 8-14）

<table>
<tr><th>要　点</th><th colspan="2">内　容</th></tr>
<tr><td>轴索运输</td><td colspan="2">有机磷酸酯类药物引起的迟发性神经毒性，表现为选择性损害轴突和树突，病变自神经纤维远端开始，沿轴突向近端发展波及细胞体，形成“返死式神经病”。当损害只局限于轴索水平时，轴索发生变性，而神经元胞体可以继续存活，这种病理变化称为轴索病</td></tr>
<tr><td>髓鞘形成与维护</td><td colspan="2">髓鞘形成与维持需要神经系统特有的代谢性蛋白质和结构蛋白质。一些药物可干扰髓鞘维护的复杂过程，从而导致髓鞘病</td></tr>
<tr><td>神经传导</td><td colspan="2">许多药物是通过影响神经递质发挥药理作用，但同时也是药物产生神经毒性的毒理学机制</td></tr>
<tr><td>神经元损伤与修复</td><td colspan="2">常见引起神经系统损害的药物有氨基糖苷类抗生素、抗肿瘤药多柔比星、长春新碱、秋水仙碱和紫杉醇等、有机磷酸酯类、抗心律失常药胺碘酮、抗结核药异烟肼、抗精神失常药氯丙嗪等</td></tr>
<tr><td rowspan="4">神经元损伤与修复</td><td>神经元损害</td><td>神经元病是指药物导致的神经元损害，严重时可导致神经元凋亡或坏死
①周围神经系统神经元损伤
如多柔比星通过嵌入 DNA 和干扰转录损伤 PNS 神经元，特别是背侧根部的神经节和自主神经节的神经元
②交感神经损伤
如多巴胺通过一定的摄取机制很快被转运到神经末梢，自身氧化后产生的氧化物质可以选择性地破坏交感神经
③前庭神经和耳蜗神经损害
如氨基糖苷类抗生素具有前庭毒性、耳蜗毒性，庆大霉素对前庭毒性大于耳蜗毒性，链霉素、卡那霉素、阿米卡星则对耳蜗毒性大于前庭毒性</td></tr>
<tr><td>轴突损害</td><td>轴突损害是指髓鞘包绕的轴突发生变性，而神经元的胞体仍保持完整。有轴突毒性的药物，如有机磷酸酯类抑制乙酰胆碱酯酶，造成乙酰胆碱过剩。长春新碱、秋水仙碱和紫杉醇可引起微管相关性神经毒性</td></tr>
<tr><td>髓鞘损害</td><td>广谱抗心律失常药物胺碘酮对心肌细胞多种离子通道都有抑制作用。它可引起周围神经轴突变性和脱髓鞘，使施万细胞内充满脂质的溶酶体，引起周围神经疾病。钙通道阻滞药哌克昔林可导致周围神经脱髓鞘疾病</td></tr>
<tr><td>影响神经递质功能</td><td>①影响神经递质而引起神经毒性
可卡因和安非他明抑制突触前膜摄取单胺类神经递质的酶，增加突触间隙多巴胺和去甲肾上腺素的浓度而引起神经毒性。麻黄碱通过促进单胺类神经递质释放而引起神经毒性。利血平主要因干扰递质储存，耗竭去甲肾上腺素和多巴胺递质而导致精神抑郁。异烟肼导致体内维生素 B_6 耗竭，GABA 合成减少，谷氨酸堆积，引起对中枢和外周神经系统的毒性作用。常见的反应为外周神经炎，可用维生素 B_6 防治
②影响受体、细胞信号传导导致神经毒性
抗精神失常药氯丙嗪，阻断中脑－皮质系统通路和中脑－边缘系统通路的多巴胺受体，产生抗精神病作用
短期大量摄入烟碱后，对烟碱受体的作用表现出双相性，开始导致烟碱受体兴奋，兴奋过度会引起神经节和中枢神经的麻痹</td></tr>
</table>

（续表 8-14）

要　点	内　容	
神经元损伤与修复	影响神经递质功能	阿托品进入中枢阻断 M 受体，产生中枢兴奋、幻想，大剂量可以由兴奋转入抑制，引起中枢麻痹、昏迷甚至呼吸、循环衰竭等 ③影响细胞内钙离子导致神经毒性 如氨基糖苷类抗生素、多黏菌素、新霉素等可引起神经肌肉麻痹。甲基黄嘌呤、咖啡因和茶碱常引起中枢兴奋，儿童大剂量使用可致惊厥

（五）药物对心血管系统的毒性作用及常见药物

表 8-15　药物对心血管系统的毒性作用及常见药物

要　点	内　容	
干扰离子通道和钙稳态	干扰 Na^+ 通道	对心肌细胞膜 Na^+ 离子通道具有阻滞作用的药物有奎尼丁、普鲁卡因胺、丙吡胺、氟卡尼、普罗帕酮、利多卡因、苯妥英钠和美西律等
	干扰 K^+ 通道	抗心律失常药物胺碘酮、索他洛尔和溴苄胺等。三环类抗抑郁药对 K^+ 通道有阻滞作用，对心脏也会产生毒性作用
	干扰 Ca^{2+} 通道	维拉帕米、戈洛帕米、地尔硫䓬等通过阻滞 Ca^{2+} 通道，治疗高血压、心绞痛、心律失常、心力衰竭和心肌病等疾病
	影响细胞内 Ca^{2+} 的稳态	强心苷抑制心肌细胞膜上的 Na^+，K^+-ATP 酶，增加心肌细胞内游离 Ca^{2+} 浓度，从而增强心肌收缩力
影响心肌细胞的细胞器功能	肌浆网	Ryanodine 受体（RyR）是存在于内质网 / 肌浆网上（ER/SR）的一种钙释放通道，高浓度的咖啡因能激活 RyR 通道释放肌浆网中储存的 Ca^{2+}，导致大量 Ca^{2+} 流出以及随后的收缩不应期
	线粒体	有些药物或毒物可以影响线粒体的氧化磷酸化，对呼吸链的不同位点产生抑制效应。如，杀虫剂鱼藤酮可以阻断 NADH 和辅酶 Q 之间的电子传递；杀虫剂抗霉素 A 可阻断细胞色素 b 向细胞色素 c1 之间的电子传递
心肌细胞凋亡与坏死	目前认为可诱导心肌凋亡的药物包括可卡因、罗红霉素、多柔比星、异丙肾上腺素等	
改变冠脉血流和心肌能量代谢	儿茶酚胺类药物如肾上腺素可增加冠状动脉的供血，一方面激动心脏 β_2 受体使冠脉扩张，另一方面心肌代谢产物的增加也引起冠状动脉扩张。但肾上腺素激动心脏 β_1 受体，使心肌收缩力加强，心输出量增加，心肌耗氧量显著增加，导致心脏氧气的供应相对不足，诱导心肌损伤，具有诱发心绞痛的潜在毒性	
氧化应激	许多因素如高血压、心肌缺血、炎症、冠脉溶栓和某些药物都能激活心肌中活性氧的生成，造成心肌细胞和间质的损伤。抗肿瘤药多柔比星可能通过氧自由基的途径对心脏产生毒性	

（六）药物对血液系统的毒性作用及常见药物

常见引起血液系统毒性作用的药物有磺胺类药物，抗疟药伯氨喹，氯霉素，抗肿瘤药物，解热镇痛药非那西丁、保泰松等，抗癫痫药苯妥英钠，抗结核药物对氨基水杨酸、异烟肼、利福平等，免疫抑制剂环孢素以及抗精神失常药氯丙嗪等。

1. 对红细胞的毒性作用

（1）高铁血红蛋白血症

非那西丁的代谢产物－对氨基苯乙醚通过羟化产生毒性代谢产物，可使血红蛋白氧化为高铁血红蛋白并引起溶血，导致高铁血红蛋白血症。

（2）药源性再生障碍性贫血（再障）

可导致再障的药物主要有：抗生素如氯霉素，解热镇痛药如保泰松、羟基保泰松等，大多数抗肿瘤药，抗癫痫药苯妥英钠、乙琥胺，抗糖尿病药磺酰脲类，抗甲状腺药甲硫氧嘧啶等。

（3）溶血性贫血

甲基多巴、青霉素均可引起免疫性溶血，非那西丁可与蛋白质载体结合，产生相应抗体后在补体作用下非特异性地结合到红细胞膜，使膜变性而发生溶血。在遗传性 G-6-PD 酶缺陷人群使用伯氨喹、奎宁、磺胺类药物、维生素 K、呋喃妥因等药物，因红细胞内缺乏 G-6-PD，不能及时补充 NADPH 对红细胞膜起保护作用，造成红细胞膜破裂溶血。

2. 对白细胞的毒性作用

（1）粒细胞减少 / 缺乏症

中毒学说认为药物直接作用于骨髓，可累及多能造血干细胞、髓系祖细胞等，呈非选择性、剂量相关性影响细胞代谢，也可被伤及骨髓微环境，如抗肿瘤药、氯丙嗪等。

（2）嗜酸性粒细胞增多症

引起嗜酸性粒细胞增多的药物主要有：抗生素如青霉素类、头孢菌素类、红霉素、四环素，抗结核药物对氨基水杨酸、异烟肼、利福平，磺胺类，两性霉素，氟胞嘧啶，吩噻嗪类，苯妥英钠，卡马西平，巴比妥类，氯磺丙脲等。

（3）药源性白血病

应用烷化剂等肿瘤化疗药物、免疫抑制剂。诱发药源性白血病的药物还包括氯丙嗪及砷剂等。

3. 药物对血小板的毒性作用

（1）血小板减少性紫癜

导致血小板生成减少，如抗肿瘤烷化剂、氯霉素等；另一方面是药物免疫性血小板减少，如解热镇痛药吲哚美辛、抗癫痫药卡马西平等，可诱发血小板自身抗体的产生，破坏血小板。

（2）血小板功能障碍

常见药物如环氧酶抑制剂（阿司匹林、吲哚美辛、布洛芬、保泰松）、心血管系统药物（硝酸甘油、硝苯地平、硝普钠、维拉帕米）、抗肿瘤药（柔红霉素、卡莫司汀、普卡霉素）等。

4. 骨髓抑制

常见药物如大多数抗肿瘤药、氯霉素等。

（七）药物对免疫系统的毒性作用及常见药物

常见引起免疫系统毒性作用的药物有抗肿瘤药、糖皮质激素、免疫调节药、抗病毒药、青霉素、甲基多巴、肼屈嗪、异烟肼、普鲁卡因胺、氟烷等。

1. 免疫抑制

（1）抗恶性肿瘤药：抗肿瘤烷化剂，如环磷酰胺（CYP）、氮芥、噻替哌。抗代谢药，如硫唑嘌呤。

（2）糖皮质激素类药物：对免疫反应各期和各环节均产生抑制作用，包括降低巨噬细胞的吞噬和处理能力，降低淋巴细胞的识别抗原能力，减少细胞增殖。

（3）免疫调节剂：环孢素 A。

（4）抗病毒药：抗艾滋病药物齐夫多定具有介导体液免疫和细胞免疫作用，但可剂量依赖性抑制骨髓造血功能。

2. 变态反应

（1）Ⅰ型变态反应：主要是 IgE 介导的速发性变态反应。某些药物如 β- 内酰胺类抗生素（特别是青霉素）、生物制剂等，可经呼吸道、消化道或皮肤等途径进入机体，刺激机体产生 IgE 或 IgG，结合到肥大细胞、嗜碱性粒细胞上，使宿主进入致敏状态。

（2）Ⅱ型变态反应：又称溶细胞型反应。涉及的抗原比较复杂，药物、病毒或自身抗原都可成为变应原，刺激机体产生 IgG 或 IgM 抗体，抗体可特异性地结合到位于细胞表面的抗原上，活化补体、溶解靶细胞、诱导粒细胞浸润及吞噬作用，引起组织损伤。Ⅱ型变态反应主要涉及血液系统疾病和自身免疫病，如服用“氧化性”药物非那西丁等可导致免疫性溶血性贫血。

（3）Ⅲ型变态反应：又称免疫复合物型或血管炎型反应，涉及的疾病有血清病、结缔组织病等，最易损伤的靶部位是肺、关节、肾脏血管等。

（4）Ⅳ型变态反应：细胞免疫介导的炎症，没有抗体和补体参与，需预先与药物接触及 T 细胞敏感化，故发生较为缓慢，又称为迟发型变态反应。

3. 自身免疫反应

引起自身免疫反应的典型疾病是药源性狼疮综合征。常见药物有甲基多巴、肼屈嗪、异烟肼、普鲁卡因胺、氟烷等。

（八）药物对内分泌系统的毒性作用及常见药物

1. 药物对肾上腺的毒性作用

表 8-16　药物对肾上腺的毒性作用

要　点	内　容
促激素分泌不足导致萎缩	当患者长期大剂量连续给予糖皮质激素治疗时，血液中糖皮质激素浓度高，反馈性抑制下丘脑 - 垂体 - 肾上腺轴，使垂体产生的 ACTH 长时间减少，从而导致肾上腺皮质功能丧失，产生促激素源性萎缩
损伤性萎缩	米托坦能选择性地使肾上腺皮质束状带及网状带细胞膜萎缩、坏死，但不影响球状带，醛固酮分泌不受影响。螺内酯和卡托普利可引起球状带的萎缩，可能与其抑制醛固酮的合成与分泌有关

（续表 8-16）

要　点	内　容
腺体增生	在动物实验中，一些药物可引起肾上腺腺体增生。长期使用生长激素与嗜铬细胞瘤以及其他部位的肿瘤发生率增加相关。抗精神病药物氯丙嗪等抑制多巴胺功能而导致催乳素分泌增加也与肾上腺髓质增生的发生有关。利血平可增加大鼠肾上腺髓质增生发生率。维生素 D 可能引发啮齿类动物嗜铬细胞瘤

2. 药物对甲状腺的毒性作用

（1）抑制甲状腺激素的合成与释放

一些药物，如丙硫氧嘧啶、甲巯咪唑、卡比马唑、磺胺类药物等，通过抑制过氧化物酶干扰甲状腺激素的合成，或甲状腺激素的释放，或者干扰外周 T_4 转变为 T_3；大剂量碘和碳酸锂也可抑制甲状腺激素的释放，由此导致血液中甲状腺激素的降低，致使垂体 TSH 代偿性分泌增加。抗心律失常药胺碘酮和祛痰药碘化甘油都是高碘分子，可抑制 5'- 单脱碘酶，引起啮齿动物甲状腺功能紊乱和甲状腺良性肿瘤发生率上升。

（2）增加甲状腺激素的代谢与排泄

能诱导肝微粒体酶的苯巴比妥、苯二氮䓬类药物等，长期用药后可提高肝微粒体二磷酸尿苷 – 葡萄糖醛酸转移酶活性，促进 T^4- 葡萄糖醛酸苷的形成，后者经胆汁从粪便排出，从而导致甲状腺激素的降低，负反馈抑制消失，TSH 升高，导致甲状腺增生。

3. 药物对胰腺的毒性作用

对胰腺产生毒性作用的典型药物是四氧嘧啶和链脲佐菌素。

4. 药物对垂体的毒性作用

对垂体及激素可产生影响的主要药物是抗精神失常药物。抗精神失常药氯丙嗪和舒必利。

5. 药物对性腺的毒性作用

（1）对睾丸的损害作用

秋水仙碱可导致生精上皮中大量的生殖细胞脱落。严重时可引起睾丸萎缩。大剂量顺铂、烷化剂可造成精子缺乏，或使精子失去致孕能力或导致畸胎。棉酚可干扰睾丸精曲小管生精上皮的生长及增殖而导致不育。

（2）对卵巢的损害作用

抗雌激素类药氯米芬和克罗米芬，因在垂体前叶水平竞争性阻断雌激素受体，阻止正常的负反馈调节，促进 GnRH 和垂体前叶的 FSH 和 LH 分泌，刺激卵巢使之增大，分泌雌激素，诱发排卵。一些药物，如呋喃妥因、他莫昔芬、雷洛昔芬等，可增加小鼠卵巢肿瘤发生率。

（九）药物对呼吸系统的毒性作用及常见药物

常见引起呼吸抑制的药物有中枢镇痛药如吗啡、N_2 受体拮抗药琥珀胆碱；引起哮喘的药物有解热镇痛药阿司匹林，麻醉药物氯胺酮、普鲁卡因、利多卡因等，抗菌药物青霉素、头孢菌素、磺胺类、喹诺酮类等，抗高血压药卡托普利等；引起间质性肺炎和肺纤维化的药物有抗肿瘤药博来霉素、甲氨蝶呤、苯丙酸氮芥，抗心律失常药胺碘酮和雌激素受体拮抗药他莫昔芬；引起肺水肿的药物有中枢镇痛药美沙酮、可待因等，镇静催眠药地西泮等，降压药卡托普利、肼屈嗪等，钙通道阻滞药硝苯地平等；引起肺脂质沉积的药物有抗心律失常药胺碘酮等。

（十）药物对皮肤的毒性作用及常见药物

药物对皮肤的毒性作用主要表现为接触性皮炎、荨麻疹、痤疮、皮肤色素异常等方面。其中接触性皮炎是最常见的毒性作用类型，主要包括原发刺激性接触性皮炎、变态反应性皮炎和光敏性皮炎，常见药物有外用消毒制剂、生物制品如胰岛素、抗生素如青霉素、解热镇痛药如吲哚美辛、磺胺药、喹诺酮类、四环素类、抗心律失常药如胺碘酮等。许多药物均可引起荨麻疹，如青霉素、链霉素、头孢菌素、生物制品、利福平、水杨酸类药物等。长期服用雄激素、促肾上腺皮质激素等可引发痤疮。还有些药物可引起皮肤色素异常，包括米诺环素、氟尿嘧啶、环磷酰胺、氯丙嗪及氯喹等。